供口腔医学类、口腔基础、口腔临床专业使用

PEDIATRICS

儿科学

方建培　梁立阳　主编

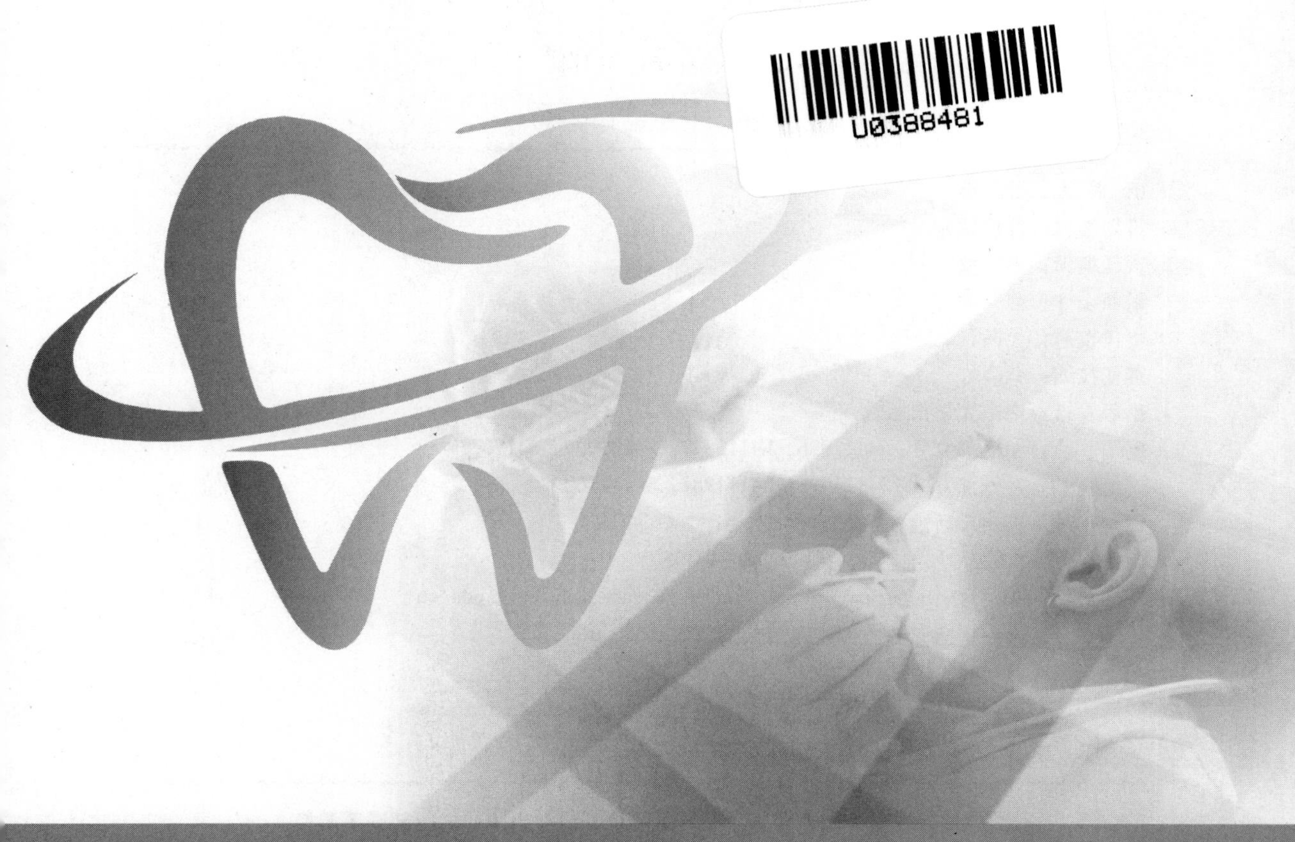

中山大學出版社
SUN YAT-SEN UNIVERSITY PRESS
·广州·

图书在版编目（CIP）数据

儿科学/方建培，梁立阳主编．—广州：中山大学出版社，2022.12
ISBN 978-7-306-07440-9

Ⅰ.①儿…　Ⅱ.①方…②梁…　Ⅲ.①小儿疾病—口腔科学—高等学校—教材
Ⅳ.①R788

中国版本图书馆CIP数据核字（2022）第026108号

出 版 人：王天琪
策划编辑：鲁佳慧
责任编辑：鲁佳慧
封面设计：曾　斌
责任校对：吴茜雅
责任技编：靳晓虹
出版发行：中山大学出版社
电　　话：编辑部 020-84111996，84113349，84111997，84110779
　　　　　发行部 020-84111998，84111981，84111160
地　　址：广州市新港西路135号
邮　　编：510275　　传　　真：020-84036565
网　　址：http://www.zsup.com.cn　E-mail：zdcbs@mail.sysu.edu.cn
印 刷 者：佛山市浩文彩色印刷有限公司
规　　格：787mm×1092mm　1/16　24.25印张　587千字
版次印次：2022年12月第1版　2022年12月第1次印刷
定　　价：98.00元

如发现本书因印装质量影响阅读，请与出版社发行部联系调换

本书编委会

主　　编：方建培　梁立阳

副 主 编：黎　阳　孙良忠　林霓阳

编　　者（以姓氏笔画为序）：

许吕宏（中山大学孙逸仙纪念医院）

孙良忠（南方医科大学南方医院）

麦友刚（中山大学孙逸仙纪念医院）

李　敏（南方医科大学南方医院）

何展文（中山大学孙逸仙纪念医院）

沈振宇（中山大学附属第一医院）

林霓阳（汕头大学医学院第一附属医院）

周敦华（中山大学孙逸仙纪念医院）

孟　哲（中山大学孙逸仙纪念医院）

翁立坚（汕头大学医学院第一附属医院）

黄花荣（中山大学孙逸仙纪念医院）

覃丽君（中山大学孙逸仙纪念医院）

黎　阳（中山大学孙逸仙纪念医院）

檀卫平（中山大学孙逸仙纪念医院）

主编助理：黄韵晖

前　言

随着我国医疗卫生体制改革和医学教育改革的深入推进，医学教育也迎来了前所未有的新发展机遇。全面落实和贯彻党的二十大报告关于“健康中国”战略的内容，必须加强人才培养。自新中国成立后，我国儿科学领域也发生了翻天覆地的变化，儿科医疗事业取得了令人瞩目的辉煌成就。

儿科学的研究和发展是以现代医学的进步为基础的。与其他临床学科相比，儿科学涉及的生命科学内涵更多，也更复杂。儿科学人才的培养更需要交叉融合。尽管人民卫生出版社出版的全国高等医学教育规划教材（供基础、临床、预防、口腔医学类专业用）《儿科学》已经出版至第九版，已经建立了一整套成熟的儿科学本科生教材体系，然而，在培养口腔学科人才具备儿科学知识结构方面，目前国内相关教材仍较少。因此，迫切需要一本供口腔学系本科医学生使用的用于解决儿科学口腔医疗问题的专业教材，以提高口腔学系本科医学生对儿科学医疗特点的认识。

本教材根据口腔医学专业的特点，对儿科学教材体系进行改革和完善，充分体现交叉性、整合性的特点，改变目前只能选择性使用临床医学专业教材的窘境。

本书的参编者是儿科各专业的知名专家、学者，他们在医、教、研儿科学一线领域工作多年，具有丰富的理论知识和临床经验。同时，本书的出版也得到了中山大学出版社的大力支持。在此，向他们表示诚挚的谢意！恳请请广大读者、专家批评指正，以便再版时继续完善。

中山大学孙逸仙纪念医院儿童医学中心教授、主任医师、博士研究生导师
国家临床重点专科（地中海贫血专科）负责人
“中国儿科卓越贡献医师”获得者
国家卫生健康委员会儿科血液病专家委员会副主任委员
中华医学会儿科学分会第16、第17届委员会常务委员兼血液学组副组长
中国妇幼保健协会脐带血应用专业委员会副主任委员
方建培

2022年11月8日

目　录

第一章　绪　　论

学习目标

- 掌握儿童的年龄分期及不同年龄组的解剖和功能的发育特点。
- 熟悉儿科学的研究和涉及范围，儿科学的任务，儿童免疫特点、疾病预防和计划免疫的意义。
- 了解儿科学的分支、儿科学的特点、中外儿科发展的历史和未来的发展趋势。

第一节　儿科学的范围、任务和学科发展趋势

儿科学（pediatrics）属临床医学的重要学科，是俗称“内、外、妇、儿”的四大临床学科之一。它所覆盖的人群包括新生儿（neonate，newborn）、婴幼儿（infant）、儿童（child）及青少年（adolescent）。所研究的内容涉及从胎儿围生期到青少年的生长发育过程。其目标是保证儿童的身心能健康成长，成为身体和人格健全的成人。儿科学的研究范围包括：①研究儿童生长发育的规律及其影响因素，不断提高儿童体格、智能发育水平和社会适应能力。②研究儿童各种疾病的发生、发展规律及临床诊断和治疗的理论与技术，不断降低疾病的发生率和死亡率，提高疾病的治愈率。③研究各种疾病的预防措施，包括免疫接种、先天性或遗传性疾病的筛查、科学知识普及教育等。④研究儿童中各种疾病康复的可能性及具体方法，尽可能地帮助患儿提高其生活质量乃至完全恢复健康。根据工作重点的不同，儿科学可分为预防儿科学（preventive pediatrics）、发育与行为儿科学（developmental and behavioral pediatrics）和临床儿科学（clinical pediatrics）。以上研究归结起来就是儿科学的任务：保障儿童健康，提高儿童生存质量。儿科医师面对儿童的生理、精神、情感从不成熟到成熟的发展过程时，必须考虑儿童生长发育各时期的特殊解剖结构和生理特点、器官系统功能及生物学反应特点；同时，还必须考虑社会和环境因素对儿童及其家庭的重要影响。儿童是社会群体中最易受影响和伤害

的群体，需要给予更多的关注和帮助。

在中国的传统医学中，儿科历史悠久。2000 多年前的《史记》首次出现“小儿医”。东晋葛洪的《肘后救卒方》提到槟榔治绦虫病。隋唐时期孙思邈的《备急千金要方》有儿科症状分类、儿童保育和预防的内容。自宋代，儿科得到了空前的发展，出现了很多名医及多部著名儿科著作；明代，不少名医还改进了诊疗技术，注重疾病的预防。19 世纪以来，随着商品和教会进入我国，西方医学也随之传入；工业革命更是带来了医学的巨大进步。尤其是 20 世纪初病毒分离获得成功，为疫苗的研究打下了坚实的基础。20 世纪 50 年代，多种疫苗的制备和技术得到改进，使儿童传染病的发病率大幅下降。20 世纪 70 年代，天花在全世界范围被成功消灭，临床儿科学的重点转向了对各类难治性疾病的研究。目前，儿科医生的工作重点一方面是常见疾病的诊断和治疗；另一方面是对传染性疾病和感染性疾病、免疫性疾病、先天性疾病、遗传性疾病的筛查，疾病的预防保健，身心健康和精神心理问题的预防与诊治等。在发展中国家，疾病谱以感染性、营养性疾病和其他常见病为主；而发达国家由于已建立了良好的儿童预防保健体系，因此感染性疾病和营养性疾病较为少见，其疾病谱以先天性、遗传性、代谢性疾病及免疫缺陷性疾病为主，且更加注重心理、行为和人格发育。现代儿科学应该是社会－心理－医学模式的学科。

随着人们生活水平的提高、医学的迅猛发展，以及预防、保健体系的健全，发育儿科和预防儿科在儿科学中的地位越来越重要。同时，临床儿科的分支也越来越细化，划分为呼吸、消化、循环、神经、血液、肾脏、内分泌、遗传代谢、免疫、传染病、急救医学和危重症医学等专业。儿外科学则为外科学下的三级学科。随着儿科学服务人群年龄范围的扩大，胎儿医学、围生期医学、新生儿医学、青春期医学等新的三级学科也应运而生。胎儿医学以胎儿为研究主体，而不只是视胎儿为孕母的附属物；胎儿医学不仅研究胎儿的生长发育，还为探讨生命科学的最根本问题提供机会。围生期医学探讨妊娠 28 周至出生 7 天内儿童的生长发育和疾病防治的规律。新生儿医学以胎儿娩出至出生后 28 天的新生儿为研究和服务对象。胎儿医学、围生期医学和新生儿学之间各有重点又相互交叉，以提早预防和治疗疾病，提高人口质量。青春期医学以第二性征出现至性成熟及体格发育基本完成这一由儿童过渡到成年阶段的青少年为研究和服务对象。这一时期青少年的体格、心理及内分泌、生殖系统迅速发育，但仍不够成熟，且面临着经济尚未独立及学习的压力。因此，青春期医学独立成为一门学科是极其必要的。与其他学科类似，儿科学所涉及的基础医学及临床医学领域也越来越多，如预防医学、流行病学、遗传学、营养学、免疫学、心理学、分子生物学、影像诊断学等。如今，儿科学已成为自身纵向发展及与多学科、多领域横向交叉合作的新型学科。

近年来，儿科学不断发展，随着社会医疗卫生及生活水平的提高，儿科的疾病谱也在不断发生变化，儿科学已经与分子生物学、外科学、影像医学、妇产科学、心理学、流行病学等多学科形成交叉，向预防、保健、康复、微创、基因诊断和治疗技术等新的领域发展。儿科医生在诊疗过程中也更加尊重患儿权利、展现人文关怀。其主要体现在以下几个方面：①儿童预防、保健医学和康复医学进一步发展，儿童保健服务向全社会普及并形成网络，保证因疾病而产生的后遗症能得到适当的康复；关注儿童的心理卫生，及时纠正生长发育过程中的心理和行为的异常；重视环境对儿童的伤害及成人疾病在儿童期的预防。②分子生物学、细胞生物学、基因组学和蛋白质组学等生物学相关技术突飞猛进，使儿科在分子细胞遗传、基因遗传、生化遗传诊断方面突破限制，基因治疗成为新的发展方向；遗传性、代谢性疾病的治疗和预防将发生重大突破。③新型技术和设备不断涌现，为儿科疾病的诊断和治疗提供了新的手段。影像诊断技术进一步提高，内镜、腔镜、介入等微创外科技术应用于儿科临床，以减轻创伤、减少痛苦；器官支持技术、干细胞治疗和器官移植技术的广泛应用，使癌症、免疫性疾病、器官衰竭等疾病的治愈成为可能，患者的生命得以延续，生活质量大大提高。④儿科循证医学的进一步发展和应用，减少了以往经验性治疗的盲目性，为儿科学临床实践提供更翔实、可靠的依据，也帮助儿科医生实现知识的不断更新和完善。⑤中医学独有的“五脏为纲”的临床辨证方法、重视脾胃的医学观点、中药方剂治疗，为我国儿科学提供了宝贵的财富，并将不断发扬光大，发挥更大的作用。

第二节　儿科学的特点

儿科学是一门有明显自身特点的学科。它既包括众多的亚专业，又有年龄阶段性的不同疾病谱。因此，“儿童不是小成人，新生儿也不是小儿童，胎儿更不是小新生儿”。要特别强调三点：①儿童在各时期有各自的解剖和生理功能特点，因此其疾病谱也不同。②虽然儿童在各时期有各自的特点，但其生长发育是一个持续不断的延续过程，在疾病诊治过程中必须注重儿童的生长发育。③要注意儿童生长发育存在个体差异，诊疗时要区分个体差异和异常状况。不同年龄段的疾病的防治重点是不同的。儿童的机体免疫功能较差，器官发育不成熟，易受外界因素的损害而致病，若不能及时治疗和康复，容易导致病情恶化并产生后遗症。因此，预防医学在儿科学中占有很重要的位置。另外，由于儿童机体仍处于生长发育过程中，对损伤的自我修复能力较强，只要治疗得当，较成人更易恢复，适宜的康复治疗通常会有事半功倍的效果。儿科学的特点主要表现如下：

（1）解剖：儿童的身高、体重、头围、胸围等指标不断增长，头、躯干和四肢的比例发生改变，各个器官体积随生长发育不断增大，内脏的位置也随年龄增长而变化。在体格检查时，只有熟悉儿童在各年龄段的体格生长和器官功能发育规律，才能正确判断并处理临床问题。

（2）生理功能：儿童的各系统器官处于生长发育之中，随年龄增长逐渐发育成熟。不同年龄儿童的生理、生化正常值各有不同。特定年龄阶段下某系统器官功能发育不成熟常是疾病发生的内在因素。例如，婴幼儿的代谢旺盛，对营养的需求量相对较高，但是此时期其胃肠消化吸收功能尚未完善，易发生消化系统疾病。因此，只有熟练掌握各年龄儿童的生理功能特点，才能进行正确的诊断和治疗。

（3）病理：对同一致病因素，不仅儿童与成人的病理反应和疾病过程会有很大的差异，即使是不同年龄的儿童之间也会出现差异。例如，由肺炎球菌所致的肺炎，婴儿常表现为支气管肺炎，而成人和年长儿则表现为大叶性肺炎病变。

（4）免疫：儿童免疫功能较成人低下，容易患感染性疾病。传统观点认为，儿童时期特别是新生儿期其免疫系统还不成熟。实际上，出生时免疫器官和免疫细胞均已相当成熟，免疫功能低下与未接触抗原、尚未建立免疫记忆相关。婴幼儿时期的 sIgA 和 IgG 水平均较低，容易发生呼吸道和消化道感染。因此，适当的预防措施对低龄儿童特别重要。

（5）心理：儿童时期是心理、行为形成的基础阶段，可塑性非常强。根据不同年龄儿童的心理特点，提供合适的环境和条件，给予耐心的引导和正确的教养，可以培养儿童良好的个性和行为习惯。

（6）疾病谱：儿童疾病发生的种类与成人的差别很大。例如，儿童的心血管疾病以先天性心脏病为主，而成人则以冠心病多见。又如，儿童的肿瘤以白血病为多发，而成人则以肺癌、胃癌等多发。不同年龄儿童的疾病种类也有很大差异，如新生儿疾病以先天性疾病、围生期窒息、高胆红素血症等多发，而婴幼儿疾病以感染性疾病等多发。

（7）临床表现：儿科疾病往往不似成人典型，尤其在低龄儿童，常缺乏可明显定位的症状和体征。如新生儿败血症，患儿常表现为精神反应差、吃奶少、黄疸加重，甚至体温不升这些不典型的症状。因此，儿科医护人员必须具有密切观察病情、及时判断和处理各种病情变化的能力。另外要注意的是，相同的病因，不同年龄儿童的临床表现也不尽相同。例如，维生素 D 缺乏性手足搐搦症，在较小婴儿容易发生喉痉挛，在较大婴儿、幼儿则多表现为手足搐搦。

（8）诊断：儿童患者往往不能准确地表达不适感，因此，必须同时结合家长陈述的病史、体格检查、实验室检查及流行病学资料等来综合分析。全面、准确的体格检查对儿科的临床诊断非常重要，有时甚至是关键性的。同一症状在不同年龄儿童的诊断也不同。例如，新生儿惊厥多考虑缺氧缺血性脑病、颅内出血等，对于婴幼儿则要注意热性惊厥、颅内感染，而对年长儿要注意是否有癫痫或其他神经系统疾病。不同年龄儿童的实验室检查的正常参考值常不相同，应特别注意。

（9）治疗：由于儿童各器官发育尚不成熟、生理功能较成人低下，因此，全面的支持治疗和细致的护理在儿科治疗中的地位尤为突出。儿童的药物剂量与成人不同，常需要按体重或体表面积计算。儿童生病时容易并发水、电解质和酸碱平衡紊乱，对其实施液体疗法时需要精确计算液体量、速度、性质，平衡出入量。

（10）预后：儿童处于生长发育时期，生命力旺盛，组织修复能力强，若在疾病早期予以及时、正确的处理，往往可转危为安、迅速康复，较少转为慢性疾病或留下后遗症。但新生儿、年幼儿童的生理功能较差、代偿能力不足，若未能及时处理病情，可导致病情急剧恶化，甚至死亡。

（11）预防：由于计划免疫的开展，多数常见的急性传染病已经得到控制。保证每位儿童按计划进行免疫预防接种是儿科保健工作的重点。先天性甲状腺功能减退症、苯丙酮尿症等新生儿疾病筛查，以及听力筛查，有效阻止了相关疾病的进一步发展，减少了将来致病、致残的可能性。对于与儿童时期的饮食、代谢相关的疾病（如冠心病、高血压和糖尿病等），儿童期的预防也日益受到重视。注意儿童时期的环境条件和心理卫生状况可避免某些成年后的心理问题的发生。因此，儿童的预防工作越来越重要。

第三节　儿童、青少年阶段的年龄分期

儿童的生长发育既是一个连续渐进的动态过程，又是一个有阶段性的过程，在不同的年龄期，其解剖、生理功能和心理等又表现出不同的特点。掌握各年龄的特点，有利于针对性地开展预防保健和疾病诊疗。

一、胎儿期

自受精卵形成到胎儿娩出前为胎儿期，共 40 周。胎儿的周龄即为胎龄。胎儿早期（妊娠的前 12 周），受精卵着床，细胞不断分裂增大，迅速完成各系统组织器官的形成。胎儿中期（自妊娠 13 周至 28 周），胎儿体格生长迅速，各器官功能迅速发育。胎儿后期（自妊娠 29 周至 40 周），胎儿体重迅速增加，娩出后大多能存活。若母亲妊娠期间，尤其在早期，受到感染、放射线、化学物质或遗传等不利因素的影响，可引起胎儿先天畸形甚至夭折。营养缺乏、严重疾病等都可能影响胎儿的正常生长发育。婚前、孕前体检，定期产前检查，避免有害物质的接触和预防感染，保证充足的营养和良好心情，是孕妇和胎儿保健工作的重点。

二、新生儿期

自胎儿娩出、脐带结扎至出生后 28 天为新生儿期，此期包含在婴儿期内。新生儿期在生长发育和疾病防治方面具有非常明显的特殊性，该期发病率和死亡率均高，占婴儿死亡率的 1/3 ～ 1/2，先天畸形、遗传代谢性疾病也多在此期表现。新生儿出生 7 天内为新生儿早期，此期的新生儿脱离母体独立生存，自身呼吸、循环、代谢等各系统功能发生重大转变，需要适应全新的外界环境，分娩过程中的缺氧、产伤、感染等也会对新生儿造成伤害。因此，新生儿早期的发病率和死亡率最高。

三、婴儿期

自胎儿娩出、脐带结扎至 1 周岁为婴儿期。此期是小儿生长发育最迅速的阶段，对总热量和蛋白质需求较高，但消化功能发育尚不完善，常常难以适应大量食物的消化吸收，容易发生营养和消化功能紊乱，出现佝偻病、贫血、营养不良、腹泻等。由于婴儿体内的来自母体的抗体逐渐减少，自身的免疫功能尚未成熟，抗感染能力较弱，因此易

发生各种感染和传染性疾病。此期的重点在于提倡母乳喂养、合理添加辅食、保证营养供应、实施计划免疫、预防感染。

四、幼儿期

自满1周岁至3周岁为幼儿期。此期，幼儿的体格生长发育速度稍减慢，而智能发育迅速，逐渐学会行走，活动范围渐广，接触社会事物渐多，语言、思维和社交能力的发育日渐增速。但此期小儿缺乏对危险的识别能力和自我保护能力，因此，要注意防范意外伤害和食物中毒，预防传染病。幼儿对营养的需求量仍较高，应保证营养，并培养健康的饮食习惯。

五、学龄前期

自满3周岁至6～7岁为学龄前期。此时，体格生长发育进一步减慢、处于稳步增长的状态，智能发育更加迅速，理解能力逐渐增强，好奇、好模仿，与同龄儿童和社会事物有了更广泛的接触，自理能力和初步社交能力逐步形成。此期，儿童的可塑性强，应重视对优良品德的培养，注意手、眼和口腔卫生，仍应防范传染病、意外事故的发生。

六、学龄期

自6～7岁至青春期前为学龄期。此期，体格生长速度相对缓慢，除生殖系统外，各器官外形均已接近成人，智能发育更加成熟，可以接受系统的科学文化教育。此期应保证营养、体育锻炼和充足的睡眠，防止龋齿，保护视力，在学校和家庭教育的配合下，使其德、智、体、美、劳全面发展。

七、青春期

一般女孩自11～12岁至17～18岁，男孩自13～14岁至18～20岁为青春期。此期，体格生长发育再次加速，出现第二次发育高峰；同时，生殖系统的发育也加速并渐趋成熟。至本期结束，各系统器官发育成熟，体格生长逐渐停止。精神、行为和心理方面的问题开始增多。对此期的青少年，应加强道德品质教育，以及生理、心理卫生知识和性知识教育，进行及时有效的心理辅导，并保证充足的营养。

（方建培）

第二章　生长发育

学习目标

- 掌握儿童生长发育的规律及影响因素。
- 熟悉儿童体格生长的规律与评价方法，儿童感知觉发育及大运动、精细运动、语言、个人与社会4个能区，以及与体格发育有关的其他系统的发育规律。
- 了解神经心理发育及评价和青春期生长发育。

第一节　生长发育及其影响因素

一、生长发育的规律

人体各器官、系统的生长发育速度和顺序都遵循一定的规律，认识这些规律有助于儿科医务工作者对儿童的生长发育做出正确的评价和指导。

（一）生长发育的连续性和阶段性

生长发育在整个儿童时期不断进行，但各年龄阶段的生长发育速度不同。例如，出生后体重和身长的增长在出生后第一年最快，出现出生后的第一个生长高峰；以后逐渐减慢，至青春期生长发育速度再次加快，出现第二个生长高峰。

（二）各器官、系统发育的不平衡

人体各器官、系统的发育顺序遵循一定的规律。各系统发育快慢不同，各有先后。例如，神经系统发育较早，脑在出生后2年内发育较快；生殖系统发育较晚；淋巴系统在儿童期生长迅速，于青春期前达高峰，以后逐渐降至成人水平；其他器官如心、肝、肾等的发育速度基本与体格生长一致（图2－1）。

（三）生长发育的一般规律

（1）由上到下：如婴儿运动发育是先抬头、后抬胸，再学会坐、立、行。

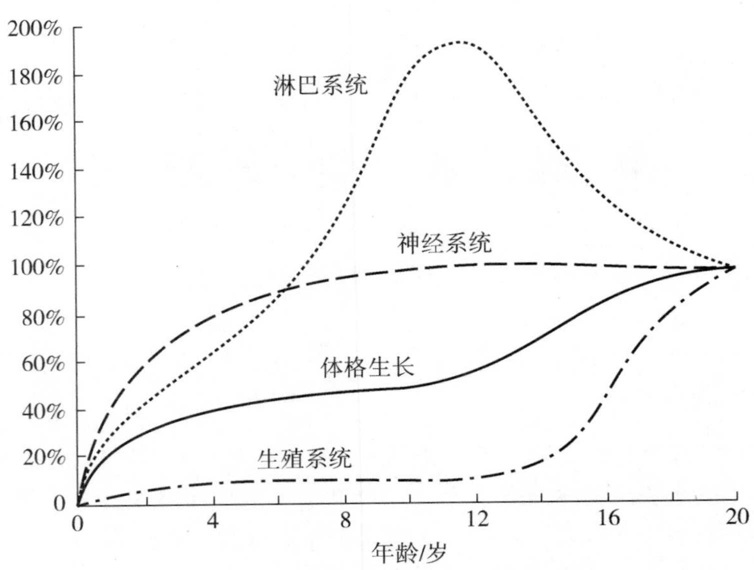

图2－1　各器官、系统发育的不平衡

资料来源：王卫平，孙锟，常立文. 儿科学［M］. 9版. 北京：人民卫生出版社，2018：7.

（2）由近到远：如从臂到手，从腿到脚的活动。

（3）由粗到细：如从全掌抓握到手指拾取。

（4）由简单到复杂：先会画直线，进而能画圈、画人。

（5）由初级到高级：儿童智能发育为先感性认识、后理性认识，先会看、听、感觉事物、认识事物，再发展到记忆、思维、分析、判断。

（四）生长发育的个体差异

儿童生长发育虽按上述总规律发展，但由于遗传、性别、环境、营养、教育等因素的影响，在一定范围内会存在相当大的个体差异，每个人的生长变化趋势不会完全相同。因此，所谓的正常值不是绝对的，必须考虑个体的不同影响因素，并要对个体进行系统、连续的观察，才能获得儿童生长发育的真实情况。

二、生长发育的影响因素

（一）遗传

细胞染色体所载基因是遗传的物质基础。儿童生长发育的“轨道”或特征、潜力、趋向等均受到父母遗传因素的影响。种族、民族和家族的遗传信息影响肤色、发色、面貌特征、身材、性成熟时间等。遗传代谢性疾病、内分泌障碍、染色体畸形更与遗传直接相关。

（二）性别

性别也影响生长发育的速度和限度。青春期后，男孩体重和身高均高于女孩；女孩的语言和运动发育稍早于男孩。

（三）营养

充足合理的营养是儿童体格生长的物质基础。足够的热量和优质蛋白质、各种维生素、矿物质及某些微量元素是生长发育必不可少的营养素，这些营养素使儿童充分发育，迅速成长。宫内营养不良的胎儿不仅体格生长落后，而且脑发育也受到严重影响；出生后营养不良可影响体重、身高及智能的发育。

（四）母亲情况

胎儿在宫内的发育受孕母的生活环境、营养、疾病、情绪等因素的影响。妊娠早期的病毒性感染可致胎儿先天畸形；妊娠期严重营养不良可引起流产、早产、胎儿体格生长和脑发育迟缓；妊娠早期受到 X 射线照射、环境毒物、某些药物和精神因素等的影响，可引起胎儿发育异常。

（五）疾病

疾病对儿童生长发育的影响十分明显。急性感染常引起体重不增，甚至下降；长期慢性疾病会影响身高和体重的增长；内分泌疾病常引起骨骼生长和神经系统发育迟缓；先天性疾病（如先天性心脏病）可造成生长迟缓。

（六）生活环境

良好的居住环境（如阳光充足、空气新鲜、水源清洁、无噪声等）能促进儿童的生长发育。工业化进程或其他原因造成的环境污染会对儿童身心的健康发育造成一定的危害，如铅中毒可使儿童智商及听力下降，环境噪声会干扰儿童的选择性注意而影响学习。

（七）社会因素

社会环境对儿童生长发育的影响是多方面的。它不但影响儿童的身体发育，同时，也对儿童的心理、智力和行为的发展起着重要的作用。社会因素主要包括社会制度、经济发展状况、文化教育、卫生保健、家庭结构及经济状况、父母受教育程度及职业、亲子关系及社会交往等。经济水平决定着文教、卫生、福利等设施及物质供应的量和质，它们（如食物、教育、医疗等）直接或通过家庭条件（如广播、电视）间接影响儿童。

第二节　体格生长及评价

一、体格生长常用指标及生长规律

体格生长应选择易于测量、有较大人群代表性的指标来表示。一般常用的形态指标有体重、身高（长）、坐高（顶臀长）、头围、胸围、上臂围、皮下脂肪等。

（一）体重

体重为身体各器官、系统与体液的总重量，是最易获得的反映儿童生长与营养状况的指标，也是计算药量及制订液体疗法的客观依据。新生儿出生体重与胎次、胎龄、性别及宫内营养状况有关。我国 2015 年九市城区调查结果显示，平均男婴出生体重为（3.38 ±0.40）kg，女婴为（3.26 ±0.40）kg。婴儿出生至 12 个月呈现第一个生长高峰，正常足月婴儿出生后第 1 个月体重增加可达 1.0 ～ 1.7 kg，出生后 3 ～ 4 个月体重约等于出生时体重的 2 倍；出生后第 1 年内的婴儿前 3 个月体重的增加值约等于后 9 个月内体重的增加值，即婴儿 12 月龄时体重约为出生时的 3 倍（10 kg），是出生后体重增长最快的时期；出生后第 2 年体重增加 2.5 ～ 3.5 kg；2 岁至青春期前体重增长速度减慢，每年约增长 2 kg。儿童体重的增长为非等速的增加，进行评价时应以儿童自身体重增长的变化为依据，不可简单地用公式来评价。为便于日常应用，当无体重测量条件时才按以下公式粗略计算儿童体重。

12 个月：体重 =10 kg

1 ～6 岁：体重（kg）=年龄（岁）×2 +8

7 ～12 岁：体重（kg）=［年龄（岁）×7 −5］÷2

测量方法：排空大、小便，脱去衣、帽、鞋，矫正体重计指针至零，婴儿用读数精确到 10 g 的磅秤，儿童用读数精确到 50 g 的拉杆秤，也可使用电子秤。

（二）身高（长）

身高是指头部、脊柱与下肢长度的总和。正常新生儿出生时平均身长为 50 cm，第一年身长增长最快，约为 25 cm，1 岁时身长约为 75 cm；第二年增长稍慢，为 10 ～12 cm；2 岁时身长为 85 ～87 cm；2 ～12 岁平均每年增长 6 ～7 cm。2 岁至青春期前的身高推算公式：身高 = 年龄（岁）×7 + 75（cm）。2 岁以后每年身高增长低于 5 cm 为生长速度下降。身高（长）的增长受遗传、内分泌、宫内生长水平的影响较明显，短期的疾病与营养波动不易影响身高（长）的增长。

测量方法：3 岁以下采用卧式量床，面部自然向上，两腿伸直，头顶及足底密切接触测板的两端，以“四点一线”（枕后结节、肩胛下角、臀部、足后跟为四个点）测量所得的长度为身长；3 岁以上的儿童采用身高计测量，读数精确到 0.1 cm。

（三）坐高

坐高是指头顶到坐骨结节的长度。3 岁以下儿童仰卧位测量为顶臀长，3 岁以后坐位测量，代表头颅与脊柱的生长。

（四）头围和前囟

头围和前囟与脑和颅骨的发育有关。

（1）头围：胎儿时期脑发育最快，故出生时头围相对较大，平均为 33 ～ 34 cm，3 个月时达 40 cm，1 岁时为 46 cm，2 岁时为 48 cm，5 岁时为 50 cm，15 岁时为54 ～58 cm。2 岁以内的头围测量最有价值。连续追踪测量比单次测量更重要。较小的头围（$< X - 2SD$）常提示有脑发育不良的可能，头围增长过快往往提示有脑积水。

（2）前囟：前囟出生时为 1 ～2 cm，以后随颅骨生长而增大，6 月龄左右其逐渐骨化而变小，最迟于2岁闭合。前囟检查在儿科临床很重要，如脑发育不良时头围小、前囟小或关闭早，甲状腺功能减退时前囟闭合延迟，颅内压增高时前囟饱满，脱水时前囟凹陷。

测量方法：①头围。用软尺紧贴头皮，经眉弓上缘和枕骨结节，左右对称环绕1周，读数精确到0.1 cm。②前囟。前囟大小以2个对边中点连线的长短表示。

（五）胸围

胸围大小与肺、胸廓的发育密切相关。出生时胸围平均为32 cm，1岁左右胸围≈头围，1岁至青春期前胸围≈头围（cm）+年龄（岁）-1（cm）。头围与胸围的增长曲线形成交叉，此交叉时间与儿童营养、胸廓的发育有关。发育较差者，头、胸围交叉时间延后。

（六）上臂围

上臂围代表上臂骨骼、肌肉、皮下脂肪和皮肤的发育，反映儿童的营养状况。1岁内上臂围增长迅速，1～5岁增长缓慢，仅增长1～2 cm。因此，在无条件测体重和身高的地方，可用上臂围值筛查5岁以下儿童的营养状况：上臂围大于13.5 cm为营养良好；12.5～13.5 cm为营养中等；小于12.5 cm为营养不良。

测量方法：取立位或坐位，让儿童上肢自然放松下垂，以左上臂中点（肩峰至鹰嘴连线的中点）为测量点，软尺垂直上臂长轴轻轻接触皮肤绕该处1周，记录至小数点后1位。

（七）骨龄

骨龄（bone age）指人群中出现某特定X射线骨骼图像的平均年龄，可以反映骨的钙化成熟度。长骨的生长主要是由干骺端的软骨骨化、骨膜下成骨所致，使长骨增长、增粗，骨化的过程较长，自胎儿期开始，直至成年期才完成。通常采用X射线检查测定不同年龄儿童长骨干骺端骨化中心出现的时间、数目、形态的变化，将其标准化即为骨龄。最常检查的部位是左手腕骨。腕部于出生时无骨化中心，出生后其出现的次序为：头状骨，钩骨（3月龄左右），下桡骨骺（约1岁），三角骨（2.0～2.5岁），月骨（3岁左右），大、小多角骨（3.5～5.0岁），舟骨（5～6岁），下尺骨骺（6～7岁）、豆状骨（9～10岁）；10岁时腕骨出全，共10个。临床上多用Greulich-Pyle（G-P）图谱或TW评分来判断骨骼成熟度。3月龄以下的儿童要检查股骨远端，因为股骨远端的骨化中心在出生时已经形成，而婴儿腕部骨化中心尚未出现。

骨龄在临床上有重要的诊断价值，如生长激素缺乏症、甲状腺功能减退症者的骨龄明显落后；真性性早熟、先天性肾上腺皮质增生症者的骨龄超前。正常骨化中心出现的年龄有个体化差异，判断时应慎重。

（八）牙齿发育

牙齿发育与骨骼发育有一定关系，但不完全同步。牙齿分乳牙和恒牙两种，多数婴儿在出生后4～10个月时乳牙萌出，12个月时仍未萌出者为乳牙萌出延迟。约3岁乳牙出齐，共20枚。6岁左右萌出第1颗恒牙即第1恒磨牙，位于第2乳磨牙后；6～12岁乳牙按萌出顺序先后逐个脱落，代之以恒牙，此期为混合牙列期。12岁左右萌出第2恒磨牙；18岁以后萌出第3恒磨牙，也有终身不萌出的。恒牙共28～32枚。

佝偻病、先天性甲状腺功能减退症等可致出牙延迟或牙质差。出牙为一种生理现象，个别儿童可有暂时性流涎、睡眠不安及低热等症状。

二、体格生长评价

体格生长评价是以生长的规律为依据，从发育水平、生长速度和发育匀称程度三方面判别个体或群体儿童生长状况的过程，从而早期发现生长偏离，及时给予适当的指导与干预，对促进儿童的健康成长十分重要。

（一）资料分析及表示方法

1. 衡量体格生长的统计学方法

（1）均值离差法。均值离差法适用于评价正态分布情况，即将个体儿童体格测量数值与生长评价标准的均值（X）及标准差（SD）比较，根据实测数值在均值上下所处位置，确定和评价儿童体格生长情况。68.3%的儿童发育水平在 $X \pm 1SD$ 范围内，95.4%的儿童在 $X \pm 2SD$ 范围内，99.7%的儿童在 $X \pm 3SD$ 范围内。一般以 $X \pm 2SD$ 为正常范围，$X - 2SD$ 以下为营养不足，$X + 2SD$ 以上为营养过剩。

（2）百分位数法。百分位数法适用于正态分布，也适用于偏态分布，以第50百分位数为中位数（P），其余的百分位为离散距，以此来划分儿童生长的等级。常用的百分位数等级有 P_3（相当于 $X - 2SD$）、P_{10}、P_{25}、P_{75}、P_{90}、P_{97}（相当于 $X + 2SD$），$P_3 \sim P_{97}$ 包括了全部样本的94%，属正常范围。百分位数法数值分布较均值离差法精细，能更准确地分级评价。

（3）中位数法。中位数法是将一组样本变量从小到大排列，位居中央的变量即中位数。当样本变量呈正态分布时，中位数等于均数或第50百分位数；当样本变量不呈完全正态分布时，选用中位数而不是算术平均数作为中间值。

2. 界值点的选择

界值点的选择通常以均值离差法 $X \pm 2SD$ 为正常范围；百分位数法以 $P_3 \sim P_{97}$ 包括了全部样本的94%，属正常范围。

3. 结果表示

（1）等级划分法。等级划分法是利用均值加减标准差或直接用百分位数表进行分级的方法，并可制成分级数字表，将所测值与表中参考值进行比较，即可判定该个体或群体的儿童体格发育情况。判定方法见表2－1。

表2－1　五等级划分法

等级	均值离差法	百分位数法
异常（上）	$> X + 2SD$	$> P_{97}$
中上	$X + (1SD \sim 2SD)$	$P_{75} \sim P_{97}$
中	$X \pm 1SD$	$P_{25} \sim P_{75}$
中下	$X - (1SD \sim 2SD)$	$P_3 \sim P_{25}$
异常（下）	$< X - 2SD$	$< P_3$

（2）生长曲线图。生长曲线图是以年龄为横坐标、儿童生长数据为纵坐标绘制成的曲线图，能直观、快速地了解儿童的生长情况。通过连续追踪观察可以清楚地看到其生长的趋势和变化情况，及时发现生长偏离现象，以便及早发现原因并采取措施。

（二）体格生长评价内容

体格生长评价内容包括发育水平、生长速度、匀称程度三方面。

1. 发育水平

将某一年龄时点所获得的某一项体格生长指标测量值（横断面测量）与参考人群值比较，得到该儿童在同质人群中所处的位置，即为此儿童该项体格生长指标在此年龄的发育水平，结果以等级表示。发育水平包括所有单项体格生长指标，如体重、身高（长）、头围、胸围、上臂围等。发育水平评价法简单、易于掌握与应用，可用于个体或群体儿童的评价，但不能反映儿童的生长变化趋势。

2. 生长速度

对某一单项体格生长指标进行定期、连续测量（纵向观察），获得的该项指标在某一年龄阶段的增长值，即该项指标的生长速度；与参照人群值（生长速度）比较，得到的该儿童该项体格生长指标的生长速度，结果以“正常”“不增”“下降”“增长不足”表示。

这种动态纵向观察个体儿童生长的方法可发现儿童的生长变化趋势，体现个体差异，即遗传、环境等因素的影响。例如，一女孩3月龄体重为6.4 kg，其出生体重为3.3 kg，3个月期间增长了3.1 kg，与参考人群值的生长速度（3.08 kg）一致，故该女孩体重生长正常。生长速度正常的儿童其生长基本正常，用生长曲线表示生长速度最简单、直观，也便于向家长解释。定期体检是生长速度评价的关键。

3. 匀称程度

匀称程度是对体格生长指标之间关系的评价。

（1）体型匀称度：表示体型生长的比例关系。实际工作中常选用身高别体重（weight for length，W/L）表示一定身高的相应体重增长范围。将实际测量与参考人群值比较，结果常以等级表示。该指标用来评价儿童的营养状况，是判断儿童肥胖和营养不良的常用指标之一。

（2）身材匀称度：以坐高（顶臀长）/身高（长）的比值反映下肢生长状况。将实际测量计算结果与参照人群值计算结果比较，结果以“匀称”或“不匀称”表示。

第三节　神经心理发育及评价

一、神经心理发育

儿童神经心理发育与体格生长具有同等重要的意义。神经系统的发育是神经心理功能发育的基础。神经心理发育包括感知、运动、语言、情感、思维、判断和意志性格等方面。神经心理发育的异常可能是某些系统疾病的早期表现，因此，了解儿童心理发育规律对疾病的早期诊断有帮助。

（一）神经系统的发育

神经系统的发育是儿童神经心理发育的基础。出生时脑重量约 370 g，占体重的 1/9 ～ 1/8；6 月龄时达 600 ～ 700 g；1 岁时达 900 g；成人脑重量约 1 500 g，占体重的 1/38 ～ 1/40。出生时脑表面的沟回已经形成，但较浅，发育不完善，脑皮质薄，细胞分化不全，缺乏树突；3 岁时脑细胞分化基本完成；8 岁时与成人近似。出生后神经细胞的数目不再增加，脑重量的增加主要是细胞体积增大，树突增多、加长及神经髓鞘的形成。神经髓鞘的形成到 4 岁才完成。婴儿期由于神经髓鞘形成不全，各种刺激引起的神经冲动传导速度缓慢且易泛化，不易形成兴奋灶，因此易疲劳而进入睡眠状态。

脊髓的发育在出生时已较成熟。儿童的脊髓相比成人的长，新生儿脊髓下端位于第 2 腰椎的下缘，4 岁时上移到第 1 腰椎。故给婴幼儿做腰椎穿刺时，穿刺部位应偏低，避免损伤脊髓。

握持反射于 3 ～ 4 月龄时消失。腹壁反射和提睾反射在 1 岁后稳定。巴宾斯基征（Babinski sign）在 2 岁以内可呈阳性。

（二）感知的发育

（1）视感知。视觉与心理发育关系甚大，缺乏视觉可造成学习无能。新生儿已有视觉感应功能，瞳孔有对光反应，对 15 ～ 20 cm 范围内的物体看得最清楚，可有暂时性斜视或轻度眼球震颤，3 ～ 4 周龄时自行消失；1 月龄时可凝视光源，开始有头眼协调；3 ～ 4 月龄时喜看自己的手，头眼协调较好，可随物体水平移动 180°；4 ～ 5 月龄时开始能认出母亲，认识自己的奶瓶，喜欢红色；6 ～ 7 月龄时目光可随上下移动的物体在垂直方向移动，主动观察事物；8 ～ 9 月龄时出现视深度感觉，能看小物体；18 月龄时能区别各种形状，喜看图画；5 岁时能区别各种颜色；6 岁时视深度已充分发育。

（2）听感知。听力与儿童智能和社交能力发育有关。出生后，由于中耳鼓室有羊水潴留，无空气，故听力差，3 ～ 7 日龄时听觉已相当好；3 月龄时头可转向声源，听悦耳声音微笑；6 月龄时能区别父母声音；1 岁时能听懂并指出自己的手、眼；4 岁时听觉发育完善。婴儿期可以用耳声发射仪进行听力筛查，脑干听觉诱发电位可较精确地判断儿童听力。听力障碍若不能在语言发育的关键期（6 个月内）被发现或之前得到确诊而未干预，则可因聋致哑。

（3）味觉。出生时味觉发育已完善，可对不同味道产生不同的反应。4 ～ 5 月龄时对食物的细微变化已很敏感，应按时添加辅食，使小儿习惯不同味道的食物。

（4）嗅觉。出生时嗅觉发育已基本成熟，闻母乳香味会寻找乳头；3 ～ 4 月龄时能区分令其愉快或不愉快的气味；7 ～ 8 月龄时开始对芳香气味有反应。

（5）皮肤感觉。皮肤感觉包括痛觉、触觉、温度觉等，出生时痛觉已存在，但不敏感，2 月龄后痛觉才灵敏；触觉高度敏感，温度觉也很灵敏，对冷刺激比热刺激更敏锐；2 ～ 3 岁时可辨别物体的软、硬、冷、热等属性；5 ～ 6 岁时可区别不同体积和质量的物体。

（三）运动的发育

1. 平衡与大运动

（1）抬头：新生儿可俯卧抬头片刻；3 ～ 4 月龄时俯卧抬头很稳，并可转动自如。

（2）翻身：1 ～ 2 月龄时可伸展脊柱从侧卧位到仰卧位；4 ～ 5 月龄时可有意识从侧卧位到仰卧位，无身体的移动；7 ～ 8 月龄时可有意识地从侧卧位到仰卧位，分段转动。

（3）坐：新生儿腰肌无力；3 月龄时扶坐，腰呈弧形；6 月龄时双手支撑能坐；8 月龄坐稳，能左右转身。

（4）爬：3 ～ 4 月龄时可用手撑数分钟；7 ～ 8 月龄时用手支撑胸腹，使上身离开床面，在原地转动；8 ～ 9 月龄时可用上肢向前爬；12 月龄时爬时膝、手并用；1 岁半时可爬上台阶。

（5）站、走、跑、跳：新生儿双下肢直立时稍可负重，出现踏步反射；5 ～ 6 月龄时扶立双下肢可负重，并上下跳动；8 月龄时可扶站；10 月龄时可扶走；11 月龄时可独站片刻；15 月龄时独走稳；24 月龄时可双足跳；30 月龄时会独足跳。

粗动作发育过程可归纳为“二抬四翻六会坐，七滚八爬周会走”。

2. 精细运动

精细运动指手指的精细动作，如新生儿双手紧握拳；3 ～ 4 月龄时握持反射消失，可玩手，并企图抓扒物体；6 ～ 7 月龄时出现换手和捏等动作；9 ～ 10 月龄时可用拇指和示指捏、拾东西；12 ～ 15 月龄时学用匙，乱涂画；18 月龄时叠 2 ～ 3 块方积木，2 岁时叠 6 ～ 7 块方积木，会翻书。

（四）语言的发育

语言是人类特有的高级神经活动，是表达思想和意识的一种形式，与小儿的智能发育有直接关系。语言的发育必须具备正常的发音器官、听觉和大脑语言中枢。语言的发育要经过语言前阶段（发音及学语，0 ～ 9 个月）及语言阶段。其发育规律是先理解语言，后表达语言。新生儿会用哭声表达饥饿和疼痛；3 ～ 4 月龄是咿呀学语阶段；6 月龄时能听懂自己的名字；8 月龄时能发双字唇音如“爸爸”“妈妈”；1 岁半至 2 岁时能讲 2 ～ 3 个字的词组，能认识和指出身体的部位，能用代词“你”“我”等；3 ～ 4 岁时会用形容词、副词等，并会唱歌；5 ～ 6 岁时能讲完整的故事。

（五）神经反射的发育

（1）出生后存在且维持终身的反射有角膜反射、吞咽反射、瞳孔对光反射等，若出现减弱或消失表示神经系统有病理变化。

（2）出生时存在但以后逐渐消失的反射有吸吮反射等，出生时存在，2～4个月后消失，若长期存在表示大脑发育不全或属病理现象。

（3）成人的一些病理反射，发生在一定年龄段的小儿为正常现象，如3～4月龄以下的婴儿因四肢肌张力高，一般克尼格征（Kernig sign）、布鲁津斯基征（Brudzinski sign）可呈阳性，2岁以内儿童巴宾斯基征可呈阳性，但无临床意义。

二、心理社会发育

（一）心理活动的发展

心理活动分心理过程和心理特征两类。前者指一般的心理现象，包括认识过程、情感、意志等；后者指个别心理特征，包括个性倾向性、个性心理特征。婴儿出生时并不具有心理现象，是个体心理活动的起点，一旦条件反射形成，即标志着儿童心理的发生。

（1）注意的发展。注意是认知过程的开始。婴儿期以无意注意为主，随着年龄的增长、语言的丰富、思维的发展，逐渐出现有意注意。5～6岁的儿童能较好地控制自己的注意力。

（2）记忆的发展。记忆是人脑对经历过的事物的反映。可分为感觉、短暂记忆和长久记忆三个不同系统。长久记忆又分为再认和重现。再认是指以前感知的事物在眼前重现时能被认识。重现是指以前感知的事物不在眼前出现，而在脑中重现。婴儿只有再认而无重现能力，随着年龄增长，重现能力逐渐增强。幼儿以事物表面的物理性质记忆信息，即以机械记忆为主。随年龄的增长，理解、语言思维能力的加强，儿童有意识的抽象逻辑记忆逐渐发展。

（3）思维的发展。思维是人脑对客观事物进行的间接的概括反映。思维可分为形象思维、动作思维和抽象思维三种。1岁后儿童开始产生思维；3岁以前只有形象性的直觉活力思维，即思维与动作不可分离，离开了动作，思维也就中止；3岁以后开始有初步的抽象思维；6～11岁以后儿童能将事物归类，抽象能力提高。

（4）想象的发展。想象是人脑对已有表象进行加工改造而创造新形象的过程，包括无意想象和有意想象。新生儿无想象力，1～2岁儿童仅有想象的萌芽，3岁后儿童已有初步的有意想象；学龄期儿童的有意想象和创造性想象发展迅速。

（5）情绪、情感的发展。情绪是人们对事物情景或观念产生的主观体现和表达，是神经系统活动的一种结果和表现。新生儿在饥饿、寒冷、不适时会啼哭，而哺乳、抱、摇、抚摸等使其情绪愉快。婴幼儿情绪表现特点是短暂性、强烈性、易变性、真实性。随着年龄的增长，儿童可以有意识地控制自己的情绪。

情感是在情绪基础上产生的对人、对物关系的体验。随年龄增长和人际交往的增加，儿童对客观事物认识逐步深化，情感也日益丰富，逐渐产生同情感、安全感、信任感、友谊感、荣誉感等。

（6）个性和性格的发展。个性是个人处理环境关系的心理活动综合模式，包括思想方法、情绪反应、行为风格等。每个人都有自己的心理特点，因此有不同个性，表现在兴趣、能力、性格、气质方面。性格是指人对现实稳定的态度及与之相适应的习惯化的行为方式。婴儿需要依赖亲人，至幼儿期已能独立行走，有一定的自主感，但又未脱离对亲人的依赖，常出现违拗言行与依赖行为相交替的现象。学龄前期幼儿基本能生活自理，主动性增强，但主动行为失败时易出现内疚和失望。学龄期儿童通过努力学习，可获得成就感；相反，遇到失败可能产生自卑感。至青春期，体格生长和第二性征发育进入高峰期，青少年心理适应能力增强但易波动，在感情问题、伙伴问题、道德评价和人生观问题上若处理不当则易发生性格变化。随着年龄的增长，儿童性格形成后就有相对的稳定性。

（二）社会行为的发展

儿童的社会行为是各年龄阶段相应的心理发展的综合表现，与家庭经济、文化水平、育儿方式、儿童性格、性别、年龄相关。儿童智能发育判断有赖于社会适应行为的成熟状况。

新生儿对成人的声音及触摸表现出安静、愉悦；2～3 月龄时玩自己的手、脚，对他人逗引可发出笑声，这是儿童参加游戏的表现；7～8 月龄时认生；9～12 月龄时会拍手、说“再见”、做许多面部表情；12～13 月龄时喜欢藏猫猫游戏；18 月龄时表现出违拗性；2 岁后不再认生；3 岁后能遵守游戏规则，可区别一些抽象概念，如远与近、快与慢、男与女等。

儿童神经精神发育进程见表 2－2。

表 2－2　儿童神经精神发育进程

年龄	粗、细动作	语言	适应周围人物的能力与行为
新生儿	无规律、不协调动作，紧握拳	能哭叫	铃声能使全身活动减少
2 月龄	直立及俯卧时能抬头	发出和谐的喉音	能微笑，有面部表情；眼能随物转动
3 月龄	仰卧位变侧卧位，用手摸东西	咿呀发音	头可随看到的物品或听到的声音转动 180°，注意自己的手
4 月龄	扶着髋部能坐，可在俯卧位时用两手支撑抬起胸部，手能握持玩具	笑出声	抓面前物体，自己玩弄手，见食物表现出喜悦，较有意识地哭或笑
5 月龄	扶腋下能站得直，两手可各握一玩具	喃喃地发出单词音节	伸手取物，能辨别人声，望镜中人能笑
6 月龄	能独坐一会儿，用手摇玩具	—	能认识熟人和陌生人，自拉衣服，自握足玩

续表 2－2

年龄	粗、细动作	语言	适应周围人物的能力与行为
7 月龄	会翻身，自己能独坐很久，能将玩具换手	能发“爸爸”“妈妈”等音，但无意识	能听懂自己的名字，自握饼干吃
8 月龄	会爬，会自己坐起来、躺下去，会扶着栏杆站起来，会拍手	重复大人所发出的简单音节	注意观察大人的行动，开始认识物体，两手会传递玩具
9 月龄	尝试独站，会从抽屉中取出玩具	能懂几个较复杂的词句，如“再见”等	看见熟人会伸手要抱或与人合作游戏
10～11 月龄	能独站片刻，扶椅或推车能走几步，拇、示指对指拿东西	开始用单词，一个单词代表很多意义	模仿成人的动作，会招手，会说“再见”，能抱奶瓶自行进食
12 月龄	独走，弯腰拾物，会将圆圈套在木棍上	能叫出物品的名字，指出自己的手、眼	对人和事物有喜憎之分，能配合穿衣，用杯子喝水
15 月龄	走得好，能蹲着玩，能叠一块方木	能说出几个词和自己的名字	能表示同意、不同意
18 月龄	能爬台阶，有目标地扔皮球	能认识和指出身体各部分	会表示大、小便，懂命令，会自己进食
2 岁	能双脚跳，手的动作更准确，会用勺子吃饭	会说 2～3 个字构成的句子	能完成简单的动作，如拾起地上的物品；能表达喜、怒
3 岁	能跑，会骑三轮车，会洗手、洗脸，脱、穿简单衣服	能说短歌谣，数几个数	认识画上的东西，认识男、女，自称“我”，表现自尊心、同情心、害羞
4 岁	能爬梯子，会穿鞋	能唱歌	能画人像，初步思考问题，记忆力强、好发问
5 岁	能单足跳，会系鞋带	开始识字	能分辨颜色，数 10 个数，知道物品用途及性能
6～7 岁	能简单劳动，如扫地、擦桌子、剪纸、泥塑、结绳等	能讲故事，开始写字	能数几十个数，可简单加减，喜独立自主

三、儿童神经心理发育的评价

儿童神经心理发育水平表现在感知、运动、语言及心理过程等各种能力及性格方面，对这些能力及特征的检查称为心理测试。心理测试仅能判断儿童神经心理发育水平，不能诊断疾病。心理测试的过程就是由父母或者监护人填写问卷（调查表）的过程，须由经专门训练的专业人员根据实际需要选用，不可滥用。

（一）能力测验

1. 筛查性测验

（1）丹佛发育筛查法（Denver Development Screen Test，DDST）。丹佛发育筛查法用于6岁以下儿童的发育筛查，实际适用于5岁以下儿童；分为大运动、精细运动、语言、个人适应性行为4个能区，共103个项目；结果分为正常、异常、可疑或不可测四种。对异常者和可疑者应进一步做诊断性测试。

（2）绘人测试。绘人测试要求儿童根据自己的想象绘全身人像，适用于5.0～9.5岁儿童。计分内容包括身体部位、各部位比例、表达方式。绘人法测试结果与其他智能测试的相关系数在0.5以上，与推理、空间概念、感知能力的相关性更显著。该法可个别测试，也可集体测试。但要注意，有些儿童如果学过绘画可能此法不适宜。

（3）图片词汇测试（Peabody Picture Vorabulary Test，PPVT）。准备120张图片，每张有黑白线条画4幅，测试者说1个词汇，要求儿童指出其中相应1幅画，答对1张计1分，测到连续8张中有6张答错时测试结束，得分为总分减去答错的分数，查PPVT上的附表得智商。该法适用于4～9岁儿童的一般智能筛查，可测试儿童听觉、视觉、知识、推理、综合分析、语言词汇、注意力及记忆力。PPVT测试方法简单，尤其适用于语言或运动障碍者。

2. 诊断测验

（1）格塞尔（Gesell）发育量表。该发育量表从大运动、精细动作、语言、个人－社会适应性行为四个方面进行测试，适用于4周至3岁的婴幼儿，结果以发育商（DQ）表示。

（2）贝利（Bayley）婴儿发育量表。该发育量表包括精神发育量表（163项）、运动量表（81项）和婴儿行为记录，适用于2～30个月婴幼儿，结果以发育商（DQ）表示。

（3）斯坦福－比奈（Standford-Binet）智能量表。该量表的测量内容包括幼儿的具体智能（感知、认知、记忆）和年长儿的抽象智能（思维、逻辑、数量、词汇），评价儿童学习能力以及对智能发育迟缓者进行诊断和程度分类。该量表适用于2～18岁儿童，结果以智商（IQ）表示。

（4）Wechsler学前及小学、初中儿童智能表（Wechsler Preschool and Primary Scale of Intelligence，WPPSI）。该量表测试内容包括词语类及操作类两大部分。该量表适用于4.0～6.5岁儿童，评分产生词语智商和操作智商，两者的均数为总智商。

（5）Wechsler儿童智能量表修订版（Wechsler Intellgence Scale for Children Revised，WISC-R）。该量表适用于6～16岁儿童，内容与评分方法同WPPSI。

（二）适应性行为测试

智力低下的诊断与分级必须结合适应性行为评定结果。国内现多采用婴儿－初中学生社会生活能力量表。该量表测量独立生活、行走、作业、交往、参加体育训练、自我管理六种行为能力。该量表适用于6个月至15岁儿童社会生活能力的评定；也用于临床智力低下的诊断，或儿童社会生活能力筛查。

第四节　青春期生长发育

青春期是由童年到成年的过渡时期，是生殖器官开始发育到成熟的阶段，也是决定人一生的性格、体质、心理和智力发育的关键时刻，是人类个体发育中必然经历的过程，约占人类生长时期的一半或更多一些。青春期开始于生长突增，终止于骨骼干骺端完全闭合、躯体停止生长、性发育成熟。这一时期的人体在形态、功能、内分泌、行为等方面都发生着巨大的变化。

一、青春期形态发育

青春期的形态发育：以身高、体重为代表（包括其他身体长度、宽度、围度指标）出现生长突增，标志着青春期的开始。青春期形态发育以生长突增、生殖系统和第二性征的共同发育为表现，导致男女两性之间在身体形态方面的差异越来越明显。男性、女性中也分别出现早、中（平均）、晚等不同的成熟类型。这些类型对青少年最终能实现的成年身高和体型特征有重要影响。

（一）生长突增

儿童在一般生长基础上出现快速生长的现象叫生长突增。进入青春期，在神经内分泌作用下，身体迅速增长，出现生长突增，这是人的第二个快速生长期。青春期生长突增发生和终止时间、突增幅度大小和突增的侧重部位都有明显的性别差异和个体差异。男生肩宽突增幅度较大，女生则以骨盆宽度的突增更明显。

（二）发育顺序

青春期身体各部发育时间及发育速度不同。肢体生长早于躯干，脚长最先加速增长，也最早停止增长，脚长加速增长1个月后，小腿开始增长，然后是大腿，上肢突增稍晚于下肢，其顺序是手—前臂—上臂，最后是躯干加速生长。由此可见，身体各部突增顺序为从远端到近端，这一现象被称为青春期生长的向心律。

（三）体型的性别差异

男童、女童进入青春期后身体各部出现一系列变化，使得男童、女童具有不同的体型：男童较高，肩部较宽，肌肉发达结实；而女童较矮，臀部较宽，身材丰满。

（四）骨骼发育

骨骼发育是体格发育的重要组成部分。人体许多形态指标（如身高、坐高、肩宽、骨盆宽等）的大小都取决于骨骼的发育状况。可用骨骼年龄（骨龄）判断骨骼的发育程度。骨龄可较时间、年龄更好地反映机体的成熟程度。全身许多部位的骨，如肩、肘、踝、膝及手腕等部位的骨骼都能用作骨龄测定，但以手腕部的最为理想。

二、青春期功能发育

青春期伴随形态发育的同时，儿童、少年的呼吸、循环、消化、代谢、造血、免疫、运动等各种生理功能也发生着明显的变化。一般以循环、呼吸功能及肌肉力量反映功能发育状况，常用的指标有心率、血压、呼吸频率、肺活量、血红蛋白及肌力等。功能指标在青春期的变化不同于形态指标的变化。

（一）心肺功能

常用于反映心肺功能的指标有心率、血压、肺活量等。极量运动负荷下的最大耗氧量测定可以更全面反映心肺功能。

肺活量随年龄而增长，女童的增长量低于男童的；而且随年龄增长，男童的肺活量比同年龄女童的更大。心率呈现负增长，即测定值随年龄增长而下降。在男童青春期到来前，女童的血压（收缩压和舒张压）值高于男童的；而当男童青春期来到，男童的血压值高于女童的，这表明青春期对血压有较大的影响。

（二）肌肉力量

反映肌肉力量常用的指标是握力和背肌力。握力用于表示手及臂部肌肉力量，男童握力值始终高于女童的，随年龄增长性别差异增大。背肌力具有与握力相同的趋势。

（三）运动能力

人体在肌肉活动中所表现出的力量、速度、灵敏性及柔韧性，统称为运动能力。男童的各项速度和力量的发展均优于女童的。

三、青春期性发育

性发育是青春期的重要表现，性发育包括生殖器官形态、生殖功能和第二性征发育。

（一）性器官

男性性器官包括睾丸、附睾、精囊、前列腺、阴茎及阴囊。女性性器官包括卵巢、子宫、输卵管及阴道。这些器官在出生后的第一个 10 年内发育很慢，几乎处于静止状态。进入青春期后，性器官迅速发育，其发育速度远远超过其他系统，最终和其他系统共同进入成熟阶段。

（二）第二性征

第二性征是相对于第一性征（性器官）而言的、区别性别的附属特征。女性的第二性征主要是乳房、阴毛、腋毛，男性的第二性征主要是阴毛、腋毛、胡须、变音、喉结等。

性发育分期见表 2 - 3。

表2-3　性发育分期（Tanner）

分期	乳房	睾丸、阴茎	阴毛
1	幼儿型	幼儿型，睾丸直径 < 2.5 cm（1～3 mL）	无
2	出现硬结，乳头及乳晕稍增大	双睾和阴囊增大；睾丸直径 > 2.5 cm（4～8 mL）；阴囊皮肤变红、薄、起皱纹；阴茎稍增大	少许稀疏直毛，色浅；女孩限阴唇处；男孩限阴茎根部
3	乳房和乳晕增大，侧面观呈半圆状	双睾、阴囊增大；睾丸长径约 3.5 cm（10～15 mL）；阴茎开始增长	毛色变深、变粗，见于耻骨联合上方
4	乳晕、乳头增大，侧面观突起于乳房半圆上	阴囊皮肤色泽变深；阴茎增长、增粗，龟头发育；睾丸长径约 4 cm（15～20 mL）	同成人，但分布面积较小
5	成人型	成人型，睾丸长径 >4 cm（ >20 mL）	成人型

（三）月经和遗精

当性器官发育到一定程度时，女性出现月经，男性出现遗精。

子宫内膜周期性脱落并从阴道排出脱落组织及血液的现象称为月经。女童进入青春期，第一次的月经称为月经初潮。由于种族、自然环境、社会条件、经济条件及个体的差异，月经初潮的年龄有很大的差异。初潮后身高将不会再大幅度增长。

月经不调是青春期女性的一种常见疾病，主要是心理因素造成的。其表现主要为月经周期紊乱，出血期延长或缩短，出血量增多或减少，甚至闭经。

青春期后，男童在无性交或手淫的情况下发生的射精称为遗精。大部分发生在夜间睡眠状态中，也可在清醒状态下发生，是未婚男性的生理现象。

月经初潮、首次遗精是青春期发育过程的重要标志，但它们的发生并不意味着性成熟。

四、青春期内分泌的变化

青春期内分泌的调控是一个复杂的过程，受许多因素影响，其中神经系统对内分泌的调节起重要作用。在神经系统对内分泌进行调节的同时，周围靶腺分泌的激素也可作用于下丘脑和腺垂体，实行正或负反馈调节，从而使下丘脑、腺垂体、靶腺间形成几个重要的轴系统，其中与青春期发育关系最密切的是下丘脑－垂体－性腺轴。社会心理因素、环境因素和瘦素（leptin）水平，都是影响下丘脑－垂体－性腺轴功能活动的因素。

（一）促性腺激素和下丘脑－垂体－性腺轴

促性腺激素是青春期内分泌变化的主体。青春期前，下丘脑－垂体－性腺轴就已经存在，但其活动水平很低；青春期该轴迅速发育，功能充分发挥。可以观察到该轴中垂体分泌的黄体生成素和卵泡刺激素呈脉冲性释放，这与促性腺激素释放激素的脉冲性分泌有关，它们调节与控制着性激素的分泌。

（二）性激素

在青春期到来前 2 年，血浆和尿中肾上腺源性雄激素水平逐渐增高，称为肾上腺皮质功能初现。对于女性，青春期雌激素和肾上腺源性雄激素水平呈进行性升高；对于男性，青春期开始后，睾丸对促性腺激素的反应增强，随着促性腺激素升高，血浆中雄激素水平增高。

（三）生长激素和甲状腺素

生长激素是调节儿童生长的主要激素，其主要作用是：增加蛋白质的积累；促进钙、磷等无机盐代谢平衡；促进骨和软骨的生长和成熟，但这一作用是通过生长激素介质实现的。

青春期血浆中甲状腺素含量不高于童年期，但它对青春期生长发育具有重要意义。甲状腺素与生长激素对生长具有协同作用，是正常生长及骨成熟必不可少的激素。它对维持神经细胞正常发育与成熟、促进性器官发育及生殖功能成熟也是很重要的。适量的甲状腺素还有刺激促性腺激素及性激素分泌的作用。

五、青春期心理和智力发育

儿童进入青春期后出现一系列体格和生理变化，这些给他们带来复杂的心理变化；由童年期进入青春期，他们生活的社会环境、人际关系也发生了重大变化。他们要同时适应生理和环境变化带来的心理问题，承受较大的心理适应负荷。

（一）认知能力

青春期少年对周围发生的事情具有丰富、强烈的感情，易于激动。他们既不能正确评价自己，经常过高估计自己的能力，也不能客观评价别人或周围的事物，这既与他们的知识、经验不足有关，也与辩证思维发展不充分有关。因此，在纠正他们的错误认识、发展其独立思考能力的同时，要引导、启发他们的辩证思维能力。

（二）独立意向

随着年龄的增长、身体发育的成熟、与社会更密切的交往，青少年的思维由儿时的形象思维逐渐变为以抽象思维为主的多种思维方式，伴随诸多方面变化的一个特殊的变化，就是自我意识的逐渐明朗化，处处要体现“自我”的存在，渴望独立的愿望更加强烈。他们很注意周围人对自己的评价，很反感父母、教师的训导，并出现疏远成人的意图。由于他们在经济上依附于家庭，他们的独立性不能在家庭中充分表现出来，出现心理上的独立性与依附性的矛盾。在家庭中不能得到满足的独立意向，往往在与伙伴的交往中加以表现。由于青少年认识能力的发展落后于独立意向，此时若受社会不良因素影响，则可能出现偏离社会的行为。家长及教师应该承认、尊重青少年的独立意向并加以正确引导。

（三）性意识

人在童年期虽然存在着性意识，但比较幼稚，仅仅知道自己是男孩子还是女孩子。青春期开始，由于性生理迅速发育，性心理也随之发生根本性变化。逐渐意识到两性的差别，出现对异性的关心。表面上表现为男女同学间回避，而实际上却对异性很关注，渴望与之接触，这是青春期少年心理上突出的矛盾。

随着社会经济的发展、营养摄入的增加、大众传媒的影响等，目前个体的性成熟时间大大提前，而心理成熟相对滞后，加上来自社会的束缚和影响，容易导致个体产生性心理障碍。

青春期少年对自身及异性的性发育怀有强烈的神秘感、好奇感，因此要对青少年进行全面、系统的性教育。在性教育中，不仅应进行性生理解剖知识教育，而且要开展有关性伦理道德教育；既要鼓励男女同学间的正常交往，又要引导他们遵守社会道德规范，避免专注性的异性交友，更要注意防范非婚性行为的发生。

（四）智力发育

青春期是智力发育的重要阶段。这一时期，青少年的感觉、知觉非常灵敏，精确性进一步发展，记忆力增强，有意识记忆开始占主导地位；思维能力不断扩大、加深，抽象逻辑思维日益增强，但思维中的具体形象成分仍起重要作用，思维活动的组织性、创造性、独立性和批判性有显著发展；能正确掌握概念，并进行判断和推理；随着学习内容的丰富、生活领域的扩大，逐渐建立比较明确的理想。家长和教师应有意识地培养青少年，使其具有远大的理想。

（方建培）

第三章　儿 童 保 健

学习目标

- 熟悉各年龄阶段的保健重点。
- 掌握儿童计划免疫程序、儿童伤害预防要点。
- 儿童保健学既是儿科学的基础，又与儿科很多亚专业有学科内容交叉。随着不同时期国内儿童健康特点和疾病谱的变化，工作任务也随之发生相应的变化。儿童保健的任务主要是保障儿童健康、预防儿童疾病、促进儿童身心发展。儿童保健涉及的内容包括儿童的体格生长和社会心理发育、儿童营养、儿童健康促进及儿科疾病的预防和管理等。

第一节　各年龄期儿童的保健重点

一、胎儿期

从受精卵形成到胎儿娩出前为胎儿期。该期的保健重点是：

（1）预防先天性发育不全与遗传性疾病。应大力宣传和普及婚前检查，禁止近亲结婚，通过遗传咨询及家系相关疾病基因检测，减少遗传性疾病的发生率。加强孕前及孕期宣传教育，避免接触有害化学物质。

（2）预防早产、异常分娩，避免妊娠期合并症。

（3）保证孕母营养充足。孕母营养方面应做到膳食平衡，维持适宜的体重增长，保证胎儿生长发育及分娩后哺乳营养的储备。

二、新生儿期

自胎儿娩出、脐带结扎时开始至出生后28天前为新生儿期。

新生儿出生后离开母体开始适应宫外环境，是生命最脆弱的时期，该期发病率和死亡率极高。该期的保健重点是预防出生时发生缺氧、窒息、低体温、寒冷损伤综合征和感染。

（1）出生时的护理。产后立即清理口腔，保持呼吸道通畅。注意保暖，居室温度维持在 20 ～ 22 ℃，湿度以 55% 为宜，预防寒冷损伤综合征。

（2）预防感染。严格消毒、结扎脐带，保持皮肤清洁，注意脐部及臀部护理，护理人员注意手卫生，保持居室空气流通。

（3）喂养。正常新生儿提倡母婴同室，尽早吸吮母乳。

（4）新生儿疾病筛查。新生儿出生后，应按规定进行新生儿疾病筛查，包括苯丙酮尿症、先天性甲状腺功能减退症等遗传代谢病筛查及听力筛查。部分地区开展了红细胞葡萄糖－6－磷酸脱氢酶（glucose－6－phosphatedehydrogenase，G6PD）缺乏症、先天性肾上腺皮质增生症、发育性髋关节发育不良、先天性心脏病的早期筛查。

（5）新生儿访视。正常新生儿出院后，应于出生后 28 日内至少家庭访视 2 次，有助于早期发现各种疾病，同时可以为父母提供新生儿护理指导。

三、婴儿期

自出生至 1 周岁之前为婴儿期。

婴儿期体格生长发育最迅速，神经、心理发育快速，对营养的需求多，但消化和吸收功能未发育完善，易出现消化不良。应注意合理喂养，纯母乳喂养至 6 个月时，及时添加辅食，补充维生素 D。定期健康检查，6 个月以内婴儿每月 1 次，7 ～ 12 月婴儿每 2 ～ 3 月 1 次，监测体格生长。定期预防接种。培养婴儿生活技能，促进其运动、感知觉、语言和社会情绪的发展。

四、幼儿期

自满 1 周岁至满 3 周岁之前为幼儿期。

幼儿期是语言、动作和神经心理发展的重要时期，应加强早期教育，注意培养幼儿良好的行为习惯。合理安排膳食，均衡营养。定期健康检查，每 3 ～ 6 个月体检 1 次。定期预防接种。预防异物吸入、中毒、烫伤、跌伤等意外伤害的发生。

五、学龄前期

自 3 周岁至 6 ～ 7 岁入小学前为学龄前期。

学龄前期儿童的认知和社会交往能力发展快、活动范围扩大，注意培养儿童良好的学习兴趣和习惯，发展儿童的注意力、想象与思维能力。同时，仍需要继续保证充足营养和均衡膳食。定期体检、预防疾病，每 6 ～ 12 月做 1 次体检，监测生长发育趋势。定期预防接种。预防溺水、外伤、交通意外等伤害。

六、学龄期

自小学开始至青春期前为学龄期。

学龄期是儿童获取知识的最重要阶段，该时期需要注意培养良好的学习习惯及进行素质教育，增强体质，加强体育锻炼，合理安排作息，加强营养。保护视力，预防肥胖、营养不良、缺铁性贫血、屈光不正、龋齿等常见病的发生。积极进行法制教育，培养儿童的自我保护意识，防止意外的发生。

七、青春期

青春期的年龄范围一般为女孩自 11 ～ 12 岁至 17 ～ 18 岁，男孩自 13 ～ 14 岁至 18 ～ 20 岁，是从儿童过渡到成人的时期。女孩的青春期开始年龄和结束年龄都比男孩早 2 年左右。

青春期是第二个生长发育高峰期，此期发生的疾病常与内分泌有关，如月经不调、痤疮、肥胖症、贫血等。应加强营养及体育锻炼，促进体格发育，合理安排作息。加强性教育及心理疏导，正确处理与异性的关系，避免早恋及过早发生性行为。培养正确的人生观、世界观，加强法制教育，远离恶习，提高是非辨别能力。

第二节　儿童保健的具体措施

一、护理

护理是儿童保健的重要内容，年龄越小越需要合理护理。

居室应阳光充足，空气新鲜。每天应开窗通风，上、下午各 1 次，每次 15 分钟。儿童衣着应宽松、柔软、大小适中，易于穿脱，不应过厚、过多。

二、营养

应加强宣传教育工作，提倡母乳喂养，建立合理膳食结构及培养良好的喂养习惯（详见第五章相关内容）。

三、计划免疫

接种疫苗是预防、控制传染病最有效的手段。疫苗的发明和预防接种是人类最伟大的公共卫生成就之一。疫苗接种的普及，避免了无数儿童残疾和死亡。我国通过实施国家免疫规划，接种疫苗，有效地降低了乙肝、结核病、百日咳、白喉、破伤风、脊髓灰质炎、麻疹、风疹、乙脑、流脑等传染病的发病率。我国儿童计划免疫程序见表 3 – 1。

预防接种可能出现的一些反应：①接种百白破疫苗后局部可出现红肿、疼痛或伴低热，一般持续 1 ～ 2 天，很少超过 3 天。②注射减毒活疫苗（如含麻疹成分的疫苗、水痘疫苗等）后出现发热反应的时间稍晚，个别受种者在注射麻疹疫苗后 6 ～ 10 天内会出现中度发热，有类似轻型麻疹样症状，予对症治疗即可。③接种卡介苗者，绝大部分受种者于 2 周左右在局部出现红肿，以后化脓或形成溃疡，8 ～ 12 周结痂，形成瘢痕（又称为“卡疤”）。

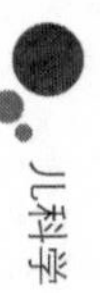

表 3－1　国家免疫规划疫苗儿童免疫程序表（2021 年版）

可预防疾病	疫苗种类	接种途径	剂量	英文缩写	接种年龄														
					出生时	1月	2月	3月	4月	5月	6月	8月	9月	18月	2岁	3岁	4岁	5岁	6岁
乙型病毒性肝炎	乙肝疫苗	肌内注射	10 μg 或 20 μg	HepB	1	2					3								
结核病[a]	卡介苗	皮内注射	0. 1 mL	BCG	1														
脊髓灰质炎	脊灰灭活疫苗	肌内注射	0. 5 mL	IPV			1	2											
	脊灰减毒活疫苗	口服	1 粒或 2 滴	bOPV					3								4		
百日咳、白喉、破伤风	百白破疫苗	肌内注射	0. 5 mL	DTaP				1	2	3				4					
	白破疫苗	肌内注射	0. 5 mL	DT															5
麻疹、风疹、流行性腮腺炎	麻腮风疫苗	皮下注射	0. 5 mL	MMR								1		2					
流行性乙型脑炎[b]	乙脑减毒活疫苗	皮下注射	0. 5 mL	JE-L								1			2				
	乙脑灭活疫苗	肌内注射	0. 5 mL	JE-I								1、2			3				4
流行性脑脊髓膜炎	A 群流脑多糖疫苗	皮下注射	0. 5 mL	MPSV-A							1		2						
	A 群 C 群流脑多糖疫苗	皮下注射	0. 5 mL	MPSV-AC												3			4
甲型病毒性肝炎[c]	甲肝减毒活疫苗	皮下注射	0. 5 mL 或 1. 0 mL	HepA-L										1					
	甲肝灭活疫苗	肌内注射	0. 5 mL	HepA-I										1	2				

注：a. 主要指结核性脑膜炎、粟粒性肺结核等。

b. 选择乙脑减毒活疫苗接种时，采用两剂次接种程序。选择乙脑灭活疫苗接种时，采用四剂次接种程序；乙脑灭活疫苗第一、第二剂间隔 7～10 天。

c. 选择甲肝减毒活疫苗接种时，采用一剂次接种程序。选择甲肝灭活疫苗接种时，采用两剂次接种程序。

四、儿童心理卫生

儿童心理卫生以培养儿童健康的心理、健全的性格、灵活的适应能力为目标，使儿童身心健康得到全面的发展。

（1）习惯的培养。培养规律的睡眠习惯，保证充足的睡眠。养成良好的饮食习惯、卫生习惯、学习习惯，将使儿童受益一生。

（2）社会适应性的培养。儿童个性的形成和社会适应能力的发展与父母的文化水平、教养和管理子女的方式有着密切关系。从小培养儿童的独立能力，锻炼其社交能力和创造能力，是促进儿童健康成长的重要内容之一。

（3）父母和家庭对儿童心理健康的作用。父母是孩子的第一任老师，也是终身的老师，应重视对孩子的家庭心理健康教育。父母与孩子之间充满温情与慈爱的关系，对孩子宽容民主的引导，可以积极地促进孩子内部控制力的发展及认知能力的提高。

五、定期健康检查

（1）新生儿访视。正常足月新生儿访视次数为 3 ～ 4 次，高危儿应适当增加次数。访视内容包括：围生期情况，新生儿的吃奶、睡眠、大小便情况，预防接种情况，有无新生儿筛查及筛查后的随访。测量新生儿的体格发育指标，观察新生儿整体情况，及时发现异常，及早就医。

（2）儿童保健门诊。儿童保健门诊为儿童提供定期健康检查、体格测量、生长发育评估、全身系统检查，同时提供儿童喂养和营养膳食、常见疾病防治等保健指导。

（3）口腔保健。口腔保健的重点是保护乳牙和第一恒牙，主要包括以下内容：①大力开展口腔保健教育。②普及基本的口腔卫生常识。例如：用奶瓶喂养婴儿时，注意正确的喂养姿势，避免奶瓶抵压上颌，避免婴儿含奶瓶或安抚奶嘴入睡；牛奶中不加糖；少吃零食，减少龋齿的发生。③注意口腔清洁卫生，让儿童学习正确的刷牙方式，养成良好习惯。④以健康教育为主，纠正儿童口腔不良习惯。⑤定期进行口腔检查，评估龋齿风险。⑥推广窝沟封闭等技术预防窝沟龋的发生。

六、儿童伤害预防

儿童意外伤害是指突发事件、意外事故对儿童健康和生命造成的损害，包括窒息、溺水、车祸、中毒、烧烫伤、自杀、他杀等。消除家庭、公众场所的不安全因素，管理好危险物品，禁止儿童进入危险地带，同时加强教育，教会家长及孩子自救。一旦发生意外，及早就医。

七、体育锻炼

增加户外活动，提高儿童对冷空气的适应力及机体免疫力。针对不同年龄段的儿童采用不同方法进行皮肤锻炼，对婴儿可用皮肤按摩、温水浴、擦浴等方法刺激皮肤。3 岁以上的儿童可以淋浴。通过婴儿被动操和主动操促进婴儿大运动发育，改善血液循环。儿童可以参加体操、游戏、田径、球类运动等，促进肌肉骨骼的发育。

（李敏）

第四章　儿童疾病的防治原则

第一节　儿童疾病的诊疗方法

学习目标

- 了解儿科病历和体格检查特点、辅助检查、儿科疾病治疗原则。
- 熟悉儿童常见症状的鉴别诊断，儿童体液平衡的特点，以及水、电解质酸碱平衡紊乱。
- 掌握儿童液体疗法以及常用补液的配制。

一、儿科病历和体格检查特点

（一）儿科病历的特点

获得完整而又正确的病史是儿科诊疗工作的重要环节。由于儿童的病史往往由家长或看护人代诉，因此要注重与家长的沟通，取得家长和孩子的信任，从而采集到客观的病史。病史采集的内容包括：

（1）一般内容。正确记录患儿的姓名、性别、年龄（采用实际年龄：新生儿记录天数甚至小时，婴儿记录月数，1岁以上记录几岁几个月）、种族、父母或抚养人姓名、职业、年龄、家庭住址、联系方式、病史叙述者与患儿关系、病史的可靠程度等。

（2）主诉。患儿就诊的主要症状（或体征）及持续时间，一般不超过20字。

（3）现病史。患儿本次疾病的发生、演变、诊疗过程，包括发病情况，主要症状特点及其发展变化情况。伴随症状，如有无颌面部的肿痛、口腔异味、牙痛等症状。牙痛的部位、性质、时间和程度。发病以来的诊治经过及结果、用药情况，如药物名称、剂量、方法、时间、治疗的效果及有无不良反应等。患儿的一般情况，如精神状态、食欲、大小便、睡眠、体重及性格改变等。

（4）个人史。个人史包括出生史、喂养史、生长发育史，根据患儿年龄和所患疾病的不同，做具体询问。

1）出生史。出生史包括第几胎第几产，分娩时是否足月、早产或过期产，生产方式，出生体重，出生时有无窒息或产伤、阿普加（Apgar）评分、孕期情况等。

2）喂养史。了解喂养情况对患有营养性或消化系统疾病的小儿尤为重要，包括喂养的方式、喂哺的量，添加辅食的时间、种类，患儿进食及大小便的情况，年长儿要了解有无偏食、挑食的习惯。

3）生长发育史。对于3岁以内的患儿，应询问大动作发育、语言发育、认知能力情况。例如：何时会抬头、翻身、独坐、爬行、扶站、独站、走路等；何时乳牙开始萌出，出牙顺序如何，何时恒牙萌出；何时会发单音、会认人，目前发育到什么程度。对于学龄儿童，应询问学习成绩、智力发育、与同龄儿童是否能融洽相处、有无性格缺陷。

4）月经史。青春期女性患儿，有月经初潮者应询问月经史，包括初潮年龄、行经期天数、间隔天数、末次月经时间。

5）生活史。记录出生地、经历地、长期居留地（有无外地久居史）；重点了解自然疫源地（疫区旅居史、疫水接触史）、地方病流行区，注明迁徙年月；记录生活习惯，包括体育锻炼、睡眠、业余爱好等。

（5）既往史。既往史包括既往患病史、预防接种史、药物过敏史。

1）既往患病史。既往患病史包括一般健康状况、疾病史、传染病史、外伤手术史、有无食物及药物过敏史（特别是麻醉药物的过敏史），有无心脏病、糖尿病、血友病等可能影响口腔疾病治疗的全身性疾病。

2）预防接种史。预防接种史包括何时接受预防接种、接种过的疫苗种类、有无不良反应。若中断预防接种，需要询问原因。

（6）家族史。询问家族中有无结核、肝炎等传染病病史，有无家族遗传性疾病病史，有无与患儿类似的疾病病史。

（二）体格检查特点

1. 体格检查注意事项

（1）与患儿建立良好的关系，取得信任和合作。观察患儿的精神状态、对外界的反应及智力情况。

（2）检查过程中既要全面仔细，又要注意保暖，要体现人文关怀。不要过多暴露身体部位以免着凉；对年长儿还要照顾他（她）们的害羞心理和自尊心。

（3）灵活掌握检查的顺序。安静时先进行呼吸频率检查、心肺听诊、腹部触诊等易受哭闹影响的项目，一般在患儿开始接受检查时进行；一些部位可以随时检查，如四肢、躯干、骨骼、浅表淋巴结等；有刺激而患儿不易接受的部位最后检查，如口腔、咽部、眼等，易引起疼痛的部位也应放在最后检查。

（4）对急症或危重症抢救患儿，应边检查边抢救，先重点检查生命体征及与疾病有关的部位，全面的体检在病情稍稳定后进行。

（5）防止交叉感染。

2. 体格检查方法

（1）一般状况。观察患儿营养发育状况、神志、表情、体位、步态。

（2）一般测量。一般测量包括体温、呼吸、脉搏、血压、体重、头围、前囟大小、胸围、腹围、身高。测量体温、呼吸、脉搏、血压应在患儿安静的情况下进行。各年龄组小儿呼吸、脉搏的正常值见表4－1。

表4－1　各年龄儿童呼吸、脉搏

年龄分期	呼吸/（次/分）	脉搏/（次/分）	呼吸：脉搏
新生儿	40～45	120～140	1：3
28天～1岁	30～40	110～130	1：3～1：4
1～3岁	25～30	100～120	1：3～1：4
4～7岁	20～25	80～100	1：4
8～14岁	18～20	70～90	1：4

不同年龄儿童血压的正常值推算公式：收缩压（mmHg）＝80＋［年龄（岁）×2］，舒张压为收缩压的2/3。测量血压时根据不同年龄选用不同的袖带，袖带的宽度为上臂长度的1/2～2/3，下肢血压较上肢血压高10～20 mmHg。关于儿童高血压的判定，目前尚无统一标准。当前国际上多采用百分位法。根据年龄、性别、收缩压和（或）舒张压在第90百分位数以下为正常血压；在90～95百分位数之间为临界高血压；3次非同日的血压水平，3个时点收缩压和（或）舒张压均大于等于P_{95}时诊断为高血压。

（3）皮肤、皮下组织、淋巴结。自然光线下，观察皮肤色泽、湿润度，测量皮下脂肪厚度，注意有无皮疹、水肿、毛发异常等。认真检查耳前、耳后、枕部、颏下、颈部、锁骨上、滑车上、腹股沟等部位淋巴结，注意淋巴结大小、数目、活动度、质地、有无粘连和（或）压痛。

（4）头部。观察头颅外观，测量前囟大小及紧张度，注意有无特殊面容，有无眼睑水肿、下垂、结膜充血，检查瞳孔大小和对光反射，外耳道有无分泌物、红肿，鼻腔有无分泌物，有无鼻煽。

（5）颈部。观察颈部有无抵抗，甲状腺有无肿大，气管是否居中。

（6）胸部。

1）胸廓。注意外观有无畸形，是否对称，有无桶状胸、漏斗胸、鸡胸及肋缘外翻。

2）心脏。①望诊：注意观察心前区有无隆起，正常儿童心尖搏动范围为2～3 cm^2，正常婴儿心尖搏动位置常在左锁骨中线外第4肋间，6岁后在左锁骨中线内第5肋间。②触诊：检查心尖搏动的位置，有无震颤。③叩诊：3岁以内婴幼儿一般只叩左右界。叩左界时从心尖搏动点左侧起向右叩，听到浊音改变即为左界。叩右界时，先叩出肝浊音界，然后在其上一肋间自右向左叩，有浊音改变时即为右界。各年龄儿童心界见表4－2。④听诊：小婴儿第一心音与第二心音响度几乎相等，2岁后幼儿心音逐渐接近成人。注意心率、节律、心音强度、有无奔马律；有无杂音，杂音性质、强弱，杂音位于心收缩期或舒张期，有无传导。

表 4－2　各年龄组儿童心界

年龄	左界	右界
<1 岁	左乳线外 1～2 cm	沿右胸骨旁线
1～4 岁	左乳线外 1 cm	右胸骨旁线与右胸骨线之间
5～12 岁	左乳线上或乳线内 0.5～1.0 cm	接近右胸骨线
>12 岁	左乳线内 0.5～1.0 cm	右胸骨线

3）肺脏。①望诊：应注意呼吸节律和频率有无异常，有无呼吸困难。②触诊：可在患儿啼哭或说话时进行。③叩诊：可用直接叩诊法，用两个手指直接叩击胸壁。④听诊：尽量保持安静，儿童呼吸音较成人响，呈支气管肺泡呼吸音。

（7）腹部。望诊注意腹部有无膨隆或凹陷，脐部有无突出，有无渗出物。触诊动作要轻柔，注意腹部有无包块，有无压痛、反跳痛，肝脾大小、质地、边缘。肝下界：1 岁以内可在右锁骨中线肋缘下 1～2 cm 处扪及，柔软无触痛；6～7 岁后在肋下不可扪及。当怀疑肝脏增大时，必须叩肝上界，以排除胸腔积液、肺气肿、膈下脓肿等原因所致的肝上界下移。叩诊及听诊方法同成人。

（8）脊柱和四肢。注意有无畸形，关节有无红肿，有无活动障碍。

（9）肛门和外生殖器。注意有无畸形。根据年龄判断外生殖器的发育是否正常，男孩要注意有无包茎、鞘膜积液，有无腹股沟疝。

（10）神经系统。新生儿的神经反射详见第七章相关内容。2 岁以下的儿童巴宾斯基征可呈阳性，但双侧不对称有临床意义。

（11）口腔专科检查。注意口腔黏膜是否光滑，有无疱疹、糜烂、溃疡、过度角化、瘢痕、色素沉着等。注意牙齿数目、形态、颜色是否正常，牙齿的排列及咬合关系，牙齿有无龋齿、裂纹、残冠、残根及牙结石等。注意舌苔颜色、表面有无沟裂或溃疡，是否有“草莓舌”，运动和感觉有无异常，舌体有无肿胀或畸形。注意观察双侧扁桃体是否肿大，有无充血、分泌物。注意腮腺导管口、口底下颌下腺导管口的情况，其有无红肿，挤压导管口时有无异常分泌物流出，唾液的情况。

3. 体格检查记录方法

体格检查不一定按顺序进行，但结果记录应按顺序书写，描述阳性体征及重要的阴性体征。

二、小儿常见症状的鉴别诊断

（一）发热

测量体温的常规方法有腋测法、口测法、肛测法、耳测法和额测法。

病因：①感染因素。感染是小儿发热最常见的病因。②非感染因素。非感染因素包括结缔组织病、变态反应性疾病、内分泌代谢性疾病、血栓及栓塞性疾病、血液病和肿瘤、颅内疾病、物理及化学性损害（如中暑、大手术后、大面积烧伤等）、自主神经功能紊乱（原发性低热、感染治愈后低热、夏季低热、生理性低热等）。

（二）呕吐

频繁和剧烈的呕吐可引起脱水、电解质紊乱和代谢性碱中毒，长期呕吐可引起营养不良和维生素缺乏症。呕吐的病因有很多，常见的有以下几类：

（1）反射性呕吐，如咽部受到刺激、胃十二指肠疾病、肠道疾病、腹膜及肠系膜疾病、心力衰竭、青光眼、屈光不正等。

（2）中枢性呕吐，多见于神经系统疾病，如颅内感染、脑血管病变、颅脑损伤、癫痫等。全身性疾病，如尿毒症、糖尿病酮症酸中毒、甲状腺危象、肾上腺皮质功能不全、低血糖、低钠血症均可引起呕吐。某些药物的不良反应、中毒、精神因素等亦可引起呕吐。

（3）前庭障碍性呕吐，如梅尼埃病、晕动病、化脓性中耳炎的并发症迷路炎等。

（三）腹痛

腹痛多数由腹部脏器疾病引起，腹腔外疾病及全身性疾病也可引起。儿童腹痛分为功能性腹痛和器质性腹痛两大类。功能性腹痛由体质因素和环境因素引起，多由内科疾病所致，以内科治疗为主。器质性腹痛常由外科疾病引起，如阑尾炎、肠梗阻、腹部创伤等。

（四）哭闹

婴儿哭闹大致分为以下两种：

（1）生理性哭闹。哭声洪亮有力，应考虑是否为饥饿、尿布潮湿、体位不适、衣被过紧、过冷或过热、惊吓等因素。有的婴儿哭闹是因为养成了抱哄的习惯。

（2）病理性哭闹。应注意中枢神经系统疾病、腹痛、感染、创伤、营养不良、佝偻病等引起的烦躁不安、哭闹。

三、儿科常见的辅助检查

（1）实验室检查。当根据临床症状难以明确诊断时，实验室检查有助于诊断及鉴别诊断，临床医生需要注意某些实验室检查指标在不同年龄有不同的参考值，如血常规的白细胞总数、分类及血红蛋白的参考值。

（2）影像学检查。临床医生要根据病情、年龄特点选择影像学检查，严格掌握适应证。对于不同年龄，影像学报告的参考值有所不同。

（3）儿童内镜检查。儿童内镜检查包括消化道内镜、纤维支气管镜等检查，已广泛应用于儿科临床。

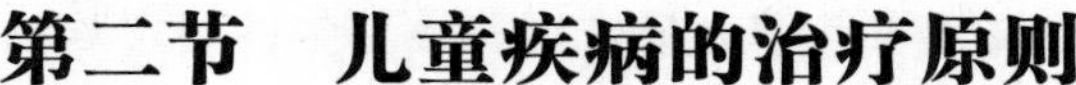

第二节 儿童疾病的治疗原则

一、儿科护理原则

不同年龄阶段的儿童其生理、心理和病理特点各异，发病原因、疾病进展的过程、疾病的特点与成年人更有不同之处，儿童不会准确表达自己的不适之处，给医疗和护理增大了难度。因此，儿科护理需要更细致的观察，以及合理的病房安排（按年龄、病种分病区），防止交叉感染，重视人文关怀，营造和谐的就医环境。

二、饮食治疗原则

根据患儿的不同年龄和病情选用不同的膳食。

（1）一般膳食。一般膳食分为普通饮食、软食、半流质饮食、流质饮食。

（2）特殊膳食。①少渣饮食：适用于胃肠感染、肠炎患儿。②无盐、低盐饮食：适用于心力衰竭、肾脏疾病患儿出现水肿时。③高蛋白饮食：适用于营养不良、消耗性疾病患儿。④低蛋白饮食：适用于尿毒症、肝性脑病和急性肾炎有氮质血症患儿。⑤低嘌呤饮食：适用于高尿酸血症患儿。⑥代谢病专用饮食：如不含乳糖的食物，适用于半乳糖血症患儿；低苯丙氨酸奶，适用于苯丙酮尿症患儿。

（3）婴幼儿治疗性乳品。如针对牛奶过敏患儿，选用氨基酸配方奶、深度水解配方奶粉、部分水解配方奶粉等。

三、药物治疗原则

掌握药物的性能、作用机制、适应证及禁忌证，根据患儿的年龄、实际病情及身体状况，通过精确的剂量计算，选择适当的用药途径，达到最佳的效果。

（一）药物选择的注意事项

（1）合理使用抗生素。严格掌握适应证，合理使用，以防菌群失调、双重感染、增加耐药性及毒性反应。

（2）肾上腺皮质激素。短疗程用于过敏性疾病、危重抢救、重症感染等，长疗程用于治疗肾病综合征、某些血液病、自身免疫性疾病等。使用时需要严密观察药物的副作用。

（3）退热药：推荐使用对乙酰氨基酚、布洛芬，剂量不宜过大。不推荐使用阿司匹林退热，以免发生瑞氏综合征（Reye syndrome）。儿童禁用复方氨基比林注射液，18岁以下儿童、青少年禁用安乃近。12岁以下儿童禁用尼美舒利。

（4）镇咳平喘药：婴幼儿一般不用镇咳药，多用祛痰药口服或雾化吸入。

（5）止泻药和泻药：对腹泻患儿不主张用止泻药，便秘患儿很少应用泻药，多采用调整饮食和通便法。

（二）药物剂量的确定

（1）按体重计算。按体重计算为最常用、最基本的确定药物剂量的计算方法。年长儿按体重计算若已超过成人剂量，以成人剂量为上限。

（2）按体表面积计算。按体表面积计算药物剂量更为准确。儿童体表面积计算公式：

体重≤30 kg，小儿的体表面积（m^2）=体重（kg）×0.035+0.1

体重>30 kg，小儿的体表面积（m^2）=［体重（kg）-30］×0.02+1.05

（3）按成人剂量折算。儿童剂量=成人剂量-体重（kg）/50，此法仅用于无儿童剂量的药物，所得剂量偏小。

（4）按年龄计算。该方法适用于剂量幅度大、无须十分精确的药物。

四、胃肠道外营养

胃肠道外营养是指对于无法通过胃肠道获得足够营养的患儿，须使用静脉营养液为其提供各种营养的方法。临床上根据患儿的病情制订相应的个体化实施方案。

五、心理治疗原则

常用心理治疗包括支持疗法、行为疗法、疏泄疗法等，以减轻心理压力和精神障碍的程度。

第三节　儿童体液平衡的特点和液体疗法

一、儿童体液平衡的特点

（1）体液的总量与分布。体液包括血浆、间质液及细胞内液，血浆及间质液称为细胞外液。年龄越小，体液总量相对越多。在8岁时，体液占体重的比例达到成人水平（60%）。

（2）体液的电解质。细胞内液和细胞外液的电解质组成有很大差别。正常血浆中的阳离子主要为Na^+，占总量的90%，对维持细胞外液的渗透压起主要作用。细胞内液阳离子中K^+占78%，阴离子以蛋白质、HCO_3^-、HPO_4^{2-}和Cl^-等离子为主。

（3）水代谢特点。水的摄入量与排泄量大致相等，交换率快。儿童由于生长发育快、活动量大、新陈代谢旺盛等原因，水的需要量相对较多。水的排出途径主要是肾脏产生尿液排出，其次是皮肤和肺的不显性失水及消化道（粪便）排出。年龄越小，水

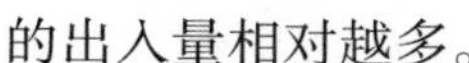

的出入量相对越多。

二、水、电解质酸碱平衡紊乱

（一）脱水

1. 脱水的程度

临床上根据症状及体征将脱水的程度分为三度，见表4－3。

表4－3　脱水程度的判断

	轻度（体重的3%～5%）	中度（体重的5%～10%）	重度（＞体重的10%）
失水量	30～50 mL/kg	50～100 mL/kg	100～120 mL/kg
精神状况	稍差	烦躁、易激惹	萎靡、昏迷
皮肤弹性	正常	轻度降低	降低
前囟及眼眶	正常	轻度凹陷	凹陷
眼泪	有	有或无	无
黏膜	湿润	干燥	非常干燥
末梢循环	好	稍差	差
尿量	正常	少尿	无尿或严重少尿
呼吸	正常	深，也可快	深快
脉搏	可触及	可触及（减弱）	明显减弱
心率增快	无	有	有
血压	正常	直立性低血压	低血压

2. 脱水的性质

根据血清钠及血浆渗透压水平，将脱水分为等渗性脱水、低渗性脱水、高渗性脱水：①等渗性脱水，血清钠在130～150 mmol/L之间；②低渗性脱水，血清钠小于130 mmol/L；③高渗性脱水，血清钠大于150 mmol/L。临床上最常见的是等渗性脱水，高渗性脱水少见。

（二）低钾血症

血清钾低于3.5 mmol/L称为低钾血症。

（1）病因：钾的摄入不足，钾在消化道丢失过多，钾在肾排泄过多，钾在体内分布异常，以及各种原因引起的碱中毒。

（2）临床表现：神经肌肉兴奋性降低；心律失常，心肌受损，心电图表现为T波低平、双向或倒置，出现U波，P-R、Q-T间期延长、ST段下降；肾脏损害，肾脏浓缩功能下降，出现多尿、夜尿。

（3）治疗：治疗原发病，口服和/或静脉补钾。轻度低钾血症患儿一般每天口服补钾3 mmol/kg，严重低钾者可补钾4～6 mmol/kg。重度低钾血症需要静脉输入，每日补钾总量静滴时间不应小于6～8小时。见尿补钾，膀胱中有尿潴留、治疗前6小时或输液后有尿即视为有尿；补钾的输注速度应小于每小时0.3 mmol/kg，浓度应小于0.3%（新生儿0.15%～0.20%）。

（三）高钾血症

血清钾大于5.5 mmol/L称为高钾血症。

（1）病因：肾功能衰竭、肾小管酸中毒、肾上腺皮质功能低下；休克、溶血、严重挤压伤；医源性因素，如输入含钾溶液过快或浓度过高等。

（2）临床表现：神经肌肉兴奋性降低；心律失常，心电图异常，表现为T波高尖、P-R间期延长、心室颤动、房室传导阻滞甚至心脏停搏。

（3）治疗：停止补充含钾溶液和药物。快速降低高血钾引起的心律失常风险的措施包括：①静脉补充5%碳酸氢钠或葡萄糖加胰岛素（每3～4 g葡萄糖加1 U胰岛素），促进钾离子向细胞内转移。②10%葡萄糖酸钙0.5 mL/kg缓慢静脉注射，拮抗高钾对心脏的毒性作用。③清除体内过多的钾。采用离子交换树脂，血液透析或腹膜透析，进行连续性血液净化。

（四）酸碱平衡紊乱

儿童正常血pH与成人相同，均为7.35～7.45。体内酸性或碱性物质过多，超出机体的调节能力，或肺和肾功能障碍致使调节酸碱平衡的功能障碍，均可使血浆中HCO_3^-与H_2CO_3浓度及其比值的变化超出正常范围而导致酸碱平衡紊乱（如酸中毒或碱中毒）。酸碱平衡紊乱是临床常见的一种症状，各种疾患均有可能出现。

1. 代谢性酸中毒

代谢性酸中毒指细胞外液H^+增加和（或）HCO_3^-丢失而引起的以血浆HCO_3^-减少为特征的酸碱平衡紊乱。阴离子间隙（AG）指血浆中测定阳离子与测定阴离子的差值（$AG = [Na^+] - ([Cl^-] + [HCO_3^-])$，AG正常值为8～16 mmol/L。根据AG值可分为AG增高型和AG正常型代谢性酸中毒。

治疗原则：①积极治疗原发病，纠正缺氧，恢复有效循环血量，改善肾功能。②补充碱性药物，如碳酸氢钠或乳酸钠。当血pH < 7.30时用碱性药物。5%碳酸氢钠量(mL) = |－BE（剩余碱）| × 0.5 × 体重（kg）。一般将碳酸氢钠稀释成1.4%的浓度，静脉输入；先给予1/2的量，复查血气指标后调整剂量。

2. 代谢性碱中毒

代谢性碱中毒是由代谢紊乱导致的以血浆HCO_3^-浓度升高为基本特征的酸碱平衡紊乱，常伴随低氯、低钾、低钙血症等。治疗：①治疗原发病，停用碱性药物，积极去除能引起代谢性碱中毒的原因。②轻症只需要输入生理盐水或葡萄糖盐水即可得以纠正。③重症需要给予氯化铵或盐酸精氨酸，必要时给予血液透析治疗。④纠正电解质紊乱。

3. 呼吸性酸中毒

呼吸性酸中毒是由通气障碍导致的以体内CO_2潴留、血浆中HCO_3^-增高为特征的酸碱平衡紊乱。治疗主要针对原发病，改善呼吸，必要时给予人工辅助通气。

4. 呼吸性碱中毒

呼吸性碱中毒是因肺通气过度从而使血液二氧化碳分压降低所致。治疗主要针对原发病，纠正电解质紊乱。

三、液体疗法的常用液体

常用液体包括非电解质溶液和电解质溶液。非电解质溶液有5%葡萄糖溶液或10%葡萄糖溶液。电解质溶液包括氯化钠、氯化钾、乳酸钠、碳酸氢钠和氯化铵等，见表4－4。

表4－4　常用溶液成分

溶液	每100 mL含	Na^+/(mmol/L)	K^+/(mmol/L)	Cl^-/(mmol/L)	HCO_3^-或乳酸根	Na：Cl	渗透压或血浆张力
血浆	—	142	5	103	24	3：2	300 mOsm/L
①0.9%氯化钠	0.9 g	154	—	154	—	1：1	等张
②5%或10%葡萄糖	5 g或10 g	—	—	—	—	—	
③5%碳酸氢钠	5 g	595	—	—	595	—	3.5张
④1.4%碳酸氢钠	1.4 g	167	—	—	167	—	等张
⑤11.2%乳酸钠	11.2 g	1 000	—	—	1 000	—	6张
⑥1.87%乳酸钠	1.87 g	167	—	—	167	—	等张
⑦10%氯化钾	10 g	—	1 342	1 342	—	—	8.9张
⑧0.9%氯化铵	0.9 g	NH^+ 167	—	167	—	—	等张
1：1含钠液	①50 mL，②50 mL	77	—	77	—	—	1/2张
1：2含钠液	①35 mL，②65 mL	54	—	54	—	—	1/3张
1：4含钠液	①20 mL，②80 mL	30	—	30	—	—	1/5张
2：1等张含钠液	①65 mL，④或⑥35 mL	158	—	100	58	3：2	等张
2：3：1含钠液	①33 mL，②50 mL，④或⑥17 mL	79	—	51	28	3：2	1/2张
4：3：2含钠液	①45 mL，②33 mL，④或⑥22 mL	106	—	69	37	3：2	2/3张

四、液体疗法

液体疗法是通过补充液体纠正水、电解质与酸碱平衡紊乱，维持机体的正常生理功能的治疗方法。补液的途径有口服补液和静脉补液两种，包括补充累积损失量、继续损失量、生理需要量三部分。在实施补液时应遵循“三定”（定量、定性、定速）原则。

（一）口服补液盐

世界卫生组织（World Health Organization，WHO）2002 年推荐的低渗透压口服补液盐（oral rehydration salt，ORS）配方：氯化钠 2.6 g、枸橼酸钠 2.9 g、氯化钾 1.5 g、无水葡萄糖 13.5 g，加水至 1 000 mL 配成，渗透压为 245 mOsm/L。其可作为伴轻度至中度脱水的急性腹泻患儿的一线治疗方法，适用于任何原因引起的脱水。有明显腹胀、呕吐频繁、休克、心肾功能不全或严重并发症者及早产儿不宜口服补液。轻度脱水，补充 50 ～ 80 mL/kg；中度脱水，补充 80 ～ 100 mL/kg，8 ～ 12 小时内将累积损失补足，少量多次。

（二）静脉补液

静脉补液适用于中度以上脱水或呕吐频繁、腹胀的患儿。

（1）第一天补液。

A. 补液总量。轻度脱水，90 ～ 120 mL/kg；中度脱水，120 ～ 150 mL/kg；重度脱水，150 ～ 180 mL/kg。

累积损失量。定量：根据脱水程度，轻度脱水补液 30 ～ 50 mL/kg，中度脱水补液 50 ～ 100 mL/kg，重度脱水补液 100 ～ 120 mL/kg。定性：低渗性脱水补 2/3 张含钠液；等渗性脱水补 1/2 张含钠液；高渗性脱水补 1/5 ～ 1/3 张含钠液，若临床判断脱水性质有困难，按照等渗性脱水处理。定速：先快后慢。对重度脱水有循环障碍者，用生理盐水或 2 : 1 等张含钠液快速输入，20 mL/kg；新生儿、营养不良婴儿，10 mL/kg，于 30 ～ 60 分钟内静脉输注。其余累积损失量在 8 ～ 12 小时内输完。

补充继续损失量。按“丢多少补多少”的原则，常用 1/3 ～ 1/2 张含钠液。

生理需要量。按每日 60 ～ 80 mL/kg 的量补充，常用 1/5 ～ 1/4 张含钠液。

B. 纠正电解质、酸碱失衡。低钾患者应见尿补钾，膀胱有尿潴留、治疗前 6 小时或输液后有尿视为有尿。补钾持续 4 ～ 6 天。对于低钙血症患者，可将 10% 葡萄糖酸钙 5 ～ 10 mL 加入等量的 10% 葡萄糖溶液后缓慢静脉注射。一般情况下，轻、中度酸中毒无须另外补碱，随着液体的补充即可缓解。重度酸中毒可用 1.4% 碳酸氢钠纠正。

（2）第二天及以后的补液主要补充生理需要量和继续损失量。根据病情可选用口服补液盐。

（李敏）

第五章　营养与喂养

学习目标

- 掌握母乳喂养的优点和婴儿喂养方法、婴儿辅助食品添加的原则。
- 熟悉儿童各个年龄阶段的膳食管理、儿童营养状况评价。
- 了解儿童营养基础知识。

第一节　营养基础

营养（nutrition）是指人体获得和利用食物维持生命活动的整个过程。它是保证儿童正常生长发育的物质基础。食物中经过消化、吸收和代谢能够维持生命活动的各种营养物质称为营养素（nutrients）。人体的营养需要存在个体差异，与年龄、性别、生理及体力活动状况有关，也与营养素消化、吸收、利用和体内代谢状态有关。对婴幼儿和儿童来说，营养供给量的基本要求应是满足生长、避免营养素缺乏。营养素分为能量、宏量营养素（蛋白质、脂类、糖类或碳水化合物）、微量营养素（矿物质、维生素）、其他膳食成分（膳食纤维、水、其他生物活性物质）。

一、能量的需要

儿童能量需要量是指食物产能满足儿童一定水平的活动、支持理想生长发育的总能量消耗，是基于群体的平均需要量，要注意避免能量供给过低与过高发生营养障碍（不足与过剩）。能量单位是千焦耳（kJ）或千卡（kcal），1 kJ = 0. 239 kcal，1 kcal = 4. 184 kJ。儿童所需能量主要来自食物中的宏量营养素，1 g 蛋白质或 1 g 碳水化合物提供能量 16. 74 kJ（4 kcal），1 g 脂肪提供能量 37. 7 kJ（9 kcal）。儿童能量的需要包括以下五个部分。

（一）基础代谢率

儿童基础代谢的能量需要量较成人高，并随年龄增长而逐渐减少。1 岁时需要 230 kJ（55 kcal）/(kg·d)，7 岁时为 184 kJ（44 kcal）/(kg·d)，12 岁时为 126 kJ（30 kcal)/(kg·d)，成人为 105～126 kJ（25～30 kcal）/(kg·d)。所需的此项能量约占总能量的 50%。

（二）食物特殊动力作用

食物中的宏量营养素除了为人体提供能量外，本身在消化、吸收过程中也出现能量消耗额外增加的现象，即消耗能量。食物动力作用与食物成分有关，蛋白质的热效应最高，在消化、吸收过程中所需的能量相当于本身产能的 30%，脂肪为 4%，碳水化合物为 6%。婴儿食物含蛋白质多，此项能量占总能量的 7%～8%；年长儿采用混合膳食，其食物特殊动力作用约占 5%。

（三）活动消耗

活动所需能量与身体大小、活动强度、持续时间和活动类型有关。故活动所需能量个体波动较大，随年龄增加而增加。在能量摄入不足时，儿童可表现为活动减少，以减少能量消耗，维持身体基本功能和重要脏器的代谢。

（四）排泄消耗

正常情况下未经消化吸收的食物排泄所损失的能量，约占总能量的 10%，腹泻时增加。

（五）生长所需

组织生长合成消耗能量是儿童特有的，其所需能量与儿童生长速度成正比，随着年龄增长逐渐减少。

以上五部分能量的总和为儿童总的能量需要，一般基础代谢所需能量占总能量的 50%，生长所需和活动消耗的能量占总能量的 32%～35%，食物特殊动力作用所需能量占总能量的 7%～8%，排泄消耗的能量占总能量的 10%。目前推荐，小于 6 月龄婴儿的能量平均需要量为 90 kcal（376.56 kJ）/(kg·d)，7～12 月龄的为 80 kcal (334.72 kJ)/(kg·d)，大于 1 岁儿童则按岁计算。早期营养供应失衡不仅影响儿童体格生长、大脑与认知功能的生长发育潜能，甚至可能引起成年后患慢性代谢性疾病，如肥胖症、糖尿病、高血压等。

二、营养素的需要

（一）蛋白质

蛋白质是构成人体组织和器官的重要成分，也是保证机体生理功能的物质基础。构成人体的蛋白质主要由 20 种氨基酸组成，其中 9 种是必需氨基酸，必须由食物提供，分别是赖氨酸、色氨酸、苯丙氨酸、蛋氨酸、缬氨酸、苏氨酸、亮氨酸、异亮氨酸和组氨酸。组氨酸为婴儿期的必需氨基酸，半胱氨酸、酪氨酸、精氨酸和牛磺酸为儿童时期的条件必需氨基酸，即特殊儿童人群需外源性供给。食物中优质蛋白质（即必需氨基酸的种类、数量及构成比与人体蛋白质氨基酸模式相近）含量越高，其生物利用率也越高，营养价值也越大；优质蛋白主要来源于动物蛋白和大豆蛋白等。食物的合理搭配可达到蛋白质互补，提高其生物价值，如小麦、大米、玉米等蛋氨酸含量高，赖氨酸含量低，而豆类则相反，两者混合食用可互相弥补不足。

蛋白质的次要功能是供能，占总能量的8%～15%。婴幼儿生长旺盛，处于正氮平衡，较年长儿及成人需要更多的蛋白质，且优质蛋白应占50%以上。推荐1岁内婴儿蛋白质的摄入量为1.5～3.0 g/（kg·d）。如果蛋白质长期摄入不足或过多均可影响碳水化合物、脂肪代谢，导致生长发育迟滞、组织功能异常，甚至威胁生命。

（二）脂肪

脂肪是机体能量的主要来源和储存形式，也是构成人体组织和细胞的重要成分。脂肪由脂肪酸和甘油组成，脂肪酸又分为饱和脂肪酸和不饱和脂肪酸。人体可合成饱和脂肪酸、单不饱和脂肪酸，但不能合成必需脂肪酸n-3系和n-6系，如亚油酸、亚麻酸及花生四烯酸等，需要从植物油中获得。必需脂肪酸对参与构成线粒体膜和细胞膜、基因表达、儿童生长发育和防治心血管疾病等非常重要，其中，n-3系脂肪酸还与脑、视网膜、皮肤和肾功能的健全密切相关。

脂肪提供的能量占婴儿总能量的45%～50%，随着年龄增长，其供能比例下降，幼儿为35%，儿童和青少年为20%～30%。脂肪摄入不足，可引起营养不良及脂溶性维生素缺乏症；反之，可导致腹泻和消化不良、肥胖等。

（三）碳水化合物（糖类）

碳水化合物是人类膳食能量的主要来源。糖类包括单糖（如葡萄糖）、双糖（如蔗糖）和多糖（主要为淀粉）。身体内碳水化合物的存在形式主要有葡萄糖、糖原和含糖复合物。各种糖类需要分解为葡萄糖才能被机体吸收和利用。体内糖类可由蛋白质和脂肪转变为糖，故不需要储备很多葡萄糖或其前体。碳水化合物主要来源于谷类、薯类和食糖。2岁以上儿童的膳食中，碳水化合物提供的能量应占总能量的55%～65%。

为满足儿童生长发育的需要，应首先保证能量供给，其次是蛋白质，宏量营养素应均衡供给，否则容易发生代谢紊乱。

（四）维生素和矿物质

1. 维生素

维生素是身体不能合成的、存在于食物中的、有生物活性成分一类有机物质。维生素需要量维生素甚微，但在机体代谢所必需的酶或辅酶中发挥核心作用，具有多重特殊的生理功能。维生素分为脂溶性维生素（维生素A、维生素D、维生素E、维生素K）和水溶性维生素（维生素B、维生素C等），其中维生素A、维生素D、维生素B、维生素C和叶酸是儿童容易缺乏的维生素。

2. 矿物质

（1）常量元素。矿物质在人体中的含量大于体重的0.01%的各种元素称为常量元素，有20多种，如钙、磷、镁、钠、钾、氯、硫等。其中，钙和磷接近人体总重量的6%，主要参与构成人体组织成分、维持水和电解质平衡、调节神经肌肉兴奋性、参与酶的构成和酶的激活等。

(2) 微量元素。微量元素是指体内含量少，绝大多数小于体重的0.01%，需要通过食物摄入，但有十分重要的生理功能的元素，包括碘、锌、硒、铜、钼、铬、钴和铁等。其中，铁、碘和锌是儿童易缺乏的微量元素。

(五) 膳食纤维

膳食纤维是一类重要的非营养物质，不能被小肠消化吸收，是可进入结肠发酵的碳水化合物，至少包括5种构成物，即纤维素、半纤维素、黏胶、果胶和木质素。其功能是吸收大肠水分、软化大便、增加大便体积、促进肠蠕动、降低血清胆固醇、改善肝代谢和预防肠萎缩等。目前，尚无婴幼儿膳食纤维推荐值，建议小于14岁的儿童的推荐值为10 g/1 000 kcal，青少年应逐渐达成人水平（25～30 g/d）。

(六) 水

水是构成人体体液的主要成分，从饮用水和食物中获得。儿童对水的需要量与能量摄入、性别、年龄、体成分、代谢、气候、环境温度和湿度、身体活动、膳食等因素有关。年龄越小，水的需要量越多，婴儿需要量为110～155 mL/（kg·d），以后年龄每增长3岁减少约25 mL/（kg·d）。

第二节 婴儿喂养

婴儿喂养方法有母乳喂养、部分母乳喂养（混合喂养）和人工喂养。其中，母乳喂养是最理想的喂养方式。

一、母乳喂养

人乳是婴儿最理想的天然食物，对婴儿的正常生长发育有着不可替代的作用。健康的母亲进行纯母乳喂养能满足从出生到6个月婴儿的营养需求。母乳还可以提供婴儿生长发育的现成物质（如SIgA、脂肪酶等），直到婴儿体内可自行合成这些物质。母乳喂养能促进婴儿与母亲之间感情，并且对母亲本身也大有益处，应大力提倡。

(一) 人乳的成分变化

初乳是产后4～5日以内的乳汁，初乳量每日为15～45 mL，略稠色黄，含脂肪少，而蛋白质较多，主要为免疫球蛋白，维生素A、牛磺酸和矿物质含量丰富，以满足新生儿的需要。

过渡乳是产后5～14日的乳汁，乳汁的脂肪、乳糖、水溶性维生素逐渐增加，蛋白质和矿物质逐渐下降，乳量增多至每日约500 mL。

成熟乳是产后14日后的乳汁，泌乳量较前增多，每日总量700～1 000 mL，蛋白质

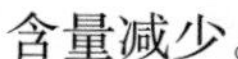

含量减少。

各期人乳成分见表5－1。

表5－1　各期人乳成分

单位：g/L

成分	初乳	过渡乳	成熟乳
蛋白质	22.5	15.6	11.5
脂肪	28.5	43.7	32.6
碳水化合物	75.9	77.4	75.0
矿物质	3.08	2.41	2.06
钙	0.33	0.29	0.35
磷	0.18	0.18	0.15

（二）母乳喂养的优点

（1）营养丰富。人乳的生物价值高，所含蛋白质、脂肪和糖的比例适宜，含必需氨基酸的比例恰当，满足婴儿生长所需；所含钙磷比例（2：1）适宜，易于吸收；含微量元素锌、铜、碘，尤其在初乳中其含量较高，铁含量虽与牛乳相同，但人乳中铁的吸收率明显高于牛乳。母乳中所含的一些营养成分，如乙型乳糖、卵磷脂、鞘磷脂及牛磺酸等对促进婴儿大脑的发育极为有利。在喂养的过程中，人乳汁可随婴儿的生长需要改变成分。但人乳中维生素D含量低，纯母乳喂养的婴儿应补充维生素D。

（2）易消化和吸收。母乳中含较多的乳清蛋白，酪蛋白含量少，两者比例为4：1，与牛乳（1：4）有明显差别。蛋白质凝块小，易被婴儿吸收。人乳中含较多不饱和脂肪酸和脂肪酶，有利于消化和吸收。人乳中碳水化合物以乙型乳糖为主，能促进双歧杆菌和乳酸杆菌的生长，促进肠蠕动和消化。

（3）增强婴儿免疫力。母乳中含有丰富的免疫球蛋白（如SIgA）及免疫活性细胞（巨噬细胞、淋巴细胞等）、白介素、生长因子、乳铁蛋白、溶菌酶、双歧因子和低聚糖、酶和核苷酸等，可减少消化道和呼吸道感染性疾病的发生。

（4）增进母子间的情感交流。哺乳母子直接接触可有利于婴儿心理和社会适应性的发育。

（5）经济、方便、安全。母乳无污染、温度适宜，经济方便。

（6）有助于预防食物过敏。母乳喂养婴儿发生食物过敏的概率低于配方奶喂养婴儿。

（7）对母亲健康有利。母乳喂养有利于母亲产后恢复。哺乳可促进子宫收缩、减少产后出血，可减少哺乳母亲患乳腺癌和卵巢癌的发病概率，还有助于母亲较快恢复孕前体重状态。

（三）建立良好的母乳喂养的方法

WHO和我国卫生部制定的《婴幼儿喂养策略》建议，婴儿出生后6个月内完全接受母乳喂养。成功的母乳喂养应当是母子双方都积极参与并感到满足。建立良好的母乳喂养有三个条件：一是孕母能分泌充足的乳汁；二是哺乳时出现有效的射乳反射；三是婴儿有力的吸吮。

（1）产前准备。健康孕妇都具备哺乳能力，要保证孕妇营养，适当增加体重(12～14 kg)，贮存足够脂肪，以供哺乳能量的消耗。

（2）尽早开奶，按需哺乳。出生后2周是建立人乳喂养的关键时期。吸吮是促进泌乳的关键，应尽早开始第一次吸吮（产后15分钟至2小时内），有利于刺激产妇泌乳。尽早开奶可减轻新生儿生理性黄疸，以及减少生理性体重下降和低血糖的发生。适当的哺乳次数有助于维持哺乳与增加乳汁分泌，提倡0～2月龄小婴儿按需哺乳。随婴儿年龄增加，夜间哺乳次数逐渐减少。但哺乳时间不宜规定得过于死板，要因人而异。

（3）乳母心情愉悦和正确的哺乳方法。母亲充足的睡眠和身心愉悦是保证母乳喂养的重要前提。与泌乳有关的多种激素分泌受下丘脑调节，而下丘脑功能与情绪密切相关。正确的哺乳姿势、哺乳时间和技巧，对母乳喂养的顺利进行非常重要。

（4）不宜哺乳的情况。凡母亲感染HIV或患严重疾病，如精神病、癫痫、慢性肾炎、糖尿病、恶性肿瘤或心功能不全等，应停止哺乳。乙型肝炎病毒携带者及结核病经治疗无临床症状者可哺乳。

二、部分母乳喂养

同时采用母乳与配方奶或兽乳喂养的方法称为部分母乳喂养（混合喂养），有以下两种方法。

（一）补授法

补授法指采用牛奶或配方奶补充母乳喂养的方法，适用于6个月以内婴儿。补授时，母乳哺喂次数一般不变，每次先哺母乳，将两侧乳房吸空后，不足部分用牛奶或配方奶补充。补授的乳量由小儿食欲及母乳量的多少而定，即缺多少补多少。

（二）代授法

代授法指用牛奶或配方奶替代一次母乳量的方法。母乳喂养儿为断离母乳开始引入牛奶或配方奶时宜采用此法。即暂停一次或几次母乳哺喂，完全以牛奶或配方奶代替母乳，以维持乳汁分泌，逐渐增加配方奶量和兽乳，直至完全替代所有的母乳。

三、人工喂养

由于各种原因不能进行母乳喂养时，完全采用配方奶或其他兽乳如牛乳、羊乳等进行喂养的方法称为人工喂养。配方奶是以牛乳为基础的改造奶制品，使宏量营养素成分尽量“接近”人乳，适合婴儿消化功能和肾功能（如降低其酪蛋白、无机盐含量等）；同时，添加一些重要营养素（如乳清蛋白、乳糖、不饱和脂肪酸等）；另外还添加了婴儿所需的微量营养素（如核苷酸、维生素和微量元素等）。使用时应根据年龄选用。不能进行母乳喂养时，优先选择配方奶。

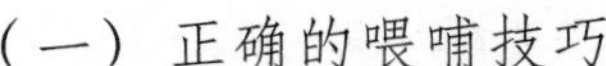
（一）正确的喂哺技巧

与母乳喂养一样，人工喂养婴儿时也需要有正确的喂哺技巧，包括正确的喂哺姿势、使婴儿处于完全醒觉的状态，还应注意选用适宜的奶瓶和奶嘴、奶液的温度、喂哺时奶瓶的位置。喂养时使婴儿的眼睛尽量与父母（或喂养者）的眼睛对视。

（二）摄入量估计

估计婴儿配方奶摄入量的必备资料包括婴儿的体重、推荐摄入量及配方奶制品规格，应该按照配方奶的说明进行正确配制。一般市售婴儿配方奶粉 100 g 供能约 500 kcal。例如，6 月龄以下的婴儿，能量需要量为 90 kcal/（kg · d），故需要婴儿配方奶粉约 18 g/(kg · d)。

四、辅助食品

随着生长发育的逐渐成熟，从纯乳类食物逐渐过渡到成人固体食物的过程中，婴儿需要接受的其他食物常常被称为换乳食物、“辅食”，或称之为过渡期食物。其应遵循由流质食物逐渐到固体食物的转换过程，其中，泥状食物是不可逾越的食物形态，不仅可提供营养素，还对儿童消化功能发育、进食能力和行为有促进作用，目前越来越被重视。

（一）添加辅助食品的目的

（1）补充乳类营养素的不足，预防营养缺乏症。

（2）适时训练婴儿的吞咽和咀嚼功能，促进婴儿乳牙的萌出。

（3）为断乳做准备，到断乳时不至于因食物的突然改变引起消化功能紊乱。

（4）培养婴儿良好的饮食习惯，对其他食物的兴趣感，使婴儿逐步从授食过渡到自食，有利于婴幼儿的心理发育。

（二）添加辅助食品的原则

（1）由少到多，使婴儿有一个适应的过程。

（2）由一种到多种。婴儿对一种辅食经过 3 ～ 7 天的适应期后，再加另一种食物。单一食物引入可帮助了解婴儿有无食物过敏。

（3）由细到粗。添加的食物从泥状过渡到碎状，可帮助婴儿学习咀嚼，增加食物能量的密度。

（4）由软到硬。如从米汤开始，逐渐过渡到稀粥，再逐渐过渡到软饭，直至正常米饭，可促进牙齿萌出和咀嚼功能的形成。

（5）因人而异，适时添加，并注意进食技能的培养。应在婴儿健康、消化功能正常时添加。

（三）添加辅助食品的顺序

当婴儿口腔功能逐渐发育成熟，引入食物的质地应适合婴儿的发育年龄。添加辅助食品的顺序见表 5 – 2。

表5－2　添加辅助食品的顺序

月龄	食物性状	食物种类	喂奶次数	辅食量	进食技能
4～6	泥状	菜泥、果泥，含铁配方米粉、配方奶	6次奶（断夜间奶）	逐渐加至1餐	用勺喂
7～9	末状	稀（软）饭，肉末、菜末，蛋，鱼泥，豆腐，水果，配方奶	4次奶	1餐饭1次水果	学用杯
10～12	碎状	软饭，碎菜、碎肉，蛋，鱼肉，豆制品，水果，配方奶	3次奶	2餐饭1次水果	抓食、断奶瓶、自用勺

第三节　儿童膳食管理

一、幼儿及学龄前儿童膳食安排原则

幼儿生长发育较婴儿减慢，但仍处在快速生长发育的时期，且活动量加大，仍需要保证充足的能量和优质蛋白质。1岁的婴儿多数已出乳牙6～8枚，具备较好的咀嚼能力，以及消化、吸收功能。学龄前儿童口腔功能较成熟，消化功能逐渐接近成人，可进食成人食物。为保证小儿获得充足的营养，膳食安排应遵循以下原则：

（1）摄入的营养物质和能量应满足儿童的生理需要。根据不同年龄段儿童的营养需求，安排合理的膳食，重点注意营养素的平衡。

（2）食品的性质适应儿童的消化功能。选择易于幼儿及学龄前儿童咀嚼吞咽与消化的食品，少用调味品，清淡为宜，少食高脂、高糖食品、快餐食品、碳酸饮料；控制过多含糖饮料的摄入，以免影响食欲和摄入过多能量。

（3）食物种类应多样化。食物的烹调要注意色、香、味、形。多样化的食物可提高营养素的生物价值。

（4）提供良好的就餐环境及进食技能的培养。2岁后幼儿应自主、自由进食；学龄前儿童还应该学会餐桌礼仪，注意口腔卫生。

（5）注意饮食安全。应从小培养良好的饮食卫生习惯。幼儿要避免摄入会引起窒息或伤害的食物，如圆形糖果和水果、坚果、果冻、爆米花、口香糖，以及带骨刺的鱼和肉等。

二、不同年龄组的饮食安排

（一）1～3岁幼儿饮食的安排

1～3岁幼儿生长发育仍相当快，故应供给足够的营养素和能量：蛋白质40 g/d左右，优质蛋白质应占总蛋白的50%，蛋白质、脂肪和碳水化合物占总能量的比例分别为10%～15%、30%～35%、50%～60%。最好每日给予350～500 mL牛奶，均衡饮食，每日以4～5餐为宜，即早、中、晚餐，点心1～2次。每次用餐时间以20～25分钟为宜。

（二）3～6岁学龄前儿童饮食的安排

3～6岁儿童生长发育平稳发展，膳食基本接近成人，一日三餐与成人同步，蛋白质30～35 g，其中一半来源于动物性蛋白质。应重点注意营养素的平衡，注意培养良好的饮食习惯，要注意避免儿童挑食、偏食和多吃零食等。

（三）学龄儿童和青少年饮食安排

学龄儿童和青少年膳食安排与成人相同，保证足够的能量和蛋白质摄入，营养均衡。教育其学习营养科普知识，学会选择有益健康的食物；学习预防与营养相关的非感染性疾病（如肥胖症、糖尿病、心脏病和高血压等）的知识。

第四节　儿童营养状况评估

儿童营养状况评估包括临床评价和营养调查两部分。

一、临床评价

临床评价包括病史询问及一般体格检查。

（一）病史询问

（1）询问儿童在家及托幼机构的饮食情况，如进食各类食品的量、食欲的好坏、饮食习惯和烹调方式等，以及有无挑食、偏食和吃零食等情况。

（2）对哺母乳的婴儿应了解哺乳的次数、量，以及辅食添加情况等。

（3）对人工喂养儿童应了解喂食何种乳品、冲调比例、每日喂哺量、辅食添加情况等。

通过询问病史，可大致了解儿童每日能量及各种营养素的摄入情况。此外，还应了解儿童有无营养缺乏症的表现，如体重不增、消瘦、乏力、夜盲、夜啼、出汗和面色苍白等。

（二）体格检查

应注意儿童有无营养缺乏体征，如检查体重、身高（长）、皮下脂肪厚度、有无水肿等；还应观察儿童面色、皮肤、毛发、眼角膜、口角、骨骼及神经反射等有无异常，通过体格检查常可获得营养性疾病的第一手资料。

二、营养调查

完善的营养调查包括临床表现、体格生长评价、膳食调查和实验室检查四个方面。

（一）临床表现

除常规体格检查外，应注意相关营养素缺乏的体征。

（二）体格生长评价

体格生长评价详见第二章相关内容。

（三）膳食调查

1. 膳食调查方法

（1）询问法。通过询问儿童刚刚吃过的食物或过去一段时间吃过的食物，了解其膳食构成及每餐进食量。该方法又分为 24 小时回忆法、膳食史法和食物频度法，适用于散居儿童的膳食调查（dietary assessment）。此方法使用方便但不够准确。

（2）记账法。该方法多适用于集体儿童的膳食调查。

（3）称重法。该方法多适用于集体儿童的膳食调查。

（4）即时性图像法。该方法适用于个体儿童的膳食调查。

2. 膳食评价方法

（1）能量及营养素摄入量。当能量摄入量大于 85% 推荐摄入量时表示能量摄入足够，小于 70% 说明能量摄入不足；当蛋白质摄入量大于 80% 推荐摄入量时表示蛋白质摄入足够，小于 70% 说明蛋白质摄入不足；婴幼儿摄入的优质蛋白质应占总蛋白质的 50% 以上；矿物质、维生素摄入量应大于 80% 推荐摄入量。

（2）宏量营养素供能比。膳食中营养素比例应适当，2 岁儿童蛋白质产能应占总能量的 10%～15%，7 岁以上儿童脂类产能应占总能量的 25%～30%，碳水化合物产能应占总能量的 50%～60%。

（3）膳食能量分布。每日三餐食物供能应适当，即早餐供能占总能量的 25%～30%，中餐占总能量的 40%～45%，点心占总能量的 10%，晚餐占总能量的 25%～30%。

（四）实验室检查

通过实验方法测定儿童体液或排泄物中各种营养素及其代谢产物或其他有关的化学成分，了解食物中营养素的吸收和利用情况，从而了解机体某种营养素的贮存或缺乏的情况。常用指标有血清总蛋白、白蛋白、球蛋白、胰岛素样生长因子－1（IGF-Ⅰ）、血红蛋白、胆固醇、碱性磷酸酶、血钙、磷、锌及维生素等，对各种测定结果参照有关正常值并结合膳食调查、体格检查等情况进行综合评估。

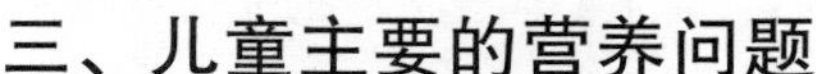

三、儿童主要的营养问题

目前，儿童营养主要面临营养缺乏、营养失衡或营养过剩的问题，这些仍然威胁着儿童身心的健康发展。

（一）营养素摄入不足

（1）蛋白质－能量营养不良。蛋白质－能量营养不良是一种慢性营养缺乏症，多见于3岁以下婴幼儿，在儿童中主要表现为体重低下、生长迟缓或消瘦。我国1岁以下儿童生长迟缓率和低体重率分别为8.1%和2.4%。蛋白质－能量营养不良对于儿童的体格发育和智力发展都有严重的影响。营养不良的高危因素：长期食物摄入量低于推荐量、喂养方法不当、儿童挑食偏食、继发疾病。

（2）微量营养素缺乏。微量营养素缺乏对儿童身体健康的危害严重。在儿童和青少年中，微量营养素铁、锌、碘缺乏较为常见。铁缺乏不仅会导致贫血，免疫功能下降，挑食、厌食、异食癖，还可引起注意力不集中和记忆力减退，影响学习；锌缺乏常会导致生长发育迟缓、智力低下；碘缺乏可影响儿童中枢神经系统发育和成熟，引起智力发育障碍，并导致甲状腺肿大、生长发育迟缓；钙和维生素D的缺乏可引起骨骼发育不良，导致佝偻病和生长发育迟缓；儿童维生素A缺乏可导致夜盲症、角膜干燥症、毛囊角化、反复呼吸道和消化道感染等。

（二）营养素摄入不均衡

均衡的营养是保证儿童健康和正常生长发育的物质基础。营养素摄入不均衡会导致营养失衡。例如，单纯性肥胖症儿童有逐年增加的趋势，这对儿童的身心健康造成极大的危害。其危害主要包括以下几个方面：

（1）对生理功能的损伤。如肺通气减少、肺功能减弱、肺活量明显降低，儿童期肥胖还与哮喘发病有关。肥胖儿童需要更多的血液供应，使循环血容量、每搏输出量及心排血量增加，心脏负荷加重，血压升高，心功能降低，容易引起动脉粥样硬化。还会出现内分泌代谢紊乱、胰岛素的敏感性降低，导致2型糖尿病，且肥胖儿童容易出现性早熟。肥胖使儿童运动能力下降，运动减少和静坐又加重了脂肪的堆积，形成恶性循环。

（2）引起心理行为障碍。肥胖儿童自我意识受损，缺乏自信，自卑，防备心理强，心理行为障碍使肥胖儿童失去社交机会，社会适应能力降低。

（3）为成年期疾病的危险因素。肥胖不但影响儿童生理和心理健康，也是成年期疾病如高血压、冠心病、糖尿病等的危险因素。肥胖与高血压的关系尤为密切，肥胖也可导致脂代谢失衡，是形成冠心病的重要基础；肥胖对胰岛素代谢的影响容易引起糖尿病的发生；肥胖使成年期疾病呈现年轻化的趋势。

（三）营养过剩

合理的营养对儿童的身体发育十分有益，而摄入过多的营养不但无益于儿童的健康成长，还容易引起各类疾病，如肥胖症、高血压、高脂血症、冠心病、糖尿病等。

（1）摄入蛋白质过多。蛋白质的代谢产物氮是经肾脏排出的，肾脏排氮量有一定限度。婴幼儿的肾功能尚未发育完善，不能将体内过多的氮排出。若儿童长期摄入蛋白质过多，可引起肾功能损伤。

（2）摄入脂肪过多。1 岁内婴儿若摄入脂肪过多，其大多数在成年后易患肥胖症。由于肥胖，儿童极易发生心血管疾病。

（3）摄入碳水化合物过多。儿童若摄入过多碳水化合物，除代谢需要的部分外，其余的则转化为脂肪储存于体内，引起肥胖症，可导致心血管疾病及糖尿病等。

（4）摄入维生素 A 过多。儿童一次服用维生素 A 剂量超过 30 万 IU 即可发生急性中毒，多因意外服用大量维生素 A、维生素 D 制剂引起。急性中毒的主要表现为嗜睡或过度兴奋，以及头痛、呕吐等高颅压症状，婴儿可有前囟隆起；慢性中毒常见食欲减退、体重下降、易激惹、烦躁等症状，伴毛发稀少、干枯，及皮肤干燥、脱屑、唇干裂和鼻出血等皮肤黏膜损伤现象。

（5）摄入维生素 D 过多。若儿童长期服用大剂量维生素 D 或对维生素 D 敏感可导致中毒。一般认为，正常儿童每日服用维生素 D 制剂 2 万～5 万 IU 或每日服用 2 000 IU/kg，连续数周或数月即可发生中毒。敏感儿童每日服用 4 000 IU，连续 1～3 个月即可中毒。早期中毒表现为厌食、恶心、低热、烦躁不安、心律不齐、呕吐、腹痛、顽固性便秘，重症可出现嗜睡、肌张力减退、惊厥、血压升高、心律不齐、烦渴、尿频、脱水、酸中毒和高钠血症，甚至可导致慢性肾功能损害和血管、组织钙化等。

（孟哲）

第六章　营养障碍性疾病

学习目标

- 掌握蛋白质-能量营养不良的病因、临床表现、分型和分度，营养性维生素D缺乏性佝偻病的常见病因、临床表现、诊断和防治方法。
- 熟悉蛋白质-能量营养不良的治疗和预后，营养性维生素D缺乏性佝偻病的鉴别诊断，维生素D缺乏性手足搐搦症的病因、临床表现、诊断、鉴别诊断和防治原则，锌缺乏的病因、临床表现、诊断和治疗。
- 了解蛋白质-能量营养不良的病理生理和治疗、维生素D的生理功能与代谢。

第一节　蛋白质-能量营养不良

蛋白质-能量营养不良（protein-energy malnutrition，PEM）是指由各种原因引起的蛋白质和（或）能量摄入不足或消耗增多所致的一种营养缺乏病。该病多见于3岁以下婴幼儿。临床主要表现为体重不增或明显减轻、皮下脂肪减少和皮下水肿、生长迟缓，常伴有各种器官的功能紊乱。临床分型有以能量严重供应不足为主的消瘦型、以蛋白质严重供应不足为主的水肿型及介于两者之间的混合型（消瘦-水肿型）。

一、病因

蛋白质-能量营养不良的病因有原发性和继发性两类。

（1）原发性：摄入食物减少。饮食不当是常见原因，包括：母乳摄入不足而未及时添加辅食或其他乳品；奶粉配制过稀；饮食结构不合理，长期以淀粉类食品（如粥、米粉等）为主；对于较大儿童，多因不良的饮食习惯所致，如偏食、挑食，吃零食过多等。

（2）继发性：消化吸收障碍。营养素的丢失和消耗过多是常见原因，包括：消化系统解剖或功能的异常引起消化吸收障碍；快速生长发育阶段对营养素的需求量增多；疾病影响使营养素的消耗量增多，如糖尿病、发热性疾病及甲状腺功能亢进症等疾病；早产、多胎、宫内营养不良等先天不足也可引起出生后营养不良。

二、病理生理

（一）新陈代谢异常

（1）蛋白质。由于蛋白质摄入不足或丢失过多，使体内蛋白质代谢处于负平衡。当血清总蛋白浓度小于 40 g/L、白蛋白小于 20 g/L 时，可发生低蛋白性水肿。

（2）脂肪。能量摄入不足时，机体消耗大量脂肪以维持必要的能量消耗，可致血清胆固醇浓度降低、肝脏脂肪浸润及变性。

（3）碳水化合物。由于食物摄入不足或消耗增多，可致糖原摄入不足、血糖降低。轻度营养不良时一般无明显症状，重度营养不良时可引起低血糖昏迷甚至猝死。

（4）水盐代谢。由于消耗大量脂肪致细胞外液容量增加，低蛋白血症可进一步加剧而呈现水肿，常出现低渗性脱水、酸中毒及电解质紊乱。

（5）体温调节能力下降。体温偏低，与热能摄入不足、皮下脂肪薄、散热快、低血糖、外围循环血量减少等因素有关。

（二）各系统功能低下

（1）消化系统：易致消化功能降低和腹泻。

（2）循环系统：血压偏低、脉细弱。

（3）泌尿系统：肾小管重吸收功能减低，尿量增多而比重下降。

（4）神经系统：精神萎靡，表情淡漠，反应迟钝，记忆力减退。

（5）免疫功能：非特异性和特异性免疫功能低下，易并发各种感染。

三、临床表现

（1）体重不增、活动减少和精神稍差是最早出现的症状。

（2）随着病情加重，体重逐渐下降，消瘦和皮下脂肪逐渐减少乃至消失。首先累及腹部，其次为躯干、臀部、四肢，最后为面颊部。判断营养不良程度的重要指标之一是腹部皮下脂肪厚度，症状为皮肤干燥、苍白，逐渐失去弹性，额部出现皱纹貌似老人，肌肉松弛，甚至四肢可有挛缩。

（3）身长（高）。起初身高不受影响，随着病情加重，骨骼生长缓慢，身高明显低于同龄儿的。

（4）精神状态。轻度营养不良时，精神状态可正常；重度时出现精神萎靡、反应差。

（5）其他。病情进一步加剧时，出现低体温、脉细无力，儿童可因血浆白蛋白下降而出现水肿，食欲低下，常腹泻、便秘交替。

四、并发症

（1）营养性贫血。营养性贫血以小细胞低色素性贫血最常见。

（2）多种微量营养素缺乏。常见的微量营养素缺乏为维生素A缺乏，维生素D缺乏不明显，大部分患儿伴有锌缺乏。

（3）感染。由于免疫功能低下，患儿易并发各种感染，如反复呼吸道感染、鹅口疮、泌尿系统感染等。

（4）自发性低血糖。自发性低血糖可突然发生，表现为面色灰白、神志不清、脉搏减慢、呼吸暂停，体温不升但无抽搐，若诊治不及时可致死亡。

五、口腔临床特征

当维生素和锌缺乏时，蛋白质－能量营养不良的患儿可出现口角炎、舌炎、地图舌和口腔溃疡。患儿容易合并感染，可出现上呼吸道感染、鹅口疮。同时，如果合并口腔内畸形，如唇腭裂等，可进一步加重蛋白质－能量营养不良的发生。

六、实验室检查

（1）蛋白质分析。血浆白蛋白浓度降低是特征性改变，但半衰期长（约20天），不够灵敏。近年来认为，某些代谢周期较短的血浆蛋白质具有早期诊断价值，如视黄醇结合蛋白（半衰期为10小时）、前白蛋白（半衰期为1.9天）和转铁蛋白（半衰期为3天）等。胰岛素样生长因子－1不受肝功能影响，是用于早期诊断的灵敏、可靠的指标。

（2）糖脂肪代谢检查及其他检查。血清淀粉酶、脂肪酶、胆碱酯酶、碱性磷酸酶、胰腺和黄嘌呤氧化酶等活力均下降，血浆胆固醇降低，血常规指数改变，电解质异常，低钠血症、低血糖、酸中毒等，微量元素浓度降低。

七、诊断

根据儿童的年龄、喂养史，体重下降、皮下脂肪减少、全身各系统功能紊乱及其他营养素缺乏的症状和体征，诊断并不困难。以身高（长）和体重为基本测量指标，5岁以下儿童营养不良的分型和分度如下：

（1）体重低下（underweight）。体重降低至同年龄、同性别参照人群均值减2*SD*为体重低下，体重降低至均值减2*SD*～3*SD*为中度，体重低于均值减3*SD*为重度。此项指标主要反映急性或慢性营养不良。

（2）生长迟缓（stunting）。身高（长）低于同年龄、同性别参照人群均值减2*SD*为生长迟缓，低于均值减2*SD*～3*SD*为中度，低于均值减3*SD*为重度。此项指标主要反映长期、慢性营养不良。

（3）消瘦（wasting）。身高别体重低于同性别、同身高（长）参照人群均值减2*SD*为消瘦，低于均值减2*SD*～3*SD*为中度，低于均值减3*SD*为重度。此项指标主要反映近期、急性营养不良。

临床上，以上3项判断指标可以同时存在，符合其中的1项即可做出营养不良的诊断。

八、治疗

营养不良的治疗原则是祛除病因、调整饮食、促进消化功能恢复，积极处理各种危及生命的并发症。

（一）祛除病因

在明确病因的基础上，积极治疗原发病，如纠正消化道畸形、控制感染性疾病等。

（二）调整饮食及补充营养

该类患儿的消化道已适应低营养的摄入，一旦摄食稍多便可出现消化不良、腹泻，故应强调饮食调整的个体化，勿操之过急。对于轻到中度营养不良，能量可从每日 250～330 kJ/kg（60～80 kcal/kg）开始，蛋白质从每日 3.0 g/kg 开始；中、重度营养不良，能量可从每日 165～251 kJ/kg（40～60 kcal/kg）开始，蛋白质从每日 1.5～2.0 g/kg 开始。宜由少量逐渐增加至耐受，能量可逐渐加到每日 500～727 kJ/kg（120～170 kcal/kg），蛋白质逐渐增加到每日 3.0～4.5 g/kg。按实际体重计算能量。除乳制品外，还可给予其他高蛋白食物，也可给予酪蛋白水解物、氨基酸混合液或要素饮食。给予的食物中需要富含维生素和微量元素。母乳喂养儿可按需哺乳；人工喂养儿从给予稀释奶开始，适应后逐渐增加浓度和奶量。

（三）促进食欲，提高消化功能

（1）药物。补充胃蛋白酶、胰酶等消化酶促进消化。补充各种维生素、微量元素及锌制剂可增加食欲，每日口服元素锌 0.5～1.0 mg/kg。蛋白同化类固醇制剂能促进蛋白质合成、增加食欲，如每次肌内注射苯丙酸诺龙 10～25 mg，每周 1～2 次，连续 2～3 周。对进食极少或拒绝进食的患儿，可应用普通胰岛素。胰岛素注射可降低血糖，增加饥饿感，提高食欲；予每日 1 次皮下注射胰岛素 2～3 U，注射前先服葡萄糖 20～30 g，每 1～2 周为 1 个疗程。

（2）其他治疗。健脾补气的中药能调整脾胃功能、改善食欲，针灸、推拿、捏脊等可促进食欲。

（四）并发症的治疗

（1）积极处理各种危及生命的并发症，其中严重脱水、酸中毒和电解质紊乱、肾功能衰竭、休克和自发性低血糖等常为患儿致死原因，一旦发生须进行紧急抢救。

（2）严重贫血或伴明显低蛋白血症者可考虑输血或输白蛋白、血浆等对症支持治疗。

（3）感染者根据情况合理应用抗生素。

九、预后与预防

本病的预后与营养不良的发生、严重程度、持续时间有关，其中发病年龄最为重要，发病年龄越小的，远期影响越大。

本病的预防包括以下两部分内容：

（1）合理喂养。提倡母乳喂养，对母乳不足或不宜母乳喂养者及时给予指导；混合喂养或人工喂养者应及时添加辅食；纠正挑食、偏食和吃零食的不良饮食习惯；保证足够蛋

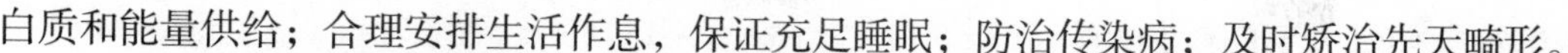

白质和能量供给；合理安排生活作息，保证充足睡眠；防治传染病；及时矫治先天畸形。

（2）推广应用生长发育监测图。定期测量体重，将测量值记录在生长发育曲线图上，如果发现体重增长缓慢或不增，应尽快查明原因，及时予以纠正。

第二节　营养性维生素 D 缺乏

一、营养性维生素 D 缺乏性佝偻病

营养性维生素 D 缺乏性佝偻病（rickets of vitamin D deficiency）是引起佝偻病的最主要原因，是以儿童体内维生素 D 不足使钙、磷代谢紊乱，导致生长的长骨干骺端生长板和骨基质矿化不全，引起骨骼生长发育障碍为特征的一类营养性疾病。该病多发于婴幼儿，常见于冬春季发病，北方患病率高于南方。随着经济、文化水平的提高，我国营养性维生素 D 缺乏性佝偻病的发病率逐年降低，病情趋于减轻。

（一）维生素 D 的生理功能和代谢

维生素 D 是维持机体钙稳态的重要生物调节因子。

（1）维生素 D 的来源。维生素 D 是一组具有生物活性的脂溶性类固醇衍生物，主要为维生素 D_2（麦角骨化醇）和维生素 D_3（胆骨化醇）。维生素 D_2存在于植物中，维生素 D_3由动物或人体皮肤中的 7－脱氢胆固醇经日光中紫外线的光化学作用转化而成，是体内维生素 D 的主要来源。婴幼儿维生素 D 的主要来源有三个途径：①母体－胎儿的运转。胎儿通过胎盘从母体获得维生素 D，胎儿体内25-(OH)D_3的贮存可满足其出生后一段时间的生长需要。②食物中的维生素 D。母乳和天然食物中维生素 D 含量很少。③皮肤的光照合成。人体皮肤中的 7－脱氢胆固醇经日光中紫外线（290 ～ 320 nm 波长）的照射，形成胆骨化醇，即内源性维生素 D_3，是人类维生素 D 的主要来源，其产生的量与阳光照射时长、波长、暴露皮肤的面积有关。

（2）维生素 D 的转运。食物中摄入的维生素 D_2、维生素 D_3和内源性维生素 D_3均无生物活性。它们进入人体后，在肝细胞内经 25－羟化酶作用转变为 25－羟维生素 D_3［25-(OH)D_3］，这是维生素 D 在血液循环中的主要形式。其后，25-(OH)D_3又在肾近曲小管细胞内经 1α－羟化酶作用进一步羟化为 1, 25－二羟维生素 D_3［1, 25-$(OH)_2D_3$］，这是维生素 D 的生物活性物质，经血液运送至肠、骨骼、肾脏发挥其作用。

（3）1, 25-$(OH)_2D_3$的生理作用。1, 25-$(OH)_2D_3$是维持钙磷代谢平衡的主要激素之一，主要通过作用于靶器官（肠、肾脏、骨）发挥抗佝偻病的生理功能：①促进钙、磷在肠内的吸收。1, 25-$(OH)_2D_3$能促进小肠黏膜对钙的吸收，进而促进其对磷的吸收。②促进肾小管对钙、磷的重吸收，提高血钙、血磷浓度，有利于骨的矿化。③促进旧骨质脱钙，钙盐溶解，从而增加血中钙、磷浓度；刺激成骨细胞，促进骨样组织成熟和钙

盐沉积，使骨骼不断生长。

（4）维生素D代谢的调节。维生素D代谢由血钙、血磷、甲状旁腺素、降钙素等调节，同时受自身反馈作用。

（二）维生素D缺乏的病因

（1）围生期维生素D不足。孕母妊娠期，尤其是妊娠后期因严重营养不良、肝肾疾病、慢性腹泻等可导致体内维生素D不足。早产、双胎、多胎等也可使婴儿体内维生素D贮存量不足。

（2）维生素D摄入不足。天然食物中的维生素D含量少，不能满足人体需要。即使采用母乳喂养，若婴儿户外活动少也易患佝偻病。

（3）日照不足。日光中的紫外线必须直接照在皮肤上才能产生维生素D。因此，婴幼儿缺乏户外活动可导致内源性维生素D生成不足。影响因素如下：居住在北方高纬度、冬季日照时间短、紫外线不能透过玻璃、紫外线较弱、空气污染、高楼遮挡。以上因素均可减少由阳光照射产生的维生素D，从而造成维生素D缺乏。

（4）生长速度快、维生素D需要量增加。婴幼儿生长速度快，维生素D需要量较多，易发生佝偻病。重度营养不良儿童生长迟缓，发生佝偻病者不多。

（5）疾病和药物影响。胃肠道或肝胆疾病会影响维生素D的吸收；肝功能、肾功能严重损害时，维生素D转化为25-(OH)D_3及1,25-(OH)$_2$$D_3$活性形式减少；长期应用抗癫痫药物（如苯巴比妥等）则加速维生素D和25-(OH)D_3的降解，也可造成维生素D缺乏；糖皮质激素能拮抗维生素D对钙的转运作用而引起维生素缺乏。

（三）发病机制

维生素D缺乏性佝偻病可看作是机体为维持血钙水平而对骨骼造成的损害。维生素D长期缺乏造成肠道吸收钙、磷减少和低钙血症，导致甲状旁腺功能代偿性亢进，甲状旁腺素（parathyroid hormone，PTH）分泌增加以动员骨钙释出，使血钙浓度维持在正常或接近正常的水平。但PTH同时也抑制肾小管重吸收磷，使钙磷代谢失调，尤其是致严重低磷、钙磷乘积降低，导致钙在骨骼组织上的沉积障碍。成骨细胞代偿性增生，碱性磷酸酶分泌增加，骨样组织因钙化过程发生障碍而在局部堆积，临床可出现一系列佝偻病症状和血生化改变（图6－1）。

（四）临床表现

本病多见于2岁的婴幼儿。不同年龄小儿的骨骼生长速度不同，故维生素D缺乏性佝偻病的临床表现因年龄而异，可分为四期。

1. 初期

该期常见于6月龄内特别是3月龄内的婴儿。其主要表现为神经兴奋性增高，如易激惹、烦闹、夜间啼哭、汗多刺激头皮而摇头等。此期无特异性，仅可作为临床早期诊断的参考指标。血清25-(OH)D_3水平降低，PTH升高，血钙一过性下降、血磷降低，碱性磷酸酶（alkaline phosphatase，ALP）正常或稍高；骨骼X射线片可正常或钙化带稍模糊。

2. 活动期（激期）

早期患者若未经治疗，症状和体征继续加重，PTH功能亢进，钙磷代谢异常，出现

典型的骨骼改变，多出现在儿童骨骼生长速度较快的部位。

（1）头部：①颅骨软化。颅骨软化多发生于6月龄内的婴儿，指尖轻按顶骨、枕骨后部时有乒乓球样感觉，6月龄后逐渐消失。正常婴儿骨缝周边可有压乒乓球感觉，应视为正常。②头颅畸形。头颅畸形多见于7～8月龄以上的患儿。③囟门增大或闭合延迟（正常最迟2岁闭合）。④出牙延迟。1岁以上儿童尚未出牙，有时出牙顺序颠倒，牙齿缺少釉质，易生龋齿。

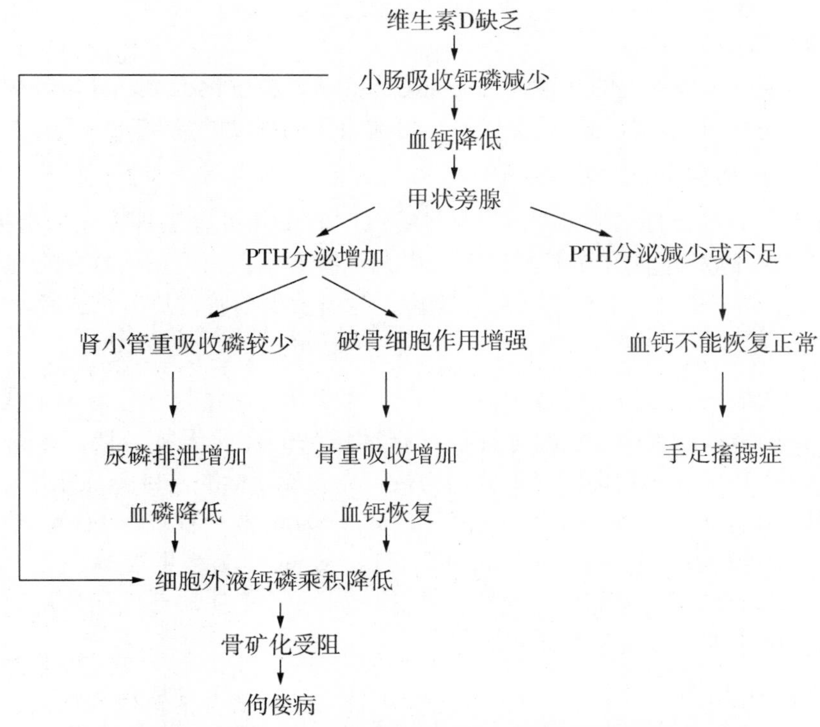

图6－1　维生素D缺乏性佝偻病和手足搐搦症的发病机制

（2）胸部：多见于1岁左右的婴幼儿。①肋骨串珠。肋骨和肋软骨交界处可触及圆形隆起，上下排列成串珠样突起，以第7至第10肋最明显，称为佝偻病串珠（rachitic rosary）。②“鸡胸”或“漏斗胸”。由于肋骨骺部内陷，致使胸骨向外突出，形成“鸡胸”；若如胸骨剑突部向内凹陷，可形成“漏斗胸”。③肋膈沟（costophrenic groove）。严重佝偻病的小儿膈肌附着处的肋骨受膈肌牵拉而内陷，胸廓下缘形成一条横浅沟，称为肋膈沟，又叫哈里森沟（Harrison’s groove）。

（3）四肢、脊柱：①腕踝畸形。因骨骺端膨大，手腕、足踝部形成圆形环状隆起，形似手镯或脚镯。多见于6个月以上的婴儿。②下肢畸形。见于能行走或站立的1岁左右婴儿。由于双下肢负重，骨质软化和肌肉关节韧带松弛，可出现“O”形腿或“X”形腿或“K”形样下肢畸形。小儿会坐后，因韧带松弛，可致脊柱后突或侧弯。

（4）其他：严重血磷降低可致全身肌张力减少和肌肉韧带松弛，肌力减弱。

（5）检查：血钙稍低，血磷降低尤为显著，钙磷乘积降低，碱性磷酸酶升高，

25-(OH)D_3水平降低。骨骼X射线检查显示：干骺端临时钙化带消失，呈“毛刷”样、“杯口”状改变；骨骺软骨明显改变，增宽大于2 mm；骨皮质变薄，可有骨干弯曲或青枝骨折。

3. 恢复期

经过治疗，临床症状逐渐减轻，血清钙、磷逐渐恢复正常，碱性磷酸酶可在1～2个月恢复正常。X射线检查显示治疗2～3周后即有改善，可见临时钙化带重新出现，致密增厚，逐渐恢复正常。

4. 后遗症期

后遗症多见于2岁以上的儿童，无任何临床症状，血生化正常，骨骼X射线检查显示骨骼干骺端病变消失，若患严重佝偻病，可遗留不同程度的骨骼畸形。

（五）口腔临床特征

对于维生素D缺乏性佝偻病患者，6月龄以下的患儿可有颅骨软化，指尖轻按顶、枕骨后部时有乒乓球样感觉；7月龄以上的患儿可有方颅，囟门增大或闭合延迟，出牙延迟，1岁以上尚未出牙，有时出牙顺序颠倒，牙齿缺少釉质，易出现龋齿。

（六）诊断

该病的诊断依赖于对病史资料、临床表现、血生化检测结果和骨骼X射线检查的综合判断。早期的多汗、烦躁、哭闹等神经兴奋性增高的症状无特异性，诊断准确率较低。血清25-(OH)D_3在早期即明显降低，为最可靠的诊断标准。目前，推荐儿童正常的血清25-(OH)D水平：>50 nmol/L（20 ng/mL）为正常；37.5～50 nmol/L（15～20 ng/mL）为维生素D不足；≤37.5 nmol/L（15 ng/mL）为维生素D缺乏。血生化和骨骼X射线的检查结果为诊断的可靠指标。诊断为维生素D缺乏性佝偻病后，还应判断属于疾病的哪个期，以及是否需要治疗。

（七）鉴别诊断

1. 与佝偻病体征的鉴别

（1）软骨发育不良。软骨发育不良是一种遗传性软骨发育障碍，患者可有部分类似佝偻病的症状，如头大、前额凸出、四肢短小等。根据短肢型身材矮小和骨骼X射线检查可做出诊断，基因检测可明确诊断。

（2）黏多糖病。黏多糖病可出现骨骼改变，如头大、脊柱畸形、胸廓扁平等，但骨骼X射线表现变化与佝偻病不同，根据尿中黏多糖电泳和外周血白细胞酶活性、基因检测结果可明确诊断。

（3）脑积水。脑积水可出现前囟饱满紧张、骨缝分离，严重时两眼向下呈“落日征”。头颅B超、CT检查可诊断。

2. 与佝偻病体征相同但病因不同的鉴别

（1）低磷性抗维生素D佝偻病。该病多为性连锁遗传病，也可为常染色体显性或隐性遗传病，也有散发病例。主要由原发性肾小管重吸收磷和肠道吸收磷障碍引起。佝偻病出现迟（多发生于1岁以后），但持续时间长，实验室检查示血钙正常、血磷严重偏低、尿磷增加。维生素D对本病治疗无效。

（2）远端肾小管酸中毒。远曲肾小管泌氢不足，导致血钙下降，继发甲状旁腺功能亢进，进一步加重骨质脱钙，从而出现佝偻病表现。尿呈碱性，除低血钙、低血磷外，血钾亦低，血氯增高。

（3）维生素D依赖性佝偻病。维生素D依赖性佝偻病为常染色体隐性遗传病，可分为两型。Ⅰ型为肾脏1α-羟化酶缺陷，使25-(OH)D_3转变为1,25-(OH)$_2$$D_3$发生障碍，血中25-(OH)$D_3$浓度正常。Ⅱ型为靶器官1,25-(OH)$_2$$D_3$受体缺陷，血1,25-(OH)$_2$$D_3$浓度增高。两型临床上均有严重的佝偻病体征。Ⅰ型患儿可有高氨基酸尿症，Ⅱ型患儿有脱发，是重要特征。

（4）肾性佝偻病。由于各种原因所致慢性肾功能障碍，钙磷代谢紊乱，骨骼呈佝偻病改变。

（5）肝性佝偻病。由于肝脏疾病，患儿肝功能异常，25-(OH)D_3生成障碍，可出现低血钙、抽搐和骨骼呈佝偻病改变。

不同类型佝偻病（活动期）实验室检查见表6-1。

表6-1 不同类型佝偻病（活动期）实验室检查

病名	血清						氨基酸尿	其他
	钙	磷	ALP	25-(OH)D_3	1,25-(OH)$_2$$D_3$	PTH		
维生素D缺乏性佝偻病	正常(↓)	↓	↑	↓	↓	↑	(-)	尿磷↑
低磷性抗维生素D佝偻病	正常	↓	↑	正常(↑)	正常(↓)	正常	(-)	尿磷↑
远端肾小管性酸中毒	正常(↓)	↓	↑	正常(↑)	正常(↓)	正常(↑)	(-)	碱性尿、高血氯、低血钾
维生素D依赖性佝偻病Ⅰ型	↓	↓	↑	↑	↓	↑	(+)	—
维生素D依赖性佝偻病Ⅱ型	↓	↓	↑	正常	↓	↑	(-)	脱发
肾性佝偻病	↓	↑	正常	正常	↓	↑	(-)	等渗尿、氮质血症、酸中毒
肝性佝偻病	↓	↓	↑	↓↓	↓	↑	(-)	肝功能异常

（八）治疗

维生素D缺乏性佝偻病的治疗目的是控制疾病活动期病情，防止发生骨骼畸形。

（1）维生素D治疗。原则应以口服维生素D为主。口服剂量为每日维生素D 2 000～4 000 IU（50～100 μg），1个月后改为400～800 IU/d（10～20 μg/d）。对有腹泻或口服困难者可一次肌内注射维生素D 15万～30万IU，1个月后再以400～800

IU/d（10～20 μg/d）维持。治疗期间定期进行临床特征检查、血生化检测和骨骼 X 射线检查等；若不能改善，须考虑其他病因所致佝偻病的诊断，同时应避免高钙血症、高钙尿症及维生素 D 过量。

（2）钙剂治疗。为帮助改善症状，补充维生素 D 后可适当补充钙剂；同时调整膳食结构，增加膳食来源的钙摄入。

（3）微量营养素补充。维生素 D 缺乏性佝偻病常伴有锌、铁降低，及时补充微量元素的摄入有利于骨骼成长。

（4）恢复期治疗。有严重骨骼畸形患儿可考虑外科手术矫治。

（九）预防

维生素 D 缺乏性佝偻病的预防应从围生期开始直到青春期，重点是婴幼儿时期。

1. 胎儿期的预防

孕妇应常到户外活动，多晒太阳；饮食应富含维生素 D，并注意营养均衡；妊娠后 3 个月补充维生素 D 800～1 000 IU/d，同时服用钙剂。

2. 0～18 岁儿童的预防

（1）户外活动。增加户外活动，多晒太阳有利于皮肤合成维生素 D_3，是预防该病最简单而有效的措施。由于紫外线对儿童皮肤的损伤及对视觉的不利影响，应避免 6 个月以下的婴儿在阳光下直晒。

（2）补充维生素 D。母乳喂养或部分母乳喂养婴儿，出生后数天即应补充维生素 D 400 IU/d；人工喂养配方奶中维生素 D 小于 1 000 mL/d 时，应补充维生素 D 400 IU /d；大年龄儿童及青春期少年推荐补充维生素 D 400 IU/d。若阳光充足，可暂停或减量服用维生素 D。

（3）钙剂。一般不加钙剂，但母乳或乳制品摄入不足和营养状况欠佳时，可适当补充微量营养素制剂和钙剂。

3. 早产儿的预防

双胎出生儿、早产儿，尤其低出生体重儿，予母乳强化剂或早产儿配方奶预防维生素 D 缺乏性佝偻病十分重要。当体重大于 1 500 g 时，补充维生素 D 400 IU/d，最大量 1 000 IU/d，3 个月后改为预防量 400～800 IU/d。

二、维生素 D 缺乏性手足搐搦症

维生素 D 缺乏性手足搐搦症（tetany of vitamin D deficiency）是维生素 D 缺乏性佝偻病的伴发症状之一，以 6 个月内的婴儿多见。由于预防维生素 D 缺乏的工作的普遍开展，本病现已较少发生。

（一）病因和发病机制

当维生素 D 缺乏时，血钙下降而甲状旁腺不能代偿性分泌时，血钙继续降低，总血钙小于 1.8 mmol/L（7.5 mg/dL）或离子钙小于 1.0 mmol/L（4 mg/dL）时即可引起神经肌肉兴奋性增高，出现手足搐搦、喉痉挛，甚至惊厥。目前，维生素 D 缺乏时出现甲状旁腺功能低下的原因尚不清楚。

（二）临床表现

维生素D缺乏性手足搐搦症的临床表现主要为惊厥、喉痉挛、手足搐搦，同时伴有不同程度的活动期佝偻病表现。

1. 隐匿型

血钙常在1.75～1.88 mmol/L，患儿无典型症状，但可通过刺激神经、肌肉引起以下体征：

（1）低钙击面征（Chvostek sign）。以叩诊锤或手指尖骤击患儿颧弓与口角间的面颊部，引起眼睑和口角抽动者为面神经征阳性；新生儿期可呈假阳性。

（2）腓反射（peroneal sign）。叩诊锤骤击膝下外侧腓神经处，引起足向外侧收缩即为腓反射阳性。

（3）低钙束臂征（Trousseau sign）。以血压计袖带包裹上臂，使经上臂测得的血压维持在收缩压与舒张压之间，5分钟内该手出现痉挛状即为低钙束臂征（Trousseau sign）阳性。

2. 典型发作

血钙小于1.75 mmol/L时可出现惊厥、手足搐搦和喉痉挛。

（1）惊厥。四肢突然发生抽动，两眼上窜，面肌颤动，神志不清。发作时间在数秒或长达数分钟以上，可伴口周发绀。发作停止后，意识恢复，精神萎靡而入睡，醒后活泼如常，发作次数不等，无发热，多数发作时神志清楚。

（2）手足搐搦。手足搐搦见于较大的婴幼儿，突发手足痉挛，双手腕部屈曲、手指伸直、拇指内收掌心，呈弓状。足部踝关节伸直，足趾同时向下弯曲。

（3）喉痉挛。喉痉挛以婴儿多见，喉部肌肉和声门突发痉挛，可有呼吸困难、窒息，甚至死亡。

（三）口腔临床特征

维生素D缺乏性手足搐搦患儿常伴有佝偻病症状，6个月内的婴儿可有颅骨软化，指尖轻按顶骨、枕骨后部时有乒乓球样感觉。出牙延迟，婴儿多数未出牙，1岁以上出牙缓慢，出牙顺序颠倒，牙齿缺少釉质，易出现龋齿。

（四）诊断和鉴别诊断

婴幼儿突发无热惊厥，反复发作，发作后神志清醒，无神经系统体征，同时患有佝偻病，应考虑本病。实验室检查：总血钙小于1.75 mmol/L，离子钙小于1.0 mmol/L。应与下列疾病鉴别。

1. 无热惊厥性疾病

（1）低血糖症。低血糖症常发生于清晨空腹时，有进食不足或腹泻史，重症惊厥后可转入昏迷，血糖常小于2.2 mmol/L，一般口服或静脉注射葡萄糖液后恢复正常。

（2）低镁血症。低镁血症多见于新生儿或婴儿，有触觉、听觉过敏，引起肌肉颤动，甚至惊厥、手足搐搦，血清镁常小于0.58 mmol/L（1.4 mg/dL）。

（3）婴儿痉挛症。婴儿痉挛症多见婴儿起病，为癫痫的一种类型。其表现为突然发作，头及躯干、上肢均屈曲，手握拳，下肢弯曲至腹部，伴点头哈腰状抽搐和意识障碍，发作数秒至数十秒后停止；可伴智力异常，脑电图有高幅异常节律波形。

（4）原发性甲状旁腺功能减退症。可出现间歇性惊厥或手足搐搦，间隔数天或数周发作 1 次；血磷升高大于 3. 2 mmol/L（10 mg/dL），血钙降至 1. 75 mmol/L（7 mg/dL）以下，碱性磷酸酶正常或稍低；颅骨 X 射线或 CT 图像可见基底节钙化灶。

2. 中枢神经系统感染

中枢神经系统感染患儿有发热和感染中毒症状，伴有抽搐，常有颅内高压体征，脑脊液检查异常。

3. 急性喉炎

发生喉痉挛时，须与此病鉴别。急性喉炎大多有上呼吸道感染症状，可突然发作，声音嘶哑伴犬吠样咳嗽和吸气困难；血钙正常，钙剂治疗无效。

（五）治疗

1. 急救处理

（1）予氧气吸入。惊厥期立即保持正确体位。保证呼吸道通畅，吸氧，必要时进行气管插管。

（2）迅速控制惊厥或喉痉挛。予 10% 水合氯醛，每次 40 ～ 50 mg/kg，保留灌肠；或地西泮每次 0. 1 ～0. 3 mg/kg，肌内注射或缓慢静脉注射。

2. 钙剂治疗

立即予 10% 葡萄糖酸钙 5 ～ 10 mL 加入 10% 葡萄糖溶液 5 ～ 20 mL，缓慢静脉注射。惊厥停止后改为口服钙剂。

3. 维生素 D 治疗

急症控制后补充维生素 D，方法同维生素 D 缺乏性佝偻病。

（六）预防

同维生素 D 缺乏性佝偻病。

第三节　锌缺乏症

锌是人体必需微量元素之一，参与机体生长发育、智力发育、新陈代谢、组织修复等重要生理功能。锌缺乏（zinc deficiency）是由于锌摄入不足或代谢障碍导致体内锌缺乏，引起以食欲减退、异食癖、皮炎、免疫力低下和生长发育迟缓为临床表现的营养素缺乏性疾病。

一、病因

（1）摄入不足。动物性食物和坚果类食物含锌丰富且易于吸收，其他植物性食物含锌少，故素食者容易缺锌。予全胃肠道营养时若未加锌也可导致缺锌。

（2）吸收障碍。各种原因所致的腹泻均妨碍锌的吸收。谷类食物中含粗纤维和较多植酸，可干扰肠道中锌的正常吸收。牛乳锌的吸收率（39%）远低于母乳锌（65%），故长期纯牛乳喂养也可致缺锌。配方奶中锌的含量比纯牛乳高，可以避免婴幼儿锌缺乏。肠病性肢端皮炎（acrodermatitis enteropathica）属于常染色体隐性遗传病，因小肠缺乏吸收锌的载体，故可致严重缺锌。

（3）需要量增加。婴幼儿处于生长发育迅速阶段，或营养不良恢复期，或组织修复过程中，锌需要量增加。若未及时补锌，可发生锌缺乏。

（4）丢失过多。反复溶血、出血、慢性肾脏疾病、长期透析、大面积烧伤和应用金属螯合剂（如青霉胺）等均可使锌丢失过多，导致锌缺乏。

二、临床表现

（1）消化功能减退。缺锌会影响味蕾细胞的更新，降低唾液磷酸酶的活性，使味觉敏感度下降，出现食欲缺乏、厌食、异食癖等症状。

（2）生长发育落后。缺锌会妨碍生长激素轴的功能及性腺轴的成熟，使患儿生长迟缓、体格矮小、性发育延迟等。

（3）免疫功能降低。缺锌会导致T淋巴细胞功能损伤而容易发生感染。

（4）智力发育迟缓。缺锌会使脑DNA和蛋白质合成障碍，引起智力发育迟缓。

（5）其他。如皮肤粗糙、皮炎、脱发、“地图舌”、反复口腔溃疡、创伤愈合迟缓、视黄醛结合蛋白减少而出现夜盲、贫血等。

三、口腔临床特征

锌缺乏患儿容易出现嘴唇苍白、反复口腔溃疡、“地图舌”、创伤愈合迟缓等。

四、实验室检查

血清锌可反映人体锌营养状况，但该指标缺乏敏感性，轻、中度锌缺乏时，其值仍可维持在正常水平。目前，建议10岁以下儿童的血清锌水平正常值下限为10.07 μmol/L（65 μg/dL）。

五、诊断

儿童锌缺乏可根据病史高危因素、临床表现、血清锌水平及补充锌治疗是否显效等进行综合诊断。

六、治疗

（1）病因治疗。治疗原发病。

（2）饮食治疗。注意营养平衡，多食含锌丰富的动物性食物，如动物肝脏、鱼、瘦肉、禽蛋、牡蛎等。

（3）补充锌剂。常用锌剂为葡萄糖酸锌，每日剂量为元素锌0.5～1.0 mg/kg（即相当于葡萄糖酸锌3.5～7.0 mg/kg），疗程一般为2～3个月。长期静脉营养者，每日锌用量：早产儿0.3 mg/kg，足月儿至5岁0.1 mg/kg，5岁以上2.5～4.0 mg/d。锌剂量过大可引起消化道症状，甚至脱水和电解质紊乱。锌中毒可干扰铜代谢，引起低铜血症。

七、预防

（1）提倡母乳喂养，主张膳食平衡。

（2）若存在潜在缺锌的高危因素，如为早产儿、营养不良、长期腹泻和大面积烧伤等，均应适当补充锌剂。

（孟哲）

第七章　新生儿和新生儿疾病

学习目标

- 掌握新生儿的定义、分类方法，足月新生儿与早产儿在外观及生理特点上的差异，新生儿窒息的病因、病理生理及复苏流程，新生儿呼吸窘迫综合征的病因、临床表现、影像学特点和治疗，新生儿缺氧缺血性脑病的病因、病理学改变、临床表现及治疗原则，新生儿黄疸的原因及分类，新生儿溶血病的发病机制、并发症及治疗。
- 熟悉新生儿颅内出血的病因、类型及治疗原则，新生儿感染性疾病的诊断、治疗和预防。
- 了解新生儿寒冷损伤综合征的病因和治疗，新生儿出血症的病因、分型及预防，新生儿坏死性小肠结肠炎的病因、分级标准及治疗，新生儿血糖异常原因和治疗。

第一节　概　　述

新生儿（neonate，newborn）是指从脐带结扎到出生后 28 天内的婴儿。新生儿学（neonatology）是研究新生儿生理、病理、疾病防治及保健等方面的学科。新生儿学近几十年来发展十分迅速，这使新生儿死亡率、后遗症发生率均显著下降。新生儿学是围生医学（perinatology）的一部分。围生医学是研究胎儿出生前后影响胎儿和新生儿健康的一门学科，涉及产科、新生儿科和相关的遗传、生化、免疫、生物医学工程等领域，并与提高人口素质、降低围生儿死亡率密切相关。目前，我国定义的围生期是指自妊娠 28 周至出生后 7 天。围生期保健水平是衡量一个国家医疗卫生水平的重要标志。

一、新生儿分类

（一）根据胎龄分类

（1）足月儿：37 周≤出生时胎龄（gestational age，GA）<42 周（260 ~ 293 天）

的新生儿。

（2）早产儿：GA <37 周（ <260 天）的新生儿，其中 GA <28 周者称为超早产儿。

（3）过期产儿：GA≥42 周（≥294 天）的新生儿。

（二）根据出生体重分类

出生体重（birth weight，BW）是指出生后 1 小时内的体重。

（1）正常出生体重儿：2 500 g≤BW <4 000 g。

（2）低出生体重儿：BW <2 500 g，其中，BW <1 500 g 为极低出生体重儿，BW < 1 000 g 为超低出生体重儿。

（3）巨大儿：BW≥4 000 g。

（三）出生体重和胎龄的关系

（1）适于胎龄儿：出生体重在同胎龄平均出生体重的第 10 ～ 90 百分位。

（2）小于胎龄儿：出生体重在同胎龄平均出生体重的第 10 百分位以下。

（3）大于胎龄儿：出生体重在同胎龄平均出生体重的第 90 百分位以上。

中国不同胎龄新生儿出生总百分位参考值见表 7 －1。

表 7 －1　中国不同胎龄新生儿出生总百分位参考值

单位：g

出生胎龄/周	P_3	P_{10}	P_{25}	P_{50}	P_{75}	P_{90}	P_{97}
24	339	409	488	588	701	814	938
25	427	513	611	732	868	1 003	1 148
26	518	620	735	876	1 033	1 187	1 352
27	610	728	860	1 020	1 196	1 368	1 550
28	706	840	987	1 165	1 359	1 546	1 743
29	806	955	1 118	1 321	1 522	1 723	1 933
30	914	1 078	1256	1 467	1 692	1 906	2 128
31	1 037	1 217	1 410	1 637	1 877	2 103	2 336
32	1 179	1 375	1 584	1 827	2 082	2 320	2 565
33	1 346	1 557	1 781	2 039	2 308	2 559	2 813
34	1 540	1 765	2 001	2 272	2 554	2 814	3 079
35	1 762	1 996	2 241	2 522	2 812	3 080	3 352
36	2 007	2 245	2 495	2 780	3 075	3 347	3 622
37	2 256	2 493	2 741	3 025	3 318	3 589	3 863
38	2 461	2 695	2 939	3 219	3 506	3 773	4 041
39	2 589	2 821	3 063	3 340	3 624	3 887	4 152
40	2 666	2 898	3 139	3 415	3 698	3 959	4 222
41	2 722	2 954	3 195	3 470	3 752	4 012	4 274
42	2 772	3 004	3 244	3 518	3 799	4 058	4 319

注：*P* 代表百分位数。

资料来源：朱丽，张蕊，张淑莲，等. 中国不同胎龄新生儿出生体重曲线研究［J］. 中华儿科杂志，2015，53（2）：97 －103。

（四）根据生后周龄分类

（1）早期新生儿：出生后1周以内的新生儿。

（2）晚期新生儿：出生后第2至第4周的新生儿。

（五）高危儿

高危儿是指已发生或可能发生危重情况，需要密切观察和监护的新生儿。高危因素包括：①母亲因素，如年龄超过40岁或小于16岁，孕母有糖尿病、感染、慢性心肺疾病、高血压、血小板减少等病史。②分娩过程中胎位不正、难产、急产、产程延长、羊水过多或过少、羊水粪染、胎膜早破、胎盘早剥、前置胎盘、分娩过程中使用镇静或止痛药物等。③新生儿因素，如窒息、宫内窘迫，多胎、早产儿、小于胎龄儿、巨大儿、宫内感染和先天畸形等。

二、新生儿病史和体格检查的特点

（一）病史

大部分新生儿未取名字，要加注父亲或母亲姓名，如“李××之子”“李××之女”。要准确记录实际日龄，出生后1周内要精确到小时。病史可由亲属或分娩单位提供。现病史包括出生前胎儿情况变化、分娩方式、有无胎膜早破、羊水、胎盘、脐带、Apgar评分、复苏抢救等，主要临床症状发生时间、演变及诊治情况，喂养及大小便情况等。个人史包括胎次、产次、出生时间、出生时体重、胎龄等。家族史包括母亲孕期情况、既往病史及妊娠分娩情况。

（二）体格检查

体格检查前注意保暖，做好手卫生；检查时动作轻柔，速度要快。

测量记录：体温、脉搏、呼吸、血压、体重、头围、胸围、身长。

一般情况：外貌、面容、面色、神志、反应、精神状态、体位、哭声等。

皮肤黏膜：颜色，有无皮疹、花斑纹、色素沉着，有无胎脂、胎粪污染、黄疸，有无硬肿等。

头颅：检查头颅大小、形状，前囟大小及张力，有无水肿、血肿。

面部：面部是否对称，鼻唇沟是否对称；有无特殊容貌，如先天愚型貌；小下颌要考虑皮埃尔·罗班综合征（皮罗综合征，Pierre Robin syndrome）的可能。

眼：有无眼睑下垂、水肿；双眼上斜或内眦有赘皮应怀疑有21三体综合征；伴有眼睑水肿和大量脓性分泌物常是淋球菌感染的典型表现；有无先天性角膜白斑、白内障、球结膜下出血，巩膜有无黄染，瞳孔大小及对光反射。

耳：耳郭发育情况，有无耳屏前皮肤皮赘、窦道，外耳道有无畸形及分泌物。

鼻腔：有无畸形，有无分泌物，有无鼻煽、鼻塞；足月新生儿鼻尖部可见针尖大小的粟粒疹。

口腔：口唇颜色，口腔黏膜有无出血点、白色膜状附着物、溃疡，有无唇裂、腭裂，有无巨舌；少数初生婴儿在下切齿或其他部位有早熟齿，称新生儿齿；在口腔上腭中线和齿龈部位可见黄白色、米粒大小的小颗粒，俗称“上皮珠”或“马牙”；两侧颊部各有一隆起的脂肪垫，俗称“螳螂嘴”。

颈部：颈部活动度，有无颈蹼、斜颈，双侧胸锁乳突肌有无肿块。

胸廓：是否对称，有无漏斗胸，有无胸骨上窝吸气性凹陷，双侧锁骨是否连续无中断。

肺部：呼吸形式、频率、节律，有无呻吟；新生儿呈膈肌型呼吸，有时可见潮式呼吸；叩诊有无鼓音、浊音或实音；听诊呼吸音强度、是否对称，有无干湿性啰音。

心脏：心前区是否隆起，心尖搏动位置、强度，心前区有无震颤，心界大小，心率，心律，心音强度，有无杂音，杂音性质、强度、传导方向。

腹部：观察腹部形态，早产儿腹壁薄，有时可见肠型；脐部有无分泌物，脐周有无红肿，有无脐疝。

肛门外生殖器：有无肛门闭锁、肛裂；男婴应注意双侧睾丸是否降入阴囊、有无睾丸鞘膜积液、有无尿道下裂；早产女婴注意大阴唇是否遮住小阴唇，外阴是否有分泌物或假月经。

脊柱及四肢：脊柱有无畸形，有无脊柱裂、骶骨小凹、脊膜膨出等；注意四肢活动度，有无指、趾畸形；有无臂丛神经损伤。

神经系统：检查新生儿吸吮反射、握持反射、拥抱反射、踏步反射等原始反射，可引出腹壁反射、提睾反射、肛门反射、角膜反射、巴宾斯基征等浅反射；胎龄 33 周后出生的新生儿可引出下颌反射、肱二头肌反射、膝腱反射；检查主动肌张力（头竖立、手握持、牵拉反应、支持反应、直立位举起试验）及被动肌张力（围巾征、前臂弹回、下肢弹回、腘窝角）。

三、正常足月儿和早产儿的特点及护理

（一）外观特点

正常足月儿和早产儿在外观上各具特点（表 7－2）。

表 7－2　足月儿与早产儿外观特点

	足月儿	早产儿
皮肤	红润、皮下脂肪丰满和毳毛少	绛红、水肿和毳毛多
头	头大（占全身比例 1/4）	头更大（占全身比例 1/3）
头发	分条清楚	细而乱
耳郭	软骨发育好、耳舟形成、直挺	软、缺乏软骨、耳舟不清楚
乳腺	结节大于 4 mm，平均 7 mm	无结节或结节小于 4 mm
外生殖器		
男婴	睾丸已降至阴囊	睾丸未降或未全降
女婴	大阴唇遮盖小阴唇	大阴唇不能遮盖小阴唇
指、趾甲	达到或超过指、趾端	未达指、趾端
跖纹	足纹遍及整个足底	足底纹理少

（二）生理特点

1. 呼吸系统

（1）足月分娩时，胎儿肺液经产道挤压后，1/3～1/2 的肺液由口鼻排出，其余的肺液由肺间质内毛细血管和淋巴管吸收。剖宫产儿由于缺乏产道的挤压和自然分娩过程中所形成的促进肺液清除的肺部微环境，可引起新生儿暂时性呼吸困难（transitory tachypnea of newborn，TTN）。新生儿呈腹式呼吸，安静时呼吸频率约为 40 次/分，若持续超过 60 次/分，称为呼吸急促。由于呼吸道管腔狭窄、黏膜柔嫩且含血管丰富、纤毛运动差，因此易致气道阻塞、感染、呼吸困难及拒乳。

（2）早产儿由于呼吸中枢及肺部发育不成熟，可出现呼吸浅快、不规则及呼吸暂停（apnea）或发绀。呼吸暂停是指呼吸气流停止大于等于 20 秒，伴心率小于 100 次/分或发绀、血氧饱和度下降，严重时伴面色苍白、肌张力下降。因早产儿肺泡表面活性物质含量低，易患呼吸窘迫综合征。由于早产儿肺发育不成熟，急、慢性肺损伤及损伤后异常修复易导致支气管肺发育不良（bronchopulmonary dysplasia，BPD）。

2. 循环系统

（1）出生后血液循环动力学发生重大变化：①胎盘-脐血液循环终止；②呼吸建立，肺循环阻力下降、肺血流增加；③体循环压力上升；④卵圆孔功能关闭；⑤动脉导管功能关闭。这些变化使得胎儿循环转变成成人循环。当严重肺炎、酸中毒、低氧血症时，肺血管压力升高。当压力等于或超过体循环时可致卵圆孔、动脉导管重新开放，出现右向左分流，称新生儿持续肺动脉高压（persistent pulmonary hypertension of the newborn，PPHN）。心率通常为 90～160 次/分，足月儿平均血压为 70/50 mmHg。

（2）早产儿血压偏低，部分早产儿早期可有动脉导管开放。

3. 消化系统

（1）足月儿食管下部括约肌松弛，胃呈水平位，幽门括约肌较发达，故易溢乳甚至呕吐。消化道已能分泌充足的消化酶，但不包括淀粉酶，因此不宜过早喂淀粉类食物。消化道面积相对较大、管壁薄、通透性高，有利于营养吸收，但也容易导致毒素及大分子蛋白被吸收，引起感染及蛋白质过敏。足月儿在出生后 24 小时内排糊状、墨绿色胎便，2～3 天排完。若出生后 24 小时仍不排胎便，应排除肛门闭锁或其他消化道畸形。肝内尿苷二磷酸葡萄糖醛酸基转移酶的量及活力不足，是生理性黄疸的主要原因之一。

（2）早产儿吸吮、吞咽能力差，消化功能低下，易出现喂养不耐受。缺氧缺血、感染或喂养不当等因素易引起坏死性小肠结肠炎。早产儿的黄疸程度较足月儿的重，持续时间更长，且易发生核黄疸。

4. 泌尿系统

（1）足月儿肾稀释功能与成人的相似，但肾小球滤过率低、浓缩功能差，易发生水肿。新生儿一般在出生后 24 小时内开始排尿，少数在出生后 48 小时内排尿，出生后 1 周内每日排尿可达 20 次。

（2）早产儿肾浓缩功能更差，对钠的重吸收功能差，易出现低钠血症；葡萄糖阈值低，易发生糖尿。

5. 血液系统

（1）足月儿出生时血红蛋白为170 g/L（140～200 g/L）。出生后1周内静脉血血红蛋白小于140 g/L（毛细血管血红蛋白高20%）定义为新生儿贫血。血红蛋白中胎儿血红蛋白占70%～80%，出生5周后降至55%，随后逐渐变为成人型血红蛋白。网织红细胞数出生3天内为0.04～0.06，4～7天迅速降至0.005～0.015，4～6周回升至0.02～0.08。血容量为85～100 mL/kg，与脐带结扎时间有关。白细胞数在出生后第1天为（15～20）$\times 10^9$/L，3天后明显下降，5天后接近婴儿值；以中性粒细胞为主，4～6天与淋巴细胞持平，以后淋巴细胞数量占优势。足月儿的血小板数与成人的相似。胎儿肝脏维生素K储存量少，凝血因子Ⅱ、Ⅶ、Ⅸ、Ⅹ活性较低。

（2）早产儿铁储备少、促红细胞生成素低、血容量迅速增加，"生理性贫血"出现早，且胎龄越小，贫血持续时间越长，贫血程度越严重。

6. 神经系统

（1）新生儿出生时头围平均为33～34 cm，此后增长速率为每月增长1.1 cm，至出生后40周左右增长渐缓。脊髓相对长，其末端在第3、第4腰椎下缘，故腰穿时应在第4、第5腰椎间隙进针。足月儿大脑皮层兴奋性低，睡眠时间长。大脑对下级中枢抑制较弱，且锥体束纹状体发育不全，常出现不自主和不协调动作。新生儿出生时已具备多种原始反射，在正常情况下，原始反射在出生后数月自然消失。若原始反射减弱或消失，或数月后仍不消失，常提示有神经系统疾病或其他异常。此外，正常足月儿也可出现年长儿的病理性反射，如克尼格征、巴宾斯基征和低钙击面征等，腹壁反射和提睾反射不稳定，偶可出现阵发性踝阵挛。

（2）早产儿神经系统成熟度与胎龄有关，胎龄越小，原始反射越难引出。早产儿易发生脑室周围－脑室内出血及脑室周围白质软化。

7. 体温

新生儿体温调节中枢功能尚不完善，皮下脂肪薄，体表面积相对较大，易散热。出生后散热增加可发生低体温或寒冷损伤。中性温度（neutral temperature）是指机体维持体温正常所需的代谢率和耗氧量最低时的环境温度。出生体重、生后日龄不同，中性温度也不同（表7－3）。新生儿正常体表温度为36.0～36.5 ℃，正常核心（直肠）温度为36.5～37.5 ℃。适宜的环境湿度为50%～60%。早产儿体温调节中枢功能更不完善，产热能力差，更易发生低体温，甚至硬肿症。

表7－3　不同出生体重新生儿的中性温度

出生体重/kg	中性温度/℃			
	35	34	33	32
1.0	出生10天内	出生10天以后	出生3周以后	出生5周以后
1.5	—	出生10天内	出生10天以后	出生4周以后
2.0	—	出生2天内	出生2天以后	出生3周以后
>2.5	—	—	出生2天内	出生2天以后

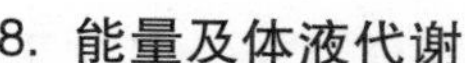

8. 能量及体液代谢

新生儿基础能量消耗为209 kJ/kg，每日所需总能量为418～502 kJ/kg。初生婴儿体内含水量占体重的70%～80%，且与出生体重及日龄有关。新生儿需水量因出生体重、胎龄、日龄及临床情况而异。出生后第1天需水量为60～100 mL/kg，以后每日增加30 mL/kg，直至每日150～180 mL/kg。出生后体重下降，约1周后降至最低点（小于出生体重的10%，早产儿为15%～20%），10天左右恢复到出生时的体重，称生理性体重下降。早产儿体重恢复的速度较足月儿慢。足月儿钠需要量为1～2 mmol/(kg·d)，32周以下的早产儿为3～4 mmol/(kg·d)；初生婴儿10天内一般不需要补钾，以后需要量为1～2 mmol/(kg·d)。

9. 免疫系统

新生儿非特异性和特异性免疫功能均不成熟。皮肤黏膜易受损、脐残端未闭合易导致细菌侵入血液。呼吸道纤毛运动差、胃酸分泌少、分泌型IgA缺乏，易发生呼吸道和消化道感染。血脑屏障发育未完善，易患细菌性脑膜炎。血浆中补体水平低，调理素活性低，多形核白细胞生成及储备少，趋化性及吞噬能力低下。T细胞免疫功能低下导致免疫应答无能，早产儿尤甚。免疫球蛋白IgG虽可通过胎盘，但胎龄越小，IgG含量越低。IgA和IgM不能通过胎盘，因此易患细菌感染，尤其是革兰氏阴性杆菌感染。

10. 常见的几种特殊生理状态

（1）生理性黄疸。

（2）在口腔上腭中线和齿龈部位可有黄白色、米粒大小的小颗粒，是由上皮细胞堆积或黏液腺分泌物积留形成，俗称“上皮珠”或“马牙”，数周后可自然消退。两侧颊部各有一隆起的脂肪垫，俗称“螳螂嘴”，有利于吸吮乳汁。两者均属正常现象，不可挑破，以免发生感染。出生时已萌出的牙称“诞生牙”，如果极度松动应及时拔除，如果松动不明显可保留观察。

（3）乳腺肿大和假月经。男、女新生儿出生后4～7天均可有乳腺增大，2～3周消退。新生儿出生后体内催乳素维持较长时间，故导致乳腺肿大。部分女婴由于出生后来自母体的雌激素突然中断，出生后5～7天阴道会流出少许血性分泌物或白色黏液，可持续1周。

（4）新生儿红斑。出生后1～2天，在头部、躯干及四肢常出现大小不等的多形性斑丘疹，称为“新生儿红斑”，1～2天后自然消失。

（5）粟粒疹。粟粒疹是由于皮脂腺堆积在鼻尖、鼻翼、颜面部而形成小米粒大小的黄白色皮疹，脱皮后自然消失。

（三）足月儿及早产儿护理

（1）保温。新生儿出生后即用预热的毛巾擦干，并采取各种保暖措施，使婴儿处于中性温度中。

（2）喂养。正常足月儿出生后半小时内即可抱给母亲哺乳，提倡按需哺乳。无母乳者给配方乳，每3小时1次，每日7～8次。理想的体重增长：足月儿为15～30 g/d，平均约为20 g/d（生理性体重下降期除外）。早产儿也应酌情尽早母乳喂养，无母乳时可暂用早产儿配方奶。哺乳量原则上是胎龄越小，出生体重越低，每次哺乳量越少，喂奶间隔时间也越短，且要根据喂养后有无腹胀、呕吐、胃内残留（管饲喂养）及体重增长情况进行调整。

（3）呼吸管理。保持呼吸道通畅，维持动脉血氧分压 50～80 mmHg（早产儿 50～70 mmHg）或经皮血氧饱和度 90%～95%。切忌给早产儿常规吸氧，以防高浓度氧导致早产儿视网膜病（retinopathy of prematurity，ROP）或支气管肺发育不良。呼吸暂停者可经弹、拍打足底等恢复呼吸，同时给予枸橼酸咖啡因，必要时给予呼吸支持。对于继发性呼吸暂停，应针对病因进行治疗。

（4）预防感染。婴儿室工作人员应严格遵守消毒隔离制度、手卫生制度，护理和操作时应注意无菌；感染性疾病应做好隔离，防止交叉感染。

（5）维生素。足月儿出生后应肌内注射 1 次维生素 K_1 0. 5～1 mg，早产儿连用 3 天以预防维生素 K 缺乏。

（6）皮肤黏膜护理。勤洗澡，保持皮肤清洁；保持脐带残端清洁和干燥；口腔黏膜不宜擦洗；应选用柔软、吸水性强的尿布。

（7）预防接种：①卡介苗。GA≥37 周且 BW≥2. 5 kg 的新生儿应在出生后进行接种。②乙肝疫苗。如果生命体征稳定，BW≥2 kg，出生后 24 小时内、1 个月、6 个月时各接种乙肝疫苗 1 次；母亲 HBsAg 阳性的新生儿，在出生后 12 小时内必须肌内注射乙肝免疫球蛋白（hepatitis B immunoglobulin，HBIg）100 IU；并尽快在不同肢体部位接种第 1 针乙肝疫苗。

（8）新生儿筛查。新生儿出生 3 天后应进行先天性甲状腺功能减退症、苯丙酮尿症等先天性代谢缺陷病的筛查及听力筛查。对 BW 小于 2 kg，或出生孕周小于 32 周的早产儿和低体重儿应在出生后 4～6 周或矫正胎龄 31～32 周时开始眼底病变筛查。

第二节　新生儿窒息与复苏

新生儿窒息（asphyxia）是指新生儿出生后不能建立正常呼吸，引起低氧血症、高碳酸血症和酸中毒，严重时可导致全身多脏器损害，是新生儿死亡和致残的主要原因之一。

一、病因

窒息的本质是缺氧，任何使胎儿、新生儿血氧浓度降低的因素均可引起窒息。

（1）孕母因素：①孕母有慢性或严重疾病，如心、肺功能不全，糖尿病等；②妊娠并发症，如妊娠期高血压疾病等；③孕母吸毒、吸烟或被动吸烟、年龄 35 岁及以上或 16 岁以下、多胎妊娠等。

（2）胎盘、脐带因素：前置胎盘、胎盘早剥、胎盘老化，脐带脱垂、绕颈、打结、

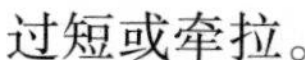

过短或牵拉。

（3）胎儿因素：①早产儿或巨大儿；②先天性畸形，如食管闭锁、先天性心脏病等；③宫内感染；④呼吸道阻塞，如羊水或胎粪吸入等。

（4）分娩因素：头盆不称、宫缩乏力、臀位、使用产钳、胎头吸引，以及产程中使用麻醉药、镇痛药或催产药等。

二、病理改变

（一）呼吸改变

（1）原发性呼吸暂停。胎儿或新生儿缺氧时，先出现呼吸运动加快；若缺氧持续存在，则呼吸运动停止，心率减慢，此为原发性呼吸暂停。

（2）继发性呼吸暂停。若缺氧持续存在，婴儿出现深度喘息样呼吸，心率、血压持续下降，呼吸越来越弱，进入继发性呼吸暂停。

出生时不易鉴别原发性呼吸暂停和继发性呼吸暂停，应先按继发性呼吸暂停处理，以免延误治疗。

（二）全身各系统器官的改变

窒息时呼吸、循环功能由胎儿向新生儿转变受阻，新生儿未能建立正常的呼吸，使肺泡不能扩张，肺液不能清除；缺氧、酸中毒使肺血管阻力增加，进一步加重组织缺氧、缺血。缺氧和酸中毒引起机体产生经典的“潜水”反射，即体内血液重新分布，肺、肠、肾、肌肉和皮肤等非重要生命器官的血管收缩、血流量减少，以保证脑、心和肾上腺等重要生命器官的血流量。若低氧血症持续存在，无氧代谢进一步加重代谢性酸中毒，使体内储存的糖原耗尽，导致脑、心和肾上腺的血流量减少，心肌功能受损，心率和动脉血压下降，器官供血减少，最终导致各脏器受损。

（三）血液生化和代谢改变

（1）动脉血氧分压（PaO_2）、pH 降低及混合性酸中毒。由缺氧后无氧代谢、气道阻塞所致。

（2）糖代谢紊乱。窒息早期血糖正常或增高，后因糖原耗竭而出现低血糖。

（3）高胆红素血症。酸中毒抑制胆红素代谢及与白蛋白结合，降低肝酶活力，使未结合胆红素增加。

（4）低钠血症和低钙血症。由于心房利钠尿多肽（心钠素）和抗利尿激素分泌异常，可发生稀释性低钠血症；钙通道开放、钙内流引起低钙血症。

三、临床表现

（1）胎儿宫内窘迫。胎儿宫内窘迫早期有胎动增加，胎心率≥160 次/分；晚期则胎动减少，甚至消失，胎心率＜100 次/分；羊水胎粪污染。

（2）Apgar 评分。Apgar 评分包括皮肤颜色（appearance）、心率（pulse）、对刺激的反应（grimace）、肌张力（activity）和呼吸（respiration）5 项指标，共 10 分，于出生后 1 分钟、5 分钟和 10 分钟进行评估。1 分钟评分反映窒息严重程度，5 分钟评分反

映复苏的效果并有助于判断预后。（表7－4）

表7－4　新生儿 Apgar 评分标准

体征	评分标准			评分	
	0分	1分	2分	1分钟	5分钟
皮肤颜色	青紫或苍白	身体红，四肢青紫	全身红	—	—
心率/（次/分）	无	<100	>100	—	—
弹足底或插鼻管反应	无反应	有些动作，如皱眉	哭，喷嚏	—	—
肌张力	松弛	四肢略屈曲	四肢活动	—	—
呼吸	无	慢，不规则	正常，哭声响	—	—

（3）多器官损害的临床表现。①中枢神经系统：缺氧缺血性脑病和颅内出血。②呼吸系统：羊水或胎粪吸入综合征、肺出血及呼吸窘迫综合征等。③心血管系统：缺氧缺血性心肌损害，表现为心律失常、心力衰竭等。④泌尿系统：肾功能不全、肾功能衰竭及肾静脉血栓形成等。⑤代谢方面：低血糖或高血糖、低钙血症及低钠血症等。⑥消化系统：应激性溃疡、坏死性小肠结肠炎、黄疸加重或时间延长。⑦血液系统：弥散性血管内凝血（disseminated intravascular coagulation，DIC）、血小板减少。

四、辅助检查

对宫内缺氧胎儿，可通过羊膜镜了解羊水胎粪污染程度，或胎头露出宫口时取头皮血行血气分析，以评估宫内缺氧程度。出生后应检测新生儿动脉血气、血糖、电解质、血尿素氮和肌酐等生化指标。

五、诊断与分度

2015年，中华医学会围产医学分会新生儿复苏学组组织相关专家讨论，提出关于结合 Apgar 评分及脐动脉血气 pH 诊断新生儿窒息的方案。①轻度窒息：Apgar 评分1分钟评分≤7分，或5分钟评分≤7分，伴脐动脉血 pH <7.2。②重度窒息：Apgar 评分1分钟≤3分，或5分钟评分≤5分，伴脐动脉血 pH <7.0。

六、治疗

出生后应立即进行复苏及评估，并由产科医师、儿科医师、助产士（师）及麻醉师共同协作进行。

（一）复苏方案

采用国际公认的“ABCDE”复苏方案。A（airway）：清理呼吸道；B（breathing）：建立呼吸；C（circulation）：维持正常循环；D（drugs）：药物治疗；E（evaluation）：评估。呼吸、心率和血氧饱和度是窒息复苏评估的3大指标，并遵循评估→决策→措施，如此循环往复直至完成复苏。应严格按照A→B→C→D步骤进行复苏，其步骤不能颠倒。

（二）复苏步骤和程序

中国新生儿复苏项目专家组根据美国儿科学会和美国心脏协会出版的《新生儿复苏教程（第七版）》，并结合我国现状制定了《国际新生儿复苏教程更新及中国实施意见》（图 7-1）。其主要内容包括 8 个部分：复苏前的准备工作、初步复苏、正压通气、气管插管、胸外按压、药物、早产儿复苏、复苏后的处理。

（1）复苏前的准备。其包括产前咨询、组成团队、检查物品。

（2）快速评估。出生后立即快速评估 4 项指标：是否足月、羊水清否、是否有哭声或呼吸、肌张力好否。其中 1 项为“否”，即进行初步复苏。若羊水有胎粪污染，进行活力评估后决定是否气管插管吸引胎粪。

（3）初步复苏：①保暖。足月儿辐射保暖台温度设置为 32 ～ 34 ℃，或腹部体表温度 36.5 ℃；早产儿根据其中性温度设置。胎龄 <32 周的早产儿可将其头部以下的躯体和四肢放在清洁的塑料袋内，或盖以塑料薄膜置于辐射保暖台上。②体位。使新生儿头处于轻度仰伸位（鼻吸气位）。③吸引。必要时（分泌物量多或有气道梗阻）使用吸球或吸管（规格为 12F 或 14F），先口咽后鼻，清理分泌物。④擦干和刺激。快速彻底擦干头部、躯干和四肢，移除湿毛巾。用手轻拍或手指弹患儿足底或摩擦背部 2 次以诱发自主呼吸。

（4）正压通气。当新生儿出现呼吸暂停或喘息样呼吸，心率 <100 次/分，应立即进行气囊面罩正压通气，压力为 20 ～ 25 cmH_2O，少数病情严重的初生儿可用 2 ～ 3 次 30 ～ 40 cmH_2O 压力通气，频率为 40 ～ 60 次/分。足月儿开始用空气进行复苏，早产儿起始给氧浓度为 21%～40%，根据血氧饱和度调整给氧浓度，胸外按压时给氧浓度要提高到 100%。若达不到有效通气，须矫正通气。矫正通气后若心率小于 100 次/分，可进行气管插管或使用喉罩气道。

（5）胸外按压。若有效正压通气 30 秒后心率持续小于 60 次/分，在正压通气的同时进行胸外按压，按压方法有拇指法和双指法。按压部位为胸骨体下 1/3 处，按压频率为 90 次/分（每按压 3 次，正压通气 1 次），按压深度为胸廓前后径的 1/3。持续正压通气大于 2 分钟时可产生胃充盈，应常规插入 8F 胃管，用注射器抽气和通过在空气中敞开端口缓解。

（6）药物治疗。新生儿复苏时很少需要用药，可能用到的药物如下。①肾上腺素：经气管插管气囊正压通气、同时胸外按压 45 ～ 60 秒后，心率仍小于 60 次/分，应立即给予 1∶10 000 肾上腺素，静脉用量 0.1 ～ 0.3 mL/kg，气管内用量 0.5 ～ 1.0 mL/kg。必要时 3 ～ 5 分钟重复 1 次。②扩容剂：有低血容量、怀疑失血或休克的新生儿在对其他复苏措施无反应时，可予生理盐水 10 mL/kg，经脐静脉或外周静脉于 5 ～ 10 分钟内缓慢推入。必要时可重复扩容 1 次。

（三）复苏后监护

复苏后的新生儿可能有多器官损害的风险，应继续监护，监护内容包括体温管理、生命体征监测、早期发现并发症。

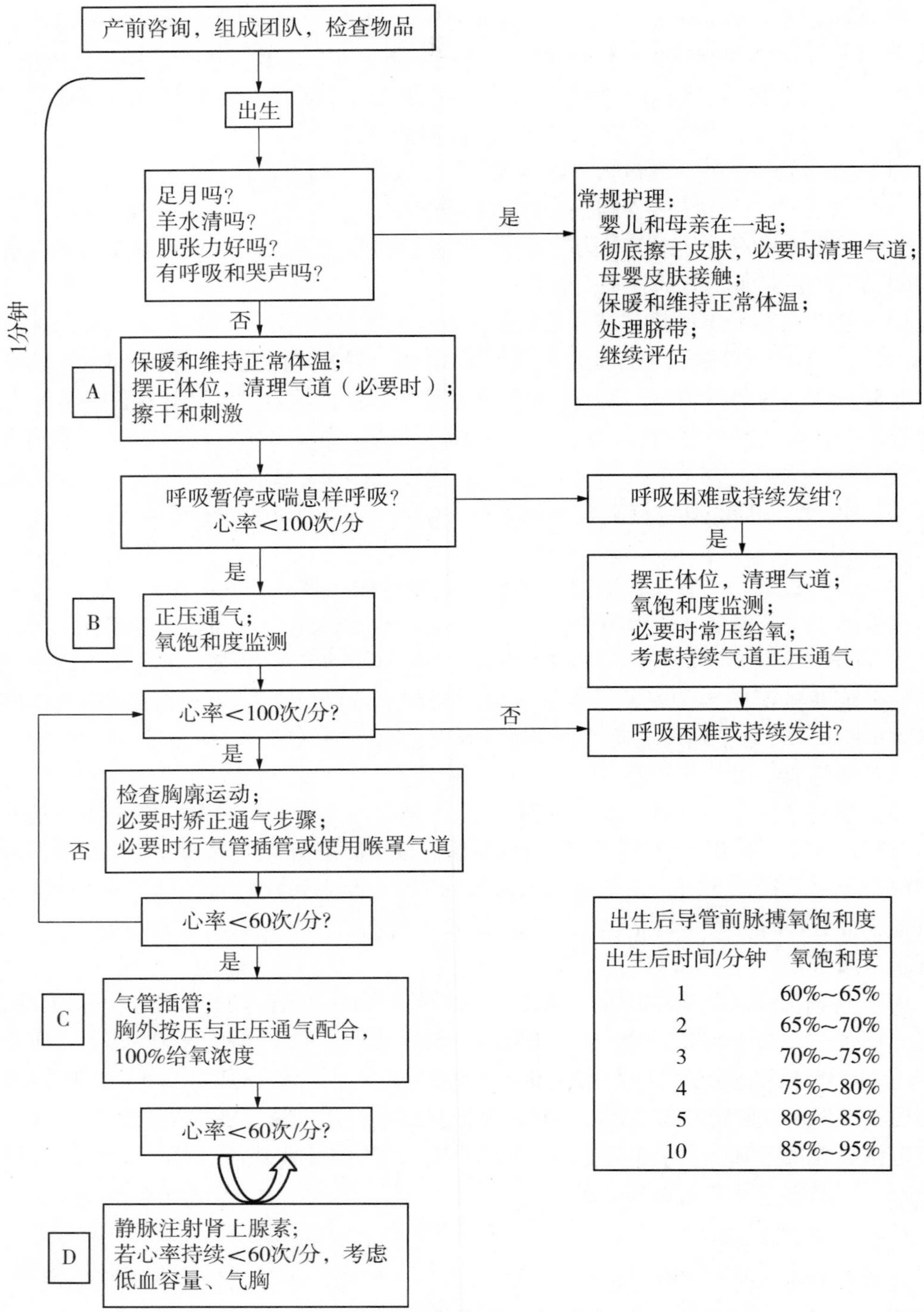

产前咨询，组成团队，检查物品

出生

1分钟

足月吗？
羊水清吗？
肌张力好吗？
有呼吸和哭声吗？

是 → 常规护理：
婴儿和母亲在一起；
彻底擦干皮肤，必要时清理气道；
母婴皮肤接触；
保暖和维持正常体温；
处理脐带；
继续评估

否

A 保暖和维持正常体温；
摆正体位，清理气道（必要时）；
擦干和刺激

呼吸暂停或喘息样呼吸？
心率<100次/分

→ 呼吸困难或持续发绀？

是

摆正体位，清理气道；
氧饱和度监测；
必要时常压给氧；
考虑持续气道正压通气

是

B 正压通气；
氧饱和度监测

心率<100次/分？

否 → 呼吸困难或持续发绀？

是

检查胸廓运动；
必要时矫正通气步骤；
必要时行气管插管或使用喉罩气道

否

心率<60次/分？

是

C 气管插管；
胸外按压与正压通气配合，
100%给氧浓度

心率<60次/分？

D 静脉注射肾上腺素；
若心率持续<60次/分，考虑
低血容量、气胸

出生后导管前脉搏氧饱和度	
出生后时间/分钟	氧饱和度
1	60%~65%
2	65%~70%
3	70%~75%
4	75%~80%
5	80%~85%
10	85%~95%

图7-1　新生儿复苏流程

七、预后

窒息持续时间是决定婴儿预后好坏的关键因素。因此，慢性宫内窒息、重度窒息复苏不及时或方法不当者预后可能不良。

八、预防

(1) 加强围生期保健，及时处理高危妊娠。
(2) 加强胎儿监护，避免胎儿宫内缺氧。
(3) 推广“ABCDE”复苏技术，培训产科、儿科、麻醉科医护人员。
(4) 各级医院产房内须配备复苏设备。
(5) 每个产妇分娩时都应有掌握复苏技术的人员在场。

第三节　新生儿缺氧缺血性脑病

新生儿缺氧缺血性脑病（hypoxic-ischemic encephalopathy，HIE）是指围生期因窒息引起的部分或完全缺氧、脑血流减少或暂停而导致胎儿或新生儿脑损伤。部分小儿可遗留有不同程度的神经系统后遗症。

一、病因

缺氧是 HIE 发病的核心因素。此外，出生后肺部疾患、心脏病变及大量失血或重度贫血等严重影响机体氧合状态的新生儿疾病也可引起 HIE。

二、发病机制

(1) 脑血流改变。缺氧缺血时脑血流重新分布，以保证心、脑等重要器官的血液供应。随着缺氧时间延长，出现第二次血流重新分配以保证代谢最旺盛部位，如基底神经节、脑干、丘脑及小脑。缺氧缺血时脑的损伤部位有选择性易损区，足月儿的易损区在大脑矢状旁区的脑组织，早产儿的易损区则位于脑室周围的白质区。

(2) 脑血管自主调节功能障碍。当有缺氧缺血和高碳酸血症时可出现压力被动性脑血流，血压高时可导致颅内出血；血压下降、脑血流减少时可引起缺血性脑损伤。

(3) 脑组织代谢改变。缺氧时，由于脑组织无氧酵解增加，乳酸堆积、能量产生减少，最终引起能量衰竭，导致脑细胞死亡的“瀑布”样反应：①细胞膜上钠钾泵、钙泵功能不足，造成细胞毒性脑水肿。②钙离子通道开启异常，大量钙离子进入细胞内，导致脑细胞不可逆的损害，还可激活受钙离子调节的酶，破坏脑细胞膜的完整性及通透性。③当脑组织缺血时，ATP 降解，腺苷转变为次黄嘌呤；当脑血流再灌注期重新供氧时，次黄嘌呤在次黄嘌呤氧化酶的作用下产生氧自由基。④能量持续衰竭时，兴奋性氨基酸尤其是谷氨酸在细胞外聚积产生毒性作用，引起细胞内钠离子、钙离子内流，自由基生成增多，以及脑血流调节障碍等相继发生，最终导致脑细胞水肿、凋亡和坏死。

三、病理学改变

（1）脑水肿。脑水肿是细胞能量代谢衰竭和多种损伤机制作用的结果，为缺氧缺血后脑损伤早期主要的病理改变。

（2）选择性神经元死亡。选择性神经元死亡包括凋亡、坏死和梗死。足月儿主要病变部位在脑灰质，包括脑皮质（呈层状坏死）、海马、基底节、丘脑、脑干和小脑半球。后期表现为软化、多囊性变或瘢痕形成。

（3）出血。出血包括脑室出血、原发性蛛网膜下腔脑实质出血。

（4）早产儿的主要表现：脑室周围白质软化（periventricular leukomalacia，PVL）、脑室周围－脑室内出血（periventricular-intraventricular hemorrhage，PVH-IVH）、脑室扩大（ventriculomegaly，VM）和脑室周围终末静脉出血。

四、临床表现

该病的临床表现因缺氧持续时间和严重程度而异，可表现为意识改变、肌张力异常、原始反射异常、前囟张力增高、惊厥及脑干症状等。

五、辅助检查

（1）实验室检查。①脐动脉血血气分析。②心肌酶谱、电解质、肝肾功能检测等。③反映脑损伤的生化指标，如磷酸肌酸激酶脑型同工酶（creatine kinase brain isoenzyme，CK-BB）、神经元特异性烯醇化酶（neuron-specific enolase，NSE）、S-100 蛋白（S-100）等。

（2）影像学检查。①脑超声检查：无创、便捷，可动态观察病变过程。②脑 CT 检查：有一定量的放射线暴露，近年在新生儿领域应用减少。③头颅 MRI 检查：多轴面成像、分辨率高、无放射线损害，对脑损伤可做出全面评价。MRI 能很好地呈现 HIE 损伤类型、损伤进程，且与其远期神经发育结局密切相关。不同 MRI 检查序列所反映的损伤表现可能不尽相同，弥散加权序列适宜的检查时间为出生后 2 ～4 天，常规序列为出生后的 4 ～ 8 天。HIE 的 MRI 主要损伤类型有丘脑基底节加内囊后肢损伤、分水岭样损伤累及皮层和皮层下白质、局灶－多灶性微小性白质损伤，以及广泛全脑性损伤。

（3）脑电生理检查。①脑电图。②振幅整合脑电图（amplitude-integrated electroencephalography，aEEG），具有简便、有效和可连续监测等优点。

六、诊断

（一）临床表现

临床表现是诊断 HIE 的主要依据（表 7－5）。

表 7-5 HIE 诊断依据

<table>
<tr><td rowspan="4">确诊</td><td>（1）有明确的可导致胎儿宫内窘迫的异常产科病史，以及严重的胎儿宫内窘迫表现［胎心率 <100 次/分，持续 5 分钟以上和（或）羊水Ⅲ度污染］，或者在分娩过程中有明显窒息史</td><td rowspan="3">拟诊</td></tr>
<tr><td>（2）出生时有重度窒息：指 Apgar 评分 1 分钟≤3 分，延续至 5 分钟时仍≤5 分和（或）出生时脐动脉血气 pH≤7.00</td></tr>
<tr><td>（3）出生后不久出现神经系统症状，并持续至 24 小时以上，如意识改变（过度兴奋、嗜睡、昏迷）、肌张力改变（增高或减弱）、反射异常（吸吮、拥抱反射减弱或消失），病重时可有惊厥、脑干征（呼吸节律改变、瞳孔改变、对光反射迟钝或消失）和前囟张力增高</td></tr>
<tr><td>（4）排除电解质紊乱、颅内出血和产伤等原因引起的抽搐，以及宫内感染、遗传代谢性疾病和其他先天性疾病所引起的脑损伤</td><td></td></tr>
</table>

（二）临床分度

HIE 的神经症状在出生后是变化的，症状可逐渐加重，一般于 72 小时达高峰，随后逐渐好转，严重者病情可恶化。HIE 的临床分度见表 7-6。

表 7-6 HIE 临床分度

分度	轻度	中度	重度
意识	激惹	嗜睡	昏迷
肌张力	正常	减低	松软
原始反射	—	—	
拥抱反射	活跃	减弱	消失
吸吮反射	正常	减弱	消失
惊厥	可有肌阵挛	常有	有，可呈持续状态
中枢性呼吸衰竭	无	有	明显
瞳孔改变	扩大	缩小	不等大
脑电图	正常	低电压，可有癫痫样放电	爆发抑制，等电位
病程及预后	症状在 72 小时内消失，预后好	病程 14 天内消失，可能有后遗症	数天至数周内死亡，症状可持续数周，病死率高，存活者多有后遗症

七、治疗

（1）支持对症治疗。①维持适当的通气和氧合，保持动脉血二氧化碳分压（$PaCO_2$）和 pH 在正常范围。②维持适当的脑血流灌注，避免血压剧烈波动。③维持适当的血糖水平，血糖以维持在4.2～5.6 mmol/L（75～100 mg/dL）为宜。④适量限制入液量，预防脑水肿，每日液体总量不超过60～80 mL/kg。颅内压增高时，首选利尿剂呋塞米，每次0.5～1.0 mg/kg，静脉注射，严重者可用20%甘露醇。⑤控制惊厥，推荐苯巴比妥作为控制惊厥一线用药，负荷量为20 mg/kg，于15～30分钟内静脉滴注完；若不能控制惊厥，1小时后可加10 mg/kg；12～24小时后给维持量，每日3～5 mg/kg。顽固性抽搐者加用咪达唑仑，每次0.1～0.3 mg/kg静脉滴注，或加用水合氯醛50 mg/kg灌肠。

（2）亚低温治疗。推荐亚低温治疗足月儿中、重度HIE，最适宜在出生后6小时内进行，治疗时间为72小时，是目前国内外唯一证实其安全性、有效性的治疗措施。

（3）其他治疗。促红细胞生成素（erythropoietin，EPO）、干细胞移植等治疗现仍处于实验研究阶段。

（4）新生儿期后治疗。尽早行智力和体能的康复训练，减少后遗症。

八、预后

本病预后与Apgar评分、病情严重程度、抢救是否正确且及时有关。Apgar评分≤3分并持续15分钟或以上，惊厥、意识障碍、脑干症状持续时间超过1周，脑电图持续异常者死亡率高，幸存者常遗留有不同程度的运动或智力障碍、癫痫等后遗症。

九、预防

加强母亲围生期保健、防治围生期窒息、积极推广新生儿复苏是预防本病的主要方法。

第四节　新生儿颅内出血

新生儿颅内出血（intracranial hemorrhage of the newborn，ICH）是新生儿，尤其早产儿的常见疾病，严重颅内出血可引起小儿远期神经系统后遗症。

一、病因和发病机制

（1）早产。胎龄32周以下的早产儿在脑室周围的室管膜下及小脑软脑膜下的颗粒层均留存胚胎生发基质（germinal matrix，GM），该部位血流缓慢或停滞、毛细血管床压力较大而易导致出血。

（2）缺氧。窒息时低氧或高碳酸血症可损害脑血流的自主调节功能，引起血管内压增加，毛细血管破裂；或静脉淤滞、血栓形成，脑静脉血管破裂出血。

（3）损伤。主要为产伤所致，如胎位不正、急产、产程延长等，或因使用高位产

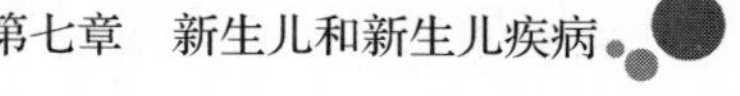

钳术、胎头吸引器、臀牵引等所致的械性损伤。

（4）其他。新生儿肝功能不成熟、凝血因子不足或患其他出血性疾病；母亲孕期使用苯妥英钠、苯巴比妥、利福平等药物引起新生儿血小板或凝血因子减少；使用葡萄糖酸钙、甘露醇、碳酸氢钠等高渗溶液导致毛细血管破裂等。

二、临床表现

该病的临床表现主要与出血部位和出血量有关，轻者可无症状，重者可在短期内因病情恶化而死亡。常见的症状与体征：①激惹、嗜睡或昏迷；②呼吸增快或减慢、不规则或暂停；③颅内压力增高，前囟隆起、抽搐、角弓反张、脑性尖叫；④双眼凝视、斜视、眼球震颤等；⑤瞳孔不等大或对光反射消失；⑥肌张力增高、减弱或消失；⑦其他不明原因的苍白、贫血、黄疸及休克等。

根据颅内出血部位不同，临床上分为以下几种类型。

（1）脑室周围－脑室内出血（PVH-IVH）。这是早产儿颅内出血中一种常见类型，也是引起早产儿死亡和伤残的主要原因之一。其主要见于胎龄小于 32 周、体重低于 1 500 g 的早产儿，且胎龄越小、发病率越高。PVH-IVH 可表现为呼吸暂停、嗜睡、肌张力减低，还可伴有心动过缓、体温降低、代谢性酸中毒、低血压等，但有 25%～50% 患儿可无明显症状。头颅影像学将其分为四级：Ⅰ级，室管膜下生发基质出血；Ⅱ级，脑室内出血，但无脑室扩大；Ⅲ级，脑室内出血伴脑室扩大；Ⅳ级，脑室扩大伴脑室旁白质损伤或脑室周围终末静脉出血性梗死。其中，Ⅲ级、Ⅳ级常留有神经系统后遗症。

（2）原发性蛛网膜下腔出血（primary subarachnoid hemorrhage，SAH）。出血原发部位在蛛网膜下腔内，在新生儿十分常见，尤其是早产儿，与缺氧、酸中毒、产伤等因素有关。SAH 无临床症状，预后良好。部分典型病例表现为出生后第二天抽搐，但发作间歇正常。极少数大量出血者可出现反复中枢性呼吸暂停、惊厥、昏迷，于短期内死亡。主要的后遗症为交通性或阻塞性脑积水。

（3）脑实质出血（intraparenchymal hemorrhage，IPH）。脑实质出血常见于足月儿，多因小静脉栓塞后毛细血管内压力增高、破裂而出血。由于出血部位和出血量不同，临床症状差异很大，少量点片状出血在临床上可无明显症状，脑干出血早期可发生瞳孔变化、呼吸不规则和心动过缓等。当出血部位液化形成囊肿并与脑室相通时，引起脑穿通性囊肿（porencephalic cysts）。主要后遗症为脑性瘫痪、癫痫和智力或运动功能发育迟缓。

（4）硬膜下出血（subdural hemorrhage，SDH）。硬膜下出血多由于机械损伤导致硬膜下血窦及附近血管破裂而出血，是产伤性颅内出血最常见的类型。出血量少者可无症状，出血量较多者一般在出生 24 小时后出现惊厥、偏瘫和斜视等神经系统症状。后颅凹出血严重者可引起脑干压迫症状，在出生后数小时内死亡。也有患儿数月后发生慢性硬脑膜下积液。

（5）小脑出血（cerebellar hemorrhage，CH）。小脑出血包括原发性小脑出血、脑室内或蛛网膜下腔出血扩散至小脑、静脉出血性梗死，以及产伤引起小脑撕裂四种类型。

其多见于胎龄小于32周、出生体重低于1 500 g的早产儿或有产伤史的足月儿。临床症状与病因和出血量有关。严重者可在短时间内死亡，预后较差。

三、辅助检查

（1）实验室检查。动态监测血红蛋白及红细胞压积有无进行性下降；监测止凝血功能有无异常；脑脊液检查为血性，镜下可见红细胞或皱缩红细胞。

（2）影像学检查。①超声检查：头颅B超对颅脑中心部位病变分辨率高，且可在床边进行，为PVH-IVH的特异性诊断手段。但对蛛网膜下腔、后颅窝和硬膜外等部位的出血，B超不易发现。②CT检查：适合于各型颅内出血的诊断。③MRI：诊断价值高，有无创、准确的优点。

四、诊断

病史、症状和体征可提供诊断线索，但确诊须头颅影像学检查。少数病例应与其他中枢神经系统疾病鉴别，如缺氧缺血性脑病、遗传代谢病引起的惊厥等。

五、治疗

（1）支持疗法。使患儿保持安静，尽可能避免搬动及刺激性操作，维持正常、稳定的PaO_2、$PaCO_2$、pH和血压，防止病情进一步加重。

（2）止血。可选择使用维生素K_1、血凝酶等止血药，酌情使用新鲜冰冻血浆。

（3）控制惊厥。见第七章第三节相关内容。

（4）降低颅内压。有颅内压力增高症状者用呋塞米，每次0.5～1.0 mg/kg，每日2～3次，静脉注射。中枢性呼吸衰竭者可用小剂量甘露醇，每次0.25～0.5 g/kg，每6～8小时1次，静脉注射。

（5）脑积水治疗。乙酰唑胺可以减少脑脊液的产生，每日50～100 mg/kg，分3～4次口服。进展性脑积水需要外科手术治疗。

六、预后

该病预后与出血量、出血部位、胎龄及围生期并发症等多种因素有关。早产，双侧，Ⅲ级、Ⅳ级PVH-IVH，伴有脑实质出血性梗死者预后差。幸存者常留有不同程度的神经系统后遗症。

七、预防

应做好孕妇保健工作，避免早产，减少围生儿窒息和产伤，提高医护质量，避免各种可能导致医源性颅内出血的因素。

第五节　新生儿肺透明膜病（新生儿呼吸窘迫综合征）

新生儿肺透明膜病（hyaline membrane disease of newborn，HMD）又称新生儿呼吸窘迫综合征（respiratory distress syndrome，RDS）。该病是因肺表面活性物质（pulmonary surfactant，PS）缺乏所致，以出生后不久出现呼吸窘迫并呈进行性加重为特征的临床综合征，在病理形态上有肺透明膜的形成。本病多见于早产儿，其胎龄越小，发病率越高。

一、病因与发病机制

肺表面活性物质缺乏是本病发生的根本原因。

（1）早产。胎龄 <35 周的早产儿易发生；胎龄越小，RDS 的发生率越高。

（2）糖尿病母亲所产婴儿（infant of diabetic mother，IDM）。其高浓度胰岛素能拮抗肾上腺皮质激素对 PS 合成的促进作用。

（3）择期剖宫产儿。其儿茶酚胺和肾上腺皮质激素的应激反应较弱，影响 PS 的合成与分泌。

（4）其他。围生期窒息、低体温，各种原因所致的胎儿血容量减少的情况，均可诱发 RDS。肺表面活性物质相关蛋白（surfactant associated protein，SP）有 4 种，分别是 SPA、SPB、SPC 和 SPD，其中 SPA、SPB、SPC 基因变异或缺陷，此类患儿不论足月还是早产，均易发生 RDS。

由于 PS 含量减少，使肺泡表面张力增加，肺泡趋于萎陷，发生进行性肺不张，影响通气与换气功能，导致缺氧和酸中毒等。由于缺氧及酸中毒使肺毛细血管通透性增高，液体渗出，肺间质水肿和纤维蛋白沉着于肺泡表面形成嗜伊红透明膜，进一步加重气体弥散障碍，加重缺氧和酸中毒，并抑制 PS 合成，导致恶性循环。

二、临床表现

临床表现：多于出生后不久（一般 6 小时内）出现呼吸窘迫，并呈进行性加重，主要表现为呼吸急促（>60 次/分）、呼气呻吟、发绀、鼻煽及吸气性三凹征，严重时表现为呼吸浅表，呼吸节律不整、呼吸暂停及四肢松弛。体格检查可见胸廓扁平、两肺呼吸音减低、肺泡有渗出时可闻及细湿啰音。RDS 通常于出生后 24 ～ 48 小时病情最重，病死率较高，能存活 3 天以上者，肺成熟度增加，病情逐渐好转。RDS 易合并动脉导管开放、持续肺动脉高压、肺出血、支气管肺发育不良等。

三、辅助检查

（1）血气分析。主要为血 pH、HCO_3^-、PaO_2 下降，$PaCO_2$ 增高。

（2）泡沫试验。无泡沫表示 PS 缺乏、肺未成熟。

（3）羊水卵磷脂/鞘磷脂（L/S）。L/S≥2 提示肺成熟，L/S 为 1.5～2 提示可疑，L/S＜1.5 提示肺未成熟。

（4）肺部 X 射线检查。胸片表现较特异，对 RDS 诊断非常重要。按病情程度可将胸片改变分为四级：1 级，两肺野透亮度普遍降低、毛玻璃样（充气减少）改变，可见均匀散在的细小颗粒（肺泡萎陷）和网状阴影（细支气管过度充气）；2 级，两肺透亮度进一步降低，可见支气管充气征（支气管过度充气），延伸至肺野中外带；3 级，肺野透亮度更加降低，心缘、膈缘模糊；4 级，整个肺野呈“白肺”改变，支气管充气征更加明显。

（5）超声检查。超声检查有助于 RDS 与新生儿湿肺相鉴别。

四、诊断与鉴别诊断

早产儿，特别是胎龄小于 35 周早产儿，或存在引起继发性 PS 缺乏的高危因素，出生后出现进行性呼吸困难，结合典型的肺部 X 射线即可做出诊断。需要与以下疾病鉴别。

（1）休克肺（shock lung）。休克肺又称湿肺，表现为新生儿暂时性呼吸增快（transient tachypnea of the newborn，TTN）。多见于足月或剖宫产儿，出生后数小时内出现呼吸增快（＞60～80 次/分），但一般状态及反应较好，2～3 天症状缓解消失。X 射线检查表现以肺泡、间质、叶间胸膜积液为主。

（2）B 组链球菌肺炎。B 组链球菌肺炎是由 B 组链球菌（group B streptococcal，GBS）感染所致的宫内感染性肺炎。其临床表现及 X 射线表现有时难以与 RDS 鉴别。但前者母亲妊娠晚期多有感染、羊膜早破或羊水有异味史，母血或宫颈拭子培养有 B 组链球菌生长；患儿外周血象、C 反应蛋白（C-reactive protein，CRP）、血培养等也可提示有感染证据。抗生素治疗有效。

（3）膈疝（diaphragmatic hernia）。膈疝在出生后不久表现为阵发性呼吸急促及发绀。腹部凹陷，患侧胸部呼吸音减弱甚至消失，可闻及肠鸣音；胸片可见患侧胸部有充气的肠曲或胃泡影及肺不张，纵隔向对侧移位。

五、治疗

呼吸支持及 PS 的应用是治疗本病的重要手段。

（1）呼吸支持。对于所有存在 RDS 高危因素的早产儿，应出生后早期应用持续气道正压通气（continuous positive airway pressure，CPAP）治疗。对已确诊的 RDS，使用 CPAP 联合 PS 是 RDS 治疗的最佳选择。CPAP 压力为 3～8 cmH_2O，RDS 至少保证 6 cmH_2O，但一般不超过 8 cmH_2O。最低气体流量为患儿每分通气量的 3 倍或 5 L/min，吸入氧浓度（FiO_2）则根据动脉血氧饱和度（SaO_2）进行设置和调整。对严重 RDS 或无创呼吸支持效果不理想者，应采用机械通气。机械通气模式由临床团队自行决定。维持患儿 PaO_2 在 50～80 mmHg（6.7～10.6 kPa），经皮血氧饱和度（$TcSO_2$）为 90%～95%。

（2）肺表面活性物质药物治疗。早期治疗性应用PS是RDS的标准治疗策略，目前使用最多的是从猪肺、小牛肺中提取的天然型PS制剂。每种PS产品均有各自的推荐剂量，多数报道首剂用量为100～200 mg/kg，根据病情可给予第二剂或第三剂PS治疗。给药方法：可经气管插管注入肺内，亦可根据临床医生经验使用微创表面活性物质注入（less invasive surfactant administration，LISA）或微创表面活性物质治疗（minimally invasive surfactant therapy，MIST）技术给予PS。

（3）支持治疗。加强保暖。多数早产儿起始静脉液体量为70～80 mL/(kg·d)，极度不成熟的早产儿可能需要更多的液体量。出生后应开始肠外营养。如果血流动力学稳定，应在出生后第一天开始母乳肠内喂养。

（4）并发症的治疗。关闭动脉导管可选用吲哚美辛、布洛芬或对乙酰氨基酚等药物治疗；若用药后动脉导管未能关闭，并严重影响心肺功能时，应行手术结扎。并发持续肺动脉高压时，予吸入一氧化氮治疗。

（5）抗感染治疗。对继发感染者，应积极进行抗感染治疗。

六、预防

对于存在早产风险的孕妇进行产前激素治疗，以预防早产。

第六节　新生儿感染性疾病

一、TORCH感染

（一）病因与发病机制

1. 病因

TORCH感染是一组围生期慢性非细菌性感染，病原体包括弓形虫（toxoplasma）、风疹病毒（rubella virus，RV）、巨细胞病毒（cytomegalovirus，CMV）和单纯疱疹病毒（herpes simplex virus，HSV）及EB病毒、梅毒螺旋体、乙肝病毒、人类免疫缺陷病毒等。

2. 发病机制

病原体从母体经胎盘入侵胎儿引起感染，使胚胎细胞有丝分裂受抑制，胚胎细胞有序迁移受阻，染色体变异，DNA复制受影响，细胞基因选择性表达失误而阻碍组织器官的分化发育，导致多器官畸形、死胎、流产、死产或生长发育迟缓。新生儿出生时经产道接触、吸入含病原体的分泌物，出生后接触母亲含有病原体的唾液、尿液，摄入带病原体的母乳及输血等引起感染，主要导致组织器官的炎症反应。

（二）临床表现

TORCH感染可引起一组相似的症状和体征，如宫内发育迟缓、黄疸、肝脾大、贫血、血小板减少、皮下出血、紫癜、视网膜脉络膜炎、白内障、小眼球、小头畸形、脑积水、间质性肺炎等，称为 TORCH 综合征。每种病原体又有不同的临床表现。例如，弓形虫感染以中枢神经系统受损和眼部症状最突出，最常致脑膜脑炎、脑皮质钙化、脉络膜视网膜炎；风疹病毒感染多见于心血管畸形、白内障、耳聋；巨细胞病毒感染常见于耳聋、神经发育障碍、肝功能损害；单纯疱疹病毒感染可见于皮肤疱疹、眼角膜结膜炎、脑炎。

（三）口腔临床特征

先天性巨细胞病毒感染患儿可出现牙釉质钙化不全。Ⅰ型单纯疱疹病毒感染的患儿中有 20% 表现为口腔感染，可出现口咽部疱疹、溃疡、齿龈炎等口腔特异性表现。先天性梅毒患儿口腔黏膜（如唇、腭、舌）可出现红斑，口周可见散发或多发性、多形性紫红或铜红色浸润性斑块，外围有丘疹，带有鳞屑，呈放射状裂纹，具有特征性，可持续多年，愈合后遗留放射状瘢痕。

（四）辅助检查

（1）一般检查。外周血白细胞计数可在正常范围，弓形体感染可致嗜酸性粒细胞增高；血小板计数可降低；可有肝功能异常、血清胆红素升高。

（2）病毒检查。

A. 病毒分离与培养。此为诊断的“金标准”，但技术要求高，耗时长，无法快速诊断。从尿液分离病毒是诊断先天性 CMV 感染最敏感和特异性的方法。

B. PCR 检测。PCR 为早期发现病原体感染敏感而有效的方法，可用于检测血液、脑脊液及分泌物等体液中的病原体核酸。

C. 血清学检查。血清学检查采用免疫荧光试验、血凝抑制试验、酶联免疫等方法检测特异性抗体。体内病原体 IgG 抗体持续升高提示新生儿感染，检测 CMV 特异性 IgM 可有助于诊断。

（3）脑脊液检测。可见脑膜脑炎或脑炎改变，脑脊液白细胞可正常或升高，蛋白质升高，糖正常或降低。

（4）影像学检查。胸部 X 射线可表现为间质性肺炎，长骨 X 射线表现为股骨远端及胫骨近端的骨骺端密度减低，头颅 CT 可表现为颅内钙化灶、软化灶及脑发育不良。

（5）脑干听觉诱发电位检查。密切随访，进行通过脑干听觉诱发电位听觉检查。

（五）诊断与鉴别诊断

根据孕母感染史、临床表现和病原学或血清学检查明确诊断。

本病临床上主要与新生儿败血症、化脓性脑膜炎、传染性单核细胞增多症、先天性胆道闭锁等鉴别。

（六）治疗

（1）隔离，防止传播。

（2）弓形虫感染的治疗。磺胺嘧啶每日 100 mg/kg，分 4 次口服，疗程 4 ～ 6 周。乙胺嘧啶每日 1 mg/kg，每 12 小时 1 次，2 ～ 4 日后减半，疗程 4 ～ 6 周，用 3 ～ 4 个疗程，每个疗程间隔 1 个月。有症状的先天性弓形虫病婴儿应联用乙胺嘧啶、磺胺嘧啶和

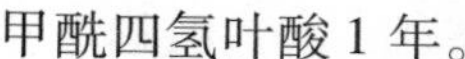

甲酰四氢叶酸1年。

（3）巨细胞病毒感染的治疗。出生后1个月内开始，推荐口服缬更昔洛韦，每次16 mg/kg，每日2次。治疗疗程不超过6个月，以达到提高患儿听力及生长发育水平的目的。不推荐对仅有1～2个孤立、暂时、轻微的症状或无症状的新生儿进行治疗。

（4）单纯疱疹病毒感染的治疗。阿昔洛韦是目前推荐治疗的主要药物，20 mg/kg，每8小时1次，静脉滴注，全身播散型及脑炎型的单纯疱疹病毒的治疗疗程为21天，局限型为14天。

（5）梅毒的治疗。青霉素静脉滴注，出生7日内每次5万U/kg，每12小时1次；出生7日后，每次5万U/kg，每8小时1次，连续10天。脑脊液异常者（神经梅毒）按以上剂量静脉滴注，连续14天。疗程结束后须在第2个月、第4个月、第6个月、第9个月、第12个月追踪观察血清学试验，监测非螺旋体抗体滴度持续下降直至最终阴性。

（六）预防

一级预防主要是通过卫生措施预防，做好人、畜的粪便管理，避免与猫、狗等密切接触，不吃未煮熟的肉类和蛋、乳类等食物，饭前便后洗手等。二级预防是应用血清学筛查，采用相应措施，妊娠初期感染者可终止妊娠，中、后期感染者应予治疗。对发生于妊娠晚期的单纯疱疹病毒感染，建议行选择性剖宫产终止妊娠；早期规范筛查和治疗妊娠梅毒是预防先天性梅毒的重要措施。

二、新生儿感染性肺炎

新生儿感染性肺炎为新生儿常见的感染性疾病，是引起新生儿死亡的重要原因。

（一）病因

（1）宫内感染性肺炎。吸入受污染的羊水或病原体通过胎盘经血行传播给胎儿，可引起胎儿广泛性肺泡炎。病原体多为病毒、乙型B族溶血性链球菌、革兰氏阴性杆菌等。

（2）分娩过程感染性肺炎。分娩过程感染性肺炎是指分娩过程中吸入含污染病原体的分泌物或断脐不洁发生血行感染。需要经过一定潜伏期才发病，病原体多为大肠埃希菌、肺炎链球菌或病毒、衣原体等。

（3）出生后感染性肺炎。出生后感染性肺炎可通过接触呼吸道感染患者，或病原体通过血行传播至肺部，或医源性传播感染。以支气管肺炎或间质性肺炎为主，易发生肺不张和肺气肿。病原体以金黄色葡萄球菌、大肠埃希菌、巨细胞病毒、呼吸道合胞病毒、流感病毒多见。近年来，机会致病菌（如克雷伯菌、铜绿假单胞菌等）所致感染增多。

（二）临床表现

宫内感染多于出生后3天内出现症状，产时或出生后感染多于出生3天后发病，临床表现轻重不一。轻症仅呼吸增快，重症呼吸困难明显，三凹征阳性，伴呻吟、口吐泡沫、呼吸节律不整或呼吸暂停等。可伴发热或低体温、反应差、吃奶差等感染中毒症状。肺部可闻及湿啰音。重症常并发心力衰竭、休克、持续肺动脉高压、肺出血等。

（三）口腔临床特征

新生儿肺炎可出现口吐泡沫、口周发绀。

（四）辅助检查

（1）一般检查。患宫内感染性肺炎或分娩过程感染性肺炎的新生儿其外周血白细胞可正常、增加或减少；出生后感染性肺炎若为细菌感染，其外周血白细胞、C 反应蛋白增加。血气分析可有低氧血症、高碳酸血症。

（2）病原学检测。做气管分泌物涂片及培养，必要时做血培养。出生后 1 小时内胃液及生后 8 小时内气管分泌物涂片和培养均可提示宫内感染的致病菌。此外，还可做血清特异性 IgM 及病原 PCR 检测。

（3）X 射线检查。X 射线检查是重要的诊断依据。X 射线胸片的特点因病原体不同而异，病毒感染时仅示两肺纹理粗或散在片状阴影；细菌感染时两肺野有斑片状密度增高阴影，可伴肺大疱、脓气胸。早发型乙型溶血性链球菌感染肺炎的胸片改变与新生儿呼吸窘迫综合征的不易区别。

（五）诊断与鉴别诊断

仔细询问高危因素，依据患儿临床表现，结合影像学检查和实验室检查可明确诊断，并进一步明确病原体。注意与新生儿湿肺、气胸、先天性膈疝、胎粪吸入性肺炎、先天性心脏病等鉴别。

（六）治疗

（1）呼吸道管理。保持呼吸道通畅。

（2）氧疗。选择适宜的氧疗，维持血气 PaO_2 在 50 ～ 80 mmHg，$TcSO_2$ 维持在 89% ～ 95%。

（3）控制感染。原则上选用敏感药物：乙型溶血性链球菌感染或李斯特菌肺炎可用氨苄西林，沙眼衣原体和解脲脲原体肺炎首选红霉素，巨细胞病毒性肺炎首选更昔洛韦。

（4）对症及支持治疗。保证能量供给，维持水、电解质及酸碱平衡，纠正循环障碍。

（七）预防

加强围生期保健，严格执行消毒隔离制度，加强新生儿喂养指导与护理。

三、新生儿细菌性败血症

新生儿败血症（neonatal septicemia）是指病原体侵入新生儿血液循环并生长、繁殖、产生毒素而引起的全身性炎症反应。其主要病原体是细菌，也可为真菌或病毒等。本节主要阐述细菌性败血症。新生儿败血症又分为早发败血症（early onset sepsis，EOS）及晚发败血症（late onset sepsis，LOS），EOS 发病时间小于等于 3 日龄，LOS 发病时间大于 3 日龄。

（一）病因与发病机制

新生儿非特异性免疫功能和特异性免疫功能均低下，易发生感染。该病的病原菌在我国以葡萄球菌最多见，其次为大肠埃希菌等革兰氏阴性杆菌，近年来凝固酶阴性的葡萄球菌（coagulase-negative staphylococci，CONS）、克雷伯菌属、乙型溶血性链球菌也逐渐增多。EOS 大多系母体病原菌垂直传播（产前或产时感染），早产和（或）低出生体重儿是最重要的危险因素，其次为胎膜早破大于等于 18 小时，绒毛膜羊膜炎也是引起 EOS 的高危因素。LOS 系院内感染和社区获得性感染，早产和（或）低出生体重儿住院时间越长，院内感染风险就越大。有创诊疗措施、不合理应用抗菌药物、延长经验性

使用抗菌药物的疗程、不恰当的新生儿处理（如不洁处理脐带、挑“马牙”）等都是 LOS 的高危因素。

（二）临床表现

（1）全身表现：体温不稳定、发热或低体温、反应差、少吃、少哭、少动。

（2）皮肤黏膜：硬肿症、脓疱疮，皮肤可见花斑纹、瘀点、瘀斑。

（3）消化系统：黄疸、厌食、腹胀、呕吐、腹泻，可见中毒性肠麻痹或坏死性小肠结肠炎；后期可出现肝脾肿大。

（4）呼吸系统：气促、发绀、呼吸不规则或呼吸暂停。

（5）循环系统：面色苍白、四肢冷、心跳过速或过缓，皮肤可见“大理石”样花斑纹，低血压或毛细血管充盈时间大于 3 秒。

（6）泌尿系统：少尿及肾功能衰竭。

（7）中枢神经系统：嗜睡、激惹、惊厥、原始反射减弱、肌张力下降、前囟饱满。

（8）血液系统：出血、紫癜。

（9）其他：化脓性关节炎及深部脓肿。

（三）口腔临床特征

败血症严重感染时出现血小板减少，或 DIC 时可见牙龈出血、口腔黏膜出血。

（四）辅助检查

1. 病原学检查

（1）血培养。血培养是诊断败血症的“金标准”，但一般至少需要 48 小时出结果，且敏感度较低。

（2）尿培养。尿培养需采用清洁导尿或经耻骨上膀胱穿刺抽取尿液标本，仅用于 LOS 的病原学诊断。

（3）核酸检测。随着分子生物学的发展，病原体核酸检测越来越多地应用于临床，如检测细菌 16SrRNA 基因的 PCR 试剂盒用于临床。

2. 血液非特异性检查

（1）白细胞计数。采血时间一般应等到 6 小时龄以后（EOS）或起病 6 小时以后（LOS）。6 小时龄至 3 日龄的白细胞计数 $\geq 30\times10^9\ L^{-1}$，大于等于 3 日龄及以上的白细胞计数 $\geq 20\times10^9\ L^{-1}$，或任何日龄的白细胞计数 $<5\times10^9\ L^{-1}$，均提示异常。

（2）不成熟中性粒细胞（包括早、中、晚幼粒细胞和杆状核细胞）/总中性粒细胞（immature/total neutrophil，I/T）。出生至 3 日龄的 I/T≥0.16 为异常，大于等于 3 日龄及以上的 I/T≥0.12 为异常。

（3）血小板计数。血小板计数在诊断败血症中其特异度及灵敏度均不高，但血小板减少与预后不良有关。

（4）CRP。6 小时龄内的 CRP≥3 mg/L、6～24 小时龄的 CRP≥5 mg/L、大于 24 小时龄的 CRP≥10 mg/L，提示异常。

（5）降钙素原。通常在感染后 4～6 小时开始升高，12 小时达到峰值，比 CRP 可更快地做出诊断或排除感染。

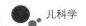

不同非特异性检查批次中有上述2项及以上阳性，有一定的诊断价值。

3. 脑脊液检查

腰椎穿刺指征（下列3项中的任意1项）：①血培养阳性；②有临床表现且非特异性感染指标有2项及以上阳性；③抗感染治疗效果不佳。

通常多数足月正常新生儿脑脊液白细胞计数小于 20×10^6 L^{-1}，正常新生儿脑脊液蛋白小于1.7 g/L，葡萄糖大于400 mg/L（或小于当时血糖的40%）。

（五）诊断

1. 新生儿EOS

（1）3日龄内有下列任何1项，疑似诊断：①异常临床表现；②母亲有绒毛膜羊膜炎；③早产胎膜早破≥18小时。

（2）同时满足下列条件中任何1项，临床诊断为有临床异常表现：①血液非特异性检查结果中有2项及以上阳性；②脑脊液检查为化脓性脑膜炎改变；③血中检出致病菌DNA。

（3）确定诊断：有临床表现，血培养或脑脊液（或其他无菌腔液）培养阳性。

2. 新生儿LOS

临床诊断和确定诊断均须大于3日龄，其余条件同新生儿EOS。

（六）治疗

（1）抗生素治疗。①早用药。临床怀疑有败血症，不必等待血培养和其他非特异性检查结果，应尽早使用抗菌药物。②静脉、联合给药。病原菌未明确前经验性选用两种广谱抗菌药物。EOS的治疗针对革兰氏阳性菌、革兰氏阴性菌，用氨苄西林（或青霉素）加第三代头孢菌素作为一线抗菌药物组合。LOS考虑致病菌多为凝固酶阴性葡萄球菌及金黄色葡萄球菌，选用苯唑西林、萘夫西林（针对表皮葡萄球菌）或万古霉素代替氨苄西林联用第三代头孢。病原菌明确后根据药物敏感试验结果判断继续使用、换用还是停用药物。③疗程足。疗程为10～14天。GBS引发的脑膜炎通常疗程需要14～21天，革兰氏阴性菌的则需要用药21天或者脑脊液检查正常后再用药14天，少数有并发症（室管膜炎、脑炎、硬膜下积液等）者需要更长时间。

（2）支持对症治疗。保证热量供给，纠正水、电解质及酸碱失衡。对于感染性休克患儿，则应在用抗菌药物的同时，积极抗休克治疗及清除感染灶。

（七）预防

目前被证实唯一能够有效预防本病EOS的只有针对GBS引起的EOS，即在分娩前给孕母静脉注射抗生素（头孢唑林、氨苄西林、青霉素等）。LOS多由院内感染引起，因此，控制院内感染是预防LOS的关键。

四、新生儿破伤风

新生儿破伤风（neonatal tetanus）是指破伤风杆菌侵入脐部生长繁殖，并产生痉挛毒素而引起以牙关紧闭和全身肌肉强直性痉挛为特征的急性感染性疾病。

（一）病因与发病机制

破伤风杆菌为革兰氏阳性厌氧菌，其芽孢抵抗力极强，可在外界环境中长期存活，普通消毒剂无效。破伤风杆菌广泛存在于土壤、尘埃和粪便中。当用该菌污染的器械断脐或包扎时，破伤风杆菌即可进入脐部，而包扎引起的缺氧环境更利于破伤风杆菌的繁殖。其产生的痉挛毒素沿神经束、淋巴液等扩散至中枢神经系统与神经节苷脂结合，封闭抑制性神经元，使其不能释放抑制性神经介质（如甘氨酸、氨基丁酸），导致肌肉强烈收缩。下巴、面部和头部的肌肉最先受累。此毒素还可兴奋交感神经，引起心动过速、血压升高、多汗等。

（二）临床表现

新生儿破伤风的潜伏期多为 4 ～ 7 天，潜伏期越短，预后越差。早期症状为哭闹、张口困难、吃奶困难，随后发展为牙关紧闭、面肌紧张、口角上牵、呈“苦笑”面容，伴有阵发性双拳紧握，上肢过度屈曲，下肢伸直，呈角弓反张。呼吸肌和喉肌痉挛可引起发绀、窒息。痉挛发作时患儿神志清楚为本病的特点，任何轻微刺激即可诱发痉挛发作。经合理治疗 1 ～ 4 周后痉挛逐渐减轻，完全恢复需要 2 ～ 3 个月。

（三）口腔临床特征

新生儿破伤风早期可出现特征性的“苦笑”面容，用压舌板压舌时用力越大，张口越困难。

（四）诊断

根据断脐消毒不严病史、脐部感染病灶或病史、出生后 7 天左右（2 ～ 14 天）发病、出现典型临床表现即可明确诊断。早期无明显抽搐时，可用“压舌板试验”诊断。压舌板压舌时用力越大，张口越困难，则为“压舌板试验”阳性，可确诊。

（五）治疗

（1）护理。置于安静、避光的环境，尽量减少刺激以减少痉挛发作。

（2）抗毒素。抗毒素只能中和游离破伤风毒素，对已与神经节苷脂结合的毒素无效，因此越早用越好。破伤风抗毒素（tetanus antitoxin，TAT）1 万～2 万 IU 静脉滴注，3 000 IU 脐周注射，用前须做皮肤过敏试验；或破伤风免疫球蛋白（tetanus immune globin，TIG）500 IU 肌内注射。

（3）解痉药。控制痉挛是治疗成功的关键。①地西泮：首选，每次 0.3 ～ 0.5 mg/kg，缓慢静脉注射，每 4 ～ 8 小时 1 次。②苯巴比妥：首次负荷量为 15 ～ 20 mg/kg，缓慢静脉注射；维持量为每日 5 mg/kg，每 12 ～ 24 小时 1 次，静脉注射。可与地西泮交替使用。③10% 水合氯醛：每次 0.5 mL/kg，胃管注入或灌肠，常作为发作时的临时用药。

（4）抗生素。青霉素每日 10 万～20 万 U/kg，每日 2 次；或甲硝唑，首剂 15 mg/kg，以后 7.5 mg/kg，每 12 小时 1 次，静脉滴注，7 ～ 10 天，可杀灭破伤风杆菌。

（六）预防

破伤风是完全可以预防的疾病，严格执行无菌接生可预防本病发生。若接生时消毒不严者，须在 24 小时内剪去脐带远端一段，并重新消毒结扎，同时肌内注射 TAT 1 500 ～ 3 000 IU，或注射 TIG 75 ～ 250 IU。

第七节　新生儿黄疸

新生儿黄疸（neonatal jaundice）是胆红素在体内积聚引起的皮肤或其他器官黄染。未结合胆红素增高是新生儿黄疸最常见的表现形式，重者可引起胆红素脑病（核黄疸），造成神经系统的永久性损害，甚至死亡。

一、新生儿胆红素代谢特点

（1）胆红素生成增多。原因：①红细胞寿命短，新生儿为70～90天。②旁路和其他组织来源的胆红素增多。③胎儿在宫内处于低氧环境，红细胞生成相对较多，出生后红细胞被破坏也较多。

（2）血浆白蛋白联结胆红素的能力不足。新生儿出生时有不同程度的酸中毒，可减少胆红素与白蛋白联结；早产儿白蛋白含量越低，其联结胆红素的量也越少。

（3）肝细胞处理胆红素能力差。原因：①未结合胆红素进入肝细胞后，与Y、Z蛋白结合。而新生儿出生时肝细胞内Y蛋白含量少，不能充分摄取胆红素。②尿苷二磷酸葡萄糖醛酸转移酶（uridine diphosphate glucuronosyl transferase，UDPGT）含量低、活性差，使胆红素结合过程受限。③肝细胞将结合胆红素排泄到肠道的能力暂时低下，早产儿更为明显，可出现暂时性肝内胆汁淤积。

（4）肠肝循环的特殊性。肝内形成的结合胆红素，随胆汁排出后，经肠腔内β-葡萄糖醛酸苷酶的作用，使部分结合胆红素分解为未结合胆红素，重新吸收进入血液循环。此外，胎粪排出延迟，也可使肠肝循环的负荷增加。

二、新生儿生理性黄疸与病理性黄疸

新生儿出生后的胆红素水平是动态变化的，因此，在诊断新生儿高胆红素血症（neonatal hyperbilirubinemia）时，目前多采用美国Bhutani等制作的新生儿小时胆红素列线图作为诊断参考（图7-2）。当胆红素水平超过95百分位时定义为高胆红素血症。对于胎龄35周及以上的新生儿，目前多采用美国儿科学会（American Academy of Pediatrics，AAP）推荐的光疗参考曲线作为干预标准（图7-3），需考虑其胎龄、日龄和是否存在高危因素。高危因素包括同族免疫性溶血、葡萄糖-6-磷酸脱氢酶缺乏、窒息、显著的嗜睡、体温不稳定、败血症、代谢性酸中毒、低白蛋白血症。对出生体重小于2 500 g的早产儿，光疗标准亦应放宽，可以参考表7-7。胎龄35周及以上的新生儿高胆红素血症还可以分为：①重度高胆红素血症，血清总胆红素（total serum bilirubin，TSB）峰值超过342 μmol/L（20 mg/dL）；②极重度高胆红素血症，TSB峰值超过427 μmol/L（25 mg/dL）；③危险性高胆红素血症，TSB峰值超过510 μmoL（30 mg/dL）。

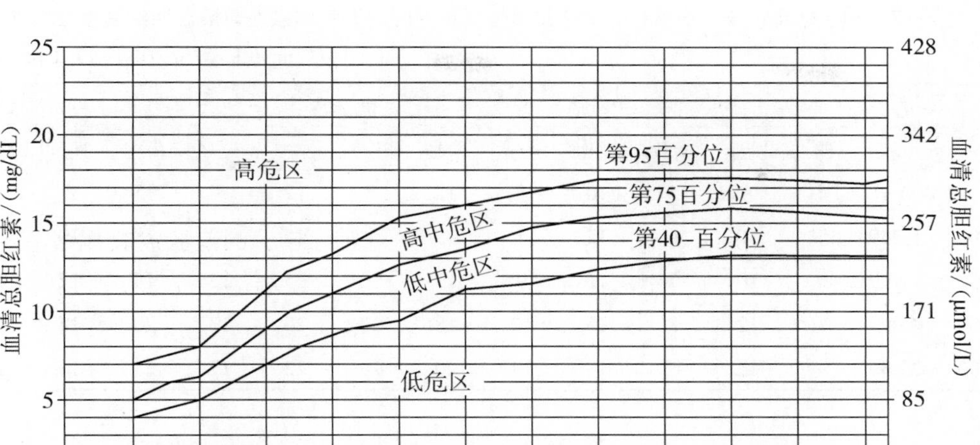

图7-2　生后时龄胆红素风险评估曲线（Bhutani 曲线）

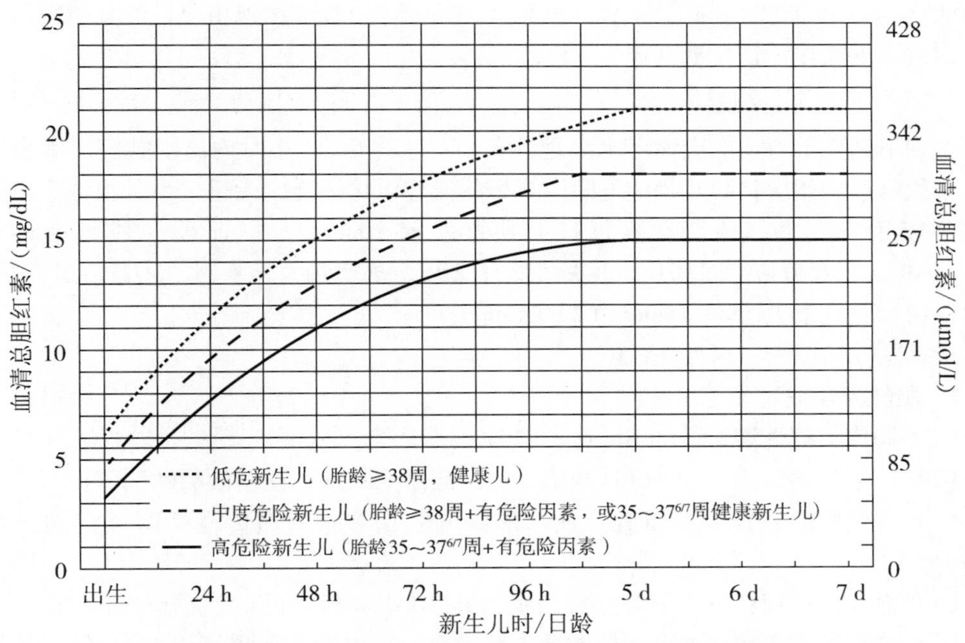

图7-3　胎龄≥35 周的新生儿不同胎龄及不同高危因素的生后时/日龄光疗标准

资料来源：American Academy of Pediatrics Subcommittee on Hyperbilirubinemia. Management of hyperbilirubinemia in the newborninfant 35 or more weeks of gestation [J]. Pediatrics, 2004, 114: 297-316.

表7－7　出生体重小于2 500 g的早产儿出生后不同时间光疗和换血血清总胆红素参考标准

单位：mg/dL（1 mg/dL＝17.1 μmol/L）

出生体重/g	<24 h		24～48 h		48～72 h		72～96 h		96～120 h		≥120 h	
	光疗	换血	光疗	换血	光疗	换血	光疗	换血	光疗	换血	光疗	换血
<1 000	4	8	5	10	6	12	7	12	8	15	8	15
1 000～1 249	5	10	6	12	7	15	9	15	10	18	10	18
1 250～1 999	6	10	7	12	9	15	10	15	12	18	12	18
2 000～2 299	7	12	8	15	10	18	12	20	13	20	14	20
2 300～2 499	9	12	12	18	14	20	16	22	17	23	18	23

（一）生理性黄疸

新生儿生理性黄疸特点：①一般情况良好。②足月儿生后2～3天出现黄疸，4～5天达高峰，5～7天消退，最迟不超过2周；早产儿黄疸多于生后3～5天出现，5～7天达高峰，7～9天消退，最长可延迟到3～4周。③每日血清胆红素升高小于85 μmol/L（5 mg/dL）或每小时小于0.5 mg/dL。④血清总胆红素值尚未超过小时胆红素曲线（Bhutani曲线）的第95百分位数（图7－2），或未达到相应日龄、胎龄及相应危险因素下的光疗干预标准（图7－3）。

（二）病理性黄疸

出现下列任1项情况应该考虑病理性黄疸：①生后24小时内出现黄疸。②血清总胆红素值已达到相应日龄及相应危险因素下的光疗干预标准，或超过小时胆红素风险曲线的第95百分位数；或胆红素每日上升超过85 μmo/L（5 mg/d），或每小时大于0.5 mg/dL。③黄疸持续时间长，足月儿大于2周，早产儿大于4周。④黄疸退而复现。⑤血清结合胆红素大于34 μmo/L（2 mg/dL）。

根据其发病原因，病理性黄疸可分为三类。

1. 胆红素生成过多

（1）同族免疫性溶血：如Rh或ABO血型不合等。

（2）红细胞酶缺陷：如G6PD缺陷、丙酮酸激酶缺陷、已糖激酶缺陷等。

（3）红细胞形态异常：如遗传性球形红细胞增多症、遗传性椭圆形红细胞增多症等。

（4）血红蛋白病：如地中海贫血、血红蛋白F-Poole和血红蛋白Hasharon。

（5）红细胞增多症：如母－胎或胎－胎输血、宫内发育迟缓（慢性缺氧）、糖尿病母亲的新生儿等。

（6）体内出血：如头颅血肿、皮下血肿、颅内出血等。

（7）感染：细菌、病毒、螺旋体、衣原体、支原体和原虫等感染导致溶血。

（8）维生素E缺乏和微量元素缺乏：可使细胞膜结构改变。

（9）肠肝循环增加：先天性肠道闭锁、喂养延迟、肠麻痹等导致胎粪排出延迟，

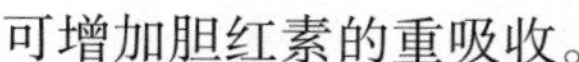

可增加胆红素的重吸收。

（10）母乳喂养与黄疸：①母乳喂养性黄疸。母乳喂养的新生儿出生后早期母乳摄入不足，胎粪排出延迟，肠肝循环增加，导致血清胆红素水平升高。须确保新生儿摄入足量母乳，必要时补充配方乳，已达到干预标准的及时给予干预。②母乳性黄疸。黄疸出现于出生 1 周后，2 周左右达高峰。因母乳喂养的新生儿肠道内 β－葡萄糖醛酸苷酶含量及活性增高，促使胆红素肠肝循环增加。若停母乳喂养，黄疸在 48～72 小时明显消退。

2. 肝细胞摄取和结合胆红素能力低下

（1）感染。感染可抑制肝酶活性，致使肝细胞结合胆红素能力下降。

（2）窒息、缺氧。缺氧使肝酶活性受抑制。

（3）低体温、低血糖、低白蛋白血症。体温不升、低血糖可影响肝酶活性，低白蛋白血症可影响其与胆红素的结合，而使黄疸加重。

（4）药物。某些药物，如磺胺、水杨酸盐、维生素 K_3 等，与胆红素竞争性地和 Y 蛋白、Z 蛋白的结合位点结合，噻唑类利尿药可使胆红素与白蛋白分离，均可使血胆红素增加。

（5）先天性非溶血性高胆红素血症，如先天性葡萄糖醛酸转移酶缺乏症，即克里格勒－纳贾尔综合征（Crigler-Najjar syndrome）Ⅰ型、Ⅱ型，和吉尔伯特综合征（Gilbert syndrome）。

（6）家族性暂时性新生儿高胆红素血症，即 Lucey-Driscoll 综合征。

（7）其他。甲状腺功能减退、脑垂体功能低下、先天愚型、幽门狭窄、肠梗阻常伴有血胆红素升高或黄疸延迟消退。

3. 胆红素排泄异常

（1）肝细胞排泄胆红素功能障碍：①新生儿肝炎。②先天性代谢缺陷病：如 α1－抗胰蛋白酶缺乏症、半乳糖血症、果糖不耐受症、酪氨酸血症、糖原累积病Ⅳ型、脂质累积病（如尼曼匹克病、戈谢病）等，可有肝细胞损害。③先天性遗传性疾病：如脑肝肾综合征［泽尔韦格综合征（Zellweger syndrome）］、家族性进行性肝内胆汁淤积症（Byler disease）、杜宾－约翰逊综合征（Dubin-Johnson syndrome）（又称先天性非溶血性黄疸－结合胆红素增高Ⅰ型）等。

（2）胆管排泄胆红素障碍。见于先天性胆管闭锁、先天性胆总管囊肿、胆汁黏稠综合征。

三、口腔临床特征

高胆红素血症新生儿可见口腔黏膜黄染。

四、新生儿重度高胆红素血症的预防

（1）高危因素的评估。每个新生儿出生后都应进行高胆红素血症高危因素的评估，住院期间应注意监测胆红素水平及其动态变化趋势，根据上述建议进行干预。

（2）出院后随访计划的制订。出院前胆红素水平处于 Bhutani 曲线的第 75 百分位以下的新生儿可以出院，但须根据出院日龄或出院前的胆红素水平制订出院后的随访计划。

第八节　新生儿溶血症

新生儿溶血症（hemolytic disease of the newborn，HDN）指母子血型不合引起的同族免疫性溶血。在已发现的人类 26 个血型系统中，以 ABO 血型不合最常见，Rh 血型不合较少见。

一、病因与发病机制

由父亲遗传而母亲所不具有的显性胎儿红细胞血型抗原通过胎盘进入母体，刺激母体产生相应的血型抗体，当不完全抗体（IgG）进入胎儿血液循环后，与红细胞的相应抗原结合（致敏红细胞），在单核－巨噬细胞系统内被破坏，引起溶血。若母婴血型不合的胎儿红细胞在分娩时才进入母血，则母亲产生的抗体不会引起这一胎发病，但可能使下一胎发病（血型与上一胎相同）。

（1）ABO 溶血。ABO 溶血主要发生在母亲 O 型而胎儿 A 型或 B 型。40%～50% 的 ABO 溶血病发生在第一胎，其原因是：O 型母亲在第一胎妊娠前，已受到自然界 A 或 B 血型物质（如某些植物、寄生虫、伤寒疫苗、破伤风及白喉类毒素等）的刺激，产生抗 A 或抗 B 抗体（IgG）。

（2）Rh 溶血。Rh 血型系统有 6 种抗原，即抗原 D、E、C、c、d、e（d 抗原未测出，只是推测），其抗原性强弱依次为抗原 D > E > C > c > e，故 Rh 溶血病中以 RhD 溶血病最常见，其次为 RhE（溶血病）。红细胞缺乏 D 抗原称为 Rh 阴性，具有 D 抗原称为 Rh 阳性，中国人绝大多数为 Rh 阳性。Rh 溶血病一般不发生在第一胎，是因为自然界无 Rh 血型物质。既往输过 Rh 阳性血或有流产史的 Rh 阴性母亲，其第一胎即可发病。极少数 Rh 阴性母亲虽未接触过 Rh 阳性血，但其第一胎也发生 Rh 溶血病，这可能是由于 Rh 阴性孕妇的母亲（外祖母）为 Rh 阳性，其怀孕时已使孕妇致敏，故 Rh 阴性孕妇的第一胎发病。

二、临床表现

症状轻重与溶血程度基本一致。Rh 溶血病症状较重，可能出现胎儿水肿或死胎。

（1）黄疸。大多数 Rh 溶血病患儿出生后 24 小时内出现黄疸并迅速加重，而多数 ABO 溶血病在患儿出生后第 2～3 天出现。血清胆红素以未结合型为主，但若溶血严重，造成胆汁淤积，结合胆红素也可升高。

（2）贫血。ABO 溶血病患儿可无贫血或轻度贫血。重症 Rh 溶血，出生后患儿即可有严重贫血或伴心力衰竭。部分患儿因其抗体持续存在，也可于出生后 3～6 周发生晚期贫血。

（3）肝、脾大。Rh 溶血病患儿多有不同程度的肝、脾肿大，ABO 溶血病患儿则不明显。

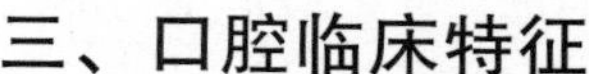

三、口腔临床特征

新生儿溶血病患儿口腔黏膜可见黄染，严重溶血导致贫血的患儿可出现口唇及口腔黏膜苍白。

四、并发症

（1）胆红素脑病。胆红素脑病为新生儿溶血病最严重的并发症。出生后1周内的新生儿，尤其是存在早产、溶血病、缺氧、酸中毒、感染等高危因素的，在黄疸高峰期出现神经系统异常表现时，考虑胆红素脑病。出生后数周内胆红素所致的中枢神经系统损害称为急性胆红素脑病（acute bilirubin encephalopathy），胆红素所致的慢性和永久性中枢神经系统损害或后遗症称为慢性胆红素脑病或核黄疸。其脑干听觉诱发电位显示各波形的潜伏期延长，但可随治疗而逆转。

胆红素脑病常在24小时内进展较快，临床可分为四期。

第一期：表现为嗜睡、反应低下、吮吸无力、拥抱反射减弱、肌张力减低等，偶有尖叫和呕吐。持续12～24小时。

第二期：出现抽搐、角弓反张和发热（多于抽搐同时发生）。轻者仅有双眼凝视，重者出现肌张力增高、呼吸暂停、双手紧握、双臂伸直内旋，可出现角弓反张。此期持续12～48小时。

第三期：吃奶及反应好转，抽搐次数减少，角弓反张逐渐消失，肌张力逐渐恢复。此期持续约2周。

第四期：出现典型的核黄疸后遗症表现，包括手足徐动、眼球运动障碍（形成“落日眼”）、听觉障碍、牙釉质发育不良。此外，也可留有脑瘫、智能落后、抽搐、抬头无力和流涎等后遗症。

（2）胆红素所致的神经功能障碍。仅出现隐匿性的神经发育功能障碍，而没有典型的胆红素脑病或核黄疸临床表现，称为胆红素所致的神经功能障碍（bilirubin-induced neurological dysfunction，BIND）。其临床可表现为轻度的神经系统和认知异常、单纯听力受损或听神经病变谱系障碍（auditory neuropathy spectrum disorder，ANSD）等。

五、辅助检查

（1）母子血型检查。检查母子ABO和Rh血型，证实有血型不合存在。

（2）检查有无溶血性贫血。网织红细胞增高（>6%），血涂片有核红细胞增高（>10/100个白细胞），血清总胆红素和未结合胆红素明显增加，呼出气一氧化碳（exhaled carbon monoxide，ETCO）含量可以反映胆红素生成速度，因此在溶血症患儿可用于预测患儿发生重症高胆红素血症的可能。

（3）致敏红细胞和血型抗体测定。改良直接抗人球蛋白试验即改良库姆斯试验（Coombs test），为确诊试验，Rh溶血病阳性率高而ABO溶血病阳性率低。抗体释放试验也为确诊试验，Rh溶血病和ABO溶血病一般均为阳性。游离抗体试验有助于估计是否存在继续溶血及换血后的效果，但不是确诊试验。

（4）头颅MRI。胆红素的神经毒性作用部位具有高度的选择性，最常见的部位是基底神经核的苍白球。头颅MRI对胆红素脑病诊断有重要价值。

（5）脑干听觉诱发电位（brainstem auditory evoked potential，BAEP）。脑干听觉诱发电位是监测病情发展的敏感指标，也可是唯一表现。该检查适用于胆红素脑病的早期诊断及进展监测。

六、诊断与鉴别诊断

（1）产前诊断：凡既往有不明原因的死胎、流产、新生儿重度黄疸史的孕妇及其丈夫均应进行ABO、Rh血型检查，不合者进行孕妇血清抗体检测。

（2）出生后诊断：新生儿娩出后黄疸出现早、进行性加重，且有母子血型不合，溶血的实验室检查、改良库姆斯试验和抗体释放试验中有1项阳性者即可确诊。若出现神经系统异常表现时可结合头颅MRI扫描及BAEP进一步明确胆红素脑病的诊断。

（3）鉴别诊断：本病须与先天性肾病、新生儿贫血、生理性黄疸鉴别。

七、治疗

（一）产前治疗

（1）提前分娩。既往有输血、死胎、流产和分娩史的Rh阴性孕妇本次妊娠Rh抗体效价渐升至1∶32或1∶64以上，用分光光度计测定羊水胆红素增高，且羊水L/S大于二者，提示胎肺已成熟，可考虑提前分娩。

（2）血浆置换。对血Rh抗体效价明显增高，但又不宜提前分娩的孕妇，可对孕母进行血浆置换，以换出抗体，减少胎儿溶血，但该治疗在临床极少应用。

（3）宫内输血。对胎儿水肿或胎儿Hb小于80 g/L，而肺尚未成熟者，可直接将与孕妇血清不凝集的浓缩红细胞在B超下注入脐血管或胎儿腹腔内，以纠正贫血。

（4）苯巴比妥。孕妇于预产期前1～2周口服苯巴比妥，可诱导胎儿UDPGT活性增加，以减轻新生儿黄疸。

（二）新生儿期治疗

1. 光照疗法（phototherapy）

光照疗法简称“光疗”，是降低血清未结合胆红素的简单、有效的方法。光疗主要作用于皮肤浅层组织，使未结合胆红素光异构化，其直接经胆汁和尿液排出。波长425～475 nm的蓝光和波长510～530 nm的绿光治疗效果最佳。光疗方法有单面光疗及双面光疗。辐照度：标准光疗为8～10 μW/(cm^2·nm)，强光疗为大于30 μW/(cm^2·nm)。光照时，注意保护双眼及会阴部。可以连续照射，也可间隔12小时进行。其副作用为发热、腹泻和皮疹，在暂停光疗后可自行缓解。对于结合胆红素增高的患儿，光疗可以引起“青铜症”，但无严重不良后果。此外，光疗时应适当补充水分及维生素B_2。

2. 药物治疗

（1）白蛋白。当血清胆红素接近需换血的水平，且血白蛋白水平小于25 g/L时，可输注白蛋白1 g/kg，以增加其与未结合胆红素的联结，减少胆红素脑病的发生。

（2）纠正代谢性酸中毒，以利于未结合胆红素与白蛋白的联结。

（3）肝酶诱导剂。肝酶诱导剂能诱导 UDPGT 酶活性、增加肝脏结合和分泌胆红素的能力。可用苯巴比妥每日 5 mg/kg，分 2～3 次口服，共 4～5 日。

（4）静脉用免疫球蛋白。静脉用免疫球蛋白可阻断单核巨噬细胞系统 Fc 受体，抑制吞噬细胞破坏已被抗体致敏的红细胞，用法为 0.5～1 g/kg，于 2～4 小时内静脉滴入。

3. 换血疗法（exchange transfusion）

换血疗法的目的是换出部分血中游离抗体和致敏红细胞，减轻溶血；换出血中大量胆红素，防止发生胆红素脑病；纠正贫血，改善携氧防止心力衰竭。出生胎龄 35 周以上的早产儿和足月儿的换血标准可参照图 7－4，出生体重小于 2 500 g 的早产儿换血标准可以参考表 7－7。出生时脐血胆红素大于 76 μmol/L（4.5 mg/dL），血红蛋白小于 110 g/L，伴有水肿、肝脾大和心力衰竭者，或已有急性胆红素脑病的临床表现者，不论胆红素水平是否达到换血标准或 TSB 在准备换血期间是否已明显下降，都应换血治疗。Rh 溶血病应选用 Rh 系统与母亲同型、ABO 系统与患儿同型的血液；紧急情况下或找不到血源时也可选用 O 型血。母 O 型、子 A 或 B 型的 ABO 溶血病，最好用 AB 型血浆和 O 型红细胞的混合血。有明显贫血和心力衰竭者，可用血浆减半的浓缩血。换血量一般为患儿血量的 2 倍（150～180 mL/kg），大约可换出 85% 的致敏红细胞和 60% 的胆红素及抗体。一般选用脐静脉或其他较大静脉进行换血，也可选用脐动脉、脐静脉进行同步换血。换血全程一般控制在 90～120 分钟完成。

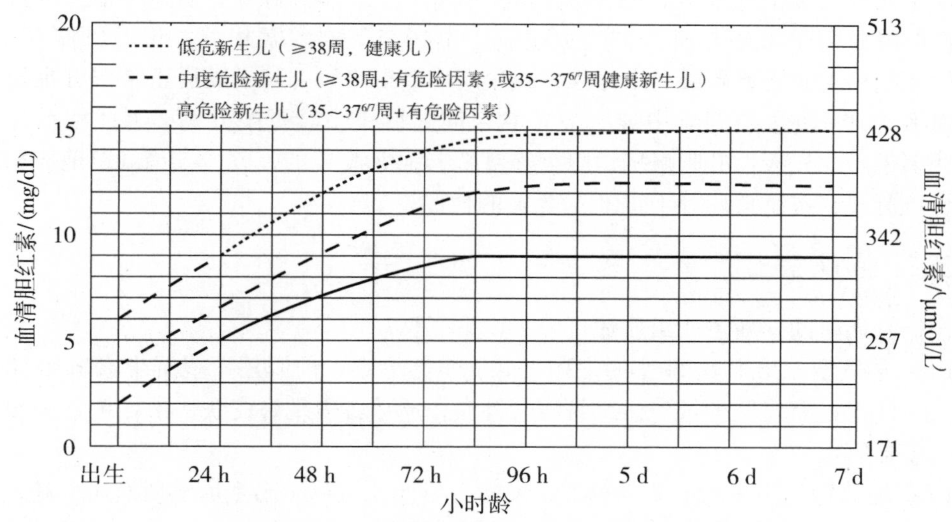

图 7－4　胎龄 35 周及以上早产儿或足月儿换血参考标准

资料来源：American Academy of Pediatrics Subcommittee on Hyperbilirubinemia. Management of hyperbilirubinemia in the newborn infant 35 or more weeks of gestation [J]. Pediatrics, 2004, 114 (1): 297－316。

4．其他治疗

其他治疗，如防止低血糖、低血钙、低体温，纠正缺氧、贫血、水肿、电解质紊乱和心力衰竭等。

八、预防

Rh 阴性妇女在流产或分娩 Rh 阳性第一胎后，应尽早注射相应的抗 Rh 免疫球蛋白，以中和进入母血的 Rh 抗原。临床上，目前常用的预防方法是给 RhD 阴性妇女在孕 28 周和分娩 RhD 阳性胎儿后 72 小时内分别肌内注射抗 D 球蛋白 300 μg。

第九节　新生儿出血症

新生儿出血症（neonatal hemorrhagic disease）是由于维生素 K 缺乏导致体内某些维生素 K 依赖凝血因子（Ⅱ、Ⅶ、Ⅸ、Ⅹ）活性降低而发生的出血性疾病。

一、病因与发病机制

新生儿缺乏维生素 K 时，凝血因子Ⅱ、Ⅶ、Ⅸ、Ⅹ羧化障碍，从而不能生成具有凝血活性的凝血因子来参与机体的凝血过程。本病与下列因素相关：①肝脏储存量低。②新生儿刚出生时肠道菌群尚未建立，或使用广谱抗生素抑制了肠道正常菌群生长，使维生素 K 合成不足。③母乳中维生素 K 含量明显低于牛乳及配方奶，因此纯母乳喂养的婴儿多见。④先天性肝胆疾病、腹泻等可影响维生素 K 的吸收。⑤母亲产前应用抗惊厥药、抗凝药、抗结核药等干扰维生素 K 的代谢。

二、临床表现

根据发病时间，新生儿出血症可分为以下三型。

（1）早发型。出生后 24 小时之内发病，多与母亲产前服用干扰维生素 K 代谢的药物有关，轻者仅有皮肤少量出血或脐残端渗血，严重者表现为皮肤、消化道、头颅等多部位、多器官出血。

（2）经典型。出生后第 2 至第 7 天发病，早产儿可迟至出生后 2 周发病。其表现为皮肤瘀斑、脐残端渗血、穿刺或注射部位出血、胃肠道出血等，出血量一般不多并呈自限性。但也有个别出血严重者可出现失血性休克，多与纯母乳喂养、肠道菌群紊乱、肝功能发育不完善等导致维生素 K 合成不足有关。

（3）晚发型。出生后 1 ～ 3 个月发病，多见于纯母乳喂养、慢性腹泻、肝胆疾病、营养不良、长期使用抗生素或长期接受全静脉营养而又未补充维生素 K 者。可有颅内出血且死亡率高，幸存者多遗留神经系统后遗症。

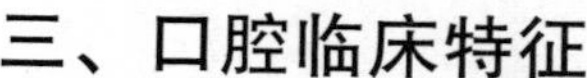

三、口腔临床特征

新生儿出血症患儿可见牙龈出血、口腔黏膜出血。

四、辅助检查

（1）凝血功能检测。①凝血酶原时间（prothrombin time，PT）明显延长是诊断的重要指标（为对照的 2 倍以上意义更大）。②活化部分凝血活酶时间（activated partial thromboplastin time，APTT）也可延长。③凝血酶时间（thrombin time，TT）、血小板计数和纤维蛋白原等正常。

（2）维生素 K 缺乏或拮抗剂Ⅱ诱导蛋白（protein induced by vitamin K absence or antagonisf-Ⅱ，PIVKA-Ⅱ）测定。维生素 K 缺乏诱导蛋白是反映机体维生素 K 缺乏状况和评估疗效的敏感指标，在常规凝血试验未出现变化时，在循环血液中检测到，可反映机体是否存在亚临床维生素 K缺乏。

（3）活性Ⅱ因子与Ⅱ因子总量比值。该比值小于 1 时提示维生素 K 缺乏。

（4）维生素 K 测定。用高效液相色谱法直接测定血中维生素 K 的含量，但其较大的需血量限制了在临床的应用。

五、诊断与鉴别诊断

本病主要根据病史特点、临床表现、实验室检查和维生素 K 治疗效果等诊断，其中，PIVKA-Ⅱ是诊断“金标准”，直接测定血清维生素 K_1 也是诊断的可靠指标。在新生儿时期须与下列疾病鉴别。

（1）新生儿咽下综合征。婴儿在分娩过程中咽下母血，生后不久即呕血和（或）便血。但本病无其他部位出血，血红蛋白和凝血功能正常，洗胃 1 ～ 2 次后呕血停止，碱变性试验（Apt 试验）试验可鉴别呕吐物中的血液成分是否来自母体。

（2）新生儿消化道出血。坏死性小肠结肠炎、应激性溃疡、先天性胃穿孔等可出现呕血或便血。但患儿常有窒息、感染或使用激素等原发病史，一般情况较差，可有腹部体征。

（3）新生儿其他出血性疾病。血小板减少性紫癜有血小板明显降低；弥散性血管内凝血常伴有严重的原发疾病，纤维蛋白原和血小板减少；血友病患儿以男性多见，且多有家族史，主要表现为外伤后出血不止。

六、治疗

给予维生素 K_1 1 ～ 2 mg 静脉滴注，通常数小时内凝血因子水平即可上升，24 小时完全纠正。出血严重者可输新鲜冰冻血浆 10 ～ 20 mL/kg 或凝血酶原复合物，以提高血浆中有活性的凝血因子水平。

七、预防

孕期服用干扰维生素 K 代谢的药物者，应在妊娠最后 3 个月及分娩前各注射 1 次维

生素 K_1 10 mg。纯母乳喂养者，母亲应口服维生素 K_1，每次 20 mg，每周 2 次。所有新生儿出生后应立即给予维生素 K_1 0.5～1.0 mg，肌内注射 1 次（早产儿连用 3 天）。早产儿、有肝胆疾病、慢性腹泻、长期全静脉营养等高危儿应每周注射 1 次维生素 K_1 0.5～1.0 mg。

第十节　新生儿寒冷损伤综合征

新生儿寒冷损伤综合征（neonatal cold injury syndrome）因患者多有皮肤硬肿，亦称新生儿硬肿症（sclerema neonatorum），是由寒冷和（或）多种疾病所致的低体温、皮肤硬肿及多脏器损伤引起的。

一、病因与发病机制

（1）寒冷和保温不足发生低体温和皮肤硬肿。原因：①体温调节中枢不成熟。②体表面积相对较大，皮下脂肪少，皮肤薄，血管丰富，容易失热。③体内储存热量少，寒冷时即使丢失少量热量，体温即可降低。④寒冷时主要靠棕色脂肪组织化学性产热，早产儿由于其储存少，代偿产热能力更差，因此寒冷时易出现低体温。⑤饱和脂肪酸含量高（为成人的 3 倍），低体温时易于凝固，出现皮肤硬肿。

（2）疾病。严重感染、缺氧、心力衰竭和休克等使能源物质消耗增加、热量摄入不足，加之缺氧又使能源物质的氧化产能发生障碍，故产热能力不足，出现低体温和皮肤硬肿。严重的颅脑疾病也可抑制尚未成熟的体温调节中枢，使散热大于产热，出现低体温，甚至皮肤硬肿。

（3）多器官损害。寒冷引起交感神经兴奋、儿茶酚胺增加、外周小血管收缩、皮肤血流量减少、皮温降低、出现肢冷和微循环障碍，导致组织缺氧和代谢性酸中毒，可加重病情。严重时可引起毛细血管通透性增加、血浆蛋白外渗、组织水肿、血浆容量下降，甚至有效循环血量不足导致休克。寒冷亦可引起心脏传导抑制、肾动脉血流降低，导致心肾功能衰竭。寒冷还可致毛细血管壁受损而释放组织凝血活酶、血液黏滞性增高及凝血因子和血小板减少，这些因素综合作用导致 DIC 的发生。

二、临床表现

本病主要发生在寒冷季节或重症感染时。低体温和皮肤硬肿是本病的主要表现。

（1）一般表现。反应低下、少动、吮乳差或拒乳、哭声低弱或不哭、呼吸暂停等。

（2）低体温。轻症者体温 30～35 ℃，重症者体温小于 30 ℃，可出现四肢甚至全身冰冷。低体温时常伴有心率减慢。

（3）皮肤硬肿。皮肤呈暗红色或青紫色，按之有橡皮样感，伴水肿者有指压凹陷。

硬肿常呈对称性，其发生顺序依次为：下肢→臀部→面颊→上肢→全身。硬肿面积可按头颈部 20%、双上肢 18%、前胸及腹部 14%、背部及腰骶部 14%、臀部 8% 及双下肢 26% 计算。

（4）多器官功能损害。重症者可出现休克、DIC 和急性肾功能衰竭等。肺出血是较常见的并发症。

三、口腔临床特征

患儿因面颊部硬肿导致张口困难。

四、辅助检查

检测血常规、动脉血气和血电解质、血糖、尿素氮、肌酐，以及进行 DIC 筛查试验。必要时可行心电图及胸片等检查。

五、诊断与鉴别诊断

存在可诱发本病的原因，有低体温、皮肤硬肿即可诊断。临床依据体温及皮肤硬肿范围分为：①轻度，体温不低于 35 ℃、皮肤硬肿范围小于 20%；②中度，体温低于 35 ℃、皮肤硬肿范围为 20%～50%；③重度：体温低于 30 ℃、皮肤硬肿范围 >50%，常伴有器官功能障碍。

本病须与新生儿水肿、新生儿皮下坏疽鉴别。

六、治疗

（1）复温。肛温高于 30 ℃、产热良好（腋 - 肛温差为正值）的患儿，置于已预热至中性温度的暖箱中，一般在 6～12 小时内可恢复正常体温。肛温低于 30 ℃或产热衰竭（腋 - 肛温差为负值）的患儿，一般应置于箱温比肛温高 1～2 ℃的暖箱中，进行外加温，每小时提高箱温 0.5～1.0 ℃（箱温不超过 34 ℃），在 12～24 小时内可恢复正常体温。

（2）能量和液体补充。供给充足的能量有助于复温和维持正常体温。能量供给从每日 210 kJ/kg（50 kcal/kg）开始，逐渐增至每日 419～502 kJ/kg（100～120 kcal/kg）。液体量按 0.24 mL/kJ（1 mL/kcal）计算，有明显心、肾功能损害者应严格控制输液速度及液体入量。

（3）控制感染。根据病原学检查结果选择抗生素，慎用对肾有毒副作用的药物。

（4）纠正器官功能紊乱。纠正循环障碍、纠正 DIC，治疗肺出血，处理肾功能衰竭。

七、预防

预防新生儿低体温是关键，注意保暖；避免早产、产伤和窒息等，及时治疗诱发冷伤的各种疾病；保证充足的能量供应。

第十一节　新生儿低血糖症和新生儿高血糖症

一、新生儿低血糖症

目前，关于新生儿低血糖（neonatal hypoglycemia）的界限值尚存争议，多主张全血血糖低于 2.2 mmol/L（40 mg/dL）为新生儿低血糖，而低于 2.6 mmol/L（47 mg/dL）为临床需要处理的界限值。

（一）病因与发病机制

1. 暂时性低血糖

（1）糖原和脂肪储备不足。

（2）葡萄糖消耗增加：应激状态下（如窒息、严重感染等），糖原大量消耗，血糖水平下降。无氧酵解使葡萄糖利用增多，也可引起低血糖。

（3）高胰岛素血症：为暂时性胰岛素升高所致。主要见于糖尿病母亲所生婴儿、新生儿溶血病。

2. 持续性低血糖

（1）先天性高胰岛素血症：胰岛细胞增生症等。

（2）内分泌缺陷：先天性垂体功能低下、先天性肾上腺皮质增生症等。

（3）遗传代谢性疾病：糖原累积症Ⅰ型、Ⅲ型，半乳糖血症，中链酰基辅酶 A 脱氢酶缺乏，支链氨基酸代谢障碍，亮氨酸代谢缺陷等。

（二）临床表现

（1）无症状性低血糖。患儿可无任何临床症状，诊断主要依靠血糖监测。

（2）症状性低血糖。患儿可出现嗜睡、食欲缺乏、喂养困难、发绀、呼吸暂停、面色苍白、低体温，甚至昏迷；也可能出现烦躁、激惹、震颤、反射亢进、高调哭声甚至抽搐。

（三）辅助检查

（1）血糖测定。试纸法一般用来动态监测血糖，确诊则需要通过实验室检测标准的血糖浓度。

（2）持续性低血糖。应进行血胰岛素（血胰岛素/血糖比）、皮质醇、生长激素、促肾上腺皮质激素（adrenocorticotrophic hormone，ACTH）、甲状腺功能、血及尿氨基酸、尿酮体及尿有机酸、遗传代谢病等的检测。

（3）有高胰岛素血症时可行胰腺 B 超或 CT 检查。症状性低血糖应行头颅 MRI 检查。

（4）疑有糖原累积症可行肝活检，测定肝糖原和酶活力。

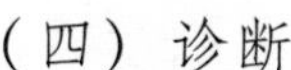

（四）诊断

临床上有高危因素、伴不能解释的神经系统异常者应立即测定血糖。准确测定血糖是诊断本症的主要手段。对反复发生或持续性低血糖应积极查找病因。

（五）治疗

（1）无症状性低血糖但能进食的患儿：可先进食，并密切监测血糖，低血糖不能纠正者可静脉输注葡萄糖，按6～8 mg/(kg·min）速率输注，根据血糖测定结果调节输糖速率，稳定24小时后逐渐停用。

（2）症状性低血糖者：可先给予一次剂量的10%葡萄糖200 mg/kg（2 mL/kg），按每分钟1.0 mL静脉注射，以后改为6～8 mg/(kg·min）维持治疗，以防低血糖反跳现象。根据血糖值调节输糖速率，病情稳定48～72小时后停止输液。静脉输注葡萄糖12～15 mg/(kg·min）后血糖仍不能维持正常者可加用氢化可的松5 mg/kg，静脉注射，每12小时1次；或泼尼松1～2 mg/(kg·d)，口服，共3～5天。

（3）持续性低血糖者：可选用二氮嗪（diazoxide）、奥曲肽（octreotide）或高血糖素治疗。先天性代谢缺陷患儿应给予特殊饮食疗法。

（六）预防

预防与低血糖有关的胎儿及新生儿问题，尽早母乳喂养，及时发现血糖异常并迅速治疗，防止发生神经系统后遗症。

二、新生儿高血糖症

新生儿全血葡萄糖大于7.0 mmol（125 mg/dL）为新生儿高血糖症（neonatal hyperglycemia）。

（一）病因与发病机制

（1）血糖调节功能不成熟。新生儿对葡萄糖的耐受的个体差异较大，胎龄越小、体重越轻，对葡萄糖的耐受越差。

（2）应激性高血糖。在窒息、严重感染、创伤等危重状态下，血中儿茶酚胺、皮质醇、高血糖素水平显著升高，糖异生作用增强而引起高血糖。

（3）医源性高血糖。输注高浓度葡萄糖，或输注速率过快时，易引起高血糖。应用某些药物，如肾上腺素、糖皮质激素、氨茶碱、咖啡因、苯妥英钠等，也可引起高血糖。

（4）新生儿糖尿病。①暂时性新生儿糖尿病（又称假性糖尿病），约1/3的患儿有糖尿病家族史，多见于小于胎龄儿；②真性糖尿病，新生儿较少见，目前认为与遗传因素有关。

（二）临床表现

新生儿高血糖症无特异性临床症状，但却是原发病加重的重要体征。血糖增高显著或持续时间长的患儿可发生高渗血症、高渗透性利尿，出现脱水、烦渴、多尿甚至发生颅内出血等。

（三）诊断

由于新生儿高血糖症常无特异性临床表现，血糖的管理也有较大差异，主要依据血糖和尿糖检测。应及时查明引起血糖增高的原因。

（四）治疗

密切监测血糖水平，根据血糖水平调节输糖速率。轻度、短暂（24～48小时）高血糖可通过减慢葡萄糖输注速率纠正，同时治疗原发病、纠正脱水及电解质紊乱。当高血糖不易控制且空腹血糖水平小于14 mmol/L时应给予胰岛素，起始输注速率为0.01 U/(kg·h)，逐渐增至0.05～0.1 U/(kg·h)，但应每30分钟监测血糖1次，以防发生低血糖，血糖正常后停用。

（五）预防

本病的主要预防措施是查找引起高血糖的病因及控制葡萄糖的输注速度。

第十二节　新生儿坏死性小肠结肠炎

新生儿坏死性小肠结肠炎（neonatal necrotizing enterocolitis，NEC）是新生儿期常见的严重肠道疾病，多见于早产儿，以腹胀、呕吐、便血为主要表现，腹部X射线检查以肠壁囊样积气为特征性表现。

一、病因与发病机制

本病的病因及发病机制十分复杂，尚未完全明确，目前多认为是因多因素共同作用所致。

（1）早产儿肠道功能不成熟。食物易滞留及发酵，致病菌易繁殖；肠道黏膜屏障不完善和肠道内SIgA含量低下也利于细菌侵入肠壁繁殖。

（2）肠黏膜缺氧缺血。围生期窒息、严重心肺疾病、休克、红细胞增多症等可能导致肠壁缺氧缺血而引起肠黏膜损伤。

（3）感染病原微生物或其毒素。感染病原微生物或其毒素可直接损伤黏膜，或通过激活免疫细胞产生细胞因子参与NEC的发病过程。

（4）肠道微生态环境的失调。开奶延迟、长时间暴露于广谱抗生素等原因，导致肠道内正常菌群不能建立，病原菌在肠道内定植或优势菌种形成并大量繁殖侵袭肠道，引起肠黏膜损伤。

（5）其他。NEC也与摄入渗透压高的配方奶和某些渗透压较高的药物如维生素E、氨茶碱、吲哚美辛等有关。大剂量静脉输注免疫球蛋白、浓缩红细胞可能会增加NEC的发生风险。

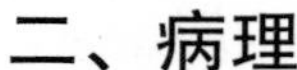

二、病理

NEC 最常受累的是回肠末端和近端结肠，严重者甚至累及整个肠道。肠腔充气，黏膜呈斑片状或大片坏死，肠壁积气，严重时可并发肠穿孔和腹膜炎。

三、临床表现

本病的典型表现为腹胀、呕吐和血便，多数初起表现为胃潴留增加、腹胀和呕吐等喂养不耐受的症状，以及呼吸窘迫、呼吸暂停、嗜睡、体温波动等全身症状。随后出现大便性状改变、血便。严重者最后发展为呼吸衰竭、休克、DIC，甚至死亡。查体可见肠型、腹壁发红，部分患儿右下腹肌紧张压痛，肠鸣音减弱或消失。重者可发生腹膜炎和肠穿孔。多见于早产儿，发病日龄与出生体重和胎龄相关，胎龄越小，发病时间越晚。足月儿可在出生后 1 周内发病，而早产儿主要在出生后 2 ～ 3 周发病，极低出生体重儿可迟至出生后 2 个月发病。

四、辅助检查

（1）实验室检查。本病的实验室检查结果显示：白细胞增高或降低，核左移，可见血小板减少；降钙素原及 C 反应蛋白升高（早期可能正常）；粪便检查可见白细胞和红细胞，隐血阳性。血及粪便细菌培养阳性更有助于诊断。

（2）腹部 X 射线平片。腹部 X 射线平片对本病诊断有重要意义。其主要表现为麻痹性肠梗阻、肠壁间隔增宽、肠壁囊样积气、门静脉充气征、部分肠袢固定、腹水和气腹。肠壁囊样积气和门静脉充气征为本病的特征性表现。

（3）腹部超声。腹部超声可动态观察肠壁厚度、肠壁积气、肠蠕动、肠壁血运情况。

五、诊断与鉴别诊断

根据典型的临床表现结合腹部 X 射线和腹部 B 超检查可明确诊断。目前，临床多采用修正 Bell-NEC 分级标准（表 7 – 8）。

本病应与感染性肠炎、肠扭转、自发性肠穿孔、中毒性肠麻痹、机械性肠梗阻等鉴别。

六、治疗

（1）禁食。须绝对禁食及胃肠减压，Ⅰ期 72 小时，Ⅱ期 7 ～ 10 天，Ⅲ期 14 天或更长。待临床情况好转、大便潜血转阴、X 射线片异常征象消失后可逐渐恢复经口喂养。

（2）抗感染。抗感染治疗一般选氨苄西林、哌拉西林或第三代头孢菌素，若细菌培养阳性，参考其药敏结果选择抗生素。抗生素疗程一般需要 7 ～ 10 天，重症 14 天或更长。

（3）支持疗法。维持水电解质平衡，给予胃肠外营养，保证能量供给。治疗多器官功能不全。

表 7－8 Bell-NEC 分级标准修改版

分期	全身症状	胃肠道症状	影像学检查	治疗
Ⅰ（疑似）				
ⅠA	体温不稳定，呼吸暂停，心率下降，嗜睡	胃潴留增加，轻度腹胀，呕吐，大便隐血阳性	正常或轻度肠梗阻	禁食，抗生素治疗 3 天
ⅠB	同ⅠA	同ⅠA，肉眼血便	同ⅠA	同ⅠA
Ⅱ（确诊）				
ⅡA（轻度病变）	同ⅠA	同ⅠA，肠鸣音消失，和（或）腹部触痛	肠梗阻、肠壁积气	禁食，抗生素治疗 7～10 天
ⅡB（中度病变）	同ⅠA，轻度代谢性酸中毒、轻度血小板减少	同ⅠA，以及肠鸣音消失，明确腹胀，蜂窝织炎，有下腹包块	同ⅡA，以及门静脉积气，和（或）腹水	禁食，抗生素治疗 14 天
Ⅲ（晚期）				
ⅢA（严重病变，肠道无穿孔）	同ⅡB，低血压，心动过缓，混合性酸中毒，DIC，中性粒细胞减少	同Ⅰ和Ⅱ，以及腹膜炎症状，明显的腹胀、腹壁紧张	同ⅡB，以及明确的腹水	禁食，抗生素治疗 14 天，补液、器械通气、腹腔穿刺术
ⅢB（严重病变，肠道穿孔）	同ⅢA	同ⅢA	同ⅡB，以及气腹	同ⅡA，以及手术

资料来源：WALSH M C，KLIEGMAN R M. Necrotizing enterocolitis：Treatment based on staging criteria［J］. Pediatric clinics of North America，1986，33（1）：179－201. DOI：10.1016/S0031－3955（16）34975－6. PMID：3081865；PMC 7131118.

（4）外科治疗。肠穿孔是 NEC 手术治疗的绝对指征。通过内科积极的保守治疗后，临床表现仍持续恶化，出现腹膜炎、低血压等，也可考虑手术治疗。

七、预后

NEC Ⅰ期和Ⅱ期的患儿远期预后良好，经手术治疗的患儿约 25% 有短肠综合征、肠狭窄等远期后遗症。

八、预防

积极推广母乳喂养，做好病因的预防。

（林霓阳　翁立坚）

第八章　消化系统疾病

学习目标

- 掌握儿童腹泻病的概念、病因、临床表现及诊断、防治原则。
- 熟悉各种儿童肠炎的发病机理及发病特点。
- 了解儿童腹泻病的流行病学和发病原因。

第一节　儿童消化系统解剖生理特点

一、解剖特点

（一）口腔

口腔是消化道的开端，包括舌、唇、颊、颌骨、牙齿和唾液腺等，具有吸吮、吞咽、咀嚼、消化、味觉、感觉和语言等功能，其功能随着生长发育逐渐完善。足月新生儿出生时已具有较好的吸吮及吞咽功能。新生儿及婴幼儿口腔黏膜薄嫩，血管丰富，唾液腺不够发达，口腔黏膜较干燥，因此更易受损伤和发生局部感染。3～4个月时唾液分泌开始增加，但婴儿因口底浅，尚不能及时吞咽所分泌的全部唾液，常发生生理性流涎。6～8个月乳牙开始萌出，婴儿口腔深度增加，加之逐渐通过吞咽调节口内唾液量，流涎相应减少，同时可以开始学习咀嚼固体合物。

（二）食管

食管全长相当于从咽喉部到剑突下的距离。新生儿的食管长度为8～10 cm，1岁时为12 cm，5岁时为16 cm，学龄儿童为20～25 cm，成人为25～30 cm。插胃管时，以从鼻根至剑突的距离作为插入的长度。婴儿食管横径为0.6～0.8 cm，幼儿为1.0 cm，学龄儿童为1.2～1.5 cm。食管pH通常为5.0～6.8。新生儿和婴儿的食管呈漏斗状，其黏膜薄嫩、弹力组织及肌层尚不发达，食管下段括约肌发育不成熟，张力低下，加上食管与胃的夹角较钝，常发生胃食管反流。

（三）胃

胃是消化道各部分中最膨大的部分，其容量随年龄增大变化很大。新生儿的胃容量为30～60 mL，1～3个月时为90～150 mL，1岁时为250～300 mL，5岁时为700～850 mL，成人约为2 000 mL。进食后幽门即开放，食物入胃5分钟左右胃内容物陆续进入十二指肠（即胃排空），故实际胃容量并非严格受上述容量限制。婴儿胃略呈水平位，当开始行走时其位置变为垂直。婴幼儿胃平滑肌发育尚未完善，收缩力不足，在充满液体食物后易出现胃扩张。

（四）肠

肠管是表面积最大的器官，分为小肠和大肠。儿童肠管相对比成人长，一般为身长的5～7倍（成人仅为4倍），或为坐高的10倍。小肠的主要功能包括运动（蠕动、摆动、分节运动）、消化、吸收及免疫。大肠的主要功能是贮存食物残渣、进一步吸收水分及形成粪便。婴幼儿肠黏膜肌层发育差，肠系膜柔软而长，结肠无明显结肠带与脂肪垂，升结肠与后壁固定差，易发生肠扭转和肠套叠。肠壁薄，故通透性高，屏障功能差，肠内毒素、消化不全的产物等可能作为抗原经肠黏膜进入体内，加之口服免疫耐受机制尚不完善，容易引起全身感染和过敏性疾病。由于婴儿大脑皮质功能发育不完善，进食常引起胃－结肠反射而产生便意，因此大便次数多于年长儿。

（五）肝

年龄越小，肝脏相对越大。婴幼儿的肝脏在右锁骨中线下2 cm，剑突下可触及，4岁后一般不能触及。婴儿的肝细胞再生能力强，不易发生肝硬化，但易受各种不利因素的影响，如缺氧、感染、药物等。这些均可使肝细胞发生肿胀、脂肪浸润、变性、坏死、纤维增生，而引起肝脏肿大，影响其正常功能。

（六）胰腺

出生后3～4个月时胰腺发育较快，胰液分泌量也随之增多；出生后1年，胰腺外分泌部分生长迅速，为出生时的3倍。胰液分泌量随年龄增长而增加。酶类出现的顺序：首先是胰蛋白酶，然后是糜蛋白酶、羧基肽酶、脂肪酶，最后是淀粉酶。新生儿胰液所含脂肪酶活性不高，直到2～3岁时才接近成人水平。

（七）肠道细菌

在母体内，胎儿肠道是无菌的，出生后数小时细菌即进入肠道，主要分布在结肠和直肠。肠道菌群受食物成分影响，单纯母乳喂养儿以双歧杆菌占绝对优势，人工喂养和混合喂养儿肠内的大肠埃希菌、嗜酸杆菌、双歧杆菌及肠球菌所占比例几乎相等。正常肠道菌群对侵入肠道的致病菌有一定的拮抗作用，具有参与免疫调节、促进黏膜生理发育及肠道营养代谢等作用。婴幼儿肠道的正常菌群脆弱，易受内外界因素影响而致菌群失调，导致消化功能紊乱。

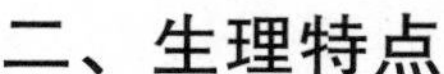

二、生理特点

儿童消化系统的基本功能与成人相同，包括消化食物和吸收营养物质，还能排泄某些代谢产物。但儿童的消化系统较成人不成熟，易发生胃肠道功能紊乱，导致腹泻、便秘、消化不良等。比如，儿童胃分泌的盐酸和各种酶均较成人少，且酶活性低下，故消化功能差。胃排空时间随食物种类不同而异：水的排空时间为 1.5 ～ 2.0 小时，母乳 2 ～ 3 小时，牛乳 3 ～ 4 小时。早产儿胃排空更慢，易发生胃潴留。婴幼儿时期胰液及其消化酶的分泌易受炎热天气和各种疾病的影响而被抑制，易发生消化不良。婴儿胆汁分泌较少，故其脂肪的消化、吸收能力较差。

三、健康儿童粪便

食物进入消化道经过混合、分解形成食物残渣，加上肠道内分泌的消化液最终形成粪便。从进食到粪便排出的时间因年龄而异：母乳喂养婴儿平均为 13 小时，人工喂养婴儿平均为 15 小时，成人平均为 18 ～ 24 小时。

胎便指新生儿最初 3 日内排出的粪便，性状黏稠，呈墨绿色，无臭味。它由脱落的肠上皮细胞、浓缩的消化液、咽下的羊水构成，2 ～ 3 日内转变为普通的婴儿粪便。

人乳喂养儿的粪便为黄色或金黄色，多为均匀膏状或带少许黄色粪便颗粒，或较稀薄，绿色、不臭，平均每日排便 2 ～ 4 次，多则可每日 6 ～ 8 次，一般在添加辅食后次数减少。

人工喂养儿的粪便为淡黄色或灰黄色，较干稠，因牛乳及其配方奶粉含酪蛋白较多，粪便有明显的蛋白质分解产物的臭味，有时可混有白色酪蛋白凝块，平均每日排便 1 ～ 2 次，易发生便秘。

混合喂养儿粪便与喂牛乳者相似，但较软、黄，添加淀粉类食物可使大便增多，稠度稍减，稍呈暗褐色，臭味加重，平均每日排便 1 ～ 3 次。添加各类蔬菜、水果等辅食后大便外观与成人粪便相似。

第二节　口　　炎

口炎（stomatitis）是指口腔黏膜由于各种感染引起的炎症，若病变限于局部，如舌、齿龈、口角，亦可称为舌炎、齿龈炎或口角炎等。感染常由病毒、真菌、细菌引起。目前细菌感染性口炎已经很少见。不注意食具及口腔卫生或各种疾病导致机体抵抗力下降等因素均可导致口炎的发生。本病多见于婴幼儿，可单独发生，亦可继发于全身疾病，如急性感染、腹泻、营养不良、久病体弱和维生素缺乏等。

一、鹅口疮

鹅口疮（thrush）为白念珠菌感染在口腔黏膜表面形成白色斑膜的疾病。白念珠菌可存在于正常人的口腔中，血清中的抗真菌成分可抑制白色念珠菌生长，但婴幼儿体内抗真菌成分含量低，因此鹅口疮多见于新生儿和婴幼儿。新生儿多由产道感染或因哺乳时污染的奶头和乳具获得感染。营养不良、腹泻、长期使用广谱抗生素或类固醇激素的患儿，其免疫力低下，也可有此症。

（一）临床表现

口腔黏膜表面覆盖白色乳凝块样小点或小片状物，可逐渐融合成大片，不易擦去，周围无炎症反应，强行剥离后局部黏膜潮红、粗糙，可有溢血。患儿一般无痛感，无明显的全身症状，不影响吃奶；重症患儿可伴有低热、拒食、吞咽困难，全部口腔均被白色斑膜覆盖，甚至可蔓延到咽、喉、食管、气管、肺等处，此时可危及生命。使用抗生素可加重病情，促其蔓延。

（二）治疗

鹅口疮一般不需要口服抗真菌药物。可用1%～2%碳酸氢钠溶液清洁口腔，形成白念珠菌不宜生长的弱碱环境；也可局部涂抹制霉菌素混悬制剂，每日2～3次。亦可口服肠道微生态制剂，抑制真菌生长。

（三）预防

应注意哺乳卫生，加强营养，适当补充维生素 B_2 和维生素C。免疫力低下者注意口腔清洁和护理。

二、疱疹性口腔炎

疱疹性口腔炎（herpetic stomatitis）为单纯疱疹病毒Ⅰ型感染所致，多见于1～3岁婴幼儿，在公共场所容易传播，发病无明显季节差异，有自限性。

（一）临床表现

患儿通常有接触史，潜伏期4～7天，起病时发热可达38～40 ℃，1～2天后上述各部位口腔黏膜出现单个或成簇的小疱疹。疱疹性口腔炎，好发于颊黏膜、齿龈、舌、唇内及邻近口周皮肤。直径约2 mm，周围有红晕，迅速破溃后形成溃疡，多个溃疡可融合成不规则的大溃疡，有时累及软腭、舌和咽部。由于疼痛剧烈，患儿可表现拒食、流涎、烦躁，常因拒食啼哭才被发现。体温在3～5天后恢复正常，病程1～2周。常有局部淋巴结肿大和压痛，可持续2～3周。

本病应与疱疹性咽峡炎和手足口病鉴别。疱疹性咽峡炎大多为柯萨奇病毒感染所致，多发生在夏秋季。疱疹主要发生在咽部和软腭，有时见于舌，但不累及齿龈和颊黏膜，此特点与疱疹性口腔炎迥异。手足口病由肠道病毒感染引起，口腔黏膜出现溃疡，手、足、臀部可出现丘疹和水疱。多数患儿症状轻，病程5～7天；少数重症者可出现脑膜炎、肺水肿，出现循环障碍而危及生命。

（二）治疗

保持口腔清洁，多饮水，进食食物以微温或凉的流质食物为宜，避免进食刺激性食物。可于局部喷洒西瓜霜等。疼痛严重者可在餐前用2%利多卡因涂抹局部。抗生素不能缩短病程，仅用于有继发细菌感染者。

第三节　先天性消化道畸形

一、先天性肥厚性幽门狭窄

先天性肥厚性幽门狭窄（congenital hypertrophic pyloric stenosis）是由于幽门环肌增生肥厚，使幽门管腔狭窄而引起的上消化道梗阻性疾病。该病的发病率为0.34/1 000～1/1 000，占消化道畸形的第三位。多见于第一胎，男性多于女性，男女发病率之比约为5∶1，少数病例有家族史。

（一）病因与发病机制

该病的病因与发病机制至今尚未完全明确，一般认为与下列因素有关。

（1）遗传因素。本病为多基因遗传性疾病。

（2）胃肠激素及其他生物活性物质紊乱。有研究发现，患儿血清胃泌素、前列腺素水平增高、生长抑素水平低；患儿幽门环肌中的脑啡肽、P物质和血管活性肠肽有不同程度的减少，因此被认为与本病有关。

（3）先天性幽门肌层发育异常。在胚胎发育4～6周时的幽门发育过程中，肌肉发育过度，致使幽门肌，尤其是环肌肥厚而致幽门狭窄。

（二）临床表现

该病的典型症状和体征为无胆汁的喷射性呕吐、黄疸胃蠕动波和右上腹肿块。

（1）呕吐。呕吐为本病的主要症状，一般在出生后2～4周，少数于出生后1周发病，也有迟至出生后2～3个月发病。典型的病例在出生后吃奶正常，后逐渐出现进行性、喷射性呕吐，几乎每次喂奶后均吐，多于喂奶后不到半小时即吐，吐出物为带凝块的奶汁，不含胆汁，有酸味；部分患儿呕吐物呈咖啡色，是胃黏膜毛细血管频繁破裂出血所致。患儿虽然多次呕吐，但食欲好，有饥饿感，吃奶有力。呕吐严重时，大部分食物被吐出，营养物质及水摄入不足，并有H^+和Cl^-的大量丢失，患儿体重不增或下降，逐渐出现营养不良、脱水、低氯性碱中毒等，晚期脱水加重，组织缺氧，产生乳酸血症；肾功能受损时，可合并代谢性酸中毒。

（2）黄疸。少数患儿伴有黄疸，非结合胆红素增高，原因不明，可能与葡萄糖吸收不足和肝功能不成熟致葡萄糖醛酸基转移酶活性不足、大便排出少、胆红素肝肠循环增加有关。

（3）腹部体征为上腹膨隆，下腹平坦柔软。常见胃蠕动波，蠕动波从左肋下向右上腹部移动，喂奶时或轻拍上腹后更明显。右上腹肿块为本病特有体征，即在右上腹肋缘下腹直肌外缘处可触到橄榄形、质如软骨、可以移动的肿块，呕吐后腹肌放松时更容易触及。

（三）辅助检查

（1）腹部B超检查。腹部B超检查可发现幽门肥厚肌层为一环形低回声区，相应的黏膜层为高密度回声，测得幽门肌厚度≥4 mm、幽门管直径≥13 mm、幽门管长度≥17 mm，即可诊断为本病。

（2）X射线钡餐检查。X射线下可见胃扩张，立位时胃下界在第2腰椎水平以下，钡餐检查可见钡剂通过幽门排出时间延长，胃排空时间延长。仔细观察可见幽门管延长，向头侧弯曲，幽门胃窦呈鸟嘴状改变，管腔狭窄如线状，压迫十二指肠球基底部的位置，十二指肠球部压迹呈“蕈征”“双肩征”等，为诊断本病特有的X射线征象。

（四）诊断与鉴别诊断

根据典型的呕吐病史，查体有胃蠕动波和橄榄样腹部肿块，一般不难诊断；少数难以诊断的可借助辅助检查来确诊。此病主要病状为呕吐，需要与下列情况鉴别。

（1）喂养不当。常因喂奶过多、过急，或人工喂养时奶瓶内气体被吸入胃内，或喂奶后体位放置不当所致。食后抱起婴儿，轻拍后背使积存在胃内的气体排出，呕吐即可停止。食物过敏亦可造成患儿反复呕吐，并可伴有腹泻、便血、湿疹、反复咳嗽等多系统症状，回避过敏原后症状可缓解，可借以鉴别。

（2）幽门痉挛。幽门痉挛与先天性肥厚性幽门狭窄临床症状相似，但幽门痉挛的呕吐发生较早，为间歇性、非喷射性呕吐，量不多，无进行性加重，偶见胃蠕动波，但不能触及肿块。患儿一般状况较好，无明显脱水及营养不良，X射线和B超检查无肥厚性幽门狭窄的征象。此病用解痉剂效果好。

（3）胃食管反流。胃食管反流患儿其呕吐的发生可早可晚，为非喷射性，呕吐可含胆汁。腹部无阳性体征。改变体位、调整饮食可减轻呕吐。X射线钡餐检查、食管24小时pH监测等可协助确诊。

（4）胃扭转。胃扭转患儿在出生后数周内出现呕吐，移动体位时呕吐加剧。X射线钡餐检查可协助鉴别，胃镜检查亦可达到诊断和治疗（胃镜下整复）的目的。

（5）其他先天性消化道畸形，如幽门前瓣膜、环状胰腺、肠旋转不良等。根据畸形所造成的消化道梗阻程度的不同，症状出现早晚不一，呕吐物的形状亦不同。一般于出生后不久出现呕吐，同时排便减少或消失。幽门前瓣膜患儿呕吐物性状与肥厚性幽门狭窄相似，但无腹部肿块及特征性X射线表现。后两种疾病呕吐含胆汁样物甚至粪样物。腹部平片显示胃及十二指肠不同程度的扩张，环状胰腺可见十二指肠降段呈现内陷、线形狭窄或节段性缩窄；肠旋转不良钡剂灌肠可见结肠框及回盲部充满钡剂，位于右上腹部或上腹中部。

（五）治疗

确诊后应及早纠正营养状态及水电解质紊乱，早期行幽门肌切开术，效果良好。

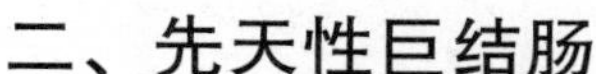

二、先天性巨结肠

先天性巨结肠（congenital megacolon）又称为肠无神经节细胞症（aganglionosis）或希尔施普龙病（Hirschsprung disease，HD），是一种由直肠或结肠远端的肠管持续痉挛，粪便淤滞在近端结肠，导致该肠管肥厚、扩张的疾病。本病是婴儿常见的先天性肠道畸形，发病率为 1/5 000 ～ 1/2 000，男女之比为（3 ～ 4）：1，有遗传倾向。

（一）病因与发病机制

该病发生是多基因遗传和环境因素共同作用的结果。其基本病理变化是痉挛段肠管肠壁肌间和黏膜下神经丛内缺乏神经节细胞，无髓鞘的副交感神经纤维数量增加，形态增粗、增大，紧密交织成束；扩张段肠管肌层肥厚，出现黏膜炎症，可伴有小溃疡，神经节细胞存在。

除形成巨结肠外，其他病理生理变化有排便反射消失等。根据病变肠管痉挛段的长度、范围，本病可分为：①常见型（约占 85%）；②短段型（约占 10%）；③长段型（约占 4%）；④全结肠型（约占 1%）；⑤全胃肠型（罕见）。

（二）临床表现

（1）胎便排出延缓、顽固性便秘和腹胀。患儿出生后 24 ～ 48 小时内多无胎便或仅有少量胎便排出，可于出生后 2 ～ 3 天出现低位肠梗阻症状。以后即有顽固性便秘，3 ～ 7 天甚至 1 ～ 2 周排便 1 次。严重者发展成不灌肠不排便。部分患儿可出现完全性肠梗阻症状。腹胀逐渐加重，腹壁紧张发亮，有静脉扩张，可见肠型及蠕动波，肠鸣音增强，膈肌上升可以引起呼吸困难。

（2）呕吐。由于功能性肠梗阻，可出现呕吐，量不多，呕吐物含少量胆汁，严重者可见粪样液。加上长期腹胀、便秘、呕吐使患儿营养物质摄入、吸收障碍，致营养不良和发育迟缓。

（3）直肠指检。直肠壶腹部空虚，拔指后由于近端肠管内积存大量粪便，可排出恶臭气体及大便。

本病严重者可并发多种疾病，常见并发症为小肠结肠炎，可见于任何年龄，重者频繁吐泻，肠管内积存大量积液，可迅速出现脱水、酸中毒和循环障碍，死亡率极高。肠穿孔多见于新生儿，常见穿孔部位为乙状结肠和盲肠。巨结肠还可继发感染。

（三）辅助检查

X 射线检查一般可确定诊断。①腹部立位平片：多显示低位不完全性肠梗阻，近端结肠扩张，盆腔无气体或有少量气体。②钡剂灌肠检查：可显示典型的痉挛段、移行段和扩张段，呈“漏斗状”改变，痉挛段及其上方的扩张肠管，排钡功能差，24 小时后仍有钡剂存留。若黏膜皱襞出现锯齿状变化，提示伴有小肠结肠炎。

除此之外，还有直肠、肛门测压检查，直肠黏膜活检，直肠肌层活检等辅助检查。

（四）诊断与鉴别诊断

凡新生儿出生后胎粪排出延迟或不排胎粪，伴有腹胀、呕吐应考虑本病。婴幼儿有长期便秘史和腹胀等体征者应进行相关检查。不同年龄患儿考虑本病时应与不同的疾病相鉴别。

1. 新生儿期

（1）胎粪塞综合征（胎粪便秘）。由于胎粪浓缩稠厚，可出现一过性低位肠梗阻症状，经灌肠排出胎粪后即可缓解。

（2）先天性肠闭锁。新生儿回肠或结肠闭锁，表现为低位肠梗阻症状，初可排少量胎粪或仅排灰白色胶冻样便，后用盐水灌肠亦不能排便。腹部直立位平片可见整个下腹部无气，钡剂灌肠 X 射线造影显示闭锁部位可明确诊断。

（3）新生儿坏死性小肠结肠炎。本病与新生儿先天性巨结肠伴发小肠结肠炎很难鉴别。其多发于早产儿，围生期多有窒息、缺氧、感染、休克的病史，且有便血。X 射线平片示肠壁积气和（或）门静脉积气。本病Ⅰ至Ⅱ期通过禁食、胃肠减压、抗感染可改善，Ⅲ期病死率高，易出现小肠、结肠坏死和肠穿孔。

2. 非新生儿

（1）继发性巨结肠。肛门、直肠末端的器质性病变，如先天性肛门狭窄、术后瘢痕狭窄或直肠外肿瘤压迫等，使排便不畅、粪便滞留、结肠继发扩张。结合病史并经肛诊可确诊，考虑直肠外肿瘤患儿可进行影像学检查加以明确。

（2）功能性便秘。功能性便秘是一种原因不明的慢性便秘，表现为排便次数少、排便费力、粪质较硬或呈球状、排便不尽感，部分患儿可有大便失禁，为粪水从粗硬、表面凹凸不同的粪便间隙流出所致。诊断需要排除器质性疾病。

（五）治疗

应进行根治手术，切除无神经节细胞肠段和部分扩张结肠。先天性巨结肠许多并发症发生在出生后 2 个月内，故要特别重视此期间的治疗。

（1）保守治疗。口服缓泻剂、润滑剂，保持每日排便；使用开塞露、扩肛等刺激括约肌，诱发排便；每日灌肠，排出积存的大便。

（2）手术治疗。手术治疗包括结肠造瘘术和根治术。凡合并小肠结肠炎不能控制者，合并营养不良、感染、其他畸形等不能耐受根治术者，或保守治疗无效、腹胀明显影响呼吸者，均应及时行结肠造瘘术，待情况好转再行巨结肠根治术。现多主张早期进行根治手术，一般认为体重在 3 kg 以上、全身情况良好者即可行根治术。

（六）预防

有家族史者注意孕中期胎儿 B 超及婴儿产后大便情况，高度怀疑及确诊者应积极保守治疗，防治并发症。

第四节　腹　泻　病

腹泻病（diarrhea）是一组由多病原、多因素引起的以大便次数增多和大便性状改变为特点的疾病。本病是我国婴幼儿最常见的疾病之一，仅次于呼吸道感染。6 个月至 2 岁的婴幼儿发病率高，1 岁以内约占半数，是造成儿童营养不良、生长发育障碍甚至死亡的主要原因之一。

婴幼儿容易患腹泻病，主要与下列易感因素有关：

（1）消化系统发育尚未成熟，胃酸和消化酶分泌少，酶活力偏低，不能适应食物质和量的较大变化。婴幼儿水代谢旺盛，且对缺水的耐受力差，一旦失水增加容易发生脱水。

（2）生长发育快，所需营养物质相对较多，且婴儿食物以液体为主，入量较多，胃肠道负担重，容易消化不良。

（3）机体及肠黏膜免疫功能不完善。婴幼儿胃酸分泌不足，胃排空较快，对进入胃内的细菌杀灭能力较弱；血清免疫球蛋白（尤其是 IgM、IgA）和胃肠道分泌型 IgA（SIgA）水平均较低。肠黏膜屏障的免疫防御机制不完善，容易罹患肠道感染；口服耐受（oral tolerance）机制也不完善，容易发生食物过敏，导致腹泻。

（4）肠道菌群失调。新生儿出生后尚未建立正常的肠道菌群，改变饮食使肠道内环境改变，或滥用广谱抗生素，均可使肠道正常菌群平衡失调而患肠道感染。

（5）人工喂养。母乳中含有大量免疫成分，如分泌型 IgA、乳铁蛋白、溶菌酶蛋白等，具有抗微生物的作用。动物乳中虽有某些上述成分，但在加热过程中被破坏，而且人工喂养的食物和食具易受污染，故人工喂养儿肠道感染发生率明显高于母乳喂养儿。

一、病因

引起婴幼儿腹泻病的病因分为感染性及非感染性两种。

（一）感染因素

肠道内感染可由病毒、细菌、真菌、寄生虫引起，以前两者多见，尤其是病毒。

（1）病毒感染。寒冷季节的婴幼儿腹泻有 80% 由病毒感染引起。病毒性肠炎的主要病原体为呼肠病毒科的轮状病毒（rotavirus，RV）、杯状病毒（calicivirus）科的诺如病毒属（norovirus）和札幌病毒属（sapovirus）、星状病毒（astrovirus）、肠道腺病毒（enteric adenovirus）等。

（2）细菌感染（不包括法定传染病）。

A. 致腹泻大肠埃希菌。根据引起腹泻的大肠埃希菌的不同致病毒性和发病机制，将已知菌株分为五大组：①肠致病性大肠埃希菌（enteropathogenic Escherichia coli,

EPEC)；②肠产毒性大肠埃希菌（enterotoxigenic Escherichia coli，ETEC)；③肠侵袭性大肠埃希菌（enteroinvasive Escherichia coli，EIEC)；④肠出血性大肠埃希菌（enterohemorrhagic Escherichia coli，EHEC)；⑤肠集聚性大肠埃希菌（enteroaggregative Escherichia coli，EAEC)。

B. 其他。与肠炎有关的弯曲菌有 3 种，95%～99% 的弯曲菌肠炎是由其中的胎儿弯曲菌空肠亚种［简称空肠弯曲菌（campylobacter jejuni)］所致。耶尔森菌（Yersinia)、沙门菌（salmonella)（主要为鼠伤寒和其他非伤寒、副伤寒沙门菌)、嗜水气单胞菌（aeromonas hydrophila)、难辨梭状芽孢杆菌（clostridium difficile)、金黄色葡萄球菌（staphylococcus aureus)、铜绿假单胞菌（pseudomonas aeruginosa)、变形杆菌（bacillus proteus）等均可引起腹泻。

（3）真菌。致腹泻的真菌有念珠菌、曲霉菌、毛霉，婴儿以白念珠菌（candida albicans）性肠炎多见。

（4）寄生虫。常见寄生虫为蓝氏贾第鞭毛虫、阿米巴原虫和隐孢子虫等。

（5）肠道外感染。中耳炎、上呼吸道感染、肺炎、泌尿系感染、皮肤感染时，可由发热、感染原释放的毒素引起腹泻症状；直肠局部激惹也可继发腹泻表现。有时病原体（主要是病毒）可同时感染肠道。

（6）使用抗生素引起的腹泻。除了一些抗生素可降低碳水化合物的转运和乳糖酶水平之外，肠道外感染时长期、大量地使用广谱抗生素可引起肠道菌群紊乱，肠道正常菌群减少，耐药性金黄色葡萄球菌、变形杆菌、铜绿假单胞菌、难辨梭状芽孢杆菌或白念珠菌等可大量繁殖，造成抗生素相关性腹泻（antibiotic-associated diarrhea，AAD)。

（二）非感染因素

（1）饮食因素。①喂养不当可引起腹泻。喂养不定时、饮食量不当、突然改变食物品种、过早添加辅食和调料、食物中含有大量渗透性物质等均可引起腹泻。②过敏性腹泻，如食物过敏相关性肠病、小肠结肠炎、直肠结肠炎等。③乳糖不耐受。原发性或继发性双糖酶（主要为乳糖酶）缺乏或活性降低，肠道对糖的消化吸收不良而引起腹泻。

（2）气候因素。气候突然变化、腹部受凉，使肠蠕动增加，排便次数增加，粪便性状改变。天气过热，消化液分泌减少可能诱发消化功能紊乱致腹泻。

二、发病机制

导致腹泻的机制有：①渗透性腹泻，即肠腔内存在大量具有渗透活性的物质，肠道不能吸收或吸收不足。②分泌性腹泻，即肠腔内电解质分泌过多。③渗出性腹泻，即炎症所致的液体大量渗出。④肠道功能异常性腹泻，即肠道蠕动功能异常等。但在临床上，不少腹泻并非由某种单一机制引起，而是在多种机制共同作用下发生的。

（一）感染性腹泻

病原微生物多随污染的食物或饮水进入消化道，亦可通过污染的日用品、手、玩具或带菌者传播。病原微生物能否引起肠道感染取决于宿主防御功能的强弱、感染病原微生物的量及毒力大小。

（1）病毒性肠炎。各种病毒侵入肠道使小肠绒毛顶端的柱状上皮细胞发生空泡变性和坏死，其微绒毛肿胀、排列紊乱和变短，受累的肠黏膜上皮细胞脱落，致使小肠黏膜重吸收水分和电解质的能力受损，肠液在肠腔内大量积聚而引起腹泻。同时，发生病变的肠黏膜细胞分泌双糖酶不足且活性降低，其中，乳糖酶最容易受累，导致食物中的乳糖分解不全而积滞在肠腔内，并被细菌分解成小分子的短链有机酸，使肠液的渗透压增高，引起渗透性腹泻。(图 8-1)

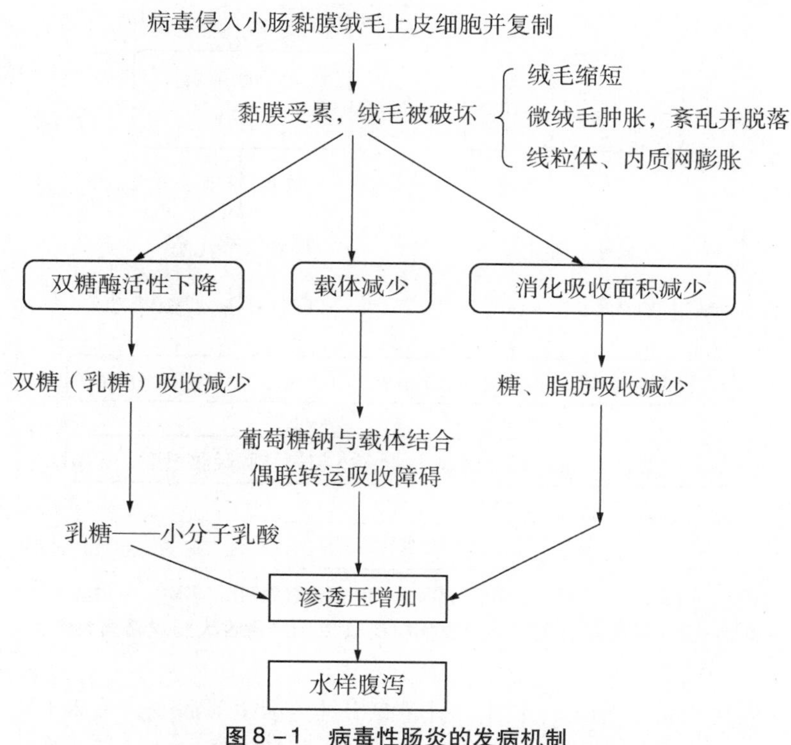

图 8-1　病毒性肠炎的发病机制

(2) 细菌性肠炎。肠道感染的病原菌不同，发病机制亦不同。

A. 肠毒素性肠炎。各种产生肠毒素的细菌可引起分泌性腹泻，如霍乱弧菌、肠产毒性大肠埃希菌等（图 8-2）。

病原体侵入肠道后，一般仅在肠腔内繁殖，黏附在肠上皮细胞刷状缘，不侵入肠黏膜。细菌会在肠腔中释放两种肠毒素，即不耐热肠毒素（heat-labile enterotoxin，LT）和耐热肠毒素（heat-stable enterotoxin，ST）。LT 与小肠上皮细胞膜上的受体结合后激活腺苷酸环化酶，导致三磷酸腺苷（adenosine triphosphate，ATP）增多，进而促使肠黏膜细胞分泌增多，同时抑制小肠绒毛上皮细胞吸收 Na^+、Cl^- 和水；ST 则通过激活鸟苷酸环化酶，导致环磷酸鸟苷（cyclic guanosine monophosphate，cGMP）增多，亦使肠上皮细胞减少 Na^+ 和水的吸收，促进 Cl^- 分泌。两者均使小肠液总量增多，超过结肠的吸收限度而发生腹泻，排出大量水样便，导致患儿脱水和电解质紊乱。

B. 侵袭性肠炎。各种侵袭性细菌感染可引起渗出性腹泻，如志贺菌属、沙门菌属、侵袭性大肠埃希菌、空肠弯曲菌、耶尔森菌和金黄色葡萄球菌等可直接侵袭小肠或结肠

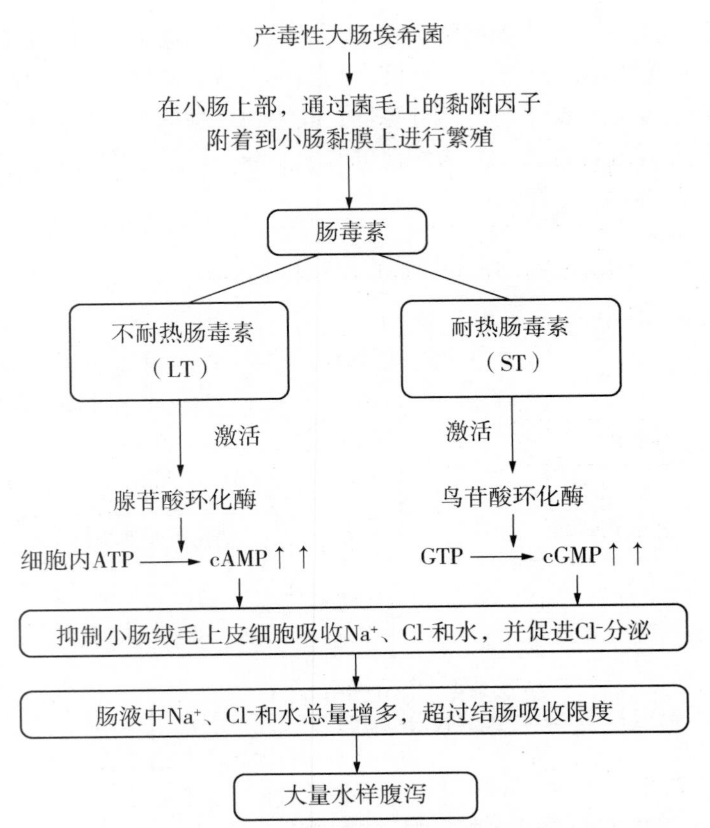

ATP：三磷酸腺苷；GTP：三磷酸鸟苷；cAMP：环磷酸腺苷；cGMP：环磷酸鸟苷。

图8－2　肠毒素引发的肠炎发病机制（以肠产毒性大肠埃希菌为例）

肠壁，使黏膜发生炎症、充血、水肿，引起渗出甚至溃疡等病变，临床上可表现为黏液脓血便。结肠由于炎症病变而不能充分吸收来自小肠的液体，并且某些致病菌还会产生肠毒素，导致合并分泌性腹泻。

（二）非感染性腹泻

非感染性腹泻主要由饮食不当引起（图8－3）。

当进食过量或食物成分不恰当时，食物不能被充分消化和吸收而积滞在小肠上部，使肠腔内酸度降低，有利于肠道下部的细菌上移和繁殖，进一步造成肠道感染；食物发酵或被肠道内细菌分解，产生的短链有机酸使肠腔内渗透压增高，液体增多；腐败性毒性产物刺激肠壁，使肠蠕动增加。以上原因均可导致腹泻，进而发生脱水和电解质紊乱。部分食物被分解成较大分子后透过不完善的肠道屏障，激活不恰当的免疫反应引起食物过敏，可引起肠黏膜炎症、水肿，甚至溃疡，引起腹泻甚至腹痛、血便。

三、临床表现

腹泻的主要表现是大便性状的改变，可呈稀便、水样便、黏液便、脓血便；其次为排便次数增加。不同病因引起的腹泻常各具临床特点和不同的临床过程。故在临床诊断

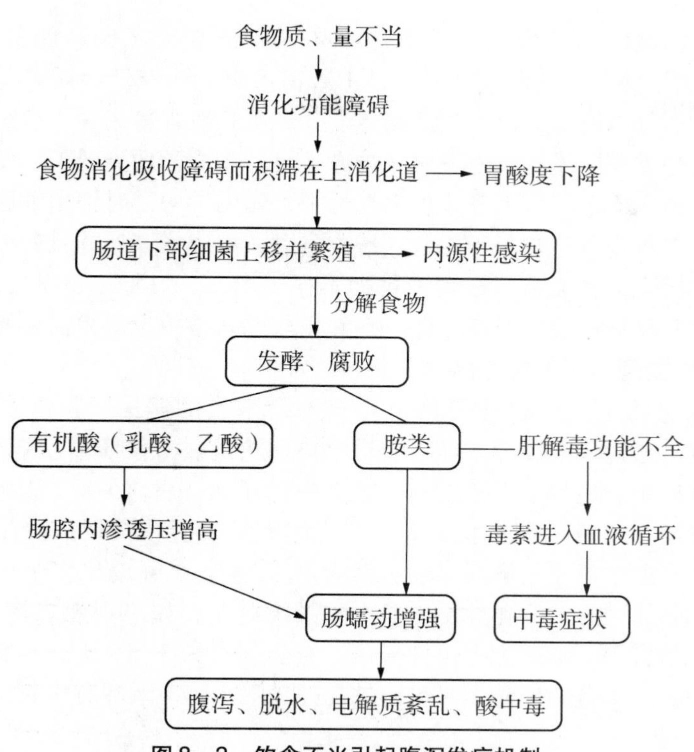

图8－3　饮食不当引起腹泻发病机制

中应考虑病程、严重程度及可能的病原体。连续病程在2周以内的腹泻为急性腹泻，病程在2周至2个月的为迁延性腹泻，病程在2个月以上的为慢性腹泻。国外学者亦有将病程持续2周以上的腹泻统称为慢性腹泻或难治性腹泻。

（一）急性腹泻

1. 腹泻的临床表现

腹泻的症状可轻可重。轻者多为饮食因素或肠道外感染所致。临床表现以胃肠道症状为主，大便次数增多，每次大便量不多，稀便或水样便，可伴有食欲下降、呕吐等，但无明显脱水表现或全身中毒症状，病程为数日。重者多由肠道内感染引起。胃肠道症状重，大便次数和总量明显增多，还有较明显的脱水、电解质紊乱和全身中毒症状，出现眼窝、囟门凹陷，尿少，泪少，皮肤、黏膜干燥且弹性下降，严重可致昏迷、休克（见第四章第三节相关内容及图8－4）。

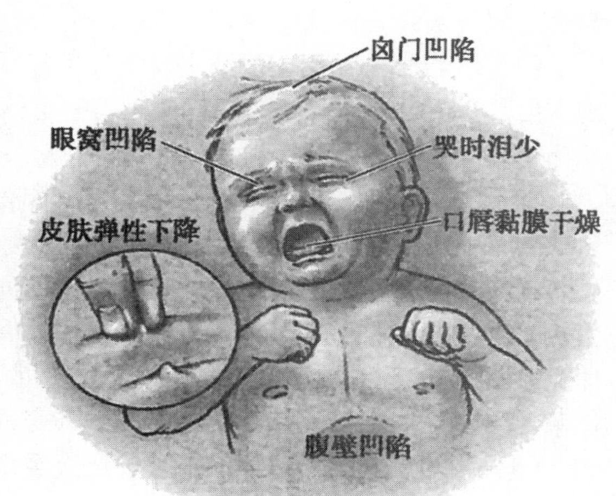

图8－4　婴幼儿脱水时的特征性症状、体征

资料来源：王卫平，孙锟，常立文. 儿科学［M］. 9版. 北京：人民卫生出版社.

重型腹泻常出现代谢性酸中毒、低钾血症等离子紊乱（见第四章第三节相关内容）。腹泻伴代谢性酸中毒的发生原因有：①腹泻丢失大量碱性物质。②进食少，能量供应不足，使脂肪分解增加，产生大量酮体。③脱水时血容量减少，组织缺氧导致无氧酵解增多而使乳酸堆积。④脱水使肾血流量亦不足，其排酸功能低下，使酸性代谢产物滞留体内。由于摄入不足，腹泻患儿可出现低钾，但因酸中毒时钾由细胞内向细胞外转移，血清钾水平多数正常，在纠正脱水、酸中毒后，尿钾增多，并且钾由细胞外向细胞内转移，可迅速出现低钾血症，表现为精神不振、无力、腹胀、心律失常、碱中毒等。腹泻病时还可合并低钙血症和低镁血症，在纠正脱水、酸中毒后更需要警惕。

2. 几种常见类型肠炎的临床特点

（1）轮状病毒肠炎。轮状病毒是婴儿腹泻最常见的病原。呈散发或小流行，经粪－口传播，也可通过气溶胶形式经呼吸道感染而致病。潜伏期 1 ～ 3 天，起病急，常伴发热和上呼吸道感染症状，多数无明显感染中毒症状。病初 1 ～ 2 天常发生高热、呕吐，随后出现腹泻。大便次数及水分多，呈黄色水样或蛋花样便带少量黏液，无腥臭味。常并发脱水、酸中毒及电解质紊乱。轮状病毒感染亦可侵犯多个脏器，导致全身（包括神经、呼吸、心脏、肝胆、血液等）多系统病变，如出现无热惊厥、心肌损害、肺部炎症、肝胆损害等。本病为自限性疾病，自然病程为 3 ～ 8 天，少数较长。粪便镜检偶有少量白细胞，部分粪便隐血可呈阳性，感染后 1 ～ 3 天即有大量病毒自大便中排出，最长可达 6 天。

（2）诺如病毒肠炎。全年均可发生感染，寒冷季节高发，常在社区、学校、餐馆、医院、托儿所、军营等地点集中暴发，是集体机构急性暴发性胃肠炎的首要致病原，且具有起病急、传播速度快、涉及范围广等特点。感染后潜伏期多为 12 ～ 36 小时，急性起病。首发症状多为阵发性腹痛、恶心、呕吐和腹泻，全身症状有畏寒、发热、头痛、乏力和肌痛等，吐泻频繁者可发生脱水及酸中毒、低钾，但程度较轮状病毒肠炎轻。本病为自限性疾病，症状持续 12 ～ 72 小时。粪便及周围血象检查一般无特殊发现。

（3）产毒性细菌引起的肠炎。多发生在夏季。潜伏期 1 ～ 2 天，起病较急。临床表现有发热、呕吐、水样或蛋花样便。重型可伴有脱水和酸中毒。粪便镜检无白细胞。本病为自限性疾病，自然病程一般为 3 ～ 7 天，亦可较长。

（4）侵袭性细菌引起的肠炎。主要由侵袭性大肠埃希菌、空肠弯曲菌、耶尔森菌、鼠伤寒杆菌等引起。全年均可发病，多见于夏季，潜伏期长短不等。常引起志贺杆菌性痢疾样病变。根据病原菌侵袭的肠段部位不同，临床特点各异。一般表现为急性起病，发热、呕吐、腹痛、腹泻、里急后重、黏液脓血便且有腥臭味，严重病例可出现感染性休克。粪便镜检有大量白细胞及数量不等的红细胞。粪便细菌培养可找到相应的致病菌。

（5）出血性大肠埃希菌肠炎。大便次数增多，开始为黄色水样便，后转为血水便，有特殊臭味。粪便镜检有大量红细胞，常无白细胞。伴腹痛，个别病例可伴发溶血尿毒综合征和血小板减少性紫癜。

（6）抗生素相关性腹泻。其多继发于使用大量抗生素后。常见的有：①金黄色葡萄球菌肠炎。主要症状有发热、呕吐、腹泻，典型大便为暗绿色，量多带黏液，少数为血便。粪便镜检有大量脓细胞和成簇的革兰氏阳性球菌，培养有葡萄球菌生长，凝固酶阳性。②假膜性小肠结肠炎。其由难辨梭状芽孢杆菌引起。此病常发生于应用抗生素的4～10天或停药后1月内，少数也可于用药1～2天即发病。起病急，轻者仅有轻度腹泻，重者可有高热、嗜睡等中毒症状，频繁腹泻，排黄绿色水样便，可有假膜排出，为坏死毒素致肠黏膜坏死所形成的假膜。黏膜下出血可引起大便带血，可出现脱水、电解质紊乱、酸中毒，甚至休克或DIC。通过大便厌氧菌培养、免疫荧光及细胞毒素中和试验等方法检测细胞毒素来协助确诊。③真菌性肠炎。该病多为白念珠菌所致，2岁以下婴儿多见。病程迁延，常伴鹅口疮。粪便次数增多，黄色稀便，泡沫较多，带黏液，有时可见豆腐渣样细块（菌落）。粪便镜检有真菌孢子和菌丝。

（二）迁延性腹泻与慢性腹泻

病因复杂，感染、食物过敏、肠道炎性疾病、酶缺陷、免疫缺陷、药物因素均可引起。以急性腹泻未彻底治疗或治疗不当、迁延不愈最为常见。营养不良的婴幼儿患病率高，尤其是重症营养不良者，与其消化道黏膜萎缩，消化液、消化酶分泌减少，屏障作用减弱及肠动力改变、菌群失调等有关。故营养不良患儿患腹泻时易迁延不愈，持续腹泻又加重了营养不良，两者互为因果，形成恶性循环。

对于迁延性腹泻和慢性腹泻的病因诊断，必须结合病史和全面的体格检查，正确选用有效的辅助检查。例如：①粪便常规、大便酸度、还原糖和细菌培养；②小肠黏膜活检，可了解慢性腹泻的病理生理变化；③怀疑食物过敏时，可行食物回避－激发试验。必要时还可结合消化道造影或CT等影像学检查、结肠镜检查等进行综合分析判断。

四、口腔临床特征

患儿在急性轻型腹泻和重症腹泻早期时口腔无特异性表现，重型腹泻出现脱水时口唇黏膜干燥；合并代谢性酸中毒时口腔可闻及大蒜（丙酮）味。真菌性肠炎患儿可伴发鹅口疮。迁延性和慢性腹泻患儿因病情不同，口腔特征各异，如重症营养不良患儿口腔黏膜萎缩，合并贫血时黏膜苍白，还可因维生素等营养物质缺乏出现口角炎、舌炎等，乳糜泻患儿可出现牙釉质变色或发育不良、黏膜扁平苔藓等。

五、诊断与鉴别诊断

可根据临床表现和大便性状做出临床诊断。必须判定有无脱水（程度和性质）、电解质紊乱和酸碱失衡。病因鉴别诊断方面，根据大便常规有无白细胞将腹泻分为两类。

（1）大便无或偶见少量白细胞。为侵袭性细菌以外的病因（如病毒、非侵袭性细菌、喂养不当）引起的腹泻，多为水泻，有时伴脱水症状，除了感染外还需要注意下列情况：

A. 生理性腹泻。生理性腹泻多见于6个月以内婴儿，体形虚胖，常有湿疹，出生后不久即出现腹泻，除大便次数增多外，无其他症状，食欲好，不影响生长发育。此类腹泻可能为乳糖不耐受的一种特殊类型，或与食物过敏相关，添加辅食后大便即逐渐转为正常。

B. 导致小肠消化吸收功能障碍的各种疾病，如双糖酶缺乏、食物过敏性腹泻等。

双糖酶缺乏所致腹泻特点为大便稀烂，呈酸性，可伴有腹胀、排气增多，粪便酸度检测、还原糖检测可辅助鉴别；食物过敏性腹泻与特定食物相关，可伴有腹痛、呕吐、血便、湿疹等，大便可无或有白细胞，通过详细询问病史及饮食日记，必要时行过敏原检测或食物回避－激发试验等可加以鉴别。

（2）大便有较多的白细胞。这表明结肠和回肠末端有侵袭性炎症病变，常由各种侵袭性细菌感染所致，仅凭临床表现难以区别，必要时应进行大便细菌培养、细菌血清型和毒性检测，尚须与下列疾病鉴别：

A. 细菌性痢疾。该病常有流行病学史，起病急，全身症状重。便次多，量少，排脓血便伴里急后重，粪便镜检有较多脓细胞、红细胞和吞噬细胞。需注意的是，非典型痢疾可仅有轻度腹泻，稀便，大便可无脓血。只有大便细菌培养阳性才可确诊。

B. 坏死性肠炎。该病中毒症状较严重，腹痛、腹胀、频繁呕吐、高热，大便呈暗红色糊状，渐出现典型的赤豆汤样血便，常伴休克。腹部 X 线片呈小肠局限性充气扩张，肠间隙增宽，肠壁积气等。

C. 炎症性肠病。该病包括溃疡性结肠炎和克罗恩病，可出现发热、腹痛、黏液便或脓血便，病程长者可出现贫血及生长发育迟缓，伴有肠梗阻者可扪及腹部包块。炎症性肠病诊断缺乏“金标准”，需结合病史、体征、辅助检查及内镜综合判断。

六、治疗

治疗原则：调整饮食，预防和纠正脱水，合理用药，加强护理，预防并发症。不同病程的腹泻病治疗重点各有侧重，急性腹泻多注意维持水、电解质平衡；迁延性腹泻和慢性腹泻则应注意肠道菌群失调及饮食疗法。

（一）急性腹泻的治疗

（1）饮食疗法。只要有食欲都鼓励继续饮食，以满足生理需要，补充疾病消耗，帮助缩短腹泻病程，由于不同年龄、不同病因的腹泻生理、病理机制不同，应个体化调整饮食。给予与年龄相适应的饮食，母乳喂养儿尽快恢复母乳，幼儿及儿童进食已习惯的食物，由少到多，由稀到稠，尽可能保证能量供应。不推荐含有高浓度单糖的食物，包括果汁、甜点等；也不推荐高脂食物。病毒性肠炎可能有继发性双糖酶（主要是乳糖酶）缺乏，对疑似病例可以改喂淀粉类食品，或去乳糖配方奶粉以减轻腹泻，缩短病程。腹泻停止后逐渐恢复营养丰富的饮食，并每日加餐 1 次，共 2 周。如果患儿经口摄入不足，可考虑肠内营养，通常经鼻饲管注入。

（2）纠正水、电解质紊乱及酸碱失衡（参照第四章第三节）。重度脱水时予静脉补液（图 8－5）。

（3）补钙、补镁治疗。

A. 补钙。补液过程中如出现惊厥、手足搐搦，可用 10% 葡萄糖酸钙，每次 1～2 mL/kg，最大不超过 10 mL，用等量 5%～10% 葡萄糖液稀释后缓慢静脉推注。

B. 补镁。在补钙后手足搐搦不见好转反而加重时要考虑低镁血症，可测定血镁浓度，同时用 25% 硫酸镁，每次 0.1～0.2 mL/kg，深部肌内注射，每日 2～3 次，症状消失后停用。

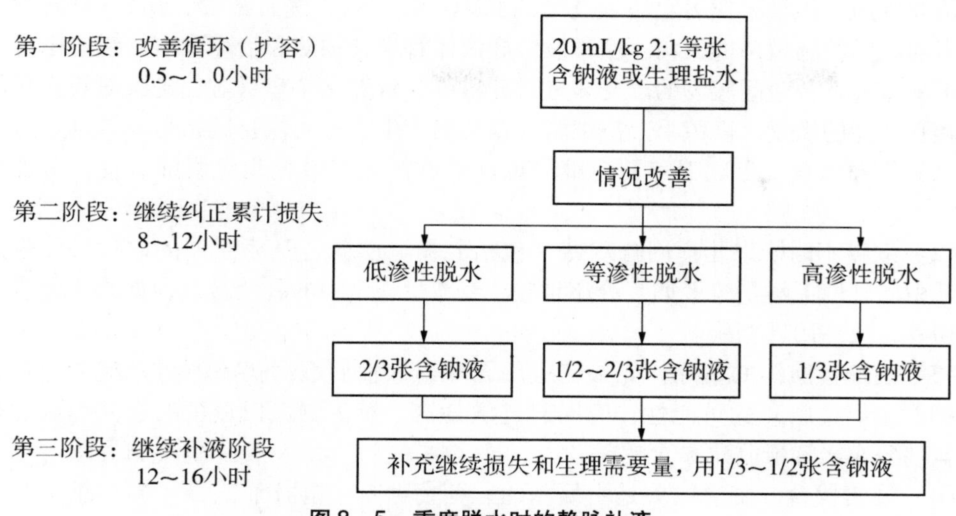

图 8－5 重度脱水时的静脉补液

（4）药物治疗。

A. 控制感染。①水样便腹泻患者（约占 70%）多为病毒及非侵袭性细菌所致，一般不用抗生素。若伴有明显中毒症状者，可选用抗生素治疗。②黏液脓血便患者（约占 30%）多为侵袭性细菌感染，应根据临床特点，针对常见病原体经验性选用抗菌药物，再根据大便细菌培养和药物敏感试验结果进行调整，若用药 48 ～ 72 小时未见好转，需要考虑更换抗菌药物。金黄色葡萄球菌肠炎、假膜性肠炎、真菌性肠炎应立即停用原来使用的抗生素，根据病因可选用苯唑西林钠、万古霉素、利福昔明、甲硝唑或抗真菌药物治疗。

B. 肠道微生态疗法。补充微生物制剂的目的在于恢复肠道正常菌群，重建肠道生物屏障抑制病原菌定植和侵袭，控制腹泻。常用双歧杆菌、嗜酸乳杆菌、酪酸梭状芽孢杆菌、布拉酵母菌等制剂。

C. 肠黏膜保护剂。该制剂能吸附病原体和毒素，维持肠细胞的吸收和分泌功能，与肠道黏液糖蛋白相互作用，可增强其屏障功能，阻止病原微生物的攻击，如蒙脱石粉。口服剂量：<1 岁，每日 1 袋，分 3 次口服；1 ～ 2 岁，每日 1 ～ 2 袋，分 3 次口服；2 岁以上，每日 2 ～ 3 袋，分 3 次口服。

D. 抗分泌治疗。脑啡肽酶抑制剂消旋卡多曲可以通过加强内源性脑啡肽来抑制肠道水、电解质的分泌，可以用于治疗分泌性腹泻。

E. 避免用止泻剂（如洛哌丁醇），因为它会抑制胃肠动力的作用，增加细菌繁殖和毒素的吸收，对于感染性腹泻有时是很危险的。

F. 补锌治疗。对于急性腹泻患儿，补锌有助于缩短腹泻病程，促进肠道黏膜修复。6 个月以下婴儿每日 10 mg，大于 6 个月的儿童每日给予元素锌 20 mg，疗程 10 ～ 14 天。

（二）迁延性腹泻和慢性腹泻的治疗

因迁延性腹泻和慢性腹泻常伴有营养不良和其他并发症，病情较为复杂，必须采取综合治疗措施。积极寻找引起病程迁延的原因，针对病因进行治疗，切忌滥用抗生素，避免引起顽固的肠道菌群失调。应积极做好液体管理，预防和治疗脱水，纠正电解质及酸碱平衡紊乱。长时间腹泻的患儿多有营养障碍，营养支持疗法对促进肠黏膜损伤的修复、胰腺功能的恢复、微绒毛上皮细胞双糖酶的产生等进而恢复健康是非常重要的。

（1）调整饮食。母乳喂养儿应继续母乳喂养；人工喂养儿应调整饮食，保证足够热量。

（2）双糖不耐受患儿食用含双糖（包括乳糖、蔗糖、麦芽糖）的饮食可使腹泻加重，其中以乳糖不耐受最多见，治疗时应注意减少饮食中的乳糖含量，如采用低乳糖配方奶粉等，或加用乳糖酶。

（3）过敏性腹泻的治疗。如果在应用无双糖饮食后腹泻仍不改善，应考虑食物过敏（如对牛奶过敏）的可能性，应回避过敏食物。对牛奶蛋白过敏的患儿也可以采用游离氨基酸或水解蛋白配方饮食。

（4）要素饮食。要素饮食是由氨基酸、葡萄糖、中链甘油三酯、多种维生素和微量元素组合而成。这种饮食基本不需要经消化即可在小肠上部被吸收，应用时的浓度和量视患儿临床状态而定。

（5）静脉营养。少数不能耐受口服营养物质的患儿可采用静脉营养。推荐方案：脂肪乳剂每日 2 ～ 3 g/kg，复方氨基酸每日 2. 0 ～ 2. 5 g/kg，葡萄糖每日 12 ～ 15 g/kg，电解质及多种微量元素适量，液体每日 120 ～ 150 mL/kg，能量每日 50 ～ 90 kcal/kg。病情好转后改为口服。

（6）药物治疗。可适当补充微量元素和维生素，如锌、铁、烟酸、维生素 A、维生素 B_{12}、维生素 B_1、维生素 C 和叶酸等，有助于肠黏膜的修复。抗生素微生态调节剂和肠黏膜保护剂的使用与急性腹泻的相同。

（7）中医辨证论治有良好的疗效，并可配合中药、推拿（如捏脊）等。

七、预防

（1）合理喂养，提倡母乳喂养，添加辅食时每次限 1 种，逐步增加。人工喂养者应根据具体情况选择合适的代乳品。

（2）养成良好的卫生习惯，注意乳品的保存和奶具、食具、便器、玩具等定期消毒。

（3）感染性腹泻患儿，尤其是大肠埃希菌、鼠伤寒沙门菌、诺如病毒肠炎等的传染性强，应积极治疗，做好消毒隔离工作，避免交叉感染。

（4）避免长期滥用广谱抗生素，当因败血症、肺炎等肠道外感染必须使用抗生素，特别是广谱抗生素时，可加用微生态制剂，预防肠道菌群失调所致的腹泻。

（5）目前，针对轮状病毒肠炎的口服疫苗在国内外已有应用，国内有 1 种单价疫苗和 1 种五价疫苗，均为口服减毒活疫苗，适用于预防婴幼儿的轮状病毒感染，但持久性尚待研究。

（沈振宇）

第九章　呼吸系统疾病

学习目标

- 掌握支气管肺炎的临床表现、病情严重度评估、诊断、鉴别诊断及治疗，肺炎支原体肺炎的临床特点，两种特殊类型的急性上呼吸道感染。
- 熟悉儿童呼吸系统的解剖、生理、免疫特点，急性上呼吸道感染的并发症，急性支气管炎、毛细支气管的临床表现及处理，肺炎的分类，支气管肺炎的病理生理及并发症。
- 了解支气管哮喘的发病机制、诊断、鉴别诊断及处理，急性感染性喉炎的临床表现及处理，儿童阻塞性睡眠呼吸暂停，先天性发育畸形。

呼吸系统疾病是儿童最为常见的疾病，包括上、下呼吸道急慢性感染性疾病，呼吸道变态反应性疾病，胸膜疾病，呼吸道异物，呼吸系统先天性畸形及肺部肿瘤等。小儿（尤其5岁以下）机体各方面尚未发育成熟，免疫力也相对低下，易受病毒、细菌、支原体等微生物感染引发呼吸系统疾病，其中，以急性呼吸道感染最为常见，占儿科门诊的60%以上，在住院患儿中，肺炎仍是全国5岁以下儿童第一位的死亡原因。因此，积极采取相应的预防和治疗措施、降低呼吸道感染的发病率和死亡率至关重要。

本章主要介绍儿童呼吸系统解剖、生理、免疫特点和检查方法，以及急性上、下呼吸道感染性疾病，支气管哮喘，儿童阻塞性睡眠呼吸暂停及先天性发育畸形。

第一节　儿童呼吸系统解剖学特点、生理与免疫特征及检查方法

儿童呼吸系统的解剖学特点、生理与免疫特征与儿童时期呼吸系统疾病密切相关。

一、解剖特点

呼吸系统以环状软骨下缘为界，分为上、下呼吸道，上呼吸道包括鼻、鼻窦、咽、咽鼓管、会厌及喉，下呼吸道包括气管、支气管、毛细支气管、呼吸性细支气管、肺泡管及肺泡。

（一）上呼吸道

1. 鼻

婴幼儿鼻咽腔相对较小，缺少鼻毛覆盖，鼻黏膜柔嫩且富含血管，故易受感染。感染时由于鼻黏膜肿胀充血，易造成堵塞而致张口呼吸，引起呼吸和吮吸困难。

2. 鼻窦

鼻窦根据解剖部位及开口不同，分为上颌窦、筛窦、额窦和蝶窦。各鼻窦发育顺序不同，新生儿上颌窦和筛窦很小，2 岁以后才开始经迅速增大，12 岁发育充分；额窦于 2 ～ 3 岁开始出现，蝶窦于 3 岁开始出现。由于鼻窦黏膜与鼻腔黏膜相通，鼻窦口相对较大，故急性鼻炎常累及鼻窦易致鼻窦炎。

3. 鼻泪管和咽鼓管

婴幼儿鼻泪管开口接近于内眦部，管腔短且瓣膜发育不全，故鼻腔感染常易侵入结膜引起炎症。婴儿咽鼓管呈水平位，相对直、短、宽，故鼻咽炎时易累及中耳引起中耳炎。

4. 咽部

咽为肌性管道，形似漏斗，分为鼻咽、口咽和喉咽三部分。咽部黏膜下的淋巴环是咽部感染的防御屏障。扁桃体包括咽扁桃体和腭扁桃体。咽扁桃体又称腺样体，位于鼻咽顶部与后壁交界处，6 月龄时已发育，腺样体肥大时可堵塞鼻孔，严重的腺样体肥大是小儿阻塞性睡眠呼吸暂停综合征的重要原因。腭扁桃体位于两腭弓之间，1 岁末逐渐增大，4 ～ 10 岁达发育高峰，14 ～ 15 岁时逐渐退化，故扁桃体炎婴幼儿少见，多见于年长儿。

5. 喉喉部

喉腔狭窄，形似漏斗，声门裂相对狭小，软骨柔软、黏膜柔嫩且富含血管及淋巴组织，轻微炎症即可引起喉狭窄致呼吸困难。

（二）下呼吸道

1. 气管、支气管

婴幼儿的气管、支气管较成人狭窄；软骨柔软，支撑作用差，黏膜柔嫩，血管丰富，黏液腺体分泌少；纤毛运动较差，清除能力差。因此，婴幼儿易发生呼吸道感染致呼吸不畅。左主支气管由气管侧方伸出，较为细长；右主支气管为气管直接延伸，相对短粗，故异物较易坠入右主支气管，引起左侧肺气肿或肺不张。毛细支气管平滑肌在 5 月龄以前薄而少，3 岁后才开始发育，故小婴儿多由于黏膜肿胀和分泌物堵塞引起呼吸道阻塞。

2. 肺

儿童的肺弹力纤维发育较差，血管丰富，间质发育旺盛，肺泡数量少且面积小，导致肺含量多而含气量相对少，故易于感染。

（三）胸廓

婴幼儿胸廓呈桶状，前后径相对长；肋骨呈水平位，膈肌位置较高，肋间肌发育差，胸腔小，主要靠膈呼吸，因此在呼吸时，肺不能充分扩张进行通气与换气，易致缺氧和二氧化碳潴留，故肺部感染时易出现呼吸困难。儿童纵隔体积相对较大，周围组织松软，在胸腔积液或气胸时易致纵隔移位。

二、生理特点

（一）呼吸频率与节律

儿童年龄越小，频率越快。新生儿 40 ～ 44 次/分，1 岁以下 30 ～ 40 次/分，1 ～ 3 岁 24 次/分，3 ～ 7 岁 22 次/分，7 ～ 14 岁 20 次/分，14 ～ 18 岁 16 ～ 18 次/分，婴幼儿（尤以早产儿、新生儿明显）由于呼吸中枢发育不完善，调节能力差，易出现呼吸节律不整、间歇、暂停等现象。

（二）呼吸类型

婴幼儿胸廓活动范围较小，呼吸肌发育不完善，肌纤维较细，间质较多且肌肉组织中耐疲劳的肌纤维所占的比例少，故小儿呼吸肌肌力弱，容易疲劳，易发生呼吸衰竭。婴幼儿为腹式呼吸（abdominal respiration），学龄儿童为胸腹式呼吸（thoracic and abdominal respiration）。

（三）呼吸功能特点

（1）肺活量（vital capacity）：儿童肺活量为 50 ～ 70 mL/kg。婴幼儿呼吸储备较小，在安静情况下，年长儿仅用肺活量的 12.5% 来呼吸，而婴幼儿则需要 30% 左右。小儿发生呼吸困难时代偿呼吸量最大不超过正常的 2.5 倍，而成人达 10 倍，因此易发生呼吸衰竭。

（2）潮气量（tidal volume）：潮气量指安静呼吸时每次吸入和呼出的气量。儿童潮气量为 6 ～ 10 mL/kg，年龄越小，潮气量越小；无效腔/潮气量比值大于成人。

（3）每分通气量和气体弥散量：前者按体表面积计算，后者按单位肺容积计算。均与成人相近。

（4）气道阻力：儿童气道管径狭小，气道阻力大于成人，因此易发生喘息。随年龄增大，气道管径逐渐增大，阻力逐渐减小。

三、免疫特征

儿童呼吸道的特异性和非特异性免疫功能均较差。儿童咳嗽反射弱，纤毛运动功能差，难以清除异物颗粒和尘埃。肺泡吞噬细胞功能差，辅助性 T 细胞功能暂时性的低下，分泌型 IgA、IgG，尤其是 IgG 亚类含量低。此外，乳铁蛋白、干扰素、溶菌酶及补体等的数量和活性不足，易患呼吸道感染。

四、检查方法

（一）呼吸系统体格检查

（1）呼吸频率：呼吸增快是婴幼儿呼吸困难的第一征象。年龄越小越明显。呼吸频率减慢或节律不规则是危险的征象。WHO 儿童急性呼吸道感染防治规划特别强调，呼吸增快是儿童肺炎的主要表现。呼吸急促是指：小于 2 月龄婴幼儿，呼吸≥60 次/分；2～12 月龄，呼吸≥50 次/分；1～5 岁，呼吸≥40 次/分。

（2）吸气时胸廓凹陷：上呼吸道梗阻或严重肺病变时，胸骨上窝、锁骨上窝及肋间隙向内凹陷，称为吸气性凹陷，即三凹征。

（3）特殊的呼吸形式。

A. 吸气喘鸣（inspiratory stridor）和呼气喘息（expiratory wheeze）。正常儿童吸呼时间比（I∶E）为1∶（1.5～2.0），如果吸气时出现喘鸣伴吸气延长，呼气时出现哮鸣音伴有呼气延长，分别是上呼吸道和下呼吸道梗阻的表现。

B. 呼气呻吟（grunting）。呼气呻吟是小婴儿下呼吸道梗阻和肺扩张不良的表现，尤其见于新生儿呼吸窘迫综合征。当声门半关闭时，声门远端呼气压力增加，有利于肺泡扩张。

（4）异常呼吸音。病理性的呼吸音包括湿啰音和哮鸣音。哮鸣音常于呼气末明显，提示细小支气管梗阻。不固定的中、粗湿啰音多为支气管的分泌物。于吸气相，尤其是深吸气末闻及固定的细湿啰音提示来自肺泡的分泌物，常见于肺炎。值得注意的是，在严重气道梗阻时，几乎听不到呼吸音，称为沉默肺（silent lung，silent chest），是病情危重的征象。

（5）发绀（cyanosis）。发绀是血氧饱和度下降的重要表现。末梢性发绀是由于血流缓慢、动静脉氧差较大部位（如肢端）的发绀；中心性发绀是血流较快、动静脉氧差较小部位（如舌、黏膜）的发绀。中心性发绀较末梢性发绀发生晚，但更有意义。

（6）杵状指（趾）。其发生机制不明，可能与神经反射性血管扩张或某些血管扩张物质增多有关，支气管扩张、慢性肺炎、长期哮喘等患儿可见杵状指（趾）。

（二）血气分析

血气分析反映气体交换和血液的酸碱平衡状态，为诊断和治疗提供依据。儿童血气分析正常值见表 10－1。

表 10－1　儿童血气分析正常值

项目	新生儿	2 岁以内（非新生儿）	2 岁以上
pH	7.35～7.45	7.35～7.45	7.35～7.45
PaO_2/kPa	8～12	10.6～13.3	10.6～13.3
$PaCO_2$/kPa	4.00～4.67	4.00～4.67	4.67～6.00
HCO_3^-/(mmol/L)	20～22	20～22	22～24
BE/(mmol/L)	－6～＋2	－6～＋2	－4～＋2
SaO_2	90%～97%	95%～97%	96%～98%

注：1 kPa＝7.501 mmHg。

当 $PaO_2 < 60$ mmHg（8.0 kPa）、$PaCO_2 > 50$ mmHg（6.67 kPa）、$SaO_2 < 85\%$ 时，提示呼吸衰竭。

（三）胸部影像学

胸部 X 射线片为呼吸系统疾病影像学诊断的基础。CT（尤其是高分辨 CT）和磁共振成像技术的发展使儿童呼吸系统疾病的诊断率大为提高。数字化胸部 X 射线照射技术可迅速获得、传送并阅读放射片。

（1）高分辨率 CT（high resolution chest tomography，HRCT）。HRCT 对许多肺脏疾病具有诊断价值，可发现间质性肺疾病的一些特征性的表现，如磨玻璃样影、网状影、实变影，可显示肺小叶间隔的增厚。三维重建可清楚显示气管、支气管的内外结构。

（2）磁共振成像技术（MRI）。MRI 在显示肿块与肺门纵隔血管关系方面优于 CT。MRI 适合于肺门及纵隔肿块或转移淋巴结的检查，利用三维成像技术可以发现亚段肺叶中血管内的血栓。

（3）肺部 B 超。B 超检查无明显绝对禁忌证，显像直观清晰，检查方便、快速且无创，减少了电离辐射，具有较高的安全性。另外，该检查方式配合度较高，可床边操作，有助于及时动态观察病情变化。

（四）儿童支气管镜

利用纤维支气管镜和电子支气管镜不仅能直视气管、支气管和肺叶与肺段结构及病变，还能利用黏膜刷检技术、活体组织检查技术和肺泡灌洗技术提高对儿童呼吸系统疾病的诊断率。近年来，球囊扩张、冷冻、电凝等支气管镜下介入治疗也已应用于儿科临床。

（五）肺功能检查

5 岁以上儿童可进行较全面的肺功能检查。脉冲震荡（impulse oscillometry，IOS）可对 3 岁以上的儿童进行检查。应用人体体积描记法（body plethysmography）和潮气－流速容量曲线（tidal breathing flow volumn curve，TFV）技术使婴幼儿肺功能检查成为可能。

（六）呼出气一氧化氮

呼出气一氧化氮（fractional exhaled nitric oxide，FeNO）是气道炎症标志物，其浓度与炎症细胞数目相关，可反映气道炎症程度，且检查无创性、重复性好，对反复喘息患儿可动态行呼出气一氧化氮检测，以评价气道炎症水平，为早期行干预治疗提供临床指导。

第二节　急性上呼吸道感染

急性上呼吸道感染（acute upper respiratory infection，AURI）系由各种病原引起的上呼吸道的急性感染，俗称“感冒”，是儿童最常见的呼吸道感染性疾病之一，根据主要感染部位的不同可诊断为急性鼻炎、急性咽炎、急性扁桃体炎等。

一、病因

（一）病原体

各种病毒和细菌均可引起急性上呼吸道感染，其中病毒可占 90% 以上，主要有鼻病毒（rhinovirus，RV）、呼吸道合胞病毒（respiratory syncytial virus，RSV）、流感病毒（influenza virus）副流感病毒（parainfluenza virus）、柯萨奇病毒（coxsackie virus，CV）、埃可病毒、腺病毒（adenovirus，ADV）、人偏肺病毒（human metapenumovirus，hMPV）、冠状病毒（coronavirus）等。细菌类病原体相对较少见，但病毒感染后可继发细菌感染，最常见为溶血性链球菌，其次为肺炎链球菌、流感嗜血杆菌等。非典型病原体如肺炎支原体（mycoplasma pneumoniae）、肺炎衣原体、嗜肺军团菌等在呼吸道感染所占比例也呈逐渐升高趋势。

（二）诱因

婴幼儿由于其上呼吸道的解剖和免疫特征易患急性上呼吸道感染。有营养障碍性疾病，如维生素 D 缺乏性佝偻病、锌或铁缺乏症等，或有免疫缺陷病、缺乏锻炼、过度疲劳、护理不当、气候改变和环境不良等因素，易反复发生上呼吸道感染或使病程迁延。

二、临床表现

由于年龄、体质、病原体及病变部位的不同有关，本病症状也轻重不一。一般年长儿症状较轻，婴幼儿则症状较重。

（一）一般类型急性上呼吸道感染

1. 症状

（1）局部症状：鼻塞、流涕、喷嚏、干咳、咽部不适和咽痛等，多于 3 ～ 4 天内自然痊愈。

（2）全身症状：婴幼儿局部症状不明显而全身症状重，表现为高热、烦躁不安，年长儿可表现为头痛、乏力、全身不适等。部分患儿有消化道症状，如食欲缺乏、呕吐、腹痛、腹泻等。腹痛可能为肠痉挛所致，表现为脐周阵发性疼痛，无压痛；若腹痛持续存在，多为并发急性肠系膜淋巴结炎。

2. 体征

体格检查可见咽部充血、扁桃体肿大，部分患儿会出现颌下和/或颈部淋巴结肿大，可伴触痛。肺部听诊一般正常。肠道病毒感染者可见不同形态的皮疹。

病程为3～5天，若高热持续不退或病情加重，应考虑感染可能侵袭其他部位。

（二）两种特殊类型的急性上呼吸道感染

1. 疱疹性咽峡炎

疱疹性咽峡炎（herpangina）病原体为柯萨奇病毒A组，A组1～10、12、16、22型皆可引起此病。好发于夏秋季。起病急，临床表现为高热、咽痛、流涎、厌食、呕吐等。体格检查可见咽部充血，在咽腭弓、软腭、腭垂的黏膜上可见多个2～4 mm大小的灰白色的疱疹，周围有红晕，疱疹破溃后形成小溃疡，但疱疹不见于齿龈及颊黏膜，故与单纯性疱疹病毒引起的疱疹性龈口炎不同，后者常年可见，无季节性。本症局部淋巴结不肿大，白细胞总数多正常或略偏高。全身症状及咽部体征一般均在1周左右自愈。

2. 咽结合膜热

咽结合膜热（pharyngo-conjunctival fever）病原体为腺病毒3、7型。好发于春夏季，散发或发生小流行，在游泳者中易于传播。以发热、咽炎、结膜炎为特征。多呈高热、咽痛、眼部刺痛，有时伴消化道症状。体格检查可发现咽部充血，一侧或双侧滤泡性眼结膜炎，颈及耳后淋巴结增大。病程1～2周。

三、并发症

病变可延及邻近器官组织，引起中耳炎、鼻窦炎、咽后壁脓肿、扁桃体周围脓肿、颈淋巴结炎、喉炎、支气管炎及肺炎等，故婴幼儿多见。年长儿若患A组β溶血性链球菌咽峡炎，以后可引起急性肾小球肾炎和风湿热，其他病原体也可诱发结缔组织病。

四、实验室检查

病毒感染者外周血白细胞计数正常或偏低，中性粒细胞减少。细菌感染者外周血白细胞可增高，以中性粒细胞增高为主。在使用抗菌药物前行咽拭子培养进行病毒分离和血清学检查可发现致病菌。C反应蛋白和降钙素原（procalcitonin，PCT）检测有助于鉴别细菌感染。

五、诊断与鉴别诊断

根据临床表现一般不难诊断本病，但须与以下疾病鉴别。

（一）急性传染病早期

急性上呼吸道感染常为各种传染病的前驱症状，如麻疹、猩红热、流行性脑脊髓膜炎、百日咳等，应结合流行病史、临床表现及实验室资料等综合分析，并观察病情变化加以鉴别。

（二）流行性感冒

流行性感冒由流感病毒引起，根据病毒内部的核苷酸和基质蛋白抗原性的不同分为

A（甲）、B（乙）、C（丙）3 型。患者和隐性感染者是流行性感冒的主要传染源，潜伏期为 1～4 天。流行性感冒通常有明显的流行病史，局部症状较轻，全身症状较重。主要症状为发热（体温可达 39～40 ℃），常有头痛、四肢肌肉酸痛和乏力，少部分患者出现恶心、呕吐、腹泻等消化道症状。婴幼儿流行性感冒的临床症状往往不典型。新生儿流行性感冒少见，但若患流感易合并肺炎。大多数无并发症的流感患儿症状在 3～7 天缓解。可在病初（最佳给药时间是症状出现 48 小时内）口服磷酸奥司他韦（oseltamivir phosphate）治疗，疗程通常 5 天。

（三）变应性鼻炎

某些学龄前或学龄儿童出现鼻塞、流涕、打喷嚏等症状，其持续超过 2 周或反复发作，而全身症状较轻，则应考虑变应性鼻炎的可能，过敏史、家族史及鼻拭子涂片嗜酸性粒细胞增多有助于诊断。

六、治疗

（一）一般治疗

注意休息，居室通风，多饮水。防止交叉感染及并发症。

（二）抗感染治疗

（1）抗病毒药物。急性上呼吸道感染以病毒感染多见，单纯的病毒性上呼吸道感染具有一定自限性，轻症患者无须药物治疗，症状明显者可考虑使用中药制剂。若为流感病毒感染，可用磷酸奥司他韦口服，每次 2 mg/kg，每日 2 次。

（2）抗菌药物。考虑存在细菌感染者可选用抗生素治疗，根据可能的病原体常选用青霉素类、头孢菌素类或大环内酯类抗生素。

（三）对症治疗

（1）高热可予物理降温，如冷敷或温水浴；可口服布洛芬或乙酰氨基酚。

（2）发生热性惊厥者可予镇静、止惊等处理。

（3）鼻塞者可酌情给予减充血剂，咽痛可予咽喉含片。

七、预防

通过加强体格锻炼以增强免疫力，提倡母乳喂养，避免被动吸烟，注意饮食，增强营养，防治佝偻病及营养不良，避免去人多拥挤、通风不畅的公共场所，接种流感疫苗。

第三节　急性感染性喉炎

急性感染性喉炎（acute infectious laryngitis）是指发生于喉部黏膜的急性弥漫性炎

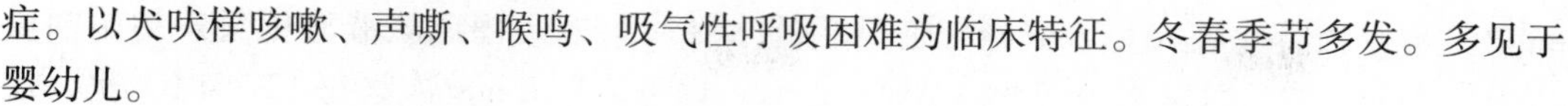

症。以犬吠样咳嗽、声嘶、喉鸣、吸气性呼吸困难为临床特征。冬春季节多发。多见于婴幼儿。

一、病因

本病由病毒或细菌感染引起。病毒以副流感病毒、流感病毒和腺病毒多见，细菌以金黄色葡萄球菌、链球菌和肺炎链球菌多见。亦可并发于麻疹、百日咳、流感等急性传染病。由于小儿喉部解剖特点，发生炎症时易充血、水肿而出现喉梗阻。

二、临床表现

本病起病急、症状重、进展快。可表现为发热、犬吠样咳嗽、声嘶、吸气性喉鸣和三凹征，哭闹及烦躁常使喉鸣及气道梗阻加重。症状多在起病后 3 ～ 4 天出现，约 1 周缓解。一般日间症状轻，夜间入睡后加重。症状严重时可出现发绀、烦躁不安、面色苍白、心率加快。喉梗阻者若不及时抢救，可因吸气困难而窒息死亡。间接喉镜检查可见喉部声带有不同程度的充血、水肿。按吸气性呼吸困难的轻重，将喉梗阻分为四度，见表 10－2。

表 10－2　喉梗阻分度

分度	临床表现
Ⅰ度	活动后出现吸气性喉鸣和呼吸困难，肺部听诊呼吸音及心率无改变
Ⅱ度	安静时亦出现喉鸣和吸气性呼吸困难，肺部听诊可闻及喉传导音或管状呼吸音，心率加快
Ⅲ度	除上述喉梗阻症状外，有烦躁不安、口唇及指（趾）发绀、双眼圆睁、惊恐万状、头面部出汗，肺部呼吸音明显降低，心率快，心音低钝
Ⅳ度	渐显衰竭、昏睡状态，由于无力呼吸，三凹征反而不明显；面色苍白发灰，肺部听诊呼吸音几乎消失，仅有气管传导音；心律不齐，心音钝、弱

三、诊断与鉴别诊断

根据急性起病的犬吠样咳嗽、声嘶、喉鸣、吸气性呼吸困难等临床表现不难诊断，但应与喉痉挛、急性喉气管支气管炎、气道异物、支气管内膜结核及喉先天性畸形等所致的喉梗阻鉴别。

四、治疗

（1）一般治疗。保持呼吸道通畅，防止缺氧加重，缺氧者给予吸氧。

（2）糖皮质激素。糖皮质激素有抗炎和抑制变态反应等作用，能及时减轻喉头水肿，缓解喉梗阻。病情较轻者可口服泼尼松，Ⅱ度以上喉梗阻患儿应给予静脉滴注激素，如地塞米松、氢化可的松或甲泼尼龙。吸入型糖皮质激素［如布地奈德（budesonide）混悬液雾化吸入］可减轻气道黏膜的水肿。布地奈德混悬液雾化吸入初始剂量为 1 ～ 2 mg，此后可每 12 小时雾化吸入 1 mg，也可应用 2 mg/次，每 12 小时 1 次，疗程 3 ～ 5 天。

（3）控制感染。控制感染包括应用抗病毒药物和抗菌药物，若考虑有细菌感染，及时给予抗菌药物，一般给予青霉素、大环内酯类或头孢菌素类等。

（4）对症治疗。烦躁不安者要及时镇静，痰多者可选用祛痰剂，不宜使用氯丙嗪和吗啡。

（5）气管插管。经上述处理仍有严重缺氧征象或有Ⅲ度以上喉梗阻者，进行气管插管及呼吸机辅助通气治疗，必要时行气管切开。

第四节　急性支气管炎

急性支气管炎（acute bronchitis）指各种病原体感染所引起的支气管黏膜炎症，多继发于急性上呼吸道感染，或为急性传染病的表现之一，由于气管常同时受累，故常称为急性气管支气管炎（acute tracheobronchitis）。本病是儿童时期常见的呼吸道疾病，以婴幼儿多见。

一、病因

病原为各种病毒、细菌，或为混合感染。能引起上呼吸道感染的病原体都可引起支气管炎，以病毒为主。免疫功能低下、特应性体质、营养障碍、支气管结构异常等均为本病的危险因素。

二、临床表现

大多先出现上呼吸道感染症状，随后出现咳嗽，初为干咳，后渐有痰。婴幼儿症状较重，常有发热、呕吐及腹泻等。一般无全身症状。查体双肺呼吸音粗糙，可闻及不固定的散在的粗中湿啰音和干啰音，一般无气促、发绀。婴幼儿咳嗽反射弱，有痰常不易咳出，可在咽喉部或肺部闻及痰鸣音。咳嗽一般持续 7 ～ 10 天，有时迁延或反复发作，若未经适当治疗可引起肺炎。

婴幼儿期伴有喘息的支气管炎，如合并湿疹或其他过敏史者、有家族史者，少数可发展为支气管哮喘。

三、治疗

（1）一般治疗。同上呼吸道感染，多饮水，保持适当的湿度，经常变换体位，使呼吸道分泌物易于咳出。

（2）控制感染。由于病原体多为病毒，一般不使用抗菌药物。怀疑有细菌感染者则应用抗菌药物，根据不同的病原选择不同的抗生素。

（3）对症治疗。一般不用镇咳药物，以免影响痰液咳出，痰液黏稠时可用祛痰药物，如氨溴索、N－乙酰半胱氨酸等。喘息严重者可短期使用糖皮质激素（如口服泼尼松 3～5 天），吸入糖皮质激素（如布地奈德混悬液），应用支气管舒张剂（如雾化吸入沙丁胺醇或硫酸特布他林等 β_2 受体激动剂）。

第五节　毛细支气管炎

毛细支气管炎（bronchiolitis）是一种婴幼儿较常见的下呼吸道感染，发病年龄多为 2 岁以下，2～6 个月的小婴儿最多见，以喘息（wheezing）、三凹征和气促为主要临床特点。临床上很难发现未累及肺泡与肺泡间壁的单纯毛细支气管炎，故在国内被认为是一种特殊类型的肺炎，又称为喘憋性肺炎。

一、病因

本病最常见的病因是嗜支气管上皮细胞的病毒感染，其中以呼吸道合胞病毒（RSV）最为常见，也是最易引起重症的病原体，危害极大。副流感病毒、腺病毒、鼻病毒、人类偏肺病毒、博卡病毒（bocavirus）也可引起本病。除病毒外，肺炎衣原体、肺炎支原体也可引发本病。

二、发病机制

病毒对气道的直接损伤及免疫反应引起的免疫损伤是目前较公认的发病机制。以 RSV 为例，有证据表明在 RSV 引起的毛细支气管炎中存在免疫损害：①毛细支气管炎患儿在恢复期的分泌物中发现有抗 RSV IgE 抗体。②对感染 RSV 的婴儿与动物模型的研究表明，在 RSV 感染时，大量的炎症因子释放（如白介素、白三烯、趋化因子），导致炎症放大与组织损伤。③经胃肠道外获得高抗原性、非活化的 RSV 疫苗的儿童，在接触野生毒株 RSV 时比对照组更容易发生严重的毛细支气管炎。近年的研究发现，宿主的基因多态性与 RSV 毛细支气管炎的发生、发展密切相关。

三、病理

病变主要侵犯直径 75～300 μm 的毛细支气管，早期即出现上皮细胞坏死、黏液分泌增多、黏膜下水肿和管壁淋巴细胞浸润，但胶原及弹性组织无破坏。病变会造成毛细支气管管腔狭窄，甚至堵塞，导致肺气肿和肺不张。炎症还可累及肺泡、泡壁及肺间质，导致通气和换气功能障碍。

四、临床表现

本病常发生于2岁以下儿童，以3～6个月小婴儿多见，常为首次发作。早期表现为上呼吸道感染症状，包括鼻部卡他症状、咳嗽、发热等，1～2天后病情迅速进展，出现持续性干咳和发作性喘憋。出现呼气性呼吸困难、呼气相延长伴喘息等下呼吸道梗阻的表现。严重发作者，可见面色苍白、烦躁不安、口周和口唇发绀。其他常见症状有呕吐、烦躁、易激惹、食欲下降，3个月以下的小婴儿可出现呼吸暂停。体格检查的突出特点为呼吸浅快，伴鼻煽和三凹征；心率加快。肺部体征主要为呼气性呼吸困难，呼气相哮鸣音，亦可闻及中细湿啰音，叩诊可呈过清音。肝脾可由于肺过度充气而推向肋缘下方。喘憋严重者可有 PaO_2 降低，$PaCO_2$ 升高。本病最危险的时期是咳嗽及呼吸困难发生后的48～72小时。病死率为1%，主要死亡原因为长时间呼吸暂停、严重失代偿性呼吸性酸中毒、严重脱水等。病程一般为1～2周。毛细支气管炎病情严重程度分级见表10－3。

表10－3　病情严重度分级

项目	轻度	中度	重度
喂养量	正常	下降至正常一半	下降至正常一半以上或拒食
呼吸频率	正常或稍增快	>60次/分	>70次/分
三凹征	轻度（无）	中度（肋间隙凹陷较明显）	重度（肋间隙凹陷极明显）
鼻煽或呻吟	无	无	有
血氧饱和度	>92%	88%～92%	< 88%
精神状况	正常	轻微或间歇烦躁、易激惹	极度烦躁不安、嗜睡、昏迷

注：中－重度毛细支气管炎判断标准为存在表中所列任何1项即可判定。

五、辅助检查

该病的外周血白细胞总数及分类多在正常范围内。病原检测方法包括免疫荧光法、酶联免疫吸附试验（enzyme linked immunosorbent assay，ELISA）、金标法及分子生物学技术。

胸部X线检查可见全肺有不同程度的梗阻性肺充气、支气管周围炎。1/3的患儿有散在小片实性病变（局部肺不张或肺泡炎症），但无大片实性病变。

通过血气分析可了解患儿缺氧和二氧化碳潴留程度。

六、诊断与鉴别诊断

根据本病发生年龄及典型的喘息及哮鸣音，一般诊断不难，但须与以下疾病鉴别。

（1）支气管哮喘。婴儿的第一次感染性喘息发作多为毛细支气管炎。若有反复多次喘息发作，有过敏史及家族史，则有哮喘的可能（见本章第六节相关内容）。

（2）原发性肺结核。原发性肺结核患者肿大的肺门淋巴结可压迫气道，使患儿出现喘息症状，需要根据结核接触史、结核中毒症状、结核菌素试验、结核感染T细胞斑

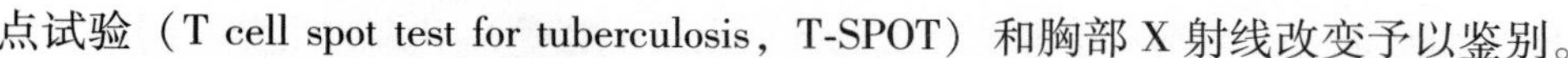

点试验（T cell spot test for tuberculosis，T-SPOT）和胸部X射线改变予以鉴别。

（3）其他疾病。如气道异物、纵隔占位、肿痛压迫、心源性喘息及先天性气管支气管畸形等均可发生喘息，应结合病史和体征及辅助检查做出鉴别。

七、治疗

毛细支气管炎的治疗主要为氧疗、控制喘息、病原治疗等。

（1）氧疗。海平面呼吸空气条件下，睡眠时血氧饱和度持续低于88%，或清醒时血氧饱和度低于90%者吸氧。可采用不同方式吸氧，如鼻前庭导管、面罩或氧帐等。给氧前宜先清理呼吸道，保证呼吸道通畅。对于有慢性心肺基础疾病的患儿需积极进行氧疗。

（2）控制喘息。

A. 支气管舒张剂。可雾化吸入 β_2 受体激动剂或联合应用M受体阻滞剂，尤其合并过敏性疾病的患者。

B. 糖皮质激素。可以选用雾化吸入糖皮质激素（如布地奈德混悬液等）。不推荐常规使用全身糖皮质激素治疗，对于严重喘憋者应用甲泼尼龙1～2 mg/(kg·d)。

（3）抗感染治疗。利巴韦林为广谱的抗病毒药物，毛细支气管炎多为RSV感染所致，但并不推荐常规应用利巴韦林，包括雾化吸入途径给药，偶用于严重的RSV感染或有高危因素的RSV感染患儿。肺炎支原体感染者可应用大环内酯类抗生素。继发细菌感染者应用抗菌药物。

（4）其他治疗。保持呼吸道通畅，保证液体摄入量，保证足够能量的摄入，纠正酸中毒，及时发现和处理呼吸衰竭及其他生命体征危象（见本章第八节相关内容）。

八、预防

（1）加强家长对疾病认识的宣教，提倡母乳喂养，避免被动吸烟，增强婴幼儿体质。

（2）抗RSV单克隆抗体帕利珠单抗（palivizumab）作为被动免疫疗法，已取代RSV免疫球蛋白。从RSV感染高发季节开始，予15 mg/kg体重肌内注射，连续5个月，能降低39%～78% RSV感染住院率。对高危婴儿（早产儿、支气管肺发育不良、先天性心脏病、免疫缺陷病）和毛细支气管炎后反复喘息发作者的预防效果确切。

第六节　支气管哮喘

支气管哮喘（bronchial asthma）简称哮喘，是一种以慢性气道炎症和气道高反应性为特征的异质性疾病，是儿童期最常见的慢性呼吸道疾病。哮喘是多种细胞（如嗜酸性粒细胞、肥大细胞T淋巴细胞、中性粒细胞及气道上皮细胞等）和细胞组分共同参与的气道慢性炎症性疾病，这种慢性炎症导致气道反应性的增加，通常出现广泛多变的可逆性气流受限，并引起反复发作性的喘息、气促、胸闷或咳嗽等症状，常在夜间和（或）清晨发作或加剧，多数患儿可经治疗缓解或自行缓解。据WHO估计，全球约有3亿人罹患哮喘，发达国家高于发展中国家，城市高于农村。全国城市中14岁以下儿童哮喘累计患病率于1990年、2000年和2010年分别为1.09%、1.97%和3.02%。70%～80%的儿童于5岁以前出现喘息症状，约20%的患者有家族史，特应质与本病的形成关系密切，多数患者有婴儿湿疹、变应性鼻炎和（或）食物（药物）过敏史。儿童哮喘若诊治不及时，随病程的延长可产生气道不可逆性狭窄和气道重塑。因此，早期防治至关重要。为此，WHO与美国国立卫生研究院心肺血液研究所制定了全球哮喘防治创议（Global Initiative for Asthma，GINA）方案，目前该方案已成为防治哮喘的重要指南，且不断更新，最近数年每年均有更新，目前已出版GINA 2022版。中华医学会儿科学分会呼吸学组制定了《儿童支气管哮喘诊断与防治指南（2016年版)》，在此基础上对规范化诊治提出建议，于2020年发布了《儿童支气管哮喘规范化诊治建议（2020年版)》。

一、发病机制

哮喘的发病机制极为复杂，尚未完全明确。目前认为，哮喘的发病机制与免疫、神经、精神、内分泌因素、遗传学背景和神经信号通路密切相关。

（1）免疫因素。临床研究表明，哮喘的本质是气道慢性炎症。哮喘的免疫学发病机制为：Ⅰ型树突状细胞（DCⅠ）成熟障碍，分泌白细胞介素（IL）12不足，使辅助性T细胞（Th0）向Th1细胞分化进程受阻；在IL-4诱导下DCⅡ促进Th0细胞向Th2发育，导致Th1（分泌IFN-γ减少）/Th2（分泌IL-4增高）细胞功能失调。Th2细胞刺激B细胞产生大量IgE（包括抗原特异性IgE）和分泌炎症性细胞因子（包括黏附分子)，刺激其他细胞（如上皮细胞、内皮细胞、嗜碱性粒细胞、肥大细胞和嗜酸性粒细胞等）分泌一系列炎症介质（如白三烯内皮素、前列腺素和血栓素A2等)，最终诱发速发型（IgE增高）变态反应和慢性气道炎症。同时，近年的研究发现，Th1细胞和调节性T细胞（Treg）在哮喘中的作用日益受到重视。Th17与Treg是新发现的$CD4^+$辅助性T细胞亚群，Th17细胞通过分泌IL-17介导中性粒细胞炎症，IL-17通过刺激中性粒细胞募集、诱导多种细胞产生炎症因子发挥强大的促炎作用，其表达异常与气道炎症性疾病密切相关。

（2）神经、精神和内分泌因素。哮喘患儿β－肾上腺素能受体功能低下和迷走神经张力亢进，或同时伴有α-肾上腺能神经反应性增强，从而发生气道高反应性（airway hyperresponsiveness，AHR)。气道的自主神经系统除肾上腺素能和胆碱能神经系统外，尚存在第三类神经，即非肾上腺素能非胆碱能（nonadrenergic noncholinergic，NANC）神经系统。NANC神经系统又分为抑制性NANC神经系统（i-NANC）及兴奋性NANC神经系统（e-NANC)，两者平衡失调，可引起支气管平滑肌收缩。

一些患儿哮喘发作与情绪有关，其原因不明。严重的哮喘发作常影响患儿及其家人的情绪。约2/3的患儿于青春期哮喘症状完全消失，月经期、妊娠期和患甲状腺功能亢进时症状加重。肥胖与哮喘的发病存在显著相关性，当肥胖个体的肺容积减少时，气道直径相应减少，随着时间的推移，它可以干扰平滑肌功能并增加气道阻塞和高反应性。两者之间的关系日益受到重视，儿童哮喘国际共识（International Consensus on Childhood Asthma，ICON）2012 版将肥胖性哮喘列为哮喘的一种特殊表型。

（3）遗传学背景。哮喘具有明显遗传倾向，具有家族聚集性特点。患儿及其家庭成员患过敏性疾病和为特应性体质者比例明显高于正常人群。哮喘为多基因遗传性疾病，目前已发现许多与哮喘发病有关的基因（疾病相关基因），如 IgE、IL-4、IL-13、T 细胞抗原受体（T cell receptor，TCR）等基因多态性。这些基因与气道高反应性、Th 细胞亚群比例、炎症介质（如细胞因子、趋化因子、生长因子等）、特应性的产生等均相关。但近 30 多年来哮喘发病率明显增高，不能仅以基因变异来解释。

（4）通过神经信号通路的研究发现，在哮喘患儿体内存在丝裂素活化蛋白激酶（mitogen-activated protein kinase，MAPK）等神经信号通路，调控着细胞因子、黏附因子和炎性介质对机体的作用，参与气道炎症和气道重塑。

二、危险因素

（1）吸入过敏原（室内为尘螨、动物毛屑及排泄物、蟑螂、真菌等，室外为花粉、真菌等）。

（2）食入过敏原（牛奶、鱼、虾、螃蟹、鸡蛋和花生等）。

（3）呼吸道感染（尤其是病毒及支原体感染）。

（4）强烈的情绪变化。

（5）运动和过度通气。

（6）冷空气。

（7）药物（如阿司匹林等）。

（8）职业粉尘及气体。

以上为诱发哮喘症状的常见危险因素，有些因素只引起支气管痉挛，如运动及冷空气。有些因素可以突然引起哮喘的致死性发作，如药物及职业性化学物质。

三、病理与病理生理

哮喘死亡患儿的肺组织呈肺气肿状态，大、小气道内填满黏液栓。显微镜下可见支气管和毛细支气管上皮细胞脱落，嗜酸性粒细胞和单核细胞广泛浸润支气管壁，血管扩张和微血管渗漏，基底膜增厚，平滑肌增生肥厚，杯状细胞和黏膜下腺体增生。黏液栓由黏液、血清蛋白、炎症细胞和细胞碎片组成。

气流受限是哮喘病理生理改变的核心，支气管痉挛、管壁炎症性肿胀、黏液栓形成和气道重塑等因素相互作用，造成患儿气流受限。

气道高反应性是哮喘的基本特征之一，表现为气道对各种刺激因子，如过敏原、理化因素、运动和药物等出现过强或过早的收缩反应，是哮喘发生发展的重要因素，在一定程度上反映了气道炎症的严重性。研究显示，由炎症部位的细胞产生神经生长因子，通过引起平滑肌收缩，调节白细胞产生促炎症分子，促使气道感觉神经增生、敏感化，诱发气道高反应性，可能是调节哮喘神经-内分泌免疫网络失衡机制中的启动因素。

四、临床表现

支气管哮喘的典型症状为咳嗽、胸闷、喘息及呼吸困难。咳嗽和喘息呈阵发性发作，以夜间和清晨为重。发作前可有流涕、打喷嚏和胸闷，发作时呼吸困难，呼气相延长伴有喘鸣音。严重病例呈端坐呼吸，恐惧不安，大汗淋漓，面色青灰。

体格检查可见桶状胸、三凹征，肺部满布呼气相哮鸣音，严重者气道广泛堵塞，哮鸣音反而减弱甚至消失，称“沉默肺”，是哮喘最危险的体征。肺部粗湿啰音时隐时现，在剧烈咳嗽后或体位变化时可消失，提示湿啰音的产生是由位于气管内的分泌物所致。发作间歇期可无任何症状和体征。此外，体格检查时还应注意有无变应性鼻炎、鼻窦炎和湿疹等。

五、辅助检查

（1）肺通气功能检测。肺通气功能检测是诊断哮喘的重要手段，也是评估哮喘病情严重程度和控制水平的重要依据，主要用于5岁以上患儿。哮喘患儿主要表现为可逆性阻塞性通气功能障碍。对于第一秒用力呼气量（forced expiratory volume in the first second，FEV1）≥正常预计值70%的疑似哮喘患儿，可选择支气管激发试验来测定气道反应性，对于FEV1 <正常预计值70%的疑似哮喘患儿，选择支气管舒张试验评估气流受限的可逆性，支气管激发试验阳性、支气管舒张试验阳性均有助于确诊哮喘。在吸入支气管扩张剂15～20分钟后FEV1增加12%或更多，表明有可逆性气流受限，是诊断哮喘的有利依据。呼气峰流速（peak expiratory flow，PEF）的日间变异率也是诊断哮喘和反映哮喘严重程度的重要指标。例如，日间变异率>20%，使用支气管扩张剂后该值增加20%，则可以诊断为支气管哮喘。

（2）胸部影像学检查。进行哮喘诊断评估时，在没有相关临床指征的情况下，不建议常规进行胸部影像学检查。依据临床线索所提示的疾病选择进行胸部X线平片或CT检查。急性期胸部X射线正常或呈间质性改变，可有肺气肿或肺不张。胸部X射线还可排除或协助排除肺部其他疾病，如肺炎、气管支气管异物、肺结核和先天性气道畸形等。

（3）变应原检测。吸入变应原致敏是儿童发展为持续性哮喘的主要危险因素，儿童早期食物致敏可增加吸入变应原致敏的风险。用多种吸入性过敏原或食物性变应原提取液所做的变应原皮肤试验是诊断变态反应性疾病的首要工具，提示患者对该变应原过敏与否。但过敏状态检测阴性不能排除哮喘。目前常用的方法为变应原皮肤点刺试验。血清特异性IgE测定也有助于了解患儿过敏状态，协助哮喘诊断。血清总IgE测定只能反映是否存在特应质。

（4）支气管镜检查。反复喘息或咳嗽的儿童，经规范哮喘治疗无效怀疑其他疾病，或哮喘合并其他疾病，如气道异物、气道局灶性病变（气管内膜结核、气道内肿物等）和先天性结构异常（如先天性气道狭窄、食管-气管瘘）等，应考虑完善支气管镜检查以进一步明确诊断。

（5）气道炎症指标检测。FeNO浓度测定和诱导痰技术可用于儿童哮喘诊断和病情评估。学龄期儿童通常能配合进行诱导痰检查操作。诱导痰嗜酸性粒细胞水平增高程度与气道阻塞及其可逆程度、哮喘严重程度过敏状态相关。FeNO 水平与过敏状态密切相关，但不能有效区分不同种类过敏性疾患者群，因此 FeNO 是非特异性的哮喘诊断指标。

（6）其他。根据患儿年龄和就诊条件，可选择不同的哮喘临床评估工具，对其进行定期评估。常用的哮喘评估工具有哮喘控制测试（Asthma Control Test，ACT）、儿童哮喘控制测试（Childhood Asthma Control Test，C-ACT，适用于 4 ～ 11 岁儿童）、哮喘控制问卷（Asthma Control Questionnaire，ACQ）等。

六、诊断与鉴别诊断

（一）诊断

中华医学会儿科学分会呼吸学组于 2016 年修订了我国《儿童支气管哮喘诊断与防治指南（2016 年版）》。

1. 儿童哮喘诊断标准

（1）反复喘息、咳嗽、气促、胸闷，多与接触变应原，冷空气，物理、化学性刺激，呼吸道感染，运动，以及过度通气（如大笑和哭吵）等有关，常在夜间和（或）凌晨发作或加剧。

（2）发作时双肺可闻及散在或弥漫性的以呼气相为主的哮鸣音，呼气相延长。

（3）上述症状和体征经抗哮喘治疗有效，或自行缓解。

（4）除外其他疾病所引起的喘息、咳嗽、气促和胸闷。

（5）临床表现不典型者（如无明显喘息或哮鸣音），应至少具备以下条件中的 1 项：

A. 证实存在可逆性气流受限：①支气管舒张试验阳性。吸入速效 β_2 受体激动剂（如沙丁胺醇压力定量气雾剂 200 ～ 400 μg）15 分钟之后 FEV1 增加≥12%。②抗炎治疗后肺通气功能改善。给予吸入型糖皮质激素和（或）抗白三烯药物治疗 4 ～ 8 周后，FEV1 增加≥12%。

B. 支气管激发试验阳性。

C. PEF 日间变异率（连续监测 1 ～ 2 周）≥20%。

符合第（1）项至第（4）项，或第（4）、第（5）项者，可以诊断为哮喘。

2. 咳嗽变异型哮喘诊断标准

（1）咳嗽持续 4 周以上，常在夜间和（或）凌晨发作或加重，以干咳为主，不伴有喘息。

（2）临床上无感染征象，或经较长时间抗生素治疗无效。

（3）抗哮喘药物诊断性治疗有效。

（4）排除其他原因引起的慢性咳嗽。

（5）支气管激发试验阳性和（或）PEF 日间变异率（连续监测 1 ～ 2 周）≥20%。

（6）个人或一、二级亲属有特应性疾病史，或变应原检测阳性。

以上第（1）项至第（4）项为咳嗽变异型哮喘诊断的基本条件。

3. 6 岁以下儿童哮喘的诊断线索

由于年幼儿哮喘的临床特点、治疗及其预后均有别于年长儿，中华医学会儿科学分会呼吸学组1988年曾提出婴幼儿哮喘诊断标准，从最初的8项评分到1992年的5项评分，直至1998年的不评分诊断。婴幼儿哮喘诊断的提出对我国儿童哮喘的早期识别、诊断及治疗起到了重要的作用。但是根据GINA方案及美国、英国等许多国家的儿童哮喘诊疗指南，哮喘可以发生于儿童的各个年龄段，因此儿童哮喘不应以年龄诊断。尽管不以年龄诊断哮喘，但不同年龄段（≥6岁儿童和<6岁儿童）在哮喘诊断、鉴别诊断及诊治仍存在不同特点。

儿童哮喘多起始于3岁前，其肺功能损害往往开始于学龄前期。因此，有效识别出可能发展为持续性哮喘的患儿，并进行有效早期干预是必要的。但是目前尚无特异性的检测方法和指标可作为学龄前喘息儿童哮喘诊断的确诊依据。因此，对于临床表现不典型者，主要依据症状、发作的次数、严重程度及是否存在哮喘发生的危险因素，来评估患儿发展为持续性哮喘的可能性，从而判断是否需要启动长期控制治疗，并依据治疗反应进一步支持或排除哮喘的诊断。

哮喘预测指数（asthma predictive index，API）：能有效地用于预测3岁内喘息儿童发展为持续性哮喘的危险性。如果API阳性，建议按哮喘规范治疗。API阳性预示6～13岁时发生哮喘的机会升高4～10倍；API阴性预示95%儿童不会发生哮喘。哮喘预测指数在过去1年喘息≥4次，具有1项主要危险因素或2项次要危险因素。主要危险因素包括：①父母有哮喘病史；②经医生诊断为特应性皮炎；③有吸入变应原过敏的依据。次要危险因素包括：①有食物变应原致敏的依据；②外周血嗜酸性粒细胞≥4%；③与感冒无关的喘息。若哮喘预测指数阳性，建议按哮喘规范治疗。

GINA（2020）关于学龄前哮喘的诊断：①症状特征。喘息或咳嗽（活动后、大笑或哭闹时发生），无明确呼吸道感染。②危险因素。有过敏性疾病史（湿疹或过敏性鼻炎），直系亲属中有哮喘病史。③治疗反应。试验性治疗有效。

4. 哮喘的分期与病情的评价

（1）哮喘的分期。哮喘可分为急性发作期（acute exacerbation）、慢性持续期（chronic persistent）和临床缓解期（clinical remission）。

急性发作期：指突然发生喘息、咳嗽、气促和胸闷等症状，或原有症状急剧加重。6岁及以上儿童与6岁以下儿童哮喘急性发作期的病情严重程度分级见表10－4和表10－5。

慢性持续期：指近3个月内不同频度和（或）不同程度地出现症状（喘息、咳嗽和胸闷）。

临床缓解期：指经过治疗或未经治疗，其症状和体征消失，肺功能（FEV或PEF）大于等于80%预计值，并维持3个月以上。

（2）哮喘病情的评价。可根据病情严重程度或控制水平进行分级（目前临床推荐使用控制水平进行分级）。病情严重程度分级：①轻度持续哮喘，第1级或第2级阶梯治疗方案能达到良好控制的哮喘。②中度持续哮喘，使用第3级阶梯治疗方案能达到良好控制的哮喘。③重度持续哮喘，需要第4级或第5级阶梯治疗方案才能达到良好控制的哮喘。控制水平分级详见表10－6、表10－7。

表 10－4 6 岁及以上儿童哮喘急性发作严重度分级

临床特点	轻度	中度	重度	危重度
气短	走路时	稍事活动时	休息位	呼吸不整
体位	可平卧	喜坐位	前弓位	不定
讲话方式	能成句	成短句	说单字	难以说话
精神意识	可有焦虑、烦躁	常焦虑、烦躁	常焦虑、烦躁	嗜睡、意识模糊
辅助呼吸肌活动及三凹征	常无	可有	通常有	胸膜反常运动
哮鸣音	散在，呼气末期	响亮、弥漫	响亮、弥漫	减弱乃至消失
脉率	略增加	增加	明显增加	减慢或不规则
SABA 治疗后 PEF 占正常预计值或本人最佳值的百分数	＞80%	60%～80%	≤60%	无法完成检查
血氧饱和度(吸空气)	90%～94%	90%～94%	90%	＜90%

注：判断急性发作严重度时，只要存在某项严重程度的指标，即可归入该严重程度等级。幼龄儿童较年长儿和成人更易发生高碳酸血症（低通气）。PEF：最大呼气峰流量；SABA：短效 β_2 受体激动剂。

表 10－5 6 岁以下儿童哮喘急性发作严重度分级

症状	轻度	重度[c]
精神意识改变	无	焦虑、烦躁、嗜睡或意识不清
血氧饱和度（治疗前）[a]	≥0.92	＜0.92
讲话方式[b]	能成句	说单字
脉率/（次/分）	＜100	＞200（0～3 岁） ＞180（4～5 岁）
发绀	无	可能存在
哮鸣音	存在	减弱，甚至消失

注：a. 血氧饱和度是指在吸氧和支气管舒张剂治疗前的测得值；b. 要考虑儿童的正常语言发育过程；c. 判断重度发作时，只要存在 1 项就可归入该等级。

表 10－6 6 岁及以上儿童哮喘控制水平分级

评估项目[*]	良好控制	部分控制	未控制
日间症状大于 2 次/周， 夜间因哮喘憋醒， 应急缓解药使用大于 2 次/周， 因哮喘而出现活动受限	无	存在 1～2 项	存在 3～4 项

注：＊用于评估近 4 周的哮喘症状。

表 10－7　6 岁以下儿童哮喘控制水平分级

评估项目*	良好控制	部分控制	未控制
持续至少数分钟的日间症状大于1次/周； 夜间因哮喘憋醒或咳嗽； 应急缓解药使用大于1次/周； 因哮喘而出现活动受限（较其他儿童跑步/玩耍减少，步行/玩耍时容易疲劳）	无	存在1～2项	存在3～4项

注：＊用于评估近4周的哮喘症状。

（二）鉴别诊断

以喘息为主要症状的儿童哮喘应注意与气道异物、毛细支气管炎、支气管肺发育不良、肺结核、先天性呼吸系统畸形和先天性心血管疾病相鉴别，咳嗽变异型哮喘（caugh variant asthma，CVA）应注意与胃食管反流、鼻窦炎、支气管炎和嗜酸性粒细胞支气管炎等疾病相鉴别。

七、治疗

哮喘治疗的目标：①有效控制急性发作症状，并维持最轻的症状，甚至无症状；②防止症状加重或反复；③尽可能将肺功能维持在正常或接近正常水平；④防止发生不可逆的气流受限；⑤保持正常活动（包括运动）能力；⑥避免药物不良反应；⑦防止因哮喘而死亡。

哮喘控制治疗应尽早开始。应遵循长期、持续、规范和个体化治疗的原则。急性发作期治疗重点为抗炎、平喘，以便快速缓解症状；慢性持续期应坚持长期抗炎，降低气道高反应性，防止气道重塑，避免危险因素。

治疗哮喘的药物包括缓解药物和控制药物。缓解药物能快速缓解支气管收缩及其他伴随的急性症状，用于哮喘急性发作期，包括：①吸入型速效 β_2 受体激动剂；②全身型糖皮质激素；③抗胆碱能药物；④口服短效 β_2 受体激动剂；⑤短效茶碱等。控制药物是抑制气道炎症需长期使用的药物，用于哮喘慢性持续期，包括：①吸入型糖皮质激素（inhaled corticosteroids，ICS）；②白三烯受体拮抗剂；③缓释茶碱；④长效 β_2 受体激动剂；⑤肥大细胞膜稳定剂；⑥全身性糖皮质激素等；⑦抗 IgE 抗体如重组的人源化单克隆抗体奥马珠单抗。

（一）哮喘急性发作期治疗

（1）β_2 受体激动剂。β_2 受体激动剂是临床应用最广及最有效的支气管舒张剂。根据起效的快慢分为速效和缓效两大类，根据起效维持时间长短分为短效和长效两大类。吸入型短效 β_2 受体激动剂（short-acting beta 2 agonist，SABA）疗效可维持4～6小时，是缓解哮喘急性发作的首选药物，严重哮喘发作时，第一小时内可每20分钟吸入1次，以后每 1 ～ 4 小时可重复吸入。药物剂量：每次沙丁胺醇 2.5 ～ 5.0 mg 或特布他林 2.5 ～ 5.0 mg。急性发作病情相对较轻时也可选择短期口服短效 $β_2$ 受体激动剂，如沙丁胺醇片和特布他林片等。

（2）糖皮质激素。病情较重的急性发作可给予口服泼尼松或泼尼松龙的短程治疗（1 ～ 7天），每日 1 ～ 2 mg/kg，分 2 ～ 3 次，不主张长期使用口服糖皮质激素治疗儿童哮喘。严重哮喘发作时需要使用全身激素，静脉给予甲泼尼龙，每日 2 ～ 6 mg/kg，分 2 ～ 3 次输注，或琥珀酸氢化可的松或氢化可的松，每次 5 ～ 10 mg/kg。一般静脉糖皮质激素使用 1 ～ 7 天，症状缓解后可停药，无须减停；若需持续使用糖皮质激素者，可改为口服泼尼松。ICS 对儿童哮喘急性发作的治疗有一定作用，可选用雾化吸入布地奈德混悬液 0.5 ～ 1.0 mg/次，每 6 ～ 8 小时 1 次。但病情严重的哮喘发作不能以吸入 ICS 治疗替代全身型糖皮质激素治疗，以免延误病情。

（3）抗胆碱能药物。吸入型抗胆碱能药物（如溴化异丙托品）舒张支气管的作用比 $β_2$ 受体激动剂弱，起效也较慢，一般不单独用于治疗儿童急性喘息发作，多与 SABA 联合雾化吸入（用于中重度急性喘息发作时的治疗），长期使用不易产生耐药，不良反应少。

（4）短效茶碱。不做为首选用药，仅用于对支气管扩张剂和激素治疗无反应的重度哮喘患儿。该药具有舒张支气管、抗炎和免疫调节作用。但"治疗窗"较窄，毒性反应较大，须在心电监护和血药浓度监测下使用。临床使用较多的为氨茶碱或多索茶碱。

（二）哮喘持续状态的处理

（1）氧疗。所有危重哮喘患儿均存在低氧血症，采用鼻导管或面罩吸氧，以维持血氧饱和度在 94% 以上。

（2）补液、纠正酸中毒。注意维持水电解质平衡，纠正酸碱紊乱。

（3）糖皮质激素。全身应用糖皮质激素是儿童危重哮喘治疗的一线药物，应尽早使用。病情严重时不能以吸入治疗替代全身型糖皮质激素治疗，以免延误病情。

（4）支气管扩张剂。可用：①吸入型速效 $β_2$ 受体激动剂；②氨茶碱静脉滴注；③抗胆碱能药物；④肾上腺素皮下注射，药物剂量为每次皮下注射 1∶1 000 肾上腺素 0.01 mL/kg，儿童最大不超过 0.3 mL，必要时可每 20 分钟使用 1 次，不能超过 3 次。

（5）镇静剂。不常规使用镇静剂，以免出现呼吸抑制；在气管插管条件下，可用地西泮镇静，剂量为每次 0.3 ～ 0.5 mg/kg。

（6）抗菌药物。儿童哮喘发作可由病毒感染引起，不常规应用抗菌药物，若伴有肺炎支原体感染或合并细菌感染，则选用对病原体敏感的抗生素。

（7）辅助机械通气指征：①持续严重的呼吸困难；②呼吸音减低或几乎听不到哮鸣音及呼吸音；③因过度通气和呼吸肌疲劳而使胸廓运动受限；④意识障碍、烦躁或抑制，甚至昏迷；⑤吸氧状态下发绀进行性加重；⑥$PaCO_2 \geq 65$ mmHg。

（三）哮喘慢性持续期治疗

（1）ICS 是哮喘长期控制的首选药物，也是目前最有效的抗炎药物，优点是通过吸入，使药物直接作用于气道黏膜，局部抗炎作用强，全身不良反应少。通常需要长期、规范吸入较长时间才能达到完全控制。目前临床上常用的ICS有布地奈德、丙酸氟替卡松和丙酸倍氯米松。

（2）白三烯调节剂分为白三烯合成酶抑制剂和白三烯受体拮抗剂。目前市面上仅有后者，该药耐受性好，副作用少，服用方便，包括孟鲁司特和扎鲁司特。

（3）缓释茶碱用于长期控制治疗，主要协助ICS抗炎，每日分1～2次服用，以维持昼夜的稳定血药浓度。

（4）长效β_2受体激动剂药物包括福莫特罗、沙美特罗、班布特罗及丙卡特罗等。

（5）肥大细胞膜稳定剂色甘酸钠常用于预防运动及其他刺激诱发的哮喘。

（6）全身性糖皮质激素仅在慢性持续期分级为重度持续患儿、长期使用高剂量ICS加吸入型长效β_2受体激动剂及其他控制药物疗效欠佳的情况下短期使用。

（7）抗IgE抗体对IgE介导的过敏性哮喘具有较好的效果。但由于其价格昂贵，仅适用于血清IgE明显升高、ICS无法控制的12岁以上重度持续性过敏性哮喘患儿。

（8）对于病情严重度分级是重度持续和单用ICS病情控制不佳的中度持续的哮喘提倡长期联合治疗，如ICS联合吸入型长效β_2受体激动剂、ICS联合白三烯调节剂及ICS联合缓释茶碱。

（9）过敏原特异性免疫治疗（allergen-specific immunotherapy，AIT）。在无法避免接触变应原或药物治疗无效时，可考虑针对变应原的特异性免疫治疗，需要在有抢救措施的医院进行。AIT是目前可能改变过敏性疾病自然进程的唯一治疗方法，但对肺功能的改善和降低气道高反应性的疗效尚需进一步临床研究和评价。特异性免疫治疗应与抗炎及平喘药物联用，坚持应用足够疗程。

（10）儿童哮喘长期治疗、升降级治疗与疗程问题。儿童哮喘需要强调规范化治疗，每3个月应评估病情，以决定升级治疗、维持治疗或降级治疗。ICS通常需要1～3年乃至更长时间才能达到完全控制。6岁及以上儿童哮喘规范化治疗的最低剂量能维持控制，并且6个月至1年内无症状反复，可考虑停药。6岁以下哮喘患儿的症状自然缓解比例高，因此该年龄段儿童每年至少要进行2次评估，经过3～6个月的控制治疗后病情稳定，可考虑停药观察。

八、管理与教育

（1）避免危险因素。应避免接触变应原，去除各种诱发因素（吸烟、呼吸道感染和气候变化等）。

（2）哮喘的教育与管理。哮喘患儿的教育与管理是提高疗效、减少复发、提高患儿生活质量的重要措施。通过对患儿及家长进行哮喘基本防治知识的教育，调动其对哮喘防治的主观能动性，提高依从性，避免各种危险因素，巩固治疗效果，提高生活质量。教会患儿及其家属正确使用儿童哮喘控制测试（C-ACT）等儿童哮喘控制问卷，以判断哮喘控制水平。

（3）多形式教育。通过门诊教育、集中教育（交流会和哮喘之家等活动）、媒体宣传（广播、电视、报纸、科普杂志和书籍等）和定点教育（与学校、社区卫生机构合作）等多种形式，向哮喘患儿及其家属宣传哮喘基本知识。

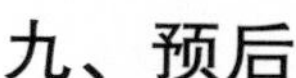

九、预后

儿童哮喘的预后较成人好，病死率为 2/10 万～4/10 万，70%～80% 的患儿年长后症状不再反复，但仍可能存在不同程度气道炎症和气道高反应性，30%～60% 的患儿哮喘可完全控制或自愈。

第七节 肺炎的分类

肺炎（pneumonia）是指不同病原体或其他因素（如吸入羊水、油类或过敏反应等）所引起的肺部炎症。主要临床表现为发热、咳嗽、气促、呼吸困难和肺部固定性中、细湿啰音。重症患者可累及循环、神经及消化等系统，从而引起相应的临床症状。

肺炎分类有多种方法，临床上若病原明确，则按病因分类，以利于指导治疗，否则按病理分类。目前常用的分类法有以下几种。

一、按病理分类

大叶性肺炎、支气管肺炎（小叶性肺炎）和间质性肺炎。

二、按病因分类

（1）病毒性肺炎：病毒是婴幼儿肺炎的常见病原，其中以呼吸道合胞病毒占首位，其次为腺病毒 3、7 型，流感病毒，副流感病毒 1、2、3 型，鼻病毒、巨细胞病毒和肠道病毒等。近 10 年，新发与儿童肺炎相关的病毒有肠道病毒、新型冠状病毒、人禽流感病毒等。

（2）细菌性肺炎：由肺炎链球菌、金黄色葡萄球菌、肺炎克雷伯菌、流感嗜血杆菌、大肠埃希菌、军团菌等感染所致。

（3）支原体肺炎：由肺炎支原体感染所致。

（4）衣原体肺炎：由沙眼衣原体（chlamydia trachomatis，CT）、肺炎衣原体（chlamydia pneumoniae，CP）和鹦鹉热衣原体感染所致，以 CT 和 CP 多见。

（5）原虫性肺炎：由包虫、弓形虫、血吸虫、线虫等感染肺部所致。

（6）真菌性肺炎：由白念珠菌、曲霉、组织胞质菌、隐球菌、肺孢子菌等感染所致，多见于长期使用免疫抑制剂或抗菌药物及免疫缺陷病者。

（7）非感染病因引起的肺炎：如吸入性肺炎、坠积性肺炎、嗜酸性粒细胞性肺炎（过敏性肺炎）等。

三、按病程分类

（1）急性肺炎：病程 1 个月以内。

（2）迁延性肺炎：病程1～3个月。

（3）慢性肺炎：病程3个月以上。

四、按病情分类

（1）轻症肺炎：除呼吸系统外，其他系统仅轻微受累，无全身中毒症状。

（2）重症肺炎：除呼吸系统出现呼吸衰竭外，其他系统亦严重受累，可有酸碱平衡失调，水、电解质紊乱，全身中毒症状明显，甚至危及生命。

五、按临床表现典型与否分类

（1）典型肺炎：由肺炎链球菌、金黄色葡萄球菌、肺炎克雷伯菌、流感嗜血杆菌、大肠埃希菌等引起的肺炎。

（2）非典型肺炎：由肺炎支原体、衣原体、嗜肺军团菌、某些病毒（如汉坦病毒）等引起的肺炎。2002年冬季和2003年春季，我国发生了严重急性呼吸综合征（severe acute respiratory syndrome，SARS），该病由新型冠状病毒引起，以肺间质病变为主，传染性强，病死率较高；儿童患者的临床表现较成人轻，病死率亦较低，传染性亦较弱。2019年冬季开始，在全世界范围内暴发了新型冠状病毒肺炎（coronavirus disease 2019，COVID-19），儿童患者相对成人患者所占比例较少。

六、按肺炎发生的地点分类

（1）社区获得性肺炎（community acquired pneumonia，CAP）：根据《儿童社区获得性肺炎诊疗规范（2019年版）》，强调肺炎和医院外（社区）两个定义，即肺实质和（或）肺间质部位的急性感染引起机体不同程度缺氧和感染中毒症状，有胸部X射线片的异常改变，且是在医院外（社区）发病的感染性肺炎，包括在医院外（社区）感染了具有明确潜伏期的病原体而在入院后发病的肺炎，不再强调对象为原本健康的儿童。

（2）医院获得性肺炎（hospital acquired pneumonia，HAP），又称为医院内肺炎（nosocomial pneumonia，NP），指患儿入院时不存在、也不处于潜伏期而在入院48小时及以上发生的感染性肺炎，包括在医院感染而于出院48小时内发生的肺炎。

年龄是儿童CAP病原诊断最好的提示，不同年龄组CAP病原情况参见表10－8。

表10－8 不同年龄组CAP病原情况

年龄	常见病原
3周龄至3月龄	沙眼衣原体，呼吸道合胞病毒，副流感病毒3型，肺炎链球菌，百日咳杆菌，金黄色葡萄球菌
4月龄至5岁	呼吸道合胞病毒，副流感病毒，流感病毒，腺病毒和鼻病毒，肺炎链球菌，B型流感嗜血杆菌，肺炎支原体，结核分枝杆菌
5岁至青少年	肺炎链球菌，肺炎支原体，肺炎衣原体，结核分枝杆菌

注：病原按照发生频率依次递减的顺序粗略排列。

第八节　支气管肺炎

支气管肺炎（bronchopneumonia）是累及支气管壁和肺泡的炎症，是儿童时期最常见的肺炎，2 岁以内儿童多见。全年均可发病，以冬、春寒冷季节较多见。室内居住拥挤、通风不良、空气污浊，致病微生物增多，易发生肺炎。此外，有营养不良、维生素 D 缺乏性佝偻病、先天性心脏病等合并症及低出生体重儿、免疫缺陷者均易发生本病。

一、病因

支气管肺炎的最常见的病原为细菌和病毒，也可混合感染。国内肺炎链球菌、金黄色葡萄球菌和流感嗜血杆菌是重症细菌性肺炎的重要病因。发达国家儿童感染的病原体以病毒为主，主要有呼吸道合胞病毒、腺病毒、流感病毒、副流感病毒及鼻病毒等。

二、病理

病理变化主要表现为肺组织充血、水肿及炎症细胞浸润。肺泡内渗出物经肺泡壁通道（Kohn 孔）向周围组织蔓延，形成点片状炎症病灶。当病变融合成片时，可累及多个肺小叶或更为广泛。当小支气管、毛细支气管发生炎症时，可导致管腔部分或完全阻塞而引起肺气肿或肺不张。

不同病原体造成肺炎的病理改变亦不同：细菌性肺炎以肺实质受累为主；而病毒性肺炎则以间质受累为主，亦可累及肺泡。临床上支气管肺炎与间质性肺炎常同时存在。

三、病理生理

当炎症蔓延至支气管、细支气管和肺泡时，气道会因炎症导致管腔变窄，肺泡壁增厚，肺泡腔内布满炎性渗出物，导致通气与换气功能障碍。通气功能障碍可引起低氧血症（PaO_2降低）及高碳酸血症（$PaCO_2$增高）；换气功能障碍则主要引起低氧血症，PaO_2和 SaO_2均降低，严重时出现发绀。因代偿缺氧，患儿呼吸、心跳加快，以增加每分通气量；呼吸深度增加，呼吸辅助肌亦参与活动，出现鼻煽和三凹征，进而发展为呼吸衰竭。另外，缺氧、二氧化碳潴留及病毒血症/菌血症等可导致机体一系列代谢障碍及器官功能障碍。

（1）循环系统。病原体和毒素侵袭心肌，引起心肌炎；因缺氧肺小动脉反射性收缩导致肺循环压力升高，增加右心负荷。肺动脉高压和中毒性心肌炎是诱发心力衰竭的主要原因。重症患儿常出现微循环障碍、休克，甚至 DIC。

（2）神经系统。严重缺氧和二氧化碳潴留使血与脑脊液 pH 降低，高碳酸血症使脑血管扩张、血流减慢、诱发高颅内压。严重缺氧使脑细胞无氧代谢增加，乳酸堆积、

ATP 生成减少和 Na^+-K^+ 离子泵转运功能障碍，引起脑细胞内水钠潴留，导致脑水肿。病原体的毒素作用亦可引起脑水肿。

（3）胃肠道功能紊乱。低氧血症和病原体毒素可使胃肠黏膜糜烂、出血，上皮细胞坏死脱落，引起胃肠功能紊乱，出现腹泻、呕吐，甚至发生中毒性肠麻痹和消化道出血等症状。

（4）酸碱平衡失调及电解质紊乱。严重缺氧时，体内需氧代谢发生障碍，无氧酵解增加，酸性代谢产物增加，加上高热、进食少、脂肪分解等因素，常引起代谢性酸中毒；同时由于二氧化碳潴留，可引起呼吸性酸中毒，因此，严重者存在不同程度的混合性酸中毒。6 月龄以上的儿童，因呼吸代偿功能较强，可通过增加呼吸频率和深度，加快排出二氧化碳，可致呼吸性碱中毒，血 pH 变化不大；而 6 月龄以下的儿童代偿能力较差，二氧化碳潴留比较明显，甚至发生呼吸衰竭。缺氧和二氧化碳潴留导致肾小动脉痉挛而引起水钠潴留，且重症肺炎缺氧时常合并抗利尿激素（antidiuretic hormone，ADH）异常分泌增加，加上缺氧使细胞膜通透性改变、钠泵功能失调，使 Na^+ 进入细胞内，造成低钠血症。

四、临床表现

（一）主要症状

（1）发热：热型不定，多为不规则热，也可为弛张热或稽留热。值得注意的是，新生儿、重度营养不良患儿体温可不升或低温。

（2）咳嗽：较频繁，早期为刺激性干咳，极期咳嗽反而减轻，恢复期咳嗽有痰。

（3）气促：多在发热、咳嗽后出现。

（4）全身症状：精神不振，食欲减退，烦躁不安，有轻度腹泻或呕吐。

（二）体征

（1）呼吸增快。呼吸频率为 40 ～ 80 次/分，并可见鼻煽，重者呈点头呼吸、三凹征阳性。

（2）发绀：口周、鼻唇沟和指（趾）端发绀，轻症患儿可无发绀。

（3）肺部啰音：早期不明显，可有呼吸音粗糙减低，后可闻及固定的中细湿啰音，以背部两侧下方及脊柱两旁较多。肺部叩诊多正常，病灶融合时可出现实变体征。

（三）重症肺炎的表现

重症肺炎者由于严重的缺氧及毒血症，除有呼吸衰竭外，可发生心血管、神经和消化等系统严重功能障碍。

（1）心血管系统：可发生心肌炎、心包炎等，有先天性心脏病者易并发心力衰竭。肺炎合并心力衰竭时可有以下表现：①安静状态下呼吸大于 60 次/分。②安静状态下心率大于 180 次/分。③极度烦躁不安，明显发绀，面色苍白或发灰，指（趾）甲微血管再充盈时间延长。④心音低钝、奔马律，颈静脉怒张。⑤肝脏迅速增大。⑥少尿或无尿，眼睑或双下肢水肿。其中①至③项不能用发热、肺炎和其他合并症解释。

（2）神经系统在确诊肺炎后出现下列症状与体征，可考虑合并缺氧中毒性脑病：

轻度缺氧表现为烦躁、嗜睡；脑水肿时会出现意识障碍，昏睡、昏迷，惊厥，呼吸节律不整，前囟隆起；瞳孔对光反射迟钝或消失；可有脑膜刺激征，脑脊液检查除压力增高外，其他均正常。

（3）消化系统：轻症患儿常有食欲减退、呕吐、腹泻及腹胀；重症者可引起缺氧中毒性肠麻痹，表现为频繁呕吐、严重腹胀、呼吸困难加重，听诊肠鸣音消失。消化道出血患儿还可呕吐咖啡样物，大便潜血阳性或排柏油样便。

五、严重度评估

重症肺炎的高危因素：①有基础疾病史，包括贫血、Ⅱ度以上营养不良、早产、既往住院史、先天性心脏病、慢性肝肾疾病、支气管肺发育不良、呼吸道畸形、遗传代谢疾病、脑发育不良、神经和肌肉疾病、免疫缺陷病、既往有感染史、严重过敏或哮喘等。②3 月龄以下的婴儿。③经积极治疗，病情无好转，病程大于 1 周。存在这些情况的患儿，病情可在短时间内进展为重症肺炎。

WHO 推荐 2 月龄至 5 岁儿童出现吸气性胸壁凹陷或鼻煽或呻吟之一表现，提示有低氧血症，为重度肺炎；如果出现中心性发绀、严重呼吸窘迫、拒食或脱水征、意识障碍（嗜睡、昏迷、惊厥）表现为极重度肺炎。这是重度肺炎的简易判断标准，适用于基层地区。对于住院患儿或条件较好的地区，CAP 严重度评估还应依据肺部病变范围、有无低氧血症及有无肺内外并发症表现等判断（表 10－9）。

表 10－9　肺炎患儿严重度评估

评估项目	轻度	重度
一般情况	好	差
意识障碍	无	有
低氧血症	无	发绀，呼吸增快，呼吸频率≥70 次/分（婴儿），呼吸频率≥50 次/分（>1 岁），辅助呼吸（呻吟、鼻煽、三凹征），间歇性呼吸暂停，SaO_2 < 92%
发热	未达重症标准	超高热，持续高热大于 5 天
脱水征/拒食	无	有
胸片或胸部 CT	未达重症标准	≥2/3 的一侧肺浸润、多叶肺浸润、胸腔积液、气胸、肺不张、肺坏死、肺脓肿
肺外并发症	无	有
判断标准	上述所有情况都存在	出现以上任何一种情况

注：炎性指标可以作为评估严重度的参考。

六、并发症

早期合理治疗者并发症少见。若延误诊断或病原体致病力强，则可引起并发症，如胸腔积液（脓胸）、脓气胸、肺大疱、肺不张、支气管扩张等。

（1）脓胸（empyema）。临床表现：高热不退、呼吸困难加重；患侧呼吸运动受限，语颤减弱，叩诊呈浊音，听诊呼吸音减弱，其上方有时可听到管状呼吸音。当积脓较多时，患侧肋间隙饱满，纵隔和气管向健侧移位。胸部X线（立位）示患侧肋膈角变钝，胸腔穿刺可抽出脓液。

（2）脓气胸（pyopneumothorax）。肺脏边缘的脓肿破裂并与肺泡或小支气管相通，即形成脓气胸。临床表现为面色发绀、烦躁不安、呼吸困难突然加剧、剧烈咳嗽。胸部叩诊积液上方呈鼓音，听诊呼吸音减弱或消失。若支气管破裂处形成活瓣，气体只进不出，会形成张力性气胸，必须积极抢救。立位X线检查可见液气面。

（3）肺大疱（pneumatocele）。细支气管形成活瓣性部分阻塞，气体只进不出或进得多、出得少，导致肺泡扩大、破裂而形成1个或多个肺大疱。肺大疱体积小者无症状，体积大者可引起明显的呼吸困难。X线检查可见薄壁空洞。

（4）肺脓肿（lung abscess）。肺脓肿由于化脓性感染造成肺实质的空洞性损害，并形成脓腔。常见的病原为需氧化脓菌（如金黄色葡萄球菌、克雷伯菌）。脓肿可侵及胸膜或破溃至胸膜腔引发脓胸。起病通常隐匿，有发热、食欲下降和体重下降等。极期可有细菌性肺炎的临床表现：咳嗽，常伴有咯血，未经治疗的患儿可在病程10日左右咳恶臭味脓痰；呼吸困难、高热、胸痛；白细胞显著升高；X线检查可见圆形阴影，若与支气管相通则脓腔内有液平面，周围有炎性浸润影。脓肿可单发或多发，治疗后可留有少许纤维索条影。

以上四种并发症多见于金黄色葡萄球菌肺炎、耐药肺炎链球菌肺炎和某些革兰氏阴性杆菌肺炎（Gram-negative bacillary pneumonia，GNBP）。

七、辅助检查

（一）外周血检查

（1）血常规检查。细菌性肺炎白细胞计数升高，以中性粒细胞为主，并有核左移现象，胞质可有中毒颗粒。但在重症金黄色葡萄球菌或革兰氏阴性杆菌肺炎，白细胞可不高或降低。病毒性肺炎的白细胞计数大多正常或减少，亦有少数升高者，以淋巴细胞为主或出现异型淋巴细胞。

（2）C反应蛋白（CRP）。细菌感染时CRP多升高，非细菌感染则上升不明显。

（3）降钙素原（PCT）。在细菌感染时PCT可升高，抗菌药物治疗有效时PCT可迅速下降。

（4）其他。住院患者可进行血气分析、肝肾功能、电解质等检查，怀疑A群链球菌感染者可进行抗“O”检查。

（二）病原学检查

1. 细菌学检查

（1）细菌培养和涂片。采集气道分泌物、肺泡灌洗液、胸腔积液、脓液和血标本做细菌培养与鉴定，亦可做涂片染色镜检进行初筛试验，但常规培养需时较长，且在应用抗生素后阳性率也较低。

（2）其他检查。使用血清学检测肺炎链球菌荚膜多糖抗体水平；荧光多重PCR检

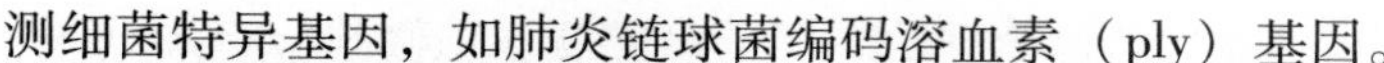

测细菌特异基因，如肺炎链球菌编码溶血素（ply）基因。

2. 病毒学检查

（1）病毒分离和鉴定。应于发病7日内取鼻咽或气管分泌物、感染肺组织、支气管肺泡灌洗液等标本做病毒分离，阳性率高，但需时长，不能用于早期诊断。

（2）病毒抗体检测。急性期和恢复期（间隔2～4周）IgG抗体升高4倍及以上，对诊断有重要意义。急性期特异性IgM升高有早期诊断价值。

（3）病毒抗原检测。取咽拭子、鼻咽分泌物、气道分泌物或肺泡灌洗液涂片，使用病毒特异性抗体（包括单克隆抗体）免疫荧光技术、免疫酶法或放射免疫法可发现特异性病毒抗原。

（4）病毒特异性基因检测。采用核酸分子杂交技术或聚合酶链反应（PCR）、反转录PCR（reverse transcription PCR）等技术检测呼吸道分泌物中病毒基因片段。

3. 其他病原学检查

（1）肺炎支原体（mycoplasma pneumoniae，MP）。诊断方法如下：①冷凝集试验：凝集价≥1∶32为阳性标准，该试验为非特异性，可作为过筛试验。②特异性诊断：MP分离培养或特异性IgM和IgG抗体测定。临床上常用明胶颗粒凝集试验检测MP的IgM和IgG混合抗体，一般认为IgM≥1∶160可作为诊断MP近期或急性感染的参考。特异性IgG产生较晚，不能用于早期诊断。

（2）衣原体。能引起肺炎的衣原体为沙眼衣原体（CT）、肺炎衣原体（CP）和鹦鹉热衣原体。细胞培养用于鉴别CT和CP。直接免疫荧光或吉姆萨染色法可检测CT。其他方法有ELISA、放射免疫电泳法检测双份血清特异性抗原或抗体、核酸探针及PCR技术检测基因片段。

（3）嗜肺军团菌（legionella pneumophila，LP）。血清特异性抗体测定是目前临床诊断LP感染最常用的实验室方法。

（三）胸部X线检查

早期肺纹理增强，以后出现小斑片状阴影，以两肺下野、中内带及心膈区为多，并可伴肺气肿、肺不张。斑片状渗出亦可融合成大片状，甚至波及肺节段。伴发脓胸时，早期患侧肋膈角变钝；积液较多时，可呈反抛物线状阴影，纵隔、心脏向健侧移位。并发脓气胸时，患侧胸腔可见液平面。肺大疱时则见完整薄壁、无液平面的大疱。肺脓肿时可见圆形阴影，脓腔的边缘较厚，其周围的肺组织有炎性浸润。

八、诊断

支气管肺炎的诊断比较简单，一般患者有发热、咳嗽、气促的症状，肺部听诊闻及中、细湿啰音，据此可临床诊断。必要时可做胸部X线检查。病毒性肺炎常出现喘息。年长儿可伴有胸痛，咯血少见。2月龄以下的婴儿可无发热，出现口吐泡沫、屏气（呼吸暂停）或呛咳。

诊断支气管肺炎后，需要判断病情的轻重及了解引起肺炎的可能病原体。对于肺炎反复发作者，应尽可能明确导致反复感染的原发病或诱因，如原发性或继发性免疫缺陷病、呼吸道局部畸形、支气管异物、先天性心脏病、营养不良和环境因素等。此外，还要注意是否有并发症。

九、鉴别诊断

（1）急性支气管炎。以咳嗽为主要症状，一般不发热或仅有低热，肺部可闻及不固定的干湿啰音，随咳嗽或体位而改变。胸部 X 线检查示肺纹理增多、排列紊乱。若鉴别困难，则按肺炎处理。

（2）支气管异物。有前驱异物吸入史，突然出现呛咳，可有肺不张和肺气肿，且易继发感染引起肺炎，胸部 X 线检查（或治疗前后比较）可帮助鉴别，必要时行支气管镜检查。

（3）肺结核。一般有结核接触史，结核菌素试验（或 T-SPOT）阳性，胸部 X 线检查示肺部有肺结核病灶（原发性或粟粒性病灶）可资鉴别。

十、治疗

应采取综合措施治疗。治疗原则为改善通气、控制炎症、对症治疗、防治并发症。

（一）一般治疗及护理

加强室内空气流通，给予营养丰富的饮食；重症患儿进食困难，可给予肠道外营养。经常改变体位，以减少肺部淤血，促进炎症吸收。注意隔离，防止交叉感染。

注意维持水、电解质平稳，纠正酸中毒和电解质紊乱，适当的液体补充有助于气道的湿化。但要注意输液速度，速度过快可加重心脏负荷。

（二）抗感染治疗

1. 抗菌药物治疗

明确为细菌感染或病毒感染继发细菌感染者应使用抗菌药物。

（1）原则：①选择抗菌药物的首要原则是有效和安全。②选用的药物在肺组织中要有较高的浓度。③在使用抗菌药物前应采集合适的呼吸道分泌物或血标本进行细菌培养和药物敏感试验，以指导治疗；在未获培养结果前，可根据经验选择敏感药物。④轻症患者应口服抗菌药物，重症患儿宜静脉联合用药。⑤剂量适宜、疗程合适。

（2）根据不同病原选择抗菌药物：①肺炎链球菌。青霉素过敏者首选青霉素或阿莫西林，耐药者首选头孢曲松、头孢噻肟、万古霉素，青霉素过敏者可选用大环内酯类抗生素。②金黄色葡萄球菌。甲氧西林过敏者首选苯唑西林钠或氯唑西林，耐药者选用万古霉素或联用利福平。③流感嗜血杆菌。首选阿莫西林/克拉维酸、氨苄西林/舒巴坦。④大肠埃希菌和肺炎克雷伯菌。不产超广谱 β 内酰胺酶（extended spectrum beta-lactamases，ESBLs）菌首选头孢他啶、头孢哌酮，产 ESBLs 菌首选亚胺培南、美罗培南。⑤铜绿假单胞菌（绿脓杆菌）。首选替卡西林/克拉维酸。⑥卡他莫拉菌。首选阿莫西林/克拉维酸。⑦肺炎支原体和衣原体。首选大环内酯类抗生素，如阿奇霉素、红霉素及罗红霉素。

（3）用药时间：一般用至热退后 5 ～ 7 天，症状、体征消失后 3 天停药。病原微生物不同、病情轻重不等、存在菌血症与否等因素均影响肺炎疗程。一般肺炎链球菌肺炎疗程为 7 ～ 10 天，MP 肺炎、CP 肺炎疗程平均为 10 ～ 14 天，个别严重者可适当延长。

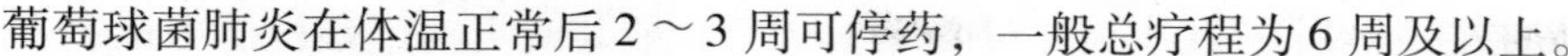

葡萄球菌肺炎在体温正常后2～3周可停药，一般总疗程为6周及以上。

2. 抗病毒治疗

目前有确切疗效的抗病毒药物很少，这使抗病毒治疗受到很大的制约。抗病毒药物：①利巴韦林（病毒唑）。对RSV有体外活性，但吸入利巴韦林治疗RSV所致CAP的有效性仍存在争议，考虑到药物疗效与安全性问题，不推荐用于RSV肺炎治疗。②α-干扰素（interferon-α，IFN-α）。临床上应用少，5～7天为1个疗程，亦可雾化吸入，但疗效存在争议。③若为流感病毒感染，可口服磷酸奥司他韦。④部分中药制剂有一定抗病毒疗效。

（三）对症治疗

（1）氧疗。凡有呼吸困难、喘憋、发绀等缺氧表现的患儿应立即给氧。多用鼻前庭导管给氧，氧流量为0.5～1.0 L/min，氧浓度不超过40%，氧气应湿化，以免损伤气道上皮细胞的纤毛。缺氧明显者可用面罩、氧帐或头罩给氧，氧流量为2～4 L/min，氧浓度为50%～60%；若出现呼吸衰竭，应使用人工呼吸机。

（2）气道管理。保持呼吸道通畅，及时清除鼻痂、鼻腔分泌物和吸痰，改善通气功能。

（3）咳喘的治疗。咳喘严重时可雾化吸入糖皮质激素（如布地奈德等），联合β_2受体激动剂和抗胆碱能药物（如溴化异丙托品）。短期使用肾上腺皮质激素对喘憋症状有效，可静脉滴注甲泼尼龙，每次1～2 mg/kg，每6～8小时1次，连用2～4次。

（4）腹胀的治疗。低钾血症者，应补充钾。缺氧中毒性肠麻痹时，应禁食和胃肠减压，亦可使用酚妥拉明，每次0.3～0.5 mg/kg，加5%葡萄糖20 mL静脉滴注，每次最大量小于等于10 mg。

（5）其他治疗。高热者给予药物降温，如口服布洛芬或对乙酰氨基酚；虽然在对乙酰氨基酚退热基础上联合温水擦浴短时间内的退热效果更好，但会明显增加患儿不适感，不推荐使用温水擦浴退热，更不推荐用冰水或乙醇擦浴退热。若伴烦躁不安，可给予水合氯醛或苯巴比妥。

（四）激素治疗

一般肺炎不需要使用肾上腺皮质激素，严重的肺炎在有效抗生素控制感染的同时可考虑使用，以利于减少炎症渗出，解除支气管痉挛、改善血管通透性、降低颅内压。使用指征为：①支气管痉挛明显，严重喘憋；②全身中毒症状重，如出现休克、中毒性脑病、超高热（体温在40 ℃以上持续不退）等；③早期胸腔积液。上述情况可短期应用激素，可用甲泼尼龙1～2 mg/(kg·d)、琥珀酸氢化可的松5～10 mg/(kg·d)或用地塞米松0.1～0.3 mg/(kg·d)静脉点滴，疗程3～5天。

（五）并发症及合并症的治疗

（1）肺炎合并心力衰竭的治疗。吸氧、镇静、利尿、强心、应用血管活性药物。①利尿：可用呋塞米、依他尼酸，剂量为每次1 mg/kg，稀释成2 mg/mL，静脉注射或滴注；亦可口服呋塞米、依他尼酸或氢氯噻嗪等。②强心药：可使用地高辛或毛花苷丙静脉注射。③血管活性药物：常用酚妥拉明，每次0.3～0.5 mg/kg，最大剂量不超过每次 10 mg，肌内注射或静脉注射，必要时间隔 1～4 小时重复使用；亦可用卡托普利和硝普钠。

（2）肺炎合并缺氧中毒性脑病的治疗。脱水、改善通气、扩血管、止痉、应用糖皮质激素及促进脑细胞恢复。①脱水：使用甘露醇，每次 0.25～1.00 g/kg，每 6 小时 1 次。②改善通气：必要时应予人工辅助通气、间歇正压通气，疗效明显且稳定后应及时改为正常通气。③扩血管：改善脑血管痉挛及脑微循环障碍，减轻脑水肿，常用酚妥拉明、山莨菪碱。酚妥拉明每次 0.3～0.5 mg/kg，新生儿每次不超过 3 mg，婴幼儿每次不超过 10 mg，静脉快速滴注，每 2～6 小时 1 次；山莨菪碱每次 1～2 mg/kg，视病情需要，可以 10～15 分钟 1 次，或 2～4 小时 1 次，也可静脉滴注维持。④止痉：一般选用地西泮，每次 0.2～0.3 mg/kg，静脉注射，1～2 小时可重复 1 次。⑤糖皮质激素的使用：其非特异性抗炎作用可减少血管与血脑屏障的通透性，用于治疗脑水肿。常用地塞米松，每次 0.25 mg/kg，静脉滴注，每 6 小时 1 次，2～3 天后逐渐减量或停药。⑥促进脑细胞恢复的药物：常用三磷酸腺苷胞磷胆碱、维生素 B_1 和维生素 B_6 等。

（3）脓胸和脓气胸。对于脓胸和脓气胸患儿应及时进行穿刺引流，若脓液黏稠，经反复穿刺抽脓不畅或发生张力性气胸时，宜行胸腔闭式引流。

（4）对并存佝偻病、贫血、营养不良者应给予相应治疗。

（六）生物制剂

重症患儿可酌情给予血浆和静脉注射用免疫球蛋白（intra-venous immuno globulin，IVIG），含有特异性抗体，如 RSV-IgG 抗体，可用于重症患儿，IVIG 400 mg/(kg·d)，3～5 天为 1 个疗程。

（七）支气管镜检查和治疗

不常规推荐使用支气管镜检查和治疗。存在下列情况者可考虑应用：经常规治疗效果不佳或难治性肺炎，需要观察有无气道畸形、异物阻塞、结核病变或肺泡出血等，并留取灌洗液进行病原学分析；炎性分泌物或坏死物致气道阻塞或肺不张时需要及时清除，如难治性支原体肺炎、腺病毒肺炎和流感病毒肺炎等引起大量气道分泌物，甚至形成塑型物阻塞、黏膜坏死等。感染后气道损伤诊断：难治性支原体肺炎、腺病毒肺炎、麻疹病毒肺炎和流感病毒肺炎等可引起气道软骨破坏、气道闭塞等气道结构改变，可通过支气管镜下的表现进行诊断和治疗。

十一、预防

（1）增强体质，室内通风，减少被动吸烟，积极防治营养不良、贫血及佝偻病等，注意手卫生，避免交叉感染。

（2）针对某些常见细菌和病毒病原，疫苗预防接种可有效降低儿童肺炎患病率。目前已有的疫苗包括肺炎链球菌疫苗、B 型流感嗜血杆菌疫苗及流感病毒疫苗等。

第九节 几种不同病原体所致肺炎的特点

一、病毒性肺炎

（一）呼吸道合胞病毒肺炎

呼吸道合胞病毒肺炎（respiratory syncytial virus pneumonia）简称合胞病毒（RSV）肺炎，是最常见的病毒性肺炎，可引起间质性肺炎和毛细支气管炎。RSV 只有一个血清型，但有 A、B 两个亚型，我国以 A 亚型为主。本病多见于婴幼儿，尤其是 1 岁以内的儿童。一般认为其发病机制是 RSV 对肺的直接侵害，引起间质性炎症，而非变态反应所致，这与 RSV 毛细支气管炎不同。临床上轻症患者发热、呼吸困难等症状不重；中、重症患者有较明显的呼吸困难、喘憋、口唇发绀、鼻煽及三凹征，发热可为低、中度热和高热。肺部听诊可闻及中、细湿啰音。胸部 X 射线检查表现为两肺可见小点片状、斑片状阴影，部分患儿有不同程度的肺气肿。外周血白细胞总数大多正常。

（二）腺病毒肺炎

腺病毒肺炎（adenovirus pneumonia）为腺病毒（ADV）感染所致，ADV 是 DNA 病毒，共有 42 个血清型，引起儿童肺炎最常见的为 3、7 型。ADV 肺炎曾是我国儿童患病率和死亡率最高的病毒性肺炎，占 20 世纪 70 年代前病毒性肺炎的首位，死亡率最高曾达 33%，最高发病率近年来被 RSV 肺炎取代。7 型 ADV 有 15 个基因型，其中 7b 亚型所致肺炎的临床表现典型而严重。主要病理改变是局灶性或融合性坏死性肺浸润和支气管炎。临床特点为起病急骤、高热持续时间长、中毒症状重、啰音出现较晚、影像学改变较肺部体征出现早，易合并心肌炎和多器官功能障碍。症状表现：①发热。可达 39 ℃ 以上，呈稽留热或弛张热，发热持续时间长，可持续 2 ～ 3 周。②中毒症状重。面色苍白或发灰，精神不振，嗜睡与烦躁交替。③呼吸道症状。频繁咳嗽，呈阵发性喘憋、轻重不等的呼吸困难和发绀。④消化系统症状。腹泻、呕吐和消化道出血。⑤可因脑水肿而致嗜睡、昏迷或惊厥发作。肺部体征出现较晚，发热 4 ～ 5 天始闻及湿啰音，病变融合后有肺实变体征。少数患儿可并发渗出性胸膜炎。X 射线特点：①肺部改变较肺部啰音出现早，故强调早期摄片。②大小不等的片状阴影或融合成大病灶，甚至累及大叶。③病灶吸收较慢，需数周或数月。

ADV 肺炎易继发细菌感染。继发细菌感染者表现为：持续高热不退；症状恶化或一度好转又恶化；痰液由白色转为黄色脓样；外周血白细胞明显升高，核左移；胸部 X 射线检查见病变增多或发现新的病灶。部分 ADV 肺炎可发展为闭塞性细支气管炎（bronchiolitis obliterans，BO），导致反复喘息。

（三）流感病毒肺炎

自20世纪以来，人类发生过几次世界性流感病毒感染大流行，每次流感的流行均与流感病毒变异有关。人群对流感病毒普遍易感，儿童（尤其小于2岁的婴幼儿）更加易感。在流感流行时，流感病毒肺炎（influenza pneumonia）的发生概率较高。流感病毒属于正黏病毒科，单链RNA病毒。根据病毒颗粒中核蛋白（NP）和膜蛋白（MP）的不同特性，将流感病毒分为甲（A）、乙（B）、丙（C）三型。A型流感病毒根据其表面抗原血凝素（H）和神经氨酸酶（N）的不同来划分亚型，现已知的H亚型有15个，N亚型有9个。本病冬春季多发，最常见的表现为发热、咳嗽、流涕，肺部听诊可有呼吸音减弱、细小湿啰音或哮鸣音。婴幼儿（尤其2岁以下患儿）呼吸道症状显著，喘息明显，重症患儿可出现呼吸衰竭、心力衰竭表现。本病合并或继发细菌感染非常常见，病原菌以肺炎链球菌、流感嗜血杆菌及金黄色葡萄球菌多见。学龄期儿童易合并肺炎支原体感染。胸部X线检查表现为点片状或大片状影，呈支气管肺炎或大叶性肺炎表现；少数可表现为线网状、磨玻璃样间质性肺病变。血常规白细胞计数正常或轻度升高，但重症或病情进展的患儿可出现白细胞降低，中性粒细胞明显减少。少数患儿出现轻中度贫血，血小板一般正常。CRP正常或轻度升高，合并细菌感染时，CRP可明显升高。

二、细菌性肺炎

（一）肺炎链球菌肺炎

肺炎链球菌肺炎（streptococcus pneumoniae pneumonia）是5岁以下儿童最常见的细菌性肺炎。世界上每年约有100万名5岁以下儿童死于肺炎链球菌感染。肺炎链球菌是人体上呼吸道寄居的正常菌群，可通过空气飞沫传播，也可在呼吸道自体转移。当机体抵抗力降低或大量细菌侵入时，可穿越黏膜屏障进入血流引起感染。支气管肺炎是儿童肺炎链球菌肺炎最常见的病理类型（详见本章第八节相关内容），年长儿也可表现为大叶性肺炎。病变表现主要以纤维素渗出和肺泡炎症为主，典型病变可分为充血水肿期、红色肝样变期、灰色肝样变期、溶解消散期。临床起病多急骤，出现高热（体温可达40 ℃）、寒战、呼吸急促、发绀、鼻煽、呼气呻吟，年长儿可诉胸痛。病初几日多咳嗽不重、干痰、渐有痰，呈铁锈色。重症者可有烦躁、嗜睡、惊厥、谵妄甚至昏迷等缺氧中毒性脑病表现。亦可伴发休克、急性呼吸窘迫综合征、溶血尿毒综合征等。近年其并发脓胸、脓毒血症的病例增加。胸部体征早期仅是呼吸音减弱，叩诊呈轻度浊音；随病情进展，肺实变后肺部叩诊呈典型浊音、语颤增强及管状呼吸音等；消散期可闻及湿啰音。近年来，由于抗菌药物的广泛应用，临床上轻症或不典型病例多见。

胸部X线检查：早期可见肺纹理增粗或局限于一个节段的浅薄阴影，渐有均匀致密大片阴影，占全肺叶或1个节段。少数患者出现肺大疱或胸腔积液。肺内阴影多在起病3～4周后才完全消散。近年有报道，个别肺炎链球菌肺炎出现化脓性并发症，X线检查以肺实变区出现坏死病灶为特点，表现为单独的或多分隔的放射透亮区，邻近胸膜的感染部位可出现支气管肺胸膜瘘和大小不等的脓肿。

（二）金黄色葡萄球菌肺炎

金黄色葡萄球菌肺炎（staphylococcus aureus pneumonia）的病原为金黄色葡萄球菌。由呼吸道传播或经血行播散入肺。儿童免疫功能低下，故易发生金黄色葡萄球菌肺炎。1961 年，Jevons 首先分离到耐甲氧西林金黄色葡萄糖球菌（methicillin resistant staphylococcus aureus，MRSA），随后的 20 年间 MRSA 逐渐成为院内感染的主要病原菌（hospital-associated，HA-MRSA）之一，之后社区相关 MRSA（community-associated，CA-MRSA）感染病例开始增加。金黄色葡萄球菌肺炎病理改变以肺组织广泛出血性坏死和多发性小脓肿形成为特点。由于病变进展迅速，组织破坏严重，故易形成肺脓肿、脓胸、脓气胸、肺大疱等，并可引起败血症及造成其他部位的迁徙性化脓灶（如心包、脑、肝、皮下组织、骨髓等），多起病急，病情严重，进展快。发热多呈弛张高热，婴儿可呈稽留热，但早产儿和体弱儿有时可无发热或仅有低热。患者全身中毒症状明显，面色苍白、烦躁不安、咳嗽、呻吟、呼吸困难和发绀，重症者可发生休克。消化道症状有呕吐、腹泻和腹胀。肺部体征出现较早，两肺可闻及中、细湿啰音，发生脓胸、脓气胸时则有相应体征。皮肤常见各种类型皮疹，如荨麻疹或猩红热样皮疹等。

胸部 X 线检查：临床症状与胸片所见不一致。初起时，症状已很严重，但 X 射线征象却很少；当临床症状已明显好转时，胸片却可见明显病变（如肺脓肿、肺大疱等）。由于病变发展迅速，初期胸片为小片状影，数小时内可出现小脓肿、肺大疱或胸腔积液，因此在短期内应重复摄片。胸片病灶阴影较一般细菌性肺炎持续时间长，2 个月左右阴影可能还未完全消失。

外周血白细胞多数明显升高，以中性粒细胞为主，伴核左移并有中毒颗粒。婴幼儿和重症患者可出现外周血白细胞减少，但中性粒细胞百分比仍较高。

（三）革兰氏阴性杆菌肺炎

目前，临床上革兰氏阴性菌肺炎（GNBP）的感染有升高趋势，病原菌以流感嗜血杆菌和肺炎克雷伯杆菌为多，免疫缺陷病患者常合并铜绿假单胞菌肺炎，新生儿时期易患大肠埃希菌肺炎。革兰氏阴性杆菌肺炎的病情大多较重，治疗困难，预后较差。病理改变以肺内浸润、实变、出血性坏死为主。病初数日先有呼吸道感染症状，病情呈亚急性进展，随后全身中毒症状明显，表现为发热、精神萎靡、嗜睡、咳嗽、呼吸困难、面色苍白、口唇发绀，病重者甚至出现休克。肺部听诊可闻及湿啰音，病变融合则有实变体征。

胸部 X 线检查改变多种多样，如铜绿假单胞菌肺炎表现为结节状浸润影及细小脓肿，可融合成大脓肿；流感嗜血杆菌肺炎可呈粟粒状阴影；肺炎克雷伯菌肺炎可为肺段或大叶性致密实变阴影，其边缘往往膨胀凸出。GNBP 基本病理改变为支气管肺炎，或呈一叶或多叶节段性或大叶性肺炎改变，可合并胸腔积液。

三、其他微生物所致肺炎

（一）肺炎支原体肺炎

肺炎支原体肺炎（mycoplasma pneumoniae pneumonia）是非细胞内生长的最小微生

物，无细胞壁。肺炎支原体感染可见于各个年龄段。本病全年均可发生，冬春季多见。占小儿肺炎的20%左右。主要经呼吸道传染，肺炎支原体可黏附于纤毛上皮细胞受体上，分泌毒性物质，损害上皮细胞，使黏膜清除功能下降，感染持续较长时间，引起慢性咳嗽。由于肺炎支原体与人体某些组织存在部分交叉抗原，故感染肺炎支原体后可形成相应组织的自身抗体，导致多系统免疫损害。

大多起病不甚急，发热热度不一，病初有全身乏力、不适、头痛。2～3天后出现发热（体温常达39 ℃左右），持续1～3周，可伴有咽痛和肌肉酸痛。

咳嗽为本病突出的症状，一般于病程第2～3天开始，初为干咳，后为顽固性剧烈咳嗽，继而为湿性咳嗽（常有黏稠痰液，偶带血丝），少数病例有类似百日咳样阵发性痉挛性咳，咳嗽持续时间长，可达1～4周。肺部体征多不明显，少数可闻及干、湿啰音，甚至全无。故体征与剧咳及发热等临床症状不一致。婴幼儿起病急，病程长，病情较重，呼吸困难、喘憋较为突出，肺部啰音比年长儿多。

肺炎支原体肺炎重症病例可合并胸腔积液和肺不张，也可发生纵隔积气和气胸、坏死性肺炎等。少数患儿表现危重，进展快，可出现呼吸窘迫，甚至需要呼吸机支持或体外膜肺支持，甚至导致死亡。约25%的肺炎支原体肺炎患儿有其他系统的表现，包括皮疹、血管栓塞、溶血性贫血、脑膜炎、心肌炎、肝功能障碍、肾炎、吉兰－巴雷综合征等。合并症常发生在起病2天至数周，也有一些患儿肺外表现明显而呼吸系统症状轻微。据报道，对大环内酯类耐药的肺炎支原体感染更易有其他系统表现。

胸部X线检查：本病的重要诊断依据为胸部X射线改变。胸部X线改变分为四种：支气管肺炎、间质性肺炎、均匀一致的片状阴影似大叶性肺炎改变、肺门阴影增浓。上述改变可相互转化，有时一处消散，而另一处又出现新的病变，即所谓游走性浸润；有时呈薄薄的云雾状浸润影。亦可有胸腔积液。体征轻而X线改变明显是肺炎支原体肺炎的又一特点。

临床上，经大环内酯类抗菌药物正规治疗7天及以上，临床征象加重、仍持续发热、肺部影像学加重者，可考虑为难治性肺炎支原体肺炎（refractory mycoplasma pneumoniae pneumonia，RMPP）。RMPP多见于年长儿，病情较重，常表现为持续发热、剧烈咳嗽、呼吸困难等，胸部影像学表现进行性加重，表现为肺部浸润范围扩大、密度增高、胸腔积液，甚至有坏死性肺炎和肺脓肿。RMPP容易累及其他系统，甚至引起多器官功能障碍。

（二）衣原体肺炎

衣原体肺炎（chlamydial pneumonia）的病原体包括沙眼衣原体、肺炎衣原体、鹦鹉热衣原体和家畜衣原体。与人类关系密切的病原体为CT和CP，偶见鹦鹉热衣原体肺炎。

（1）沙眼衣原体肺炎。沙眼衣原体肺炎主要通过母婴垂直传播。①主要见于1～3月龄婴儿。②起病缓慢，仅有低热或不发热。③病初有鼻塞、流涕等上呼吸道感染症状，1/2的患儿有结膜炎。④呼吸系统主要表现为气促和具有特征性的阵发性不连贯咳嗽，一阵急促咳嗽后继以一短促的吸气，但无百日咳样回声，阵发性咳嗽可引起呕吐和发绀，亦可有呼吸暂停。⑤肺部偶可闻及干、湿啰音。⑥胸部X线检查可见双肺间质

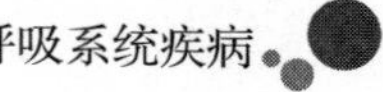

性、小片状浸润，或呈现过度充气。该肺炎也可急性发病，病情迅速进展造成死亡。

（2）肺炎衣原体肺炎。肺炎衣原体肺炎多见于学龄儿童；大部分为轻症，发病较隐匿。临床表现无特异性，早期出现发热、咽痛、声音嘶哑等上呼吸道感染的症状；1～2周后上呼吸道感染症状逐渐消失而咳嗽逐渐加重，并出现下呼吸道感染表现，若未经有效治疗，则咳嗽可持续1～2个月或更长；肺部偶闻及干、湿啰音或哮鸣音。胸部X线检查可见肺炎病灶，多为单侧下叶浸润，也可为广泛单侧或双侧浸润。

第十节　儿童阻塞性睡眠呼吸暂停

儿童阻塞性睡眠呼吸暂停低通气综合征（obstructive sleep apnea hypopnea syndrome，OSAHS）是指由于睡眠过程中频繁出现的部分或全部上气道阻塞，扰乱睡眠过程中正常通气和睡眠结构而引起的一系列病理生理改变。

一、病因

病因包括解剖因素、先天性疾病及其他因素。成人OSAHS最主要的病因是肥胖。不同于成人，引起儿童OSAHS的最常见病因是扁桃体肥大和腺样体肥大所致上气道梗阻，其他因素，如中面部发育不良、小下颌、肥胖，以及伴有颅面畸形、神经肌肉调节障碍等，均可导致本病。

二、病理生理

OSAHS主要是由于上气道解剖上的狭窄和呼吸控制功能失调所致。咽扩张肌的张力主要影响上气道的开放，睡眠时，尤其是在快速动眼期，咽扩张肌张力明显降低，加上咽腔本身狭窄，使其容易闭合，发生OSAHS。

反复发作的低氧血症和高碳酸血症可导致神经调节功能失衡，肾素-血管紧张素、儿茶酚胺、内皮素分泌增加，内分泌功能紊乱，血流动力学改变，微循环异常等，引起组织器官缺血缺氧，导致多器官功能损害，尤其是对心、肺、脑血管的损害。

三、临床表现

儿童睡眠呼吸暂停主要临床表现为睡眠张口呼吸、憋气、打鼾、易惊醒、日间活动增加，同时伴有语言缺陷、食欲减退和吞咽困难、经常出现非特异性行为困难，如发育延迟、反叛和攻击行为等。其他症状包括晨起头痛、口干、易激惹，学龄儿童则表现为上课精力不集中、乏力、打瞌睡、学习成绩下降。

体征：夜间睡眠时出现呼吸困难，鼻煽，肋间隙和锁骨上凹陷，吸气时胸腹矛盾运动，夜间出汗（局限于颈背部，尤其是婴幼儿）。典型睡眠姿势为俯卧位，头转向一侧，颈部过度伸展伴张口呼吸，膝屈曲至胸。常合并特殊面容，如三角下颌、下颌平面过陡、长脸、高硬腭等。

四、并发症

长期未经治疗的 OSAHS 患儿可出现呼吸系统、心血管系统并发症，肺水肿、肺心病、充血性心力衰竭、心律失常、高血压、呼吸衰竭，甚至婴儿猝死综合征。

五、辅助检查及诊断

夜间多导睡眠监测仪（polysomnography，PSG）是目前诊断 OSAHS 的“金标准”，适用于任何年龄的患儿。没有条件行 PSG 检查的患儿，可参考临床资料（病史、体格检查、X 线鼻咽部侧位照片鼻咽镜检查）、鼾音录音、录像、脉氧仪等手段协助诊断。

六、治疗

（1）外科治疗：如腺样体、扁桃体切除术，颅面正颌手术，严重者可行气管切开术。

（2）持续气道正压通气（CPAP）：适用于各年龄段儿童。不能耐受 CPAP 压力者，可试用双水平正压通气（bi-level positive airway pressure，BiPAP）。

（3）其他治疗：包括观察、体位治疗、肥胖患儿的减肥、口腔正畸等。

第十一节　先天性发育畸形

一、先天性肺囊肿

先天性肺囊肿（congenital pulmonary cysts）一般认为是在胚胎发育过程中一段支气管从主支气管芽分隔出后，由其远端支气管分泌的黏液聚集而成。囊肿的分布有 70% 在肺内，2/3 在下叶，两肺发生率相等；30% 在纵隔，囊肿可以为单个或多个。其临床表现各异，小的囊肿可无症状，只有在 X 射线检查时被发现，大的囊肿多于继发感染或突然增大压迫周围组织时才出现临床症状。反复发作的肺部感染病史和 X 线检查是诊断的要点。

二、肺隔离症

肺隔离症（pulmonary sequestration，PS）是一种先天畸形，指没有功能的胚胎性及囊性肺组织。它从正常肺分离出来，一般不与大气管相连，供应动脉来自主动脉（胸或腹）分支，可分为叶内型和叶外型。一般于继发感染后才出现相应症状，其中叶内型多表现为反复性或持续进行性肺部感染，似肺炎或肺脓肿。叶外型感染少见，多无症状，

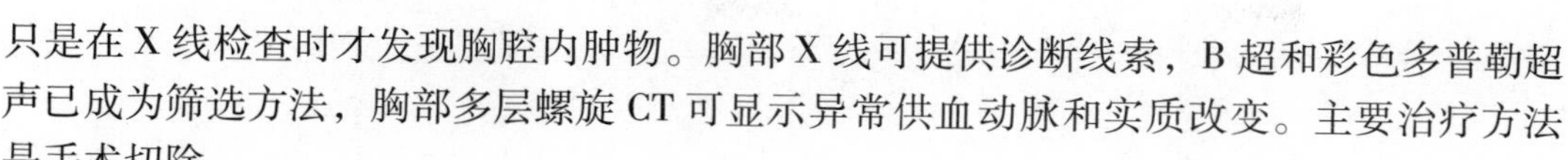

只是在X线检查时才发现胸腔内肿物。胸部X线可提供诊断线索，B超和彩色多普勒超声已成为筛选方法，胸部多层螺旋CT可显示异常供血动脉和实质改变。主要治疗方法是手术切除。

三、皮罗综合征

皮罗综合征（Pierre-Robin syndrome）又名小下颌－舌下垂综合征，于1923年由Pierre等首次报道。以新生儿期的先天性下颌过小、舌下垂、舌根后坠、腭裂为特征。患儿出生后即出现吸气性呼吸困难、发绀，常因误吸而并发肺炎。多因呼吸道的声门上段受阻，出现吸气性喉喘鸣，但无声音嘶哑。患儿常有喂养困难，不易吸吮吞咽，易呛咳，由此而致营养不良，体重不增，生长缓慢。本病可伴有眼部病变、骨骼畸形、耳郭畸形，中耳、内耳结构异常引起的耳聋，腺样体肥大、先天性心脏病与智力低下等。常见病因为：染色体异常；内外环境影响造成的先天性下颌骨发育障碍；宫内因素致胎头屈曲，胸骨对下颌持续压迫影响等。目前主要以对症支持治疗为主，目的是减轻呼吸道梗阻，改善通气和进食功能。治疗包括：①下颌骨牵引术；②口腔矫形治疗；③防止窒息；④其他畸形的对症修复重建治疗。

（黄花荣）

第十章　心血管系统疾病

学习目标

- 掌握先天性心脏病的分类及特点，室间隔缺损、房间隔缺损、动脉导管未闭、法洛四联症的临床表现、常见并发症、诊断和鉴别诊断，缺氧发作的特点和处理，病毒性心肌炎和感染性心内膜炎诊断标准和治疗原则。
- 熟悉先天性心脏病的病因、常用的心血管疾病辅助检查（如心电图、普通 X 线检查、超声心动图、心导管造影、CT 和磁共振成像等）的诊断价值、常见先天性心脏病治疗原则和时机。
- 了解心脏的胚胎发育、正常胎儿循环和出生后循环的改变、先天性心脏病治疗进展。

第一节　儿童心血管系统的发育及解剖生理特点

一、心脏的胚胎发育

胚胎发育 22 天左右，由原始基所形成的两个血管源性管状结构向中线融合，形成原始心管。胎龄 22 ～ 24 天，在一系列基因的调控下，由头至尾，形成了动脉干、心球、心室、心房与静脉窦等结构，与此同时心管发生扭转，心球转至右尾侧位，心管逐渐扭曲旋转，心室的扩展和伸张较快，因此渐渐向腹面突出，这样使出自心球、原来处于心管前后两端的动脉总干和静脉窦都位于心脏的前端。心脏的流入及排出孔道并列在一端，四组瓣膜环也连在一起，组成纤维支架。

至胚胎发育第 29 天左右，心脏外形基本形成，但心脏仍为单一的管道，由静脉窦流入的血液从动脉干流出。心房和心室的最早划分为房室交界的背面和腹面长出心内膜垫，相互融合成为分隔结构，将房室分隔开。心房的分隔起始于胚胎发育第 3 周末，心房腔的前背部长出一镰状隔，为第一房间隔，其下缘向心内膜垫生长，暂时未闭合的孔道名第一房间孔。第一房间孔未闭合前，第一房间隔上部吸收形成另一孔，名第二房间孔，使左右心房保持相通。胚胎发育第5、第6周，于第一房间隔右侧长出一镰状隔，名第二房间隔，在向心内膜垫生长过程中，其游离缘留下一孔道，名卵圆孔，与第一房间隔的第二房间孔上下相对。随着心脏发育，第一房间隔与第二房间隔靠近而黏合，第二房间孔被第二房间隔完全掩盖，卵圆孔处第一房间隔紧贴作为此孔的幕帘，血流可由右侧推开幕帘流向左侧，反向时幕帘遮盖卵圆孔阻止血液自左房流向右房（图10－1）。心房内分隔形成时，室间隔基胚向房室管方向生长，使心室分成左右两半，至胚胎发育第7周时室间孔完全闭合。心室间隔的形成有三个来源，即肌膈、心内膜垫、动脉总干及心球的小部分。后两部分形成室间隔膜部。二尖瓣、三尖瓣分别由房室交界的左右侧及腹背侧心内膜垫和圆锥隔组成（图10－2）。

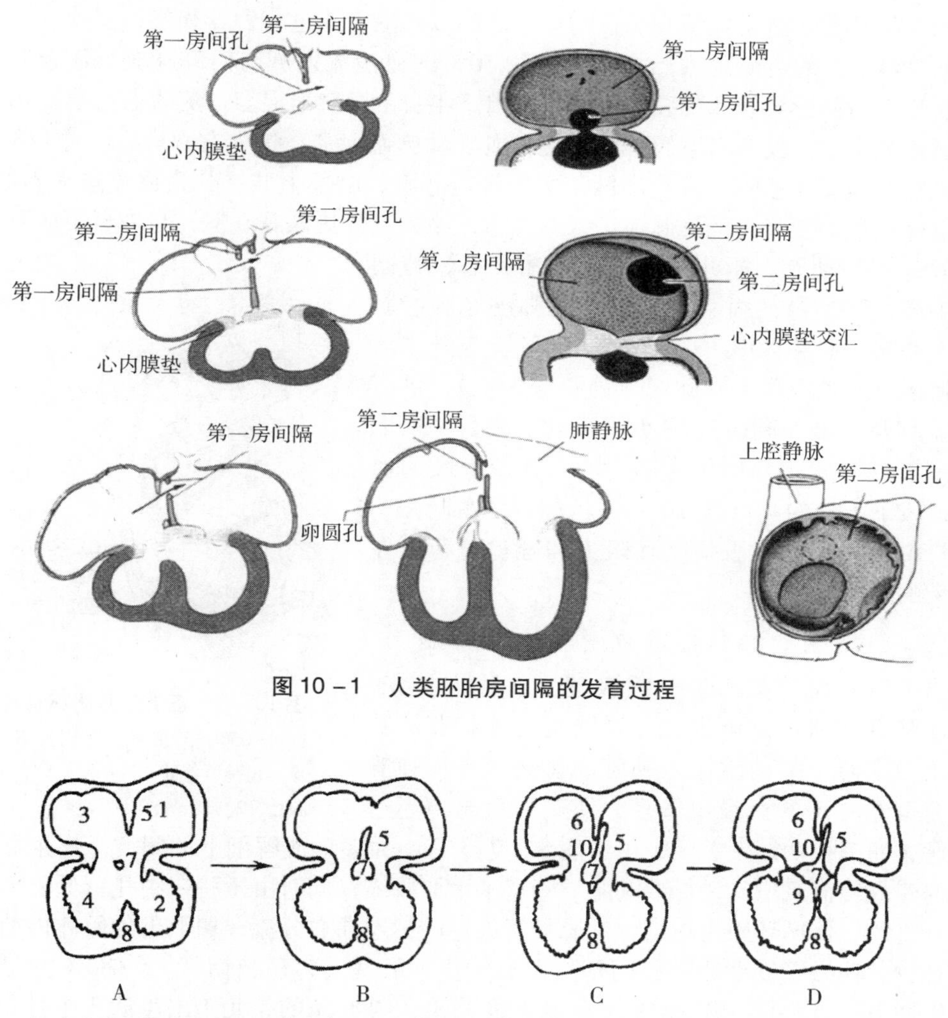

图10－1　人类胚胎房间隔的发育过程

1. 左心房；2. 左心室；3. 右心房；4. 右心室；5. 第一房间隔；6. 第二房间隔；7. 心内膜垫；8. 室隔肌部；9. 室隔膜部；10. 卵圆孔。

图10－2　人类室间隔的发育

原始的心脏出口是一根动脉总干，总干内层对侧各长出一纵嵴在中央轴相连，将总干分为主动脉与肺动脉。该纵隔自总干分支处成螺旋形向心室生长使肺动脉向前、向右旋转与右心室连接，主动脉向左、向后旋转与左心室连接。如该纵隔发育障碍，分隔发生偏差或扭转不全，可造成主动脉骑跨或大动脉错位或右室双出口等畸形。

原始心脏于胚胎发育第 2 周开始形成，约于第 4 周起有循环作用，房室间隔在第 8 周完全长成，形成四腔心脏。因此心脏发育的关键时期在胚胎发育第 2 至第 8 周，先天性心脏畸形的形成主要在这一时期。

二、胎儿循环到新生儿循环的转换

（一）正常胎儿循环

胎儿循环是通过脐血管和胎盘与母体之间以弥散方式进行营养和气体交换。来源于胎盘的动脉血经脐静脉进入胎儿体内后约 50% 的血液流入肝与门静脉血流汇合，另一部分血液经由静脉导管入下腔静脉，与来自下半身的静脉血混合，流入右心房。由于下腔静脉瓣的阻隔，使来自下腔静脉的混合血（动脉血为主）进入右心房后，约 1/3 经卵圆孔入左心房、左心室、升主动脉，主要供应心脏、脑及上肢；其余血流进入右心室。上腔静脉回流的上半身的静脉血进入右心房后绝大部分流入右心室，与来自下腔静脉的血一起进入肺动脉。胎儿肺脏处于压缩状态，肺循环阻力高，肺动脉的血只有少量进入肺脏经肺静脉回流左心房，而约 80% 的血液经动脉导管与升主动脉的血汇合，进入降主动脉（以静脉血为主），供应腹腔器官及下肢，同时经脐动脉回流至胎盘，换取营养及氧气。故胎儿期供应脑、心、肝及上肢的血氧量远较下半身的高（图 10 - 3）。右心室在胎儿期占优势，是因其要克服体循环阻力和容量负荷较左心室大的缘故。

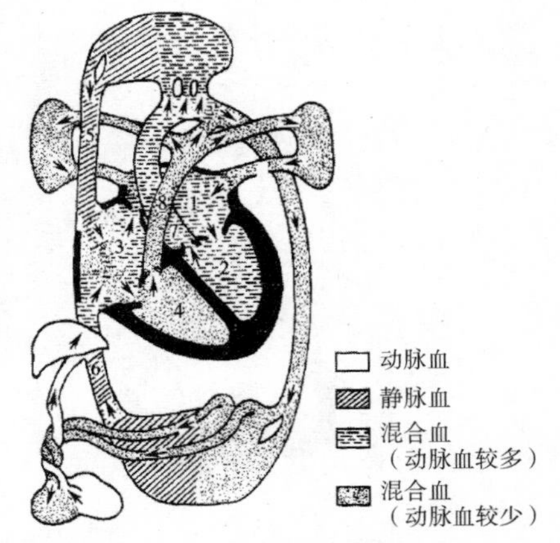

图 10 - 3　正常胎儿循环特点

资料来源：王卫平，毛萌，李廷玉，等．儿科学［M］．北京：人民卫生出版社，2013：291.

（二）出生后血循环的改变

出生后脐血管被阻断，呼吸建立，肺泡扩张，肺小动脉管壁肌层逐渐退化，管壁变薄并扩张，肺循环压力下降。肺动脉流入肺脏的血液增多，肺静脉回流至左心房的血量也增多，使左心房压力超过右心房，卵圆孔功能上关闭，出生后 5 ～ 7 个月，大多形成解剖上的闭合。出生后自主呼吸的建立使血氧增高，导致动脉导管壁平滑肌收缩，同时由于脐带结扎，低阻力的胎盘循环终止，体循环阻力增高，动脉导管处逆转为左向右分流，加上出生后体内前列腺素的减少，使导管逐渐收缩、闭塞、血流停止，最后成为动脉韧带。约 80% 的足月儿在出生后 10 ～ 15 小时出现动脉导管功能性关闭，约 80% 的婴儿于出生后 3 个月、95% 的婴儿于出生后 1 年内关闭。若动脉导管持续未闭，为畸形存在。脐血管在血流停止后 6 ～ 8 周完全闭锁形成韧带。

第二节　心血管系统的检查

在儿童心血管病的诊断中，详细的病史询问和体格检查有助于建立临床思维，可以对许多心血管病作出大致判断，缩小鉴别诊断范围，使进一步的辅助检查包括影像学检查更具针对性。

一、病史

儿童时期，尤其年龄小于3岁的婴幼儿，心血管疾患以先天性心脏病最常见。心脏杂音、发绀及心功能不全是先天性心脏病患者最常见的就诊原因，其出现时间及演变对疾病的诊断、治疗决策、预后判断有重要意义。大量左向右分流的心脏病可反复出现肺炎、心功能不全、生长发育迟缓；左房或肺动脉扩张压迫喉返神经可引起声音嘶哑。婴幼儿的心功能不全以呼吸浅促、喂养困难、易出汗更突出。有发绀者应注意排除呼吸系统疾病，还要询问有无蹲踞、缺氧发作。一些后天获得性心血管疾病（如川崎病）主要见于5岁以下小儿，临床上的皮肤、黏膜、淋巴结等的表现独特。风湿性心脏病多见于年长儿，注意有无咽痛、游走性关节痛、舞蹈病等病史。对胸闷、心悸、心前区疼痛者应注意有无心律失常、心肌疾病。病史询问中还要注意母亲在孕早期有无病毒感染、放射线接触、有害药物应用史及有无家族遗传病史。许多先天性心脏病与遗传性疾病有关，肥厚性心肌病常有阳性家族史。

二、体格检查

（一）全身检查

评价生长发育，精神状态、体位和呼吸频率。检查口唇、鼻尖、指（趾）端等毛细血管丰富部位有无发绀（发绀6个月至1年后），可出现杵状指（趾）。皮肤黏膜瘀点是感染性心内膜炎血管栓塞的表现；皮下小结、环形红斑是风湿热的主要表现之一。注意有无颈动脉搏动、肝颈静脉回流征，肝脾大小、质地及有无触痛，下肢有无浮肿。注意有无特殊面容及全身合并畸形（如唇裂、腭裂）、白内障，以及蜘蛛指（趾）等。

（二）心脏检查

（1）视诊。观察心前区有无隆起，心尖搏动的位置、强弱及范围。心前区隆起者多示有心脏扩大。2岁以下的儿童，心尖搏动可达第四肋间左锁骨中线外1 cm，5～6岁时在左第五肋间锁骨中线上。正常的心尖搏动范围为2～3 cm^2，心尖搏动强烈、范围扩大提示心室肥大。心尖搏动最强点向左下偏移提示左心室肥大；心尖搏动弥散，有时扩散至剑突下提示右心室肥大。心尖搏动减弱见于心包积液和心肌收缩力减弱。右位心的心尖搏动见于右侧。

（2）触诊。确认心尖搏动的位置、强弱及范围，以及心前区有无抬举冲动感及震颤。第 5 至第 6 肋间左锁骨中线外的区域有抬举感为左室肥大的佐证，胸骨左缘第 3 至第 4 肋间和剑突下的抬举感提示右室肥大。震颤的位置有助于判断杂音的来源。

(3) 叩诊可估计心脏的位置及大小。

(4) 听诊心率、心律，第一、第二心音是否亢进、减弱或消失，有无分裂。P_2亢进提示肺动脉高压，P_2减弱支持肺动脉狭窄；正常儿童在吸气时可有生理性 P_2分裂，P_2固定性分裂尤其宽分裂是房间隔缺损的特征。心脏杂音的位置、性质、响度、时相及传导方向对先天性心脏病的诊断及鉴别诊断有重要意义。

(三) 周围血管征

比较四肢脉搏及血压，若股动脉搏动减弱或消失，下肢血压低于上肢，提示主动脉缩窄。脉压增宽，伴有毛细血管搏动和股动脉枪击音，提示动脉导管未闭或主动脉瓣关闭不全等。

三、辅助检查

(一) 普通 X 射线检查

在观察肺血的多少、肺充血还是淤血、心脏形态、各房室有无增大、血管有无异位、肺动脉段突出还是凹陷、主动脉结是增大还是缩小、测算心胸比率方面，X 线平片仍不可替代，X 线透视可动态观察心脏和大血管的搏动。正常年长儿心胸比率小于 50%，婴幼儿的小于 55%，呼气相及卧位时心胸比率增大，可确定有无内脏反位（支气管反位，肝脏、胃泡及横膈的位置）。

(二) 心电图

对各种心律失常，心电图是主要诊断手段，对心室肥厚、心房扩大、心脏位置及心肌病变有重要参考价值，24 小时动态心电图及各种负荷心电图可提供更多的信息。某些先天性心脏病有特征性的心电图，如房间隔缺损的 V_1 导联常呈不完全性右束支阻滞及室上性心动过速。年龄越小，心率越快，各间期及各波时限较短。QRS 综合波以右室占优势，尤其新生儿及婴幼儿，随年龄增长逐渐转为左室占优势，出生后第 1 天 V_1 导联 T 波直立，4 ～ 5 天后转为倒置或双向。

(三) 超声心动图

超声心动图可提供详细的心脏解剖结构信息、心脏功能及部分血流动力学信息、估测分流量及肺动脉压力，用于心脏手术和介入性导管术中监护及手术效果评估等。超声心动图包括 M 型超声心动图、二维超声心动图、多普勒超声、彩色多普勒、三维超声心动图。

(四) 心导管检查

心导管检查是进一步明确先天性心脏病的诊断和决定手术方式的重要检查方法之一，包括右心导管、左心导管检查两种。心导管检查可探查异常通道，测定不同部位的心腔和大血管的血氧饱和度、压力，计算心排出量、分流量及肺血管阻力；肺小动脉楔入压测定可以评价肺高压患者的肺血管床状态；可连续压力测定评价瓣膜或血管等狭窄的部位、类型、程度；可进行心内膜活体组织检查、电生理测定。

（五）心血管造影

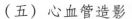

进行心导管检查时，根据诊断需要将导管顶端送到选择的心腔或大血管，采用轴向（成角）造影，同时进行快速摄片或电影摄影，明确心血管的解剖畸形，尤其对复杂性先天性心脏病及血管畸形，心血管造影仍是主要检查手段。数字减影造影技术（digital subtraction angiography，DSA）是心血管造影的常用技术，使诊断更精确。

（六）放射性核素心血管造影

常用的放射性核素为^{99m}锝，静脉注射后，应用γ闪烁照相机将放射性核素释放的γ射线最终转换为点脉冲，数据均由计算机记录、存储，并进行图像重组及分析。主要用于左向右分流及心功能检查。

（七）磁共振成像

磁共振成像（MRI）具有无电离辐射损伤、多剖面成像能力等特点，有多种技术选择，包括自旋回波技术、电影 MRI、磁共振血管造影（MRA）及磁共振三维成像技术等。MRI 常用于诊断主动脉弓等流出道畸形的诊断，并已经成为复杂畸形诊断的重要补充手段。

（八）计算机断层扫描

电子束计算机断层扫描（electron-beam computed tomography，EBCT）和螺旋 CT 的应用，对大血管及其分支病变、心脏瓣膜、心包和血管壁钙化、心腔内血栓和肿块、心包缩窄、心肌病等有较高诊断价值。

第三节　先天性心脏病概述

先天性心脏病（congenital heart disease）是胎儿期心脏和大血管发育异常所致的先天畸形，为儿童最常见的心脏病。发病率在活产婴儿中为 4.05‰～12.30‰，经统计，我国每年约有 15 万先天性心脏病患儿出生，若未经治疗，约 1/3 的在出生后 1 年内可因病情严重和复杂畸形而死亡。室间隔缺损最多见，其次为房间隔缺损、动脉导管未闭和肺动脉瓣狭窄。随着科学技术的发展，介入导管关闭动脉导管、房间隔缺损和室间隔缺损，球囊导管扩张狭窄的瓣膜（如肺动脉瓣狭窄）和血管等技术，为先天性心脏病的治疗开辟了崭新途径。心脏外科手术方面，体外循环、深低温麻醉下心脏直视手术的发展及带瓣管道的使用，不仅使大多数常见先天性心脏病根治手术效果大为提高，还能对某些复杂心脏畸形在其婴儿期甚至新生儿期进行手术。

一、病因

在胚胎发育第 2～8 周，无论什么因素，若影响了心脏胚胎发育，使心脏某一部分发育停顿或异常，即可造成先天性心脏畸形。

（1）内在因素。与遗传有关。染色体异常或多基因突变，如房室间隔缺损和动脉干畸形等与第 21 号染色体长臂某些区带的过度复制和 22 对染色体部分片段缺失有关。第 7、第 12、第 15 和第 22 号染色体上也有与形成心血管畸形有关的基因。据统计，大约有 315 种临床综合征伴有先天性心脏病，同一家庭中可有数人同患某一种先天性心脏病也说明其与遗传因素有关。

（2）外在因素。较多见，尤其是宫内感染、妊娠早期病毒感染（如风疹、流行性感冒、流行性腮腺炎和柯萨奇病毒感染等）。其他如孕母缺乏叶酸、接触放射线、服用药物（如抗癌药、抗癫痫药等）、代谢性疾病（如糖尿病、高钙血症、苯丙酮尿症等）、宫内缺氧等均可能与发病有关。

（3）周围环境因素。周围环境因素与遗传因素相互作用的达 85% 以上，但绝大多数患者的病因尚不清楚。

二、分类

（1）左向右分流型（潜伏发绀型）。正常情况下体循环压力高于肺循环，故血液从左向右分流而不出现发绀。剧烈哭闹、屏气或任何病理情况致使肺动脉或右心室压力增高超过左心压力时，使血液自右向左分流而出现暂时性发绀，如室间隔缺损、动脉导管未闭和房间隔缺损等。

（2）右向左分流型（发绀型）。某些原因（如右心室流出道狭窄）致使右心压力增高超过左心，使血流从右向左分流，或因大动脉起源异常，使大量静脉血进入体循环，均可出现持续性发绀，如法洛四联症和大动脉转位等。

（3）无分流型（无发绀型）。即心脏左、右两侧或动、静脉之间无异常通路或分流，如肺动脉狭窄和主动脉缩窄等。

三、儿童心脏病与口腔医学

（一）先天性心脏病与口腔颌面部的畸形

先天性心脏病的病因之一是染色体异常或基因突变，因此应警惕多发畸形综合征，这部分患者存在口腔颌面部的畸形的同时，也存在先天性心脏畸形。

1. 腭心面综合征

腭心面综合征（velo-cardio-facial syndrome，VCFS）是一种多发畸形综合征，是人类常见的基因组疾病之一，发病率占活产新生儿的 1/4 000 ～ 1/2 000，由于染色体 22q11.2 内杂合性缺失，导致神经嵴衍生的咽弓咽囊组织发育异常。临床可出现 180 种以上的畸形表现，涉及多个系统，主要症状有：①先天性心脏病，特别是圆锥动脉干畸形，包括法洛四联征、主动脉断离、永存动脉干、室间隔缺损等。②腭咽部发育异常，包括腭裂、先天性腭咽闭合不全、语音障碍等。③特异面容，包括眶距过宽、眶下区扁平、睑裂较窄、鼻梁较挺、长脸等。④免疫功能缺陷。⑤行为及认知能力的障碍。各患者的表型存在差异。

2. 眼面心牙综合征

眼面心牙综合征（oculo facio cardio dental syndrome，OFCD）是 X 染色体显性遗传综合征，最重要的特征是牙齿异常，尤其是犬牙根的极度伸长，特征性表现为眼部、面部、心血管及牙齿发育异常（图 10－4、图 10－5）。

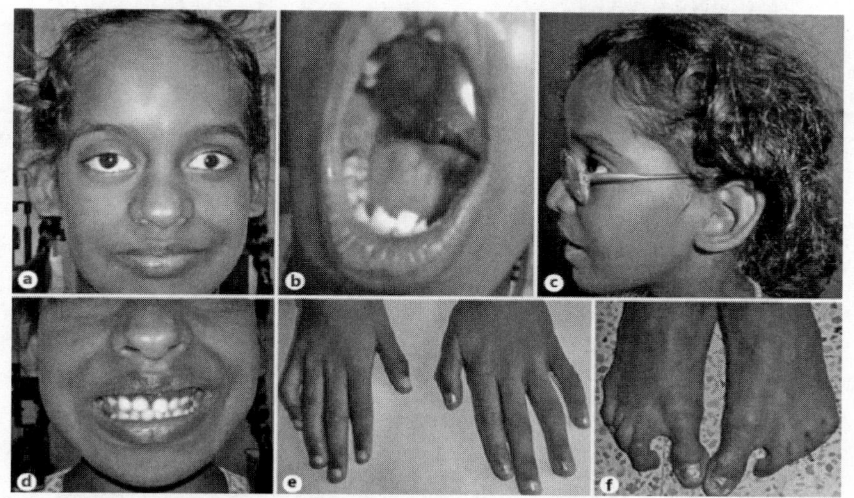

a：典型的正面观及眼部异常；b：悬雍垂过长；c：侧面观；d：咬合不正；e、f：手指和脚趾发育异常。

资料来源：DANDA S，RAHDEN V A，JOHN D，et al. Evidence of Germline Mosaicism for a Novel BCOR Mutation in two Indian Sisters with Oculo-Facio-Cardio-Dental Syndrome［J］. Molecular syndromology，2014（5）：251－256.

图 10－4　OFCD 患者的外观

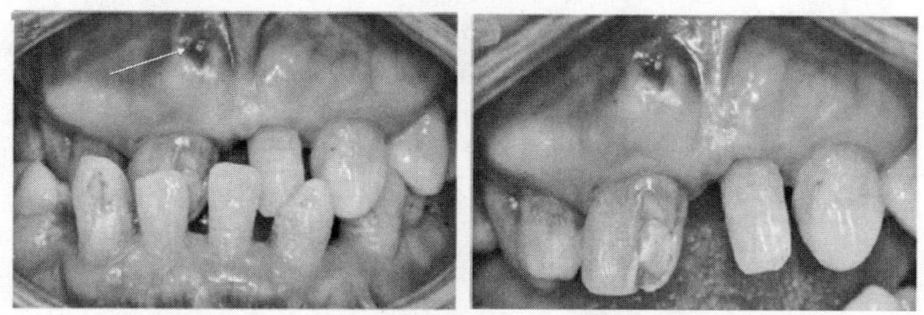

图 10－5　上颌牙龈瘘（箭头）牙釉质发育不全和出现冠状畸形，特别是在上前牙齿

资料来源：OH S H，KANG J H，KANG J H，et al. Radiculomegaly of canines in oculofaciocardiodental syndrome［J］. Oral radiology，2019，35（3）：326－330.

（1）眼部异常：上睑下垂、眼球震颤、小角膜、小眼球、先天性白内障、晶状体脱位、视盘发育不良。

（2）面部：扁平狭长脸、高鼻梁、宽鼻尖（鼻尖软骨分裂）、下颚突出、腭裂或黏膜下腭裂。

（3）心血管系统：房间隔缺损、室间隔缺损、二尖瓣松弛、二尖瓣杂音、肺动脉瓣和主动脉弓发育不全。

（4）口腔：尖牙牙髓根异常增长（图 10－6）、乳牙萌出延迟、乳牙滞留、少牙畸形、牙釉质发育不全和出现冠状畸形、隐性腭裂等。

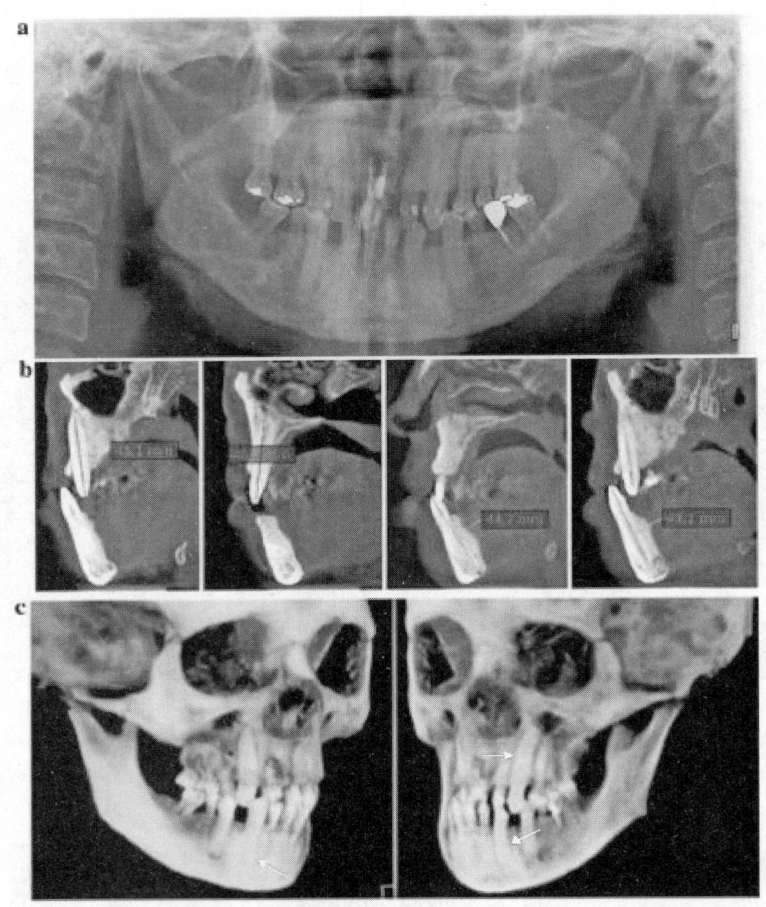

a. 全景放射线照相术，显示下颌放射状肿大，包括犬齿根和前磨牙根又大又长。右上前磨牙牙根形成不完全，以及多颗牙齿的发育不全。b. 计算机断层扫描（矢状切面）显示 OFCD 综合征的牙齿大小，正常值则为 25.6～26.5 mm。c. 三维重建显示较大的上切牙根突入上颌窦。下颌大犬牙根到达下颌骨的下边界（箭头）。

资料来源：OH S H，KANG J H，KANG J H，et al. Radiculomegaly of canines in oculofaciocardiodental syndrome [J]. Oral radiology，2019，35（3）：326－330.

图 10－6　OFCD 患者的放射学检查

（5）其他：小头畸形、智力发育迟缓、听力丧失、骨骼发育异常（第 2、第 3 并趾，拇指宽大，短掌骨，桡尺骨融合，颈椎畸形等）。

OFCD 综合征的治疗主要是早期的眼科治疗和心血管的治疗，以及后期的口腔科治疗，其中口腔科治疗近年来报道较多。由于牙髓根较长，OFCD 综合征患者的根管治疗是一项挑战。

3. 口腔裂畸形

此类患者的先天性心脏病发生率增加，先天性心脏病中 1.3%～27.0% 伴口腔裂，没有严重的血流动力学障碍。若口腔裂畸形伴有临床综合征，则先天性心脏病的发生率增加到 21.4%。例如，多发性面部异常综合征，又名第一鳃弓综合征，表现为面横裂伴耳前盲瘘、耳赘、先天性心脏病，约 10% 的患者有心血管畸形，如室间隔缺损等。

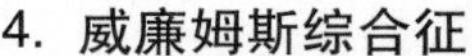

4. 威廉姆斯综合征

威廉姆斯综合征（Williams syndrome）存在心脏结构异常特征和牙齿颅面特征，是由于位于染色体7q11.23区域上1.5～1.8 Mb基因微缺失所致的罕见病，患儿有典型的脸部外观，牙齿通常长得很慢且小而稀疏，累及心血管系统、神经系统及内分泌系统等全身多个系统，尤以心血管系统受累多见，特别是主动脉狭窄、肺动脉狭窄或肺动脉瓣狭窄。心源性猝死的发生率明显高于正常人群，猝死与主动脉瓣上狭窄（supravavular aortic stenosis，SVAS）所致冠状动脉灌注血流的改变密切相关，中重度狭窄的纤维嵴型SVAS若未能及时治疗，则容易引起左心室肥厚，常常在5岁以内发生进行性恶化。未及时手术或给予干预治疗时，SVAS随时间而逐渐加重，严重时可引起左心功能不全和冠状动脉供血不足，导致心力衰竭、心绞痛、晕厥，甚至猝死。

（二）先天性心脏病对口腔健康的影响

先天性心脏病影响乳牙的结构和化学成分，表现为牙齿发育不全和高龋齿发生率。乳齿超微结构和组成受到影响，使釉质的溶解度增加，牙本质小管的孔口变宽，轮廓不规则，牙本质小管的表面积显著增加，且钙和磷水平降低，从而影响乳牙的发育。

由于先天性心脏病诊治水平的提高，先天性心脏病患儿的生存率增加，随着时间的推移显示出对医疗特殊需求的转变，其中包括感染性心内膜炎的发生。几种口腔疾病，如龋齿、根尖性牙周炎和牙周炎显示出很高的总体患病率，其主要由细菌感染引起，有导致先天性心脏病患者发生菌血症和感染性心内膜炎的风险，因此在专业牙科保健时应注意预防感染性心内膜炎的发生。

近年来，儿童先天性心脏病对口腔健康的影响日益受到重视，2016年5月英国国家医疗服务体系（National Health Service，NHS）发布了《儿童先天性心脏病标准和规范》（The Paediatric Congenital Heart Disease Standards and Specifications，PCHDSS），首次在先天性心脏病的标准中提出口腔保健标准。与健康儿童相比，先天性心脏病儿童感染性心内膜炎的风险更高，其口腔健康状况通常较差。心脏病儿童可能会增加牙科焦虑感并减少获得牙科护理和治疗的机会。PCHDSS牙科部分强调了心脏病学、初级保健及儿科牙科之间协同工作的重要性，包括确保定期提供预防性建议、口腔疾病早期诊断并适当治疗或转诊患者。

第四节　常见的先天性心脏病

一、房间隔缺损

房间隔缺损（atrial septal defect）是由房间隔在胚胎发育过程中发育不良所致，发病率约为活产婴儿的1/1 500，占先天性心脏病发病总数的5%～10%。

（一）病理解剖

房间隔缺损可分为四个类型。

（1）原发孔型房间隔缺损。也称为Ⅰ孔型房间隔缺损，约占15%，缺损位于心内膜垫与房间隔交接处。常合并二尖瓣或三尖瓣裂，此时称为部分型房室间隔缺损。

（2）继发孔型房间隔缺损。也称为Ⅱ孔型房间隔缺损，约占75%。缺损位于房间隔中央卵圆窝处，亦称为中央型。

（3）静脉窦型房间隔缺损。约占5%，分上腔型和下腔型。上腔静脉窦型的缺损位于上腔静脉入口处，下腔静脉型缺损位于下腔静脉入口处，常合并肺静脉异位引流，此种情况常见于弯刀综合征（scimitar syndrome）。

（4）冠状静脉窦型房间隔缺损约占2%，缺损位于冠状静脉窦上端与左心房间，造成左心房血流经冠状静脉窦缺口分流入右心房。常合并房室瓣狭窄或闭锁、完全性房室间隔缺损、无脾综合征等。

（二）病理生理

出生后左心房压高于右心房，房间隔缺损出现左向右分流，分流量与缺损大小、两侧心房压力差及右心室和肺血管的顺应性有关。出生后初期，左、右心室壁厚度相似，故分流量不多。随年龄增长，肺血管阻力及右心室压力下降，右心室壁变薄，充盈阻力较左心室低，故分流量增加，右心舒张期负荷加重，故右心房、右心室增大（图10－7）。肺循环血量增加，压力增高，晚期可导致肺小动脉肌层及内膜增厚，管腔狭窄，引起梗阻性肺动脉高压，使左向右分流减少，甚至出现右向左分流，临床表现为发绀。

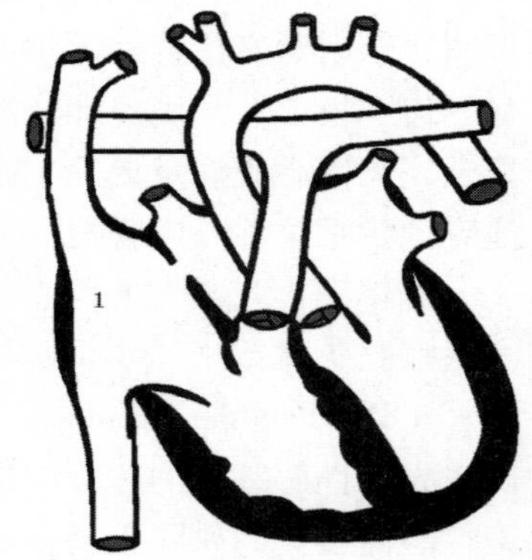

图10－7　继发孔型房间隔缺损模式

（三）临床表现

房间隔缺损的症状和体征随缺损大小而有所不同。小缺损可无症状，仅体检时发现胸骨左缘第2、第3肋间收缩期杂音。缺损较大时分流量大，导致肺循环充血、体循环缺血，表现为体形瘦长、面色苍白、乏力、多汗、活动后气促和生长发育迟缓。由于肺循环血流增多易反复呼吸道感染，严重者早期可发生心力衰竭。婴幼儿期多数无明显体征，2～3岁后心脏增大，心前区隆起，触诊心前区抬举冲动感，少数大缺损者可出现震颤。听诊特点：①第一心音亢进，肺动脉瓣第二心音（P_2）增强。②P_2固定分裂，不受呼吸影响。由右心室容量增加，收缩时喷射血流时间延长，肺动脉瓣关闭更落后于主动脉瓣所致。③左第二肋间近胸骨旁可闻及2～3级喷射性收缩期杂音。由右心室增大，大量的血流通过正常肺动脉瓣形成相对狭窄而产生。④当肺循环血流量/体循环（Qp/Qs）比值达1倍以上时，胸骨左下第4、第5肋间隙处可出现三尖瓣相对狭窄的短促与低频的舒张早中期杂音，吸气时更响，呼气时减弱。随着肺动脉高压进展，左向右分流渐减少，第二心音增强，固定性分裂消失，收缩期杂音缩短，舒张期杂音消失，且可出现肺动脉瓣及三尖瓣关闭不全的杂音。

（四）辅助检查

（1）X 射线检查。对分流较大的房间隔缺损具有诊断价值。心影轻至中度增大，以右心房及右心室为主，心影略呈梨形（图 10－8）。心胸比率增大。肺动脉段突出，肺野充血明显，主动脉结缩小。透视下可见肺动脉总干及分支随心脏搏动而一明一暗的肺门舞蹈征，原发孔型房间隔缺损伴二尖瓣裂者，左心房及左心室增大。

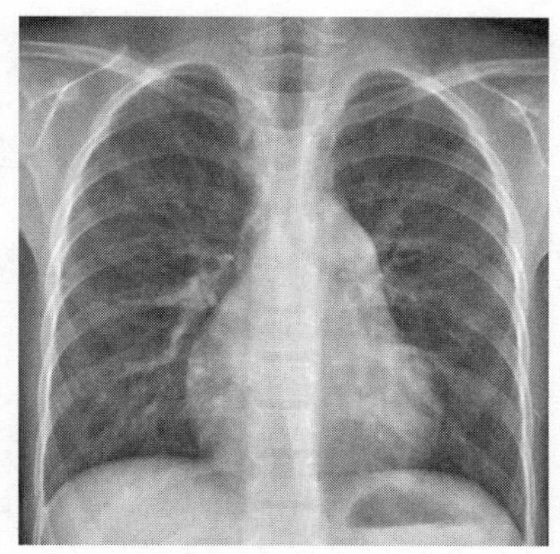

图 10－8 房间隔缺损的典型 X 线特征

（2）心电图。心电轴右偏，平均额面电轴在 +95°～+170°之间。右心房和右心室肥大。P-R 间期延长，V_1及 V_{3R}导联呈 rSr′或 rsR′等不完全性右束支传导阻滞图形。分流量较大的患者 R 波可出现切迹。原发孔型房间隔缺损的病例常见电轴左偏及左心室肥大。多为窦性心律，年龄较大者可出现交界性心律或室上性心律失常。

（3）超声心动图。经胸超声可以显示右心房、右心室增大及室间隔的矛盾运动，房间隔缺损的位置和大小、分流的方向，估测分流量大小、右心室收缩压及肺动脉压力。年龄较大、肥胖、肺气肿者可选用经食管超声心动图。

（4）磁共振。年龄较大的患者，剑突下超声透声窗的图像不够清晰。磁共振可以清晰地显示缺损的位置、大小及其肺静脉回流情况。

（5）心导管检查。一般无须心导管检查，合并肺动脉高压、肺动脉瓣狭窄或肺静脉异位引流时，尤其后者需要行右心导管检查。导管可通过缺损由右心房入左心房；右心房的血氧含量高于腔静脉血；右心室和肺动脉压力正常或轻度增高；并按所得数据计算 Qp/Qs、肺动脉阻力和分流量大小。

（6）心血管造影。一般不行心血管造影检查。造影剂注入右上肺静脉，可见其通过房间隔缺损迅速由左心房进入右心房。

（五）治疗

房间隔缺损小于 3 mm 的多在 3 个月内自然闭合，大于 8 mm 的一般不会自然闭合。根治方法有外科手术和介入性心导管术两种。房间隔缺损分流量较大时一般可在 3 ～ 5 岁时选择体外循环下手术治疗。反复呼吸道感染、发生心力衰竭或合并肺动脉高压者应尽早手术治疗。房间隔缺损介入性心导管术是应用“双面蘑菇伞”（Amplatzer 装置）关闭缺损的手术，适应证为：①继发孔型房间隔缺损；②直径小于 30 mm；③房间隔缺损边缘距肺静脉、腔静脉、二尖瓣口及冠状静脉窦口的距离大于 5 mm；④房间隔的伸展径要大于房间隔缺损直径 14 mm 等。

二、室间隔缺损

室间隔缺损（ventricular septal defect）是最常见的先天性心脏病，约占我国先天性心脏病的 50%，单独存在者约占 25%，其余近 2/3 为复杂性先天性心脏病合并室间隔缺损。

（一）病理解剖

室间隔缺损分类方法很多，通常根据缺损在室间隔的部位与房室瓣和主动脉瓣的关系分类。

（1）膜周部最多见，占 60%～70%，由膜部向与之接触的三个区域（流入道、流出道或小梁肌部）延伸而成。

（2）肌部缺损占 10%～20%。

（3）干下型较少见。

（二）病理生理

正常人右心室的收缩压仅为左心室的 1/6～1/4，肺循环阻力为体循环的 1/10 左右，室间隔缺损时出现左向右分流，左心房血液进入左心室后，一部分从正常途径即左心室到主动脉至体循环，为有效循环，另一部分则自左心室经室间隔缺损分流入右心室到肺动脉、肺循环，为无效循环（图 10－9）。此时两个循环量不再相等，肺循环血流量大于体循环血流量；从肺动脉瓣或二尖瓣血流量中减去主动脉瓣或三尖瓣血流量即分流量。分流量的多少取决于缺损大小、两心室间压差及肺血管顺应性，根据缺损大小分为三种类型：

（1）小型室间隔缺损（Roger 病）。缺损直径小于 5 mm或缺损面积小于 0.5 cm/m^{2}体表面积。此缺损小，心室水平左向右分流量少，血流动力学变化不大，可无症状。

（2）中型室间隔缺损。缺损直径 5～15 mm 或缺损面积 0.5～1.0 cm/m^{2}体表面积。此缺损较大，分流量较多，肺循环血流量可达体循环的 1.5～3.0 倍以上，但因肺血管床有很丰富的后备容受量，肺动脉收缩压和肺血管阻力可在较长时期不增高。

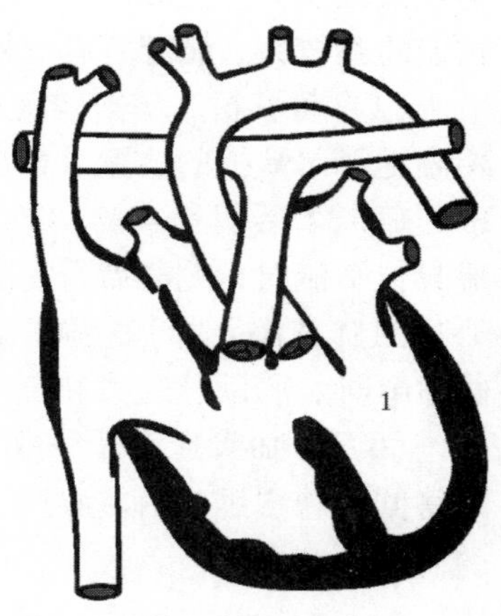

1. 膜周部室间隔缺损

图 10－9　室间隔缺损模式

（3）大型室间隔缺损。缺损直径大于 15 mm 或缺损面积大于 1.0 cm/m^2 体表面积。血液在两心室自由交通，即非限制性室间隔缺损。大量左向右分流量使肺循环血流量增加，超过肺血管床的容量限度时，出现容量性肺动脉高压，肺小动脉痉挛；随着肺小动脉中层和内膜层渐增厚，管腔变小、梗阻，发展成为不可逆的阻力性肺动脉高压，右心室收缩压超过左心室，逆转为双向分流或右向左分流，出现发绀，即艾森门格综合征（Eisenmenger syndrome）。

（三）临床表现

小型缺损可无症状，仅在体检时可听到胸骨左缘第 3、第 4 肋间响亮的全收缩期杂音；P_2正常或稍增强。缺损较大时左向右分流量多，体循环血流量减少，患儿多生长迟缓，体重不增、消瘦，有喂养困难、活动后乏力、气短、多汗、易患反复呼吸道感染表现，易导致充血性心力衰竭等。有时因扩张的肺动脉压迫喉返神经，引起声音嘶哑。体格检查：心界扩大，搏动活跃，胸骨左缘第3、第4肋间可闻及Ⅲ～Ⅳ粗糙的全收缩期杂音，向四周广泛传导，可扪及收缩期震颤。分流量大时在心尖区可闻及二尖瓣相对狭窄的较柔和舒张中期杂音。大型缺损伴有明显肺动脉高压时（多见于儿童或青少年期），右心室压力显著升高，逆转为右向左分流，出现发绀，并逐渐加重，此时心脏杂音减轻而P_2显著亢进。继发漏斗部肥厚时，肺动脉第二音降低。

室间隔缺损易并发支气管肺炎、充血性心力衰竭、肺水肿及感染性心内膜炎。

（四）辅助检查

（1）X射线检查。小型缺损的X射线检查心肺无明显改变，或肺动脉段延长或轻微突出，肺野轻度充血。中型缺损心影轻度到中度增大，左、右心室增大，以左室增大为主，主动脉结影较小，肺动脉段扩张，肺野充血（图10－10）。大型缺损心影中度以上增大，呈二尖瓣型，左、右心室增大，多以右心室增大为主，肺动脉段明显突出，肺野明显充血。当肺动脉高压转为双向或右向左分流时，出现艾森门格综合征，主要特点为肺动脉主支增粗，而肺外周血管影很少，宛如枯萎的秃枝，心影可基本正常或轻度增大。

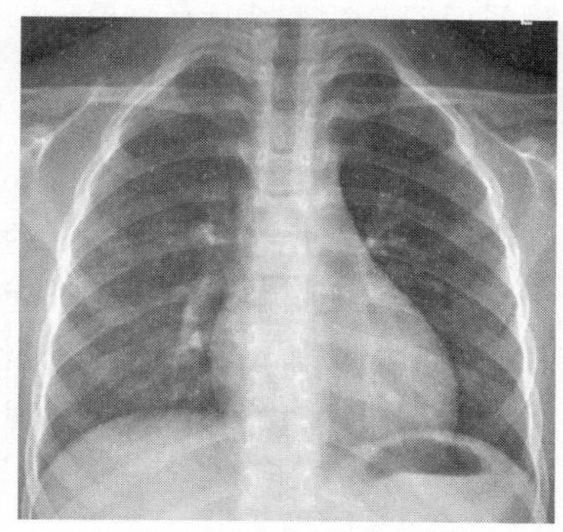

图10－10　室间隔缺损的典型X线特征

（2）心电图。小型缺损的心电图可正常或示轻度左心室肥大；中型缺损主要表现为左心室舒张期负荷增加、左心室肥厚，V_5、V_6导联R波升高伴深Q波，T波直立高尖对称；大型缺损为双心室肥厚或右心室肥厚。心力衰竭时，可伴有心肌劳损。

（3）超声心动图。超声心动图可解剖定位和测量缺损中断的部位、时相、数目与大小及分流束的起源、部位、数目、大小及方向；可测量分流速度，计算跨隔压差和右室收缩压，估测肺动脉压，可测定各瓣口的血流量以计算Qp/Qs，正常时$Qp/Qs \approx 1$，$Qp/Qs \geq 1.5$提示中等量左向右分流，≥ 2.0为大量左向右分流。但小于2 mm的缺损左向右分流量小，可能不被发现。

（4）心导管检查。心导管检查可进一步诊断及了解血流动力学改变，评价肺动脉高压程度、肺血管阻力及体肺分流量等。造影显示心腔形态、大小及分流束的起源、部位、时相、数目、大小及缺损与周围重要结构的位置关系。可排除其他并发畸形等（图10－11）。

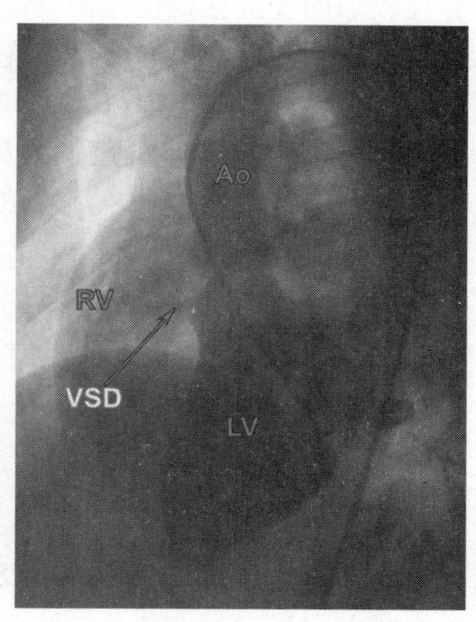

RV：右心室；LV：左心室；VSD：室间隔缺损；AO：主动脉。

图10－11　室间隔缺损的心血管造影影像

（五）治疗

20%～50%的膜周部和肌部室间隔缺损在5岁以内有自然闭合的可能，但多发生于1岁内。干下型室间隔缺损很少能闭合，且易发生主动脉脱垂致主动脉瓣关闭不全，应密切观察和早期处理。对中小型缺损可随访至学龄前期，有临床症状如反复呼吸道感染和充血性心力衰竭时进行抗感染、强心、利尿、扩血管等内科处理。对于大中型缺损伴难以控制的充血性心力衰竭者，肺动脉压力持续升高超过体循环压的1/2或Qp/Qs比值大于2∶1时，应及时治疗。对于室间隔缺损的根治，过去只能依靠外科手术修补，随着介入医学的发展，近20年应用Amplatzer等装置经皮穿刺心导管堵塞介入治疗，对肌部、膜周部室间隔缺损的修补安全有效，但远期疗效尚待进一步的临床实践和研究证实。

三、动脉导管未闭

动脉导管未闭（patent ductus arteriosus）占先天性心脏病发病总数的15%。胎儿期动脉导管开放是胎儿血液循环的重要通道，出生后约15小时功能性关闭，80%在生后3个月解剖性关闭。到出生后1年，解剖学上应完全关闭。若持续开放，并产生病理生理改变，即称动脉导管未闭。动脉导管未闭大都单独存在，10%的病例合并其他心脏畸形，如主动脉缩窄、室间隔缺损、肺动脉狭窄。

（一）病理解剖

根据未闭动脉导管的大小、长短和形态，一般分为三型：

（1）管型。导管长度多在1 cm左右，直径粗细不等。

（2）漏斗型。长度与管型相似，近主动脉端粗大，近肺动脉端逐渐变窄漏斗状。

（3）窗型。肺动脉与主动脉紧贴，两者之间为一孔道，直径往往较大。

（二）病理生理

分流量的大小与导管的粗细及主、肺动脉的压差和肺血管的顺应性有关。由于主动脉在收缩期和舒张期的压力均超过肺动脉，因此通过未闭动脉导管的左向右分流的血液持续流入，肺循环及左心房、左心室、升主动脉的血流量明显增加，左心负荷加重、左心房扩大、左心室肥厚扩大，其排血量可达正常时的2～4倍（图10－12），部分患者左心室搏出量的70%可通过大型动脉导管进入肺动脉，甚至发生充血性心力衰竭。长期大量肺循环充血，肺小动脉反应性痉挛，形成动力性肺动脉高压；继之管壁增厚硬化形成梗阻性肺动脉高压，逆转为肺动脉血流分流入主动脉，呈现差异性发绀（differential cyanosis），即下半身发绀，左上肢有轻度发绀，右上肢正常。

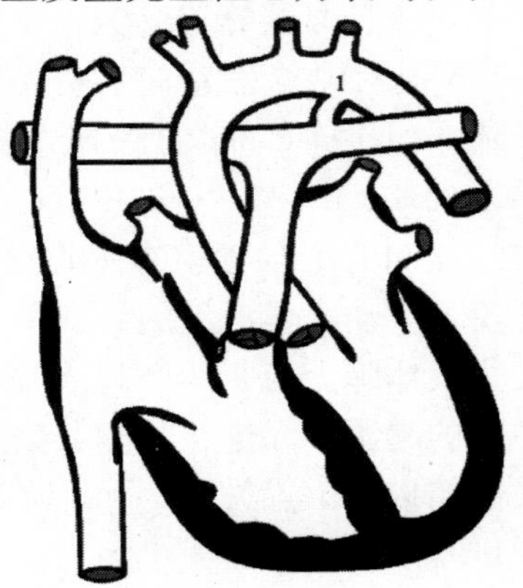

1. 动脉导管未闭

图10－12　动脉导管未闭的模式

（三）临床表现

（1）症状。动脉导管细小，可无临床症状；导管粗大可有咳嗽、气急、喂养困难及生长发育落后等表现。

（2）体征。

A. 心脏杂音特点：①胸骨左缘上方闻及连续性“机器”样杂音，占整个收缩期与舒张期，收缩末期最响，杂音向左锁骨下、颈部和背部传导，P_2增强。②婴幼儿期

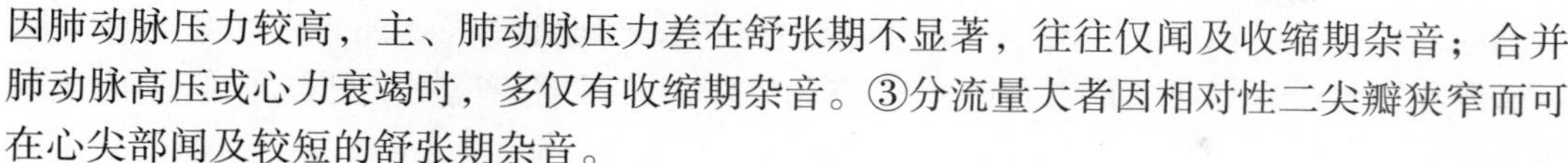

因肺动脉压力较高，主、肺动脉压力差在舒张期不显著，往往仅闻及收缩期杂音；合并肺动脉高压或心力衰竭时，多仅有收缩期杂音。③分流量大者因相对性二尖瓣狭窄而可在心尖部闻及较短的舒张期杂音。

B. 周围血管征：由于舒张压降低，脉压差增宽，出现周围血管征如水冲脉、股动脉枪击音、指甲床口唇毛细血管搏动等。

C. 早产儿动脉导管未闭。未成熟儿动脉导管平滑肌发育不良，平滑肌对氧分压的反应低，故早产儿动脉导管未闭发病率高，占早产儿的20%，且伴发呼吸窘迫综合征的发病率很高。早产儿动脉导管未闭可在左锁骨下或肩胛间闻及收缩期杂音（偶闻及连续性杂音），心前区搏动明显，肝脏增大，易发生呼吸衰竭而需要依赖机械辅助通气。

常见的并发症为感染性动脉炎、充血性心力衰竭、心内膜炎等。少见的并发症有肺动脉和动脉导管瘤样扩张、动脉导管钙化及血栓形成。

（四）辅助检查

（1）心电图。分流量大者可有左心室肥大，偶有左心房肥大，肺动脉压力显著增高者左、右心室肥厚，严重者甚至仅见右心室肥厚。

（2）X射线检查。动脉导管细小，心血管影可正常。分流量大者心胸比率增大，左心室增大，左心房轻度增大；肺血增多，肺动脉段突出，肺门血管影增粗；透视下可见肺门舞蹈征。梗阻性肺动脉高压时，肺血管影像呈现“残根样”改变。

（3）超声心动图。可探查到未闭合的动脉导管、连续性湍流频谱、血流自降主动脉通过动脉导管未闭沿肺动脉外侧壁流动。

（4）心导管检查。当肺血管阻力增加或疑有合并其他畸形时须行心导管检查，心导管可从肺动脉通过未闭导管插入降主动脉，降主动脉造影出现肺动脉显影（图10－13），可探测到肺动脉血氧含量较右心室高。

（5）心血管造影。逆行主动脉造影对复杂病例的诊断有重要价值，在降主动脉注射造影剂可见主动脉与肺动脉同时显影及未闭动脉导管显影。

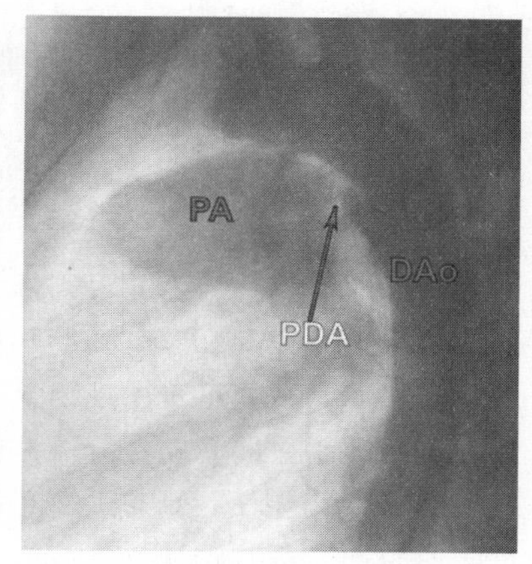

PA：肺动脉；AO：主动脉；PDA：动脉导管未闭。

图10－13　动脉导管未闭的X线表现

（五）治疗

为防止心内膜炎，有效治疗和控制心功能不全和肺动脉高压，不同年龄、不同大小的动脉导管未闭均应关闭。目前，经导管介入封堵治疗成为首选。

（1）介入疗法选择“弹簧圈”（coil）、“蘑菇伞”（Amplatzer）等关闭动脉导管。

（2）外科手术治疗。

（3）早产儿动脉导管未闭的处理视分流大小、呼吸窘迫综合征情况而定。症状明显者，需要抗心力衰竭治疗，出生后1周内使用吲哚美辛或布洛芬治疗，但仍有10%的患者需要介入或手术治疗。

（4）某些疾病（如完全性大血管转位、肺动脉闭锁、三尖瓣闭锁、严重的肺动脉狭窄等）依赖于动脉导管的开放来维持患儿生命，此时应该应用前列腺素 E_2 维持动脉导管开放。

五、法洛四联症

法洛四联症（tetralogy of Fallot）是婴儿期后最常见的青紫型先天性心脏病，约占所有先天性心脏病的10%。1888 年，法国医生 Etienne Fallot 详细描述了该病的病理改变及临床表现，故而得名。

（一）病理解剖

法洛四联症由四种畸形组成。

（1）右心室流出道梗阻（肺动脉狭窄）。狭窄范围可自右心室漏斗部入口至左、右肺动脉分支。可为漏斗部狭窄、动脉瓣狭窄或两者同时存在。常有肺动脉瓣环、肺动脉总干的发育不良和肺动脉分支的非对称性狭窄。狭窄的严重程度差异较大。

（2）室间隔缺损。多位于主动脉下，有时可向肺动脉下方延伸，称对位不良型室间隔缺损。

（3）主动脉骑跨。主动脉根部粗大且顺钟向旋转右移并骑跨在室间隔缺损上。

（4）右心室肥厚。

以上四种畸形中，右心室流出道狭窄程度是决定患儿的病理生理、病情严重程度及预后的主要因素。狭窄可随时间推移而逐渐加重。本病可合并其他心血管畸形，如右位型主动脉弓、左上腔静脉残留、冠状动脉起源异常、房间隔缺损、动脉导管未闭、肺动脉瓣缺如等。

（二）病理生理

由于室间隔缺损为非限制性，左、右心室压力基本相等。病情的严重程度取决于右心室流出道狭窄程度：若肺动脉狭窄轻至中度，可有左向右分流，此时患儿可不出现明显的发绀；若肺动脉狭窄严重，会出现明显的右向左分流，此时患儿临床表现为明显的发绀（发绀型法洛四联症）。心脏杂音由右心室流出道梗阻所致而非室间隔缺损。右心室流出道梗阻使右心室后负荷加重，右心室代偿性肥厚。主动脉骑跨于两心室之上，主动脉除接受左心室血液外，还直接接受一部分来自右心室的静脉血并输送到全身，因而出现发绀；同时肺动脉狭窄，肺循环气体交换的血流减少，更加重发绀程度。此外，肺动脉血流减少，增粗的支气管动脉与肺血管之间形成侧支循环（图 10－14）。在动脉导管关闭前，肺循环血流量减少程度较轻，发绀可不明显，随着动脉导管的关闭和漏斗部狭窄的逐渐加重，发绀日益明显，并出现杵状指（趾）。由于缺氧，刺激骨髓代偿性产生过多的红细胞，血液黏稠度高，血流缓慢，可引起脑血栓；若为细菌

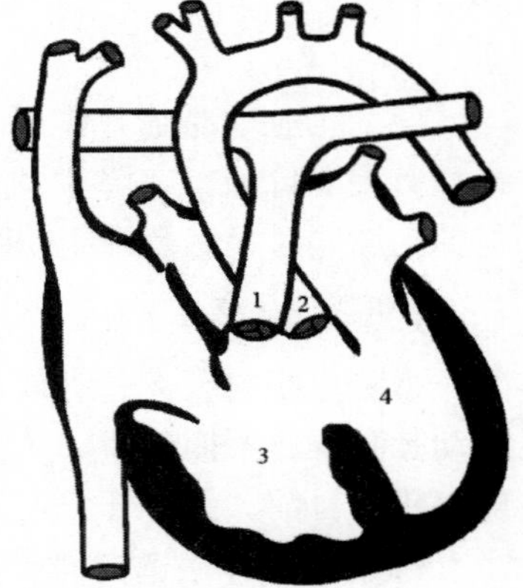

1. 右室漏斗部及肺动脉瓣狭窄；2. 主动脉骑跨；3. 右室肥厚；4. 室间隔缺损。

图 10－14　法洛四联症的模式

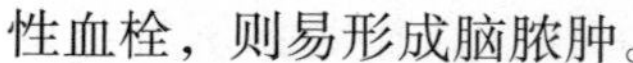

性血栓，则易形成脑脓肿。

（三）临床表现

（1）发绀。发绀为主要表现，其程度和出现的早晚与肺动脉狭窄程度有关。多见于毛细血管丰富的浅表部位，如唇、指（趾）甲床、球结合膜等。因血氧含量下降，活动耐力差，稍一活动如啼哭、情绪激动、体力劳动、寒冷等，即可出现气急及发绀加重。

（2）蹲踞。患儿多有蹲踞症状，每于行走、游戏时，常主动下蹲片刻。蹲踞时下肢屈曲，使静脉回心血量减少，减轻心脏负荷，同时下肢动脉受压，体循环阻力增加，使右向左分流量减少，从而使缺氧症状暂时得以缓解。不会行走的小婴儿，常喜欢大人抱起，双下肢屈曲。

（3）杵状指（趾）。患儿长期缺氧，致指（趾）端毛细血管扩张增生，局部软组织和骨组织也增生肥大，指（趾）端膨大如鼓槌状。

（4）阵发性缺氧。阵发性缺氧发作多见于婴儿，发作诱因为吃奶、哭闹、情绪激动、贫血、感染等。表现为阵发性呼吸困难，严重者可引起突然昏厥、抽搐，甚至死亡。其原因为在肺动脉漏斗部狭窄的基础上，突然发生该处肌部痉挛，导致一时性肺动脉梗阻，使脑缺氧加重。年长儿常诉头痛、头昏。

（5）体格检查中发现患儿生长发育一般均较迟缓，智能发育亦可稍落后。心前区略隆起，胸骨左缘第2、第3、第4肋间可闻及Ⅱ～Ⅲ级粗糙喷射性收缩期杂音，为肺动脉狭窄所致，一般无收缩期震颤。P_2减弱。狭窄极严重者或在阵发性呼吸困难发作时，杂音可减弱或消失。有时可听到侧支循环的连续性杂音。发绀持续6个月以上，出现杵状指（趾）。

常见的并发症为脑血栓、脑脓肿及感染性心内膜炎。

（四）辅助检查

（1）血液检查。周围血红细胞计数和血红蛋白浓度明显增高，红细胞可达（5.0～8.0）$\times 10^{12}\ L^{-1}$，血红蛋白170～200 g/L，红细胞比容也增高，为53%～80%。血小板降低，凝血酶原时间延长。

（2）X射线检查。心脏大小一般正常或稍增大，典型者心影呈“靴状”，即心尖圆钝上翘，肺动脉段凹陷，上纵隔增宽，肺门血管影缩小，两侧肺纹理减少，透亮度增加，年长儿可因侧支循环形成，肺野呈网状纹理，25%的患儿可见到右位主动脉弓阴影（图10－15）。

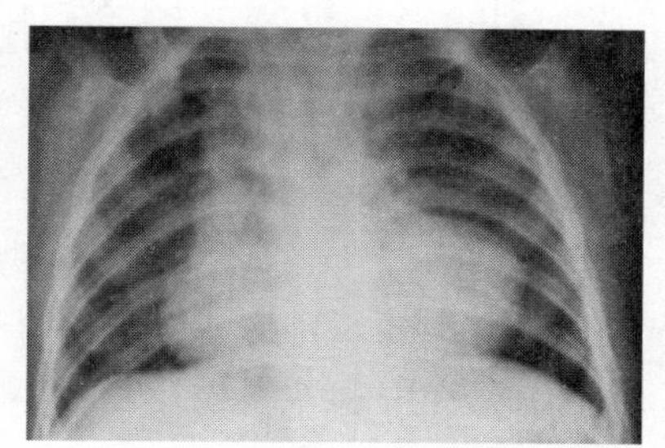

图10－15　法洛四联症的典型X线特征

（3）心电图。典型病例电轴右偏，右心室肥大，可见右心房肥大，狭窄严重者出现心肌劳损。

（4）超声心动图。显示主动脉内径增宽，骑跨于室间隔之上，室间隔中断，可判断主动脉骑跨的程度；右心室流出道及肺动脉狭窄。右心室、右心房内径增大，左心室内径缩小，右心室直接将血液注入骑跨的主动脉内。

(5) 心导管检查。右心室压力明显增高，可与体循环压力相等，肺动脉压力明显降低，连续测压力见明显的压力阶差。可根据连续曲线的形态来判断狭窄的类型。心导管较容易从右心室进入主动脉或左心室，说明主动脉右跨与室间隔缺损存在。心导管不易进入肺动脉，说明肺动脉狭窄较重。股动脉血氧饱和度降低，常小于 89%，说明右向左分流存在。

(6) 心血管造影。造影剂注入右心室，见主动脉与肺动脉几乎同时显影，可显示室间隔缺损的大小、位置，主动脉阴影增粗且位置偏前、稍偏右；肺动脉狭窄的部位和程度及肺动脉分支的形态。左心室及主动脉造影有助于了解左心室发育及冠状动脉的起源与走向，还可发现伴发的畸形，这对制订手术方案和估测预后至关重要。

(五) 治疗

1. 内科治疗

(1) 一般护理。平时应经常饮水，及时补液，防治脱水和并发症，预防感染。婴幼儿注意护理，以免阵发性缺氧发作。

(2) 缺氧发作的治疗。发作轻者取胸膝位即可缓解，重者应立即吸氧，给予去氧肾上腺素，每次 0.05 mg/kg 静脉注射；或普萘洛尔每次 0.1 mg/kg。必要时也可皮下注射吗啡，每次 0.1 ~ 0.2 mg/kg。纠正酸中毒，给予 5% 碳酸氢钠 1.5 ~ 5.0 mL/kg 静脉注射。以往有缺氧发作者，可口服普萘洛尔 1 ~ 3 mg/(kg · d)。去除缺氧发作的诱因如贫血、感染，尽量保持患儿安静，经上述处理，缺氧发作仍不能有效控制者，应考虑急症外科手术修补。

2. 外科治疗

近年来，外科手术技术不断进展，根治术的死亡率不断下降。轻症者可考虑于 5 ~ 9 岁行一期根治手术；临床症状明显者应在生后 6 ~ 12 个月行根治术。重症患儿也可先行姑息手术，待一般情况改善，肺血管发育好转后，再行根治手术。

第五节　病毒性心肌炎

儿童病毒性心肌炎是由各种病毒引起的心肌局限性或弥散性炎性病变，其病理特征为心肌细胞的坏死或变性，有时病变也可累及心包或心内膜。发病率尚不确切，国外资料显示，在因意外事故死亡的年轻人尸体解剖中的检出率为 4% ~ 5%。

一、病因

引起儿童心肌炎的常见病毒有柯萨奇病毒（A 组和 B 组）、埃可病毒、脊髓灰质炎病毒、腺病毒、传染性肝炎病毒、流感和副流感病毒、麻疹病毒、单纯疱疹病毒、细小病毒 B19 及流行性腮腺炎病毒等。值得注意的是，新生儿期柯萨奇病毒 B 组感染可导致

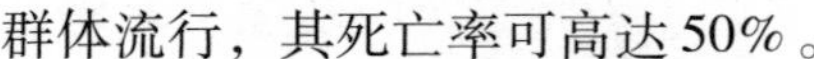

群体流行，其死亡率可高达50%。

二、发病机制

病毒性心肌炎发病机制涉及病毒对被感染的心肌细胞的直接损害及病毒触发人体自身免疫反应而引起的心肌损害。分子病毒学、分子免疫学的发展，揭示在心肌炎急性期，柯萨奇病毒和腺病毒通过心肌细胞的相关受体侵入心肌细胞，在细胞内复制，并直接损害心肌细胞，导致变性、坏死和溶解。病毒刺激机体，激活细胞和体液免疫，产生抗心肌抗体、白细胞介素-Ⅰα、肿瘤坏死因子α和γ干扰素等，但目前发病机理尚未完全明确。

三、临床表现

（1）症状。临床表现取决于病变程度，可完全没有临床症状，也可猝死，约1/2的患者在发病前1～3周有病毒感染前驱症状，如发热、全身倦怠感，即所谓上感样症状，或恶心、呕吐等消化道症状，而后出现心悸、胸痛、呼吸困难、昏厥、水肿，部分患者呈慢性进程，演变为扩张性心肌病。新生儿患病时病情进展快，常见高热、反应低下、呼吸困难和发绀，常有神经、肝脏和肺的并发症。

（2）体征。可见与发热程度不相符的心动过速、心音低钝、各种心律失常，心脏轻度扩大，反复心衰者，心脏明显扩大，奔马律，肺部出现湿啰音及肝、脾肿大。重症患者可突然发生心源性休克，呼吸急促和发绀，脉搏细弱，血压下降。

四、辅助检查

（1）心电图。可见ST-T改变、T波降低和各型心律失常，特别是室性心律失常和房室传导阻滞，但心电图缺乏特异性，强调动态观察的重要性。

（2）心肌损害的血生化指标。

A. 肌酸激酶：在早期多有增高，以肌酸激酶同工酶（MB creatine kinase isoenzyme，CK-MB）为主。血清乳酸脱氢酶同工酶增高对于心肌炎的早期诊断有提示意义。

B. 肌钙蛋白T（cTnT）或肌钙蛋白I（cTnI）的变化对心肌炎诊断的特异性更强。

（3）超声心动图。超声心动图可显示心房、心室扩大，心室收缩功能受损程度，探查心包积液及瓣膜功能。

（4）病毒学诊断。疾病早期可从咽拭子、咽冲洗液、粪便、血液中分离出病毒，但需要结合血清抗体测定才更有意义。恢复期血清抗体滴度增高4倍以上、病程早期血清特异性IgM抗体阳性，用聚合酶链反应或病毒核酸探针原位杂交可自血液或心肌组织中查到病毒核酸。

（5）心肌活体组织检查。该检查仍被认为是诊断金标准，但由于取样部位的局限性，阳性率不高。

五、诊断

本病的诊断根据《儿童心肌炎诊断建议》（中华医学会儿科学分会心血管学组中华

儿科杂志编辑委员会，2018 年）提出。

（一）心肌炎的临床诊断

1. 主要临床诊断依据

（1）心功能不全、心源性休克或心脑综合征。

（2）心脏扩大。

（3）cTnI 或 cTnT 或 CK-MB 升高，伴动态变化。

（4）显著心电图改变（心电图或24 小时动态心电图）：以 R 波为主的 2 个及以上主要导联（Ⅰ、Ⅱ、aVF、V_5）的 ST-T 改变持续 4 天以上伴动态变化，新近出现的窦房、房室传导阻滞，完全性右或左束支传导阻滞，窦性停搏，成联律、成对、多形性或多源性期前收缩，非房室结及房室折返性异位性心动过速，心房扑动，心房颤动，心室扑动，心室颤动，QRS 低电压（新生儿除外），异常 Q 波等。

（5）磁共振成像呈现典型心肌炎症表现，是指具备以下 3 项条件中的至少 2 项：①心肌水肿，T_2 加权像显示局限性或弥漫性高信号；②心肌充血及毛细血管渗漏，T_1 加权像显示早期钆增强；③心肌坏死和纤维化，T_1 加权像至少有1 处非缺血区域分布的局限性晚期延迟钆增强。

2. 次要临床诊断依据

（1）前驱感染史，发病前 1 ～ 3 周内有上呼吸道或胃肠道病毒感染史。

（2）胸闷、胸痛、心悸、乏力、头晕、面色苍白、面色发灰、腹痛等症状（至少 2 项），小婴儿可有拒乳、发绀、四肢凉等。

（3）LDH、α－羟丁酸脱氢酶（α-HBDH）或天冬氨酸转氨酶（AST）升高。若 LDH、α-HBDH 或 AST 升高的同时，尚有 cTnI、cTnT 或 CK-MB 升高，cTnI、cTnT 或 CK-MB 作为主要指标应用后，则 LDH、α-HBDH 或 AST 不再作为次要指标应用。

（4）心电图轻度异常：指未达到主要诊断依据中“显著心电图改变”的 ST-T 改变。

（5）抗心肌抗体阳性。

3. 心肌炎临床诊断标准

（1）心肌炎。符合心肌炎主要诊断依据中的3 条及以上，或主要诊断依据中的 2 条加次要诊断依据中的 3 条及以上，并除外其他疾病，可以临床诊断心肌炎。

（2）疑似心肌炎。符合心肌炎主要诊断依据中的 2 条，或主要诊断依据中的 1 条加次要诊断依据中的 2 条，或次要临床诊断依据中的 3 条及以上，并排除其他疾病，可以临床诊断疑似心肌炎。

凡未达到诊断标准者，应给予必要的治疗或随诊，根据病情变化确诊或排除心肌炎。诊断心肌炎应排除其他疾病，如冠状动脉疾病、先天性心脏病、高原性心脏病、代谢性疾病、心肌病、先天性房室传导阻滞、先天性完全性右或左束支传导阻滞、离子通道病、直立不耐受、β 受体功能亢进及药物引起的心电图改变等。

（二）病毒性心肌炎的诊断

1. 病原学诊断依据

（1）病原学确诊指标。自心内膜、心肌、心包（活体组织检查、病理）或心包穿

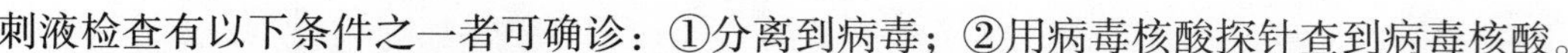

刺液检查有以下条件之一者可确诊：①分离到病毒；②用病毒核酸探针查到病毒核酸。

（2）病原学参考指标。有以下条件之一者结合临床表现可考虑心肌炎由病毒引起：①自粪便、咽拭子或血液中分离到病毒，且恢复期血清同型抗体滴度升高或降低4倍以上；②病程早期血清特异性IgM抗体阳性；③用病毒核酸探针从血液中查到病毒核酸。

2. 病毒性心肌炎诊断标准

在符合心肌炎诊断的基础上：①具备病原学确诊指标之一，可确诊病毒性心肌炎；②具备病原学参考指标之一，临床诊断病毒性心肌炎。

（三）心肌炎病理学诊断标准

主要依据心内膜心肌活检结果，阳性结果可以诊断，阴性结果不能否定诊断。活检标本取样位置至少要有3处；病理及免疫组织化学结果其白细胞≥14个/mm^2，包含单核细胞4个/mm^2并$CD3^+$T淋巴细胞≥7个细胞/mm^2。

（四）心肌炎分期

（1）急性期。新发病，症状、体征和辅助检查异常、多变，病程多在6个月以内。

（2）迁延期。症状反复出现、迁延不愈，辅助检查未恢复正常，病程多在6个月以上。

（3）慢性期。病情反复或加重，心脏进行性扩大或反复心功能不全，病程多在1年以上。

六、治疗

（1）休息。急性期须卧床休息，减轻心脏负荷。

（2）药物治疗。

A. 抗病毒治疗。对处于病毒血症阶段的早期患者可选用，但疗效不确定。

B. 改善心肌营养。1，6－二磷酸果糖可改善心肌能量代谢，促进受损细胞修复，常用剂量为100～250 mg/kg静脉滴注，疗程10～14天。同时可选用大剂量维生素C、泛醌（CoQ10）、黄芪口服液等。

C. 大剂量丙种球蛋白。通过免疫调节作用减轻心肌细胞损害，剂量2 g/kg，根据心功能，在2～5天内缓慢静脉滴注。

D. 皮质激素。通常不使用。对重型患者合并心源性休克、致死性心律失常（如三度房室传导阻滞、室性心动过速）、心肌活体组织检查证实慢性自身免疫性心肌炎者应足量、早期应用。

E. 心律失常的治疗。

F. 其他治疗。根据病情可联合应用利尿剂、洋地黄和血管活性药物等，特别注意洋地黄饱和量应较常规剂量减少，并注意补充氯化钾，以避免洋地黄中毒。

第六节　感染性心内膜炎

感染性心内膜炎（infective endocarditis）是累及多系统的感染性疾病，其临床表现及相关的合并症与心内膜炎症破坏导致的血流动力学改变、赘生物引起的栓塞及免疫反应有关，也与病原微生物有密切关系。感染性心内膜炎的诊断有时比较困难，早期的及时诊断和治疗直接影响预后。随着过去20年风湿性心脏病流行的下降，先天性心脏病已成为发达国家2岁以上儿童罹患感染性心内膜炎的主要因素。

一、病因

（1）心脏的原发病变。92%的感染性心内膜炎患儿存在原发心脏病变，78%～89%的感染性心内膜炎患者存在先天性心脏病，以室间隔缺损、动脉导管未闭、主动脉瓣病变、发绀型先天性心脏病等多见。先天性心脏病术后病例，尤其外科手术应用修补材料、管道、人工瓣膜及术后残余分流或梗阻的病例易发生感染性心内膜炎。后天性心脏病（如风湿性瓣膜病、二尖瓣脱垂综合征等）也可并发感染性心内膜炎。另外，感染性心内膜炎也与中央静脉留置导管相关。8%～10%的儿童感染性心内膜炎无结构性心脏疾病或其他任何已知的危险因素。

（2）病原体。几乎所有细菌均可导致感染性心内膜炎，病原微生物多为咽喉部、消化道、皮肤部位的常居菌。草绿色链球菌仍为最常见的致病菌，但所占比例已显著下降。近年来，金黄色葡萄球菌、白色葡萄球菌，以及肠球菌、产气杆菌等革兰氏阴性杆菌引起的感染性心内膜炎显著增多。真菌性心内膜炎极少见，多伴有其他致病因素如长期应用抗生素、糖皮质激素或免疫抑制剂等。立克次体及病毒感染所致的心内膜炎罕见。少数情况下，感染性心内膜炎由一种以上的病原体引起，常见于接受过人工瓣膜手术者。

（3）诱发因素。约1/3的患儿可有诱发因素：①拔牙、洗牙、牙周手术、扁桃体摘除术等均可导致菌血症。②心导管检查和介入性治疗，人工瓣膜置换和心内直视手术。③其他，如长期使用抗生素、糖皮质激素和免疫抑制剂等。

二、病理与病理生理

内皮损害是病原体入侵心脏的必要条件；自体和人造装置感染的主要致病菌革兰氏阳性球菌表达的多重黏附因子，增强了宿主细胞/底物的黏附，在感染性心内膜炎发病和传播过程中发挥重要作用。正常人口腔和上呼吸道常聚集一些细菌，在机体防御功能低下，尤其口腔感染、拔牙、扁桃体摘除术时易侵入血流，当心内膜，尤其心瓣膜存在病理改变时，细菌易在其表面黏着、繁殖，形成心内膜炎。先天性缺损时高速血流冲击损伤心内膜、大血管内膜面，暴露心内膜下胶原组织，致使血小板和纤维蛋白聚积形成无菌性赘生物。菌血症时，细菌易黏附、定植和繁殖，形成疣状感染性赘生物，如室间隔缺损的右室侧、动脉导管的肺动脉侧等。心脏瓣膜的赘生物可致瓣膜溃疡、穿孔，腱索缩短及断裂，心肌脓肿、室间隔穿孔和动脉瘤，赘生物堵塞瓣膜口或肺动脉可引起急性循环障碍。赘生物脱落随血流散布到全身血管导致器官栓塞，如肺、肾、脑、脾、四肢、肠系膜等动脉栓塞。微小栓子栓塞毛细血管产生的皮肤瘀点，又称为欧氏小结（Osler's node）。

三、临床表现

感染性心内膜炎是累及多系统的疾病，主要特点为菌血症、心脏瓣膜炎症及损害、免疫反应及栓塞。临床表现及其严重程度与相关的合并症及病原微生物种类密切相关。感染性栓塞引起的骨髓炎、脑膜炎、肺炎临床常见，也可有呼吸窘迫、心脏杂音、低血压等。新生儿感染性心内膜炎的临床表现不典型，与脓毒症及其他原因引起的心功能不全难以区别。新生儿感染性心内膜炎病死率高。

（1）感染症状。发热最常见，几乎所有的病例都有不同程度的发热，热型不规则，热程较长。此外，患者有疲乏、盗汗、食欲减退、体重减轻、关节痛、皮肤苍白等表现，病情进展较慢。

（2）心脏方面的症状。瓣膜损伤反流可出现相应的心脏杂音，或使原有的杂音性质、响度发生改变，出现粗糙、响亮、呈“海鸥鸣样或音乐样”杂音。原无心脏杂音者可出现“音乐样”杂音，但有时较难察觉。约一半患儿由于心瓣膜病变、中毒性心肌炎等导致充血性心力衰竭，出现心音低钝、奔马律等。

（3）栓塞症状。视栓塞部位的不同而出现不同的临床表现，一般发生于病程后期，但约1/3的患者为首发症状，主要血管（如肺、脑、肾、肠系膜的血管，脾动脉等）栓塞是感染性心内膜炎的重要合并症，可出现相关部位的缺血、出血症状（如胸痛、头痛、呕吐、偏瘫、失语、血尿和腹痛等）。瘀斑（见于球结膜、口腔黏膜、躯干及四肢皮肤）及詹韦损害（Janeway lesion）（手掌和足底红斑或无压痛的出血性瘀点）较少见。病程久者可见杵状指（趾），但无发绀。

（4）免疫征象。指（趾）甲下出血（呈暗红、线状）、奥斯勒结节（Osier node）[指（趾）掌面红色皮下结节]及罗特斑（Roth spot）（眼底椭圆形出血斑，中央苍白）等临床较少见。免疫复合物性肾小球肾炎可见于部分感染性心内膜炎病例，可表现为血尿，肾功能不全。

同时具有以上四方面症状的典型患儿不多，尤其2岁以下婴儿往往以全身感染症状为主，仅少数患儿有栓塞症状和（或）心脏杂音。

四、实验室检查

（1）血培养。血细菌培养阳性是确诊感染性心内膜炎的重要依据，对拟诊感染性心内膜炎，使用抗菌药物前1～2小时内，在不同部位采血，共3次，均做血培养，每次包括需氧菌培养和厌氧菌培养，酌情增加真菌培养。确诊的感染性心内膜炎中，未用抗生素时血培养阳性率可达90%以上。

（2）超声心动图。心内膜受损的征象主要有出现赘生物、腱索断裂、瓣膜穿孔、心内修补材料部分裂开、心内脓肿及人工瓣膜瓣周脓肿等。此外，应动态观察赘生物和瓣膜功能状态，瓣膜损害程度对决定是否做换瓣手术有参考价值。儿童感染性心内膜炎，超声心动图显示有心内膜受损征象者约占 85%，以赘生物最常见，瓣膜穿孔及先天性心脏病术后补片裂开少见，心内脓肿及人工瓣膜瓣周脓肿罕见。未见到赘生物不能排除感染性心内膜炎。超声心动图检查结果阴性，而临床仍酷似感染性心内膜炎的病例需在 7 ～ 10 天后复查超声心动图。治疗过程中，若出现心力衰竭或心脏杂音改变等病情恶化现象需要及时复查超声心动图。

（3）CT 检查。对怀疑有颅内病变者应及时做 CT 检查，了解病变部位和范围。

（4）其他检查。血常规可见进行性贫血，多为正细胞性贫血，白细胞数增高和中性粒细胞升高，血沉快，C 反应蛋白增高，血清球蛋白增多，免疫球蛋白升高。部分病例可见蛋白尿和镜下血尿。约半数病例的类风湿因子及循环复合物呈阳性，病程长者阳性概率大。用手术取得的心脏赘生物或感染组织做培养和分子生物学检查，也可用分子生物学技术检测赘生物或感染组织内的微生物，以提高细菌的检出率。

五、诊断

本病诊断根据《小儿感染性心内膜炎的诊断标准》（2001 年试行草案，中华医学会儿科学会心血管学组）及《儿童感染性心内膜炎诊断标准建议》（中华医学会儿科学会心血管学组，2010 年）提出。

（一）病理学指标

（1）赘生物（包括已形成的栓塞）或心脏感染组织经培养或镜检发现微生物。

（2）赘生物或心脏感染组织经病理检查证实伴活动性心内膜炎。

（二）临床指标

1. 主要指标

（1）血培养阳性。分 2 次血培养，有相同的感染性心内膜炎的常见微生物（如草绿色链球菌、金黄色葡萄球菌、凝固酶阴性葡萄球菌、肠球菌等）。

（2）心内膜受累证据（超声心动图征象）。①附着于瓣膜或瓣膜装置、心脏或大血管内膜、人工材料上的赘生物；②腱索断裂、瓣膜穿孔、人工瓣膜或缺损补片有新的部分裂开；③心腔内脓肿。

2. 次要指标

（1）易感染条件：基础心脏疾病、心脏手术、心导管术、经导管介入治疗、中心静脉内置管等。

（2）较长时间的 38 ℃及以上的发热，伴贫血。

（3）原有的心脏杂音加重，出现新的心脏杂音，或心功能不全。

（4）血管征象：重要动脉栓塞、感染性动脉瘤、瘀斑、脾肿大、颅内出血、结膜出血、詹韦损害。

（5）免疫学征象：肾小球肾炎、奥斯勒结节、罗特斑、类风湿因子阳性。

（6）微生物学证据：血培养阳性，但未符合主要指标中的要求。

（三）诊断依据

（1）具备下列①～⑤项任何之一者可诊断为感染性心内膜炎：①符合临床主要指标

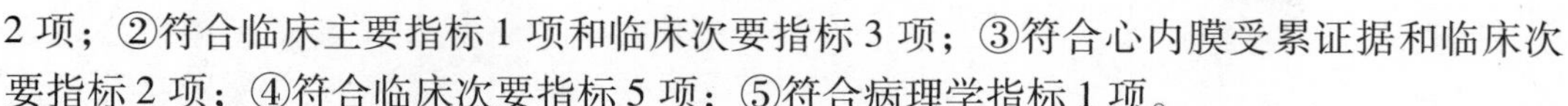

2 项；②符合临床主要指标 1 项和临床次要指标 3 项；③符合心内膜受累证据和临床次要指标 2 项；④符合临床次要指标 5 项；⑤符合病理学指标 1 项。

（2）有以下情况时可以排除感染性心内膜炎：①有明确的其他诊断能解释心内膜炎表现；②经抗生素治疗不超过 4 天临床表现消除；③抗生素治疗小于等于 4 天，手术或尸解无感染性心内膜炎的病理证据。

（3）临床考虑感染性心内膜炎，但不具备确诊依据时仍应进行治疗，根据临床观察及进一步的检查结果确诊或排除感染性心内膜炎。

六、治疗

总的原则是积极抗感染、加强支持疗法，但在应用抗生素之前必须先做几次血培养和药物敏感试验，以期为选用抗生素及其剂量提供指导。

（1）抗生素应用原则是早期、联合、足量、长疗程、敏感的杀菌药。不同的病原菌感染选用不同的抗生素，应连用 4 ～ 8 周，用至体温正常，栓塞现象消失，周围血象、血沉恢复正常，血培养阴性后逐渐停药。

（2）一般治疗。一般治疗包括细心护理，保证充足的热量供应，可少量多次输新鲜血或血浆，也可输注丙种球蛋白。

（3）手术治疗。早期外科治疗感染性心内膜炎，对心脏赘生物和污染的人造代用品清创、修复或置换损坏的瓣膜。手术指征：①二尖瓣或主动脉瓣损坏，重度反流或赘生物堵塞导致心力衰竭；②经过合适的抗生素治疗，持续发热及血培养阳性超过 7 天，并排除心外病因；③心脏瓣膜穿孔、破损、瓣周脓肿或瘘道形成，赘生物增大呈现局部感染扩散；④大型或有脱落风险的赘生物，特别是位于左心瓣膜上的赘生物。⑤合适的抗生素治疗 2 周，发生 1 次及以上栓塞事件；⑥真菌或多重耐药病原体引起的心内膜炎。

七、预后

感染性心内膜炎的医院内死亡率为 9.6% ～ 26.0%，1 年的死亡率为 20.6% ～ 31.0%。急性心力衰竭、脑栓塞及感染不能得到控制是感染性心内膜炎的主要死亡原因。约半数患儿出现各种并发症如充血性心力衰竭、脑栓塞、肺栓塞、心脏瓣膜破坏、腱索断裂、动脉瘤形成等。

八、预防

有先天性或风湿性心脏病患儿平时应注意口腔卫生，防止齿龈炎、龋齿；预防感染；若施行口腔手术、扁桃体摘除术、心导管和心脏手术，可于术前 1 ～ 2 小时及术后 48 小时内肌内注射青霉素 80 万 U/d，或长效青霉素。青霉素过敏者，可选用头孢菌素类或万古霉素，静脉注射 1 次，然后改口服红霉素 30 mg/(kg · d)，分 4 次服用，连续 2 天。

（覃丽君）

第十一章　泌尿系统疾病

学习目标

- 掌握急性肾小球肾炎的临床特点、急性链球菌感染后肾小球肾炎的诊断要点、肾病综合征的诊断标准、分型和治疗原则。
- 熟悉儿童泌尿系统解剖生理特点、肾小球功能的评价指标和方法、急性肾损伤与慢性肾脏病的定义、Ⅰ型和Ⅱ型肾小管酸中毒的临床特点。
- 了解肾小球和肾小管疾病分类、遗传性肾病综合征的常见类型和特点。

第一节　儿童泌尿系统解剖生理特点

一、解剖特点

儿童肾脏较小、位置较低。婴幼儿肾脏常可在腹部触及，表面呈分叶状。新生儿肾脏长径约 5 cm，出生后逐渐长大；至 18 ～ 20 岁达成人水平，肾脏长径在 12 cm 以上。婴幼儿输尿管细长，管壁尚未发育成熟，容易受压，导致梗阻、尿潴留。婴幼儿膀胱位置较高，尿液充盈时，常可在下腹部触及，易误认为腹部包块。女婴尿道较短，外口暴露，接近肛门，容易发生尿路感染。男婴常有包茎和包皮过长，尿垢易积聚，也易发生尿路感染。

二、生理特点与儿童肾小球功能评估

肾脏是人体水盐代谢器官，主要功能为调节机体水、电解质、酸碱平衡，排出体内代谢终末产物和毒素等，维持内环境的稳定。此外，肾脏还有内分泌功能，可分泌产生多种激素和生物活性物质，如促红细胞生成素、肾素、内皮素和前列腺素等。肾脏主要通过肾小球滤过和肾小管重吸收与排泌完成其生理功能。

胎儿肾单位于孕5周开始产生，孕10周左右已有尿液形成。孕34～36周，胎儿肾脏的肾单位数量已达成人水平（每侧肾80万～100万个）。胎儿肾脏虽可产生尿液，但胎儿内环境稳定主要通过胎盘与母体进行体液交换维持。

儿童肾小球功能尚不完善。刚出生的新生儿肾小球滤过率（glomerular filtration rate，GFR）比较低，为成人的1/5～1/4；早产儿更低，胎龄30周早产儿仅约10 mL/(min·1.73 m^2)。出生后迅速增加，足月儿生后4周可达40～50 mL/（min·1.73 m^2)；2岁时接近成人水平（按体表面积计算）。血肌酐是衡量GFR的常用指标，由于儿童肌肉含量较少，血肌酐水平较成人低。利用血肌酐水平和身高可估算GFR，常用校正Schwartz公式：0.413×身高（cm）/血肌酐（mg/dL）。近年也较常用血清胱抑素C水平评估肾小球滤过功能，胱抑素C是有核细胞的代谢产物，产生速率较恒定，不受肌肉量的影响，不经肾小管分泌，在评价营养不良和晚期肾功能不全等方面更有优势。

儿童肾小管功能也未完全成熟。肾小管的重吸收功能不足，对酸碱的调节能力也不足，临床容易发生电解质紊乱和酸碱失衡。儿童，尤其是婴幼儿的肾脏髓袢较短、尿素含量低，抗利尿激素分泌不足及其受体和受体后反应不足，因而尿液浓缩功能不足。婴幼儿尿液渗透压最高约700 mOsm，仅为成人（1 400 mOsm）的一半，故腹泻或入量不足时易发生脱水。婴幼儿尿稀释功能虽然接近成人，但因总GFR较低，液体入量过多时，容易出现水潴留、水肿和循环负荷过重。

约92%的新生儿在出生后24小时内排尿，99%新生儿在48小时内排尿。婴幼儿膀胱容量小，排尿次数较多。1岁时每日排尿约15次，至学龄前和学龄期每日6～7次。婴幼儿夜间多有不自主排尿，至3～4岁时，大多数儿童已能控制夜间排尿；但5岁儿童有15%～20%的仍有夜间排尿。我国将5岁及以上儿童每周2次及以上夜间不自主排尿、持续3个月以上，定义为遗尿症。儿童每日的排尿量个体差异较大，婴幼儿300～600 mL/d，学龄前500～800 mL/d，学龄期800～1 400 mL/d，14岁后1 000～1 600 mL/d。新生儿尿量每小时少于1.0 mL/kg为少尿，每小时少于0.5 mL/kg为无尿；儿童每日尿量少于400 mL/1.73 m^2为少尿，少于50 mL/1.73 m^2为无尿。

第二节　儿童肾小球疾病

一、儿童肾脏与肾小球疾病分类

肾脏疾病可从不同的方面进行分类，如从病因、病程、临床表现、组织结构、病理和发病机制等方面进行分类。以病程3个月为界，可将肾脏病分为急性肾脏病或急性肾损伤和慢性肾脏病。2002年急性透析质量倡议组织（Acute Dialysis Quality Initiative Group，ADQI）提出了急性肾损伤（acute kidney injury，AKI）的概念和急性肾功能衰竭RIFLE分级，包括3个AKI等级［危险（risk)、损伤（injury）和衰竭（failure)］

及2个预后分级［肾功能丧失（loss）和终末肾病（end stage renal disease，ESRD）］。2004年，ADQI明确了AKI定义，摒弃了肾功能丧失和终末期肾病两个预后级别。现临床多采用2012年肾脏病全球预后改善组织（Kidney Disease Improving Global Outcomes，KDIGO）修订的AKI分级标准：48小时内血肌酐升高>26.5 μmol/L（0.3 mg/dL），或较基线水平（已知或推定7天内的数值）升高1.5～1.9倍，或持续少尿［<0.5 mL/(kg·h)］6～12小时，为1期；血肌酐较基线水平升高2.0～2.9倍或持续少尿12～24小时，为2期；血肌酐较基线水平升高3倍及以上，或血肌酐≥353.6 μmol/L（4.0 mg/dL），或进入肾替代治疗，或18岁以内儿童eGFR<35 mL/(min·1.73m^2)，或持续少尿24小时或无尿12小时以上，为3期。2002年，美国国家肾脏基金会（National Kidney Foundation，NKF）肾病结局质量倡议组织（Kidney Disease Outcomes Quality Initiative，K/DOQI）确定了慢性肾脏病（chronic kidney disease，CKD）的定义和分级标准。2012年KDIGO做了修订。CKD定义为肾脏结构或功能异常超过3个月，按GFR［mL/(min·1.73m^2)］水平分为5期：≥90（1期）、60～89（2期）、45～59（3a期）、30～44（3b期）、15～29（4期）、<15（5期）。

按照肾组织结构受累，肾脏疾病可分为肾小球疾病、肾小管疾病、肾间质疾病、囊肿和结构异常疾病。我国儿童肾小球疾病分类多参照中华医学会儿科学会肾脏病学组于2000年11月修订的儿童肾小球疾病临床分类，将肾小球疾病分为原发、继发和遗传三大类。原发性肾小球病（primary glomerulopathy）包括肾小球肾炎（急性、急进性、迁延性和慢性）、肾病综合征、孤立性血尿和蛋白尿。继发性肾小球病包括继发于全身系统性疾病的，如系统性红斑狼疮、过敏性紫癜；继发于感染性疾病的，如乙型和丙型肝炎病毒；以及继发于毒物、药物等损伤的类型。遗传性肾小球疾病主要包括遗传性肾病综合征、奥尔波特综合征（Alport syndrome，又称遗传性肾炎）、薄基底膜肾小球病（又称良性家庭性血尿）。

二、急性肾小球肾炎

急性肾小球肾炎（acute glomerulonephritis，AGN），简称急性肾炎，急性起病，以血尿为主要表现，伴不同程度蛋白尿、水肿、高血压和肾功能损害，又称为急性肾炎综合征。引起急性肾小球肾炎的病因有很多，可分为感染性（如细菌、病毒、真菌等）和非感染性（如药物、毒物、免疫因素、全身性系统性疾病等）两大类。链球菌感染后肾小球肾炎是儿童最常见的原发性肾小球肾炎，占感染后肾小球肾炎的80%～90%。本节以下阐述急性链球菌感染后肾小球肾炎（acute poststreptococcal glomerulonephritis，APSGN）。

（一）病因

APSGN主要由A组β溶血性链球菌中的致肾炎菌株感染后引起。最常见的感染病灶为上呼吸道感染或扁桃体炎，占51%，多发生在冬天，致病菌株主要是第12、1、2和4型。其次是皮肤感染或脓皮病，占25.8%，多发生在夏天，致病菌株主要是第49、47和55型。APSGN的发病率近年呈下降趋势，尤其在发达国家，且疾病的严重程度也有减轻，这可能与卫生条件改善和卫生宣教有关。发展中国家的发病率，最低估计是

（9.3～9.8）/100 000，最高估计是最低估计的3倍。APSGN临床散发，家庭聚集发病也可见报道，提示存在遗传背景，目前研究发现可能与人类白细胞抗原 - DR_4、 - DR_1（HLA-DR_4，HLA-DR_1）相关。

（二）发病机制

APSGN属于免疫复合物介导的肾小球肾炎，发病机制尚未完全清楚。A组β溶血性链球菌中的致肾炎菌株含有的致肾炎抗原是发病的关键。目前认为主要有两种：链球菌化脓性外毒素（streptococcal pyogenic exotoxin B，SPEB）和肾炎相关链球菌纤溶酶受体（nephritis-associated streptococcal plasmin receptor，NAPlr）。这些抗原主要在肾小球形成原位免疫复合物，通过旁路途径激活补体，趋化中性白细胞和单核巨噬细胞；引起肾小球炎症，肾小球基底膜破坏，内皮细胞肿胀、增生，系膜细胞增生、基质增多，肾小球滤过率降低。此外，某些链球菌株可产生神经氨酸酶和唾液酸酶等，修饰体内IgG的免疫原性，产生自身抗体致病。

（三）病理

双肾肿大，呈现毛细血管内增生性肾小球肾炎改变。光镜下表现为弥漫性、渗出性、增生性的特点；所有肾小球受累，体积增大，呈分叶状，内皮细胞和系膜细胞增生，炎症细胞浸润；毛细血管腔狭窄或闭锁。少数患者可见到新月体形成和肾小球囊壁上皮细胞增生。肾小管病变较轻，可见上皮细胞变性，间质水肿，少数可见轻微炎症细胞浸润。免疫荧光下，急性期可见颗粒状IgG、C3和备解素沉积，主要分布于肾小球毛细血管袢和系膜区，也可见IgM和少量IgA沉积；系膜区或肾小球囊腔内可见纤维蛋白沉积。电镜下可见内皮细胞胞浆肿胀、内皮窗孔消失；电子致密物在上皮细胞下和系膜区沉积，上皮下沉积呈驼峰状。

（四）临床表现

APSGN患者临床表现轻重不一，从无症状镜下血尿，至急进性肾小球肾炎均可出现APSGN。临床轻症患者为多。约90%患儿可有前驱感染病史。例如，呼吸道感染，多在起病前1～2周，有发热、咽痛等症状；皮肤感染，多于起病前2～3周（也可3～6周），呈化脓性感染，常于外伤后引起。

急性期，患者可有乏力、纳差、头晕、头痛、气促、恶心、呕吐、腹痛及鼻衄等症状。典型表现：①水肿。可见于70%病例，非凹陷性水肿，始于眼睑及颜面，重者2～3天遍及全身。②血尿。几乎见于所有患者，30%～50%的患者可有肉眼血尿，持续1～2周后转为镜下血尿。大多数患者伴有蛋白尿，程度不等，少数患者尿蛋白可达肾病水平。③高血压。见于30%～80%病例，持续约1周，尿量增多后，降至正常。④尿量减少。可见于部分患者，显著尿量减少者应注意急性肾衰竭。

少数患者可出现严重合并症，多发生在疾病早期（起病2周之内）。①严重循环充血，常发生在起病1周内，因严重水、钠潴留，血浆容量显著增加引起。患儿表现为呼吸急促和肺部出现湿啰音，严重者出现呼吸困难、端坐呼吸、颈静脉怒张、频咳、吐粉红色泡沫痰、两肺满布湿啰音、心脏扩大，甚至出现奔马律。②高血压脑病，血压高达150～160/100～110 mmHg或更高。患者表现为剧烈头痛、呕吐、复视或一过性失明，严重者突然出现惊厥、昏迷。部分惊厥患者无显著血压升高。MRI 表现为可逆性后部脑白质脑病，双侧顶枕叶皮质下白质高信号（长 T2 信号）。③急性肾功能衰竭，见于少数患者的发病初期，出现持续尿少、无尿，显著氮质血症、电解质紊乱和代谢性酸中毒，大多数患者 1 周后逐渐恢复。持续不缓解者应注意急进性肾炎的可能。

部分患者呈现不典型的临床表现。无症状患者，仅有镜下血尿或仅有血补体降低而无其他临床表现。肾外症状患者，有水肿、高血压，甚至严重循环充血或高血压脑病，但尿改变轻微或无明显异常。肾病综合征患者表现为肾病综合征水平蛋白尿、低白蛋白血症、高胆固醇血症和凹陷性水肿。

（五）口腔临床特征

有呼吸道炎症患者，腭咽部可见充血，双侧扁桃体肿大，多为Ⅱ度肿大，部分患者扁桃体表面可见黄白色脓性分泌物。口腔黏膜多正常。

（六）实验室及辅助检查

尿液检查，可见红细胞，早期多在 ++ 以上，尿蛋白可在 + 至 +++ 之间，与血尿程度平行。尿沉渣早期还可见白细胞和上皮细胞，以及颗粒管型和红细胞管型。外周血白细胞正常或轻度升高，急性期可有轻度贫血，主要是循环容量增加（因血液稀释和轻微溶血所致）。血沉加快。抗链球菌溶血素 O（antistreptococcal O antibody，ASO）升高，见于 75% 前驱感染为呼吸道感染者，皮肤感染者不足 50%。ASO 多于起病后 3 ～ 6 个月恢复正常。血清抗脱氧核糖核酸酶 B（anti-DNase B）水平升高见于超过 90% 前驱感染为呼吸道者和约 80% 的前驱感染为皮肤者。约 90% 的患者可检测到血清 C3 下降，多于 6 ～ 8 周内恢复正常。血清 C1 和 C4 水平正常。肾功能损害显著患者，血尿素氮和肌酐升高，并可伴有电解质紊乱和代谢性酸中毒。B 超示双肾肿大，增大 25% ～ 50%，回声减低。

（七）诊断与鉴别诊断

急性起病，以血尿伴不同程度蛋白尿、水肿、高血压和肾损害等急性肾炎综合征为特点的患者，临床即可诊断急性肾小球肾炎。有链球菌感染证据：典型前驱感染病史，感染病灶分泌物培养阳性，血清 ASO 和/或 anti-DNase B 滴度升高；同时有补体激活证据，血清 C3 下降者，可诊断 APSGN。临床诊断困难者，可考虑行肾穿刺病理检查进一步明确诊断。

APSGN 应注意和以下疾病鉴别。

（1）IgA 肾病。本病以复发性肉眼血尿为主要表现，首次发作更应注意鉴别，多在上呼吸道感染后 1 ～ 3 天或当天出现血尿，多无水肿或高血压，血清 C3 正常。确诊需依据肾脏病理。

（2）特发性肾病综合征（肾炎型）。本病虽以蛋白尿为主要表现，但同时具有急性肾炎综合征的表现：肾小球性血尿、高血压、肾功能损害或血清 C3 降低。APSGN 的典型的前驱感染、明确的链球菌感染证据，以及血清 C3 降低的恢复时间均有助于鉴别。疑难患者需要借助肾脏病理。

（3）狼疮性肾炎。儿童系统性红斑狼疮起病早期常常仅有少数系统受累，以肾脏

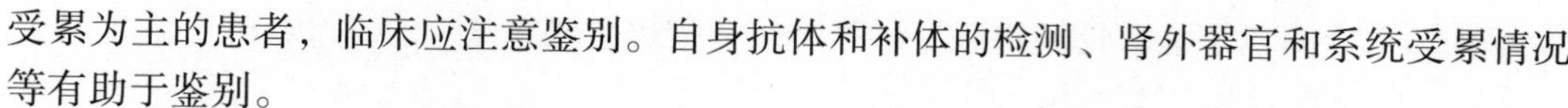

受累为主的患者，临床应注意鉴别。自身抗体和补体的检测、肾外器官和系统受累情况等有助于鉴别。

（4）遗传性进行性肾炎（Alport 综合征）。少数患者可无家族史，早期表现为持续镜下血尿，随年龄增长逐渐出现蛋白尿，在合并呼吸道感染时可出现肉眼血尿。仔细询问家族史、前驱感染的特点、血清补体水平等有助鉴别。难以诊断的患者，可做皮肤或肾组织Ⅳ型胶原检测、肾组织电镜检测及基因检测明确诊断。

（5）其他需要鉴别的疾病，如急进性肾炎、紫癜性肾炎、抗中性粒细胞胞浆抗体相关肾炎、血栓性微血管病等。此外，其他病原体感染引起的感染后肾小球肾炎临床上也应注意鉴别，例如，葡萄球菌感染后继发的肾小球肾炎，多见于老年人，临床过程与 APSGN 类似，病理以 IgA 沉积为主。

（八）治疗

本病无特异治疗，病程呈自限性。

1. 休息

本病急性期（约 2 周）应卧床，直到肉眼血尿消失，水肿减退，血压正常，可下床活动。血沉恢复正常方可上学，但应避免重体力活动。尿沉渣细胞绝对计数正常后方可恢复体力活动。

2. 饮食

对有水肿、高血压者，应限盐、限水。食盐以 60 mg/(kg · d) 为宜。水分一般以不显性失水加尿量计算。有氮质血症患者，应低蛋白优质饮食；摄入动物蛋白 0.5 g/(kg · d)。

3. 抗感染

仍有残余感染病灶者，可用青霉素治疗 10 ～ 14 天，青霉素过敏者可用大环内酯类抗生素。抗感染治疗不影响疾病的病程。

4. 对症治疗

（1）利尿。经控制水盐摄入，仍有水肿、少尿者，可予利尿治疗；氢氯噻嗪 1 ～ 2 mg/(kg · d)，分 2 ～ 3 次口服。无效时，可用呋塞米 2 ～ 5 mg/(kg · d)，分次口服；或每次 1 ～ 2 mg/kg，静脉注射，每日 1 ～ 2 次。

（2）降压。经休息，控制水盐摄入、利尿治疗，血压仍高者应给予降压治疗。①钙通道阻滞剂：如硝苯地平，起始剂量 0.25 mg/(kg · d)，最大剂量 1 mg/(kg · d)，分 3 次口服。②血管紧张素转换酶抑制剂：如卡托普利，初始剂量为 0.3 ～ 0.5 mg/(kg · d)，可增至 2 ～ 3 mg/(kg · d)，分 3 次口服。

5. 严重并发症的治疗

（1）积极治疗水钠潴留，若利尿剂有效，可使用呋塞米静脉注射。

（2）尽快控制高血压，有高血压脑病或严重循环充血、肺水肿者，可用硝普钠 5 ～ 20 mg 加入 5% 葡萄糖液 100 mL 静脉点滴，从小剂量 1 μg/(kg · min) 开始，逐渐增加至最大剂量，不超过 8 μg/(kg · min)。连续使用不宜超过 72 小时。使用时应注意避光，以免药物遇光分解。

（3）有惊厥者，及时止惊治疗。

（4）重症患者应予以吸氧和适当镇静治疗，缓解紧张情绪。

（5）纠正水电解质和酸碱平衡紊乱。

（6）急性肾衰竭和保守治疗效果不佳的患者，应尽早进行肾替代治疗，如持续床边血液滤过、腹膜透析或血液透析。

（九）预后

APSGN 病程不超过 1 年，多在 3～6 个月。预后好，95% 患者可痊愈。2%～5% 的患者转为慢性。急性期死亡病例小于 1%。

（十）预防

感染后有持久免疫力，相同菌株细菌不再致病，不需要应用长效青霉素预防。

三、肾病综合征

肾病综合征（nephrotic syndrome，NS）是一组由多种原因引起的肾小球滤过膜（glomerular filtration barrier，GFB）的通透性增加，导致大量血浆蛋白从尿中丢失的临床综合征。该病具有四大临床特点：大量蛋白尿、低白蛋白血症、高脂血症和水肿。

肾病综合征在儿童肾脏疾病的发病率仅次于急性肾炎。1982 年我国研究结果显示，肾病综合征占同期住院泌尿系疾病患儿的 21%；男女比例为 3.7∶1；发病年龄多为学龄前儿童，3～5 岁为发病高峰。肾病综合征按病因可分为特发性/原发性、继发性和遗传性三大类。特发性肾病综合征（idiopathic nephrotic syndrome，INS）约占儿童肾病综合征的 90%。INS 发病率在欧美国家 16 岁以下儿童为（1～3）/10 万，患病率为 16/10 万。在亚洲，日本、印度，以及东南亚的发病率较高，约是欧美国家的 6 倍。本节主要阐述 INS。

（一）病因与发病机制

INS 病因尚不十分清楚，30%～50% 的患者起病时伴有呼吸道感染，30% 伴有过敏；此外，疫苗接种、某些药物的使用等均可导致疾病发生。目前尚不清楚这些因素与疾病发生的关系。1974 年，Shalhoub 推测微小病变 INS 的发病可能是由于免疫系统产生的一种淋巴因子，即血管通透因子，导致 GFB 通透性增加。相关证据很多，如上述提及的 INS 起病与呼吸道感染和过敏有关。INS 伴发麻疹后，细胞免疫下降，疾病得到缓解。霍奇金病患者常发生 INS。将 INS 患者的肾脏移植到非 INS 肾功能衰竭患者，蛋白尿可以缓解。肾衰竭的 INS 患者肾移植后约有 30% 短时间内肾病复发。临床使用激素和免疫抑制剂治疗 INS 能迅速缓解蛋白尿。INS 患者外周血淋巴细胞培养上清液注射到小鼠体内可诱发蛋白尿。这些证据均提示 INS 发病可能跟免疫异常有关。多种细胞因子曾被认为可能与 INS 发病有关，如血管内皮生长因子（vascular endothelial growth factor，VEGF）、IL-1、IL-2、IL-4、IL-6、IL-8、IL-10、IL-12、IL-13、IL-17、suPAR 等，但均不完全符合血管通透因子的特点。目前尚不清楚引起 INS 发病的血管通透因子是单一因子还是多因子的协同效应。INS 常有同胞聚集发病的报道，提示存在遗传背景；相关研究提示与 HLA-DR7 和 DR9 关联。

（二）病理生理

INS 基本病理生理改变是 GFB 通透性增加，导致大量血浆蛋白从尿中丢失，引起低蛋白血症，血浆胶体渗透压下降，血管内的液体进入组织间隙引起水肿。严重者（白蛋白低于 15 g/L），可形成腹水或胸腔积液。水分进入组织间隙，导致血容量下降，刺激渗透压和容量感受器，使抗利尿激素和肾素－血管紧张素－醛固酮分泌增加、心钠素分泌减少，交感神经兴奋性增高，远端肾小管重吸收水钠增加，体内水钠潴留，进一步加重水肿。低蛋白血症促进肝脏合成脂蛋白增加，大分子脂蛋白难以从肾脏排出；INS 状态下，血清脂肪酶活性降低，这些导致高脂血症；患儿血清总胆固醇、甘油三酯和低密度、极低密度脂蛋白增高，而高密度脂蛋白正常或降低。持续高脂血症，脂质从肾小球滤出，促进肾小球硬化和肾间质纤维化。

INS 患儿的血清 IgG 和补体系统 B、D 因子从尿中丢失，免疫功能下降，易于感染。抗凝血酶Ⅲ丢失，肝脏合成凝血因子Ⅳ、Ⅴ、Ⅶ和纤维蛋白原增多；低蛋白血症时，血管内液体外漏使血液浓缩；这些因素导致 INS 患儿处于高凝状态。过度利尿和激素治疗均可进一步加重高凝状态。因而，INS 患儿易发生血栓。

（三）病理

INS 肾脏病理属于非特异性肾小球病理改变，包括三种类型：①微小病变（minimal change disease，MCD）。约占 85%；光镜下可见肾小球正常，或仅有轻微系膜细胞增生和/或系膜基质增多；免疫荧光阴性；电镜见足突融合、绒毛化，基底膜正常，无电子致密物沉积。②系膜增生性肾小球肾炎（mesangial proliferative glomerulonephritis，MsPGN）。约占 5%；光镜可见弥漫系膜细胞增生和系膜基质增多；免疫荧光阴性或见少量非特异性 IgM 于系膜区沉积；电镜可见系膜细胞增生和系膜基质增多，足突融合、绒毛化，基底膜正常；多无电子致密物沉积。③局灶节段性肾小球硬化（focal segmental glomerulosclerosis，FSGS）。约占 10%；光镜可见节段毛细血管襻硬化伴系膜增生；免疫荧光可见少量非特异性 IgM 和 C3 在硬化部位沉积；电镜可见节段硬化毛细血管襻闭塞，以及正常节段的毛细血管襻，多无电子致密物沉积，基底膜正常。

（四）临床表现

起病隐匿，可伴有呼吸道感染。水肿是最常见的首发表现，始于眼睑，逐渐遍及全身，呈凹陷。严重者可有腹水或胸腔积液。常伴有尿量减少，尿色深黄，多泡沫，且不易消散。一般无血尿，约 15% 患者有少量镜下血尿。血压多正常，少数患者有轻度血压升高。肾功能正常，约 30% 病例因血容量下降可有一过性氮质血症，急性肾衰竭少见。

患者可有精神萎靡、疲倦、厌食、腹痛、腹泻。若持续腹痛应警惕消化性溃疡、腹膜炎、腹部静脉血栓，甚至胰腺炎。

（五）并发症

（1）感染。肾病患儿易于感染。常见感染部位为呼吸道、皮肤、泌尿道和腹膜腔等。上呼吸道感染最多见，约占 50% 以上；其次是泌尿道。部分患者可发生原发性腹膜炎，致病菌以链球菌和大肠杆菌多见。

（2）电解质紊乱和低血容量。常致低钠、低钾、低钙血症。低钠和低钾血症多因不恰当限盐、过多利尿及感染、呕吐、腹泻等引起；也可见于部分长期使用激素治疗的患者、肾上腺皮质功能不全者，甚至出现危象的患者。临床表现为疲倦、厌食、乏力、嗜睡、血压下降，甚至低血容量性休克、抽搐等。

（3）血栓形成。肾病综合征患者的高凝状态易致血栓形成，外周静脉、肾静脉血栓较常见，此外，脑静脉窦、肺静脉、肝静脉、门静脉和腹腔静脉等也可见有血栓形成。静脉血栓脱落易至肺栓塞。肾静脉血栓可表现为突发腰痛、出现血尿或血尿加重、少尿甚至急性肾功能衰竭。肢体静脉血栓可见患侧肢体充血、肿胀，两侧不对称。脑静脉窦血栓患儿表现为头痛、呕吐、嗜睡、昏迷。出现不明原因咳嗽、咯血或呼吸困难，要注意肺栓塞的可能。血栓缓慢形成者临床表现较隐匿。

（4）急性肾功能衰竭。约见于5% MCD 患者。

（5）肾小管功能障碍。多于疾病晚期出现或因肾损伤因素所致，应注意与原发肾小管疾病，如登特病（Dent disease）、范科尼综合征（Fanconi syndrome）和眼脑肾综合征（Lowe syndrome 等）鉴别。

（六）口腔临床特征

长期使用激素治疗患者，牙釉质发育不良，容易发生龋齿。龋齿又容易导致疾病复发。临床应积极处理龋齿。长期使用环孢素治疗的患者，可能出现牙龈增生，引起牙周炎和牙龈出血。肾病综合征患者，免疫力低下，部分长期使用激素和/或免疫抑制剂治疗的患者，免疫力更低，可合并口腔真菌感染，常见白念珠菌感染，婴幼儿多见。检查可见颊黏膜、唇黏膜和上颚黏膜等有白色膜状附着物。轻刮不易脱落，刮落后可有黏膜渗血。临床应嘱咐患者注意口腔卫生，勤刷牙、漱口。餐后清洁口腔，并可用1.4%碳酸氢钠清洗口腔。

（七）实验室及辅助检查

（1）尿液分析。尿蛋白定性多在 +++ 至 ++++，约15%有短暂的显微镜下血尿，可见透明管型、颗粒管型和脂肪小体。24 小时尿蛋白定量大于 40 mg/(h · m^2) 或 50 mg/(kg · d)。儿童留取 24 小时尿困难，可测定晨尿的尿蛋白/尿肌酐比值（mg/mg），正常时小于0.2，肾病时大于2.0。

（2）血液生化。血清总蛋白降低，白蛋白小于25 g/L，常小于20 g/L。血清 IgG 降低，IgM、IgE 可增加。血清 α_2 和 β_2 球蛋白水平升高。血清胆固醇升高，大于5.72 mmol/L，甘油三酯升高，低密度和极低密度脂蛋白升高，高密度脂蛋白多正常或下降。血清电解质多正常。血尿素氮、肌酐和胱抑素 C 多正常，或由于血容量下降，短暂轻微升高。

（3）血清补体和自身抗体多正常。

（4）出凝血功能检查。血小板增多，血浆纤维蛋白原增加，抗凝血酶Ⅲ下降，尿纤维蛋白裂解产物（fibrin degradation products，FDP）增高。有血栓形成者，血清 D 二聚体升高。

（5）肾脏彩色多普勒超声检查。双肾肿大，回声降低。

（6）肾穿刺活体组织检查。指征：①对糖皮质激素治疗耐药、频繁复发或激素依赖，拟加用二线药物者；②诊断欠明确，有肾炎综合征相关表现或有继发性肾病可能者。

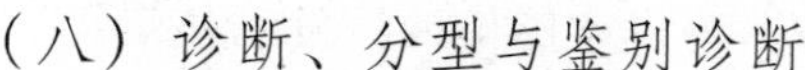

（八）诊断、分型与鉴别诊断

肾病综合征诊断标准：尿蛋白定性≥ +++，尿蛋白定量≥50 mg/(kg·d)，或晨尿尿蛋白/肌酐比值≥2.0；血浆白蛋白＜25 g/L（30 g/L）；胆固醇＞5.72 mmol/L；不同程度水肿。其中大量蛋白尿和低蛋白血症为诊断必备条件。同时具有以下 4 项之一或多项者，归为肾炎型 INS，否则归为单纯型：①血尿：肾小球源性，2 周内 3 次及以上离心尿沉渣检查，红细胞大于 10 个/HP。②高血压：不同时间点测量的收缩压和（或）舒张压大于同性别、年龄和身高儿童的第 95 百分位数 3 次及以上，并排除糖皮质激素等因素影响。③肾功能不全，排除血容量不足等所致。④低补体血症：持续或反复出现。

INS 应与继发于全身性疾病（如狼疮性肾炎、紫癜性肾炎、乙型肝炎病毒感染相关性肾炎等）的肾病综合征鉴别；部分链球菌感染后肾炎患儿也可有肾病综合征样表现。对于原发激素耐药患儿，应注意与遗传性肾病鉴别。必要时可行肾穿刺活体组织学检查和基因检测协助诊断。

（九）治疗

1. 一般治疗

（1）休息。一般不需要卧床休息。水肿严重或有并发症患者应住院治疗，不需要严格卧床。

（2）饮食。水肿显著应适当限制水钠摄入，病情缓解后不应继续限盐。使用糖皮质激素过程中，每日应给予预防量维生素 D 400 U 及适量钙剂。

（3）防治感染。

（4）利尿。水肿较重且尿量较少者，可使用利尿剂，轻症者给予口服，较重者可予以静脉利尿治疗，但应警惕水电解质平衡紊乱。对于病情较重或有严重感染等患者，可输注白蛋白或血浆，支持治疗。

(5) 对家属的宣传教育。让患者家属了解儿童 INS 的相关知识，积极配合随访和治疗。

2. 糖皮质激素

（1）初次治疗。水肿不严重、无合并症患者，可口服泼尼松治疗。

A. 短程疗法：泼尼松 2 mg/(kg·d)（按身高标准体重，以下同），最大量 60 mg/d，分次服用，共 4 周。4 周后不管效应如何，均改为泼尼松 1.5 mg/kg 隔日晨顿服，共 4 周，总疗程 8 周，然后停药。短程疗法易于复发，国内少用。

B. 中、长期疗法：泼尼松 2 mg/(kg·d)，最大量 60 mg/d，分次服用。若 4 周内尿蛋白转阴，则自转阴后至少巩固 2 周才进行减量维持治疗，改为隔日 2 mg/kg 早餐后顿服，继用 4 周。此后，每 2～4 周减量 1 次，每次减去 2.5～5.0 mg，直至停药。总疗程为 6 个月（中程疗法）。初始治疗 4 周，尿蛋白未转阴者，继续原剂量激素治疗，一般不超过 8 周；尿蛋白阴转后 2 周，进行上述减量维持治疗。总疗程 9 个月（长程疗法）。

C. 糖皮质激素的副作用：①代谢紊乱，如库欣貌、肌肉萎缩、伤口愈合不良、蛋白质营养不良、高血糖、尿糖、水钠潴留、高血压。②精神神经症状，如欣快感、兴奋、失眠、癫痫发作、精神分裂症。③生长障碍与钙磷代谢紊乱，如生长停滞、骨质疏松、无菌性股骨头坏死和尿钙升高等。④免疫低下，易发生感染或诱发结核活动。⑤肾上腺皮质功能不全和肾上腺危象。⑥白内障、青光眼、血液高凝状态、消化性溃疡等。

D. 与激素治疗效应相关的医学术语定义：①激素敏感（steroid-responsive）：泼尼松足量［2 mg/(kg·d) 或 60 mg/m^2］治疗 4 周尿蛋白转阴。②激素耐药（steroid-resistant）：泼尼松足量治疗大于 4 周尿蛋白仍阳性。③激素依赖（steroid-dependent）：对激素治疗敏感，但连续 2 次减量或停药 2 周内复发。④复发与频复发：复发（relapse），连续 3 天，尿蛋白由阴性转为阳性 +++ 至 ++++，或 24 小时尿蛋白定量大于 50 mg/kg 或晨尿尿蛋白/肌酐（mg/mg）大于等于 2.0；频复发（frequently relapse），半年内复发不少于 2 次或 1 年内复发不少于 3 次。

（2）复发、频复发和激素依赖患者的治疗。

A. 调整糖皮质激素的用法或更换不同的制剂：激素减量过程中复发者，可恢复到初始剂量或上一个疗效剂量，或改隔日疗法为每日疗法，或将激素减量的速度放慢，延长疗程。同时注意去除引起复发的因素，如感染、休息不足等。也可考虑更换糖皮质激素制剂的类型或用甲基泼尼松龙冲击治疗。

B. 频复发和激素依赖患者可加用二线药物：如免疫抑制药物、免疫调节剂或生物制剂等。

C. 激素耐药的治疗，可选用二线药物或大剂量甲基泼尼松龙冲击治疗。

3. NS 治疗常用免疫抑制剂和二线药物

（1）烷化剂。用于激素依赖和频繁复发患者。该类药物有环磷酰胺，苯丁酸氮芥和氮芥。常用环磷酰胺，口服，2.0～2.5 mg/(kg·d)，分 2～3 次，疗程 8～12 周，总量不超过 200 mg/kg。静脉冲击治疗，10～12 mg/(kg·d)，加入 5% 葡萄糖 100～200 mL 静脉滴注 1～2 小时，连续 2 天为 1 个疗程；每 2 周重复 1 个疗程，共 8 疗程。或 500 mg/m^2加入 0.9% 氯化钠 100 mL 静滴 1 小时，水化；每月进行 1 个疗程，共 6 个疗程。副作用：性腺抑制、白细胞减少、秃发、肝功能损害、出血性膀胱炎、不适当 ADH 分泌综合征。

（2）钙调磷酸酶抑制剂（calcineurin inhibitors，CNIs）。主要有环孢素 A（cyclosporine A，CsA）和他克莫司（tacrolimus，FK506）。用于激素耐药、激素依赖和频复发患者。CsA 为 3～6 mg/（kg·d），分 2 次服用；维持谷浓度 80～120 μg/L。FK506 为 0.15～0.3 mg/（kg·d），每 12 小时 1 次，饭前或空腹服用，维持谷浓度 5～10 μg/L。CNIs 副作用：高血压、肾毒性、多毛、牙龈增生、糖尿病。

（3）生物制剂。临床使用的生物制剂主要是利妥昔单抗（rituximab）、CD20 单抗，用于清除 B 细胞；可用于激素依赖或 CNIs 依赖患者。其主要副作用：过敏和免疫力低下。

（4）其他。如霉酚酸酯、硫唑嘌呤、咪唑立宾等。

4. 其他治疗

（1）抗凝治疗。肝素钠 1 mg/(kg·d)，加入 10% 葡萄糖液 50～100 mL 中静脉滴注，每日 1～2 次。也可选用低分子肝素或口服华法林。抗血小板药物，如双嘧达莫 2～3 mg/(kg·d)，分 3 次饭后服。

（2）免疫调节剂。如左旋咪唑，作为糖皮质激素辅助治疗，适用于易于感染、频复发或糖皮质激素依赖者。剂量 2.5 mg/kg，分 2 次口服，隔日用药，疗程 6 个月。其副作用：胃肠不适、流感样症状、皮疹，以及中性粒细胞下降。

（3）血管紧张素转换酶抑制剂（ACEI）。ACEI 有利于改善肾小球局部血流动力学，减少尿蛋白，保护肾功能，适用于激素治疗无效或伴有高血压的患者。常用卡托普利（captopril）、依那普利（enalapril）、贝那普利（benazepril）、福辛普利（fosinopril）等。

5. 中医药治疗

中医药治疗常用于辅助治疗，减少激素或免疫抑制剂的副作用。

（十）预后

INS 总体预后良好，其预后转归与病理类型和对糖皮质激素治疗效应有关。MCD 预后最好，FSGS 预后最差。超过 95% 的 MCD 患儿对首次糖皮质激素治疗有效；但 85% 的至少有 1 次复发，最常发生在病程第 1 年；约 50% 的 MsPGN 患者对激素治疗敏感；仅 20% 的 FSGS 患者对激素治疗有效，疾病呈进展性。

［附］遗传性肾病综合征

遗传性肾病综合征（hereditary nephrotic syndrome，HNS）是由于遗传基因缺陷导致 GFB 对血浆蛋白的通透性增加而致病。目前发现的致病基因已超过 50 种，遗传方式有常染色体隐性、常染色体显性和 X – 连锁遗传等。HNS 起病早，多在出生后 3 个月以内起病，即先天性肾病综合征（congenital nephrotic syndrome，CNS）；约 66% HNS 患者在 1 岁内起病，即早发肾病（early onset nephrotic syndrome）。

临床上，最常见的致病基因是 *NPHS*1，*NPHS*2 和 *WT*1。*NPHS*1 位于 19q13.1，编码蛋白 nephrin，是 GFB 足突裂孔膜的结构蛋白，同时具有信号转导功能。Nephrin 缺陷导致先天性肾病综合征第 1 型，即芬兰型，为常染色体隐性遗传。患者多在宫内和出生时即有大量蛋白尿，可有大胎盘、难产病史；少数病例在 3 个月以后发病。病理多为 MCD。*NPHS*2 位于 1q25 ～ 32，编码蛋白 podocin，位于足细胞足突内膜面，通过 C 端与 nephrin 相连接，起到细胞膜脂筏作用，并介导信号传导。Podocin 缺陷导致先天性肾病综合征第 2 型，即原发激素耐药肾病综合征，呈常染色体隐性遗传。患者多在出生后 3 个月至 5 岁发病。病理多为 FSGS，少数为 MCD。*WT*1 位于 11p13，编码蛋白 *WT*1，是转录调控因子，调节肾小球发育成熟和足细胞功能。*WT*1 突变呈常染色体显性遗传，多为新发（*de novel*）突变。临床表现较为复杂，多伴有泌尿生殖系统肿瘤和畸形，表现为临床综合征的形式：如德尼 – 德拉什（Denys-Drash）综合征，肾病伴肾母细胞瘤和/或泌尿生殖系统畸形，弗雷泽（Frasier）综合征，肾病伴生殖腺母细胞瘤和/或男性假两性畸形，孤立性肾病，肾病不伴泌尿生殖系统畸形或肿瘤，11p 缺失综合征（WAGR 综合征），肾病伴肾母细胞瘤、虹膜缺如、生殖器异常和智力落后。*WT*1 突变肾病的病理多为弥漫性系膜硬化（diffuse mesangial sclerosis，DMS）或 FSGS，少数为 MCD。

不同致病基因所致的 HNS 主要依靠基因检测进行鉴别。HNS 临床上还应与原发性和继发性肾病综合征鉴别，尤其应与宫内感染相关的 CNS 鉴别，如梅毒、HIV 感染相关 CNS。

几乎所有遗传性肾病综合征患者都对糖皮质激素治疗耐药。*NPHS*1 突变患者多在 3～8 岁进展至 ESRD。少数 *NPHS*1 突变患者可自发、部分缓冲，甚至完全缓解。部分 *WT*1 突变患者和极少数 *NPHS*2 突变患者对 CNIs 治疗有效，甚至达到完全缓解。定期输注白蛋白是必要的支持治疗。肾移植是最佳选择。少数患者移植后复发，与自身抗体产生有关。HNS 预后差，若不能及时进行肾移植则病死率高。

第三节　肾小管疾病

一、肾小管疾病分类

肾小管疾病（renal tubular disease）主要是指肾小管转运功能，包括重吸收和排泌功能障碍的疾病，可以是单一或多转运功能障碍。原发肾小管疾病多无肾小球功能受累，随着疾病的进展可累及肾小球。

导致肾小管功能缺陷的病因很多，许多病因尚不明确。总体可分为先天遗传性和后天获得性两类。先天遗传性的肾小管功能缺陷多在儿童发病，如登特病、眼脑肾综合征、肾性糖尿和遗传性范科尼综合征等。后天获得性肾小管病可发生于任何年龄，多见于成人，如毒物、药物、重金属中毒和全身疾病或肾脏疾病累及。

按肾小管受累部位，结合肾小管功能缺陷的特点，可做如下分类：

（1）近端小管综合征：①葡萄糖转运障碍，如肾性糖尿。②磷转运障碍，如低磷性抗维生素 D 性佝偻病、维生素 D 依赖症、假性甲状旁腺功能低下。③钙转运障碍，如高钙尿症。④镁转运障碍，如家族性低镁血症。⑤氯转运障碍，如巴特综合征（Bartter syndrome）、Gitelman 综合征。⑥氨基酸重吸收障碍，如肾性氨基酸尿。⑦蛋白质重吸收障碍，如登特病、眼脑肾综合征、Donnai-Barrow 综合征、维生素 B_{12} 选择性吸收障碍综合征（Imerslund-Gräsbeck syndrome）。⑧原发、继发性范科尼综合征。

（2）远端小管综合征：①肾性尿崩症。②假性醛固酮低下症。③假性醛固酮增多症。

（3）肾小管酸中毒。

二、肾小管酸中毒

肾小管酸中毒由近端肾小管重吸收 HCO_3^- 或远端肾小管泌 H^+ 功能障碍，或二者同时受累而引起的临床综合征。部分患者还可伴有肾小管其他功能的缺陷和/或肾外症状。按照发病机制，结合临床特点，肾小管酸中毒可分为四型：Ⅰ型——远端肾小管酸中毒（RTA-Ⅰ）、Ⅱ型——近端肾小管酸中毒（RTA-Ⅱ）、Ⅲ型——混合型肾小管酸中毒（RTA-Ⅲ）、Ⅳ型——高钾型肾小管酸中毒（RTA-Ⅳ）。本节阐述 RTA-Ⅰ和 RTA-Ⅱ。

（一）远端肾小管酸中毒

远端肾小管酸中毒由远端肾小管排泌 H^+ 障碍和/或肾小管腔 H^+ 渗漏，尿中 NH_4^+ 及可滴定酸排出减少所致。

1. 病因

RTA 的病因包括原发和继发两大类。原发性 RTA 主要是遗传性肾小管功能缺陷所致，遗传方式包括：①常染色体显性遗传。主要是 *SLC4Al* 基因，该基因突变的部分患者可表现为常染色体隐性遗传。②常染色体隐性遗传。主要致病基因是 *ATP6V1B1* 和 *ATP6V0A4*，临床少见的是 *FOXI1* 和 *WDR72*。继发性 RTA 的病因较为复杂，包括：①自身免疫性疾病，如干燥综合征、系统性红斑狼疮（systemic lupus erythematosus，SLE）、多发性肌炎等。②血液肿瘤疾病，如多发性骨髓瘤、镰状细胞贫血等。③原发性甲状旁腺功能亢进症。④特发性高钙尿症。⑤肝豆状核变。⑥药物、毒物和重金属。

2. 发病机制

肾小管的酸化功能主要通过远端连接小管和集合管的 α 间介细胞（alpha intercalated cells）完成。α 间介细胞通过Ⅱ型碳酸酐酶分解 H_2CO_3 产生 H^+ 和 HCO_3^-，HCO_3^- 通过基底侧的阴离子交换泵（*SLC4A1* 编码）吸收入血；通过质子泵（H^+-ATP 酶）排泌 H^+ 到管腔。*ATPV1B1* 和 *ATPV0A4* 分别编码 H^+-ATP 酶的亚基 V1B1（a1）和 V0A4（b4）。*FOXI1* 则是调节 V1B1 和 V0A4 表达的转录因子。V1B1 和 V0A4 还表达于耳蜗，因此，上述基因缺陷会损害听力。*WDR72* 的功能尚不清楚，可能与 V1B1 和 V0A4 在细胞膜的定位有关。

正常情况下，远曲小管排泌的 H^+ 主要与管腔液中 Na_2HPO_4 交换 Na^+，形成 NaH_2PO_4，与 NH_3 结合形成 NH_4^+；$H_2PO_4^-$ 与 NH_4^+ 不能弥散至细胞内，而从尿液排出，同时在小管腔液－管周形成陡峭的 H^+ 梯度。dRTA 患者由于肾小管排泌 H^+ 障碍和/或管腔 H^+ 渗漏而不能维持上述 H^+ 梯度，故 H^+ 不能随尿液排出，在体内蓄积；使体内 HCO_3^- 储备下降，血 Cl^- 代偿性增高。由于泌 H^+ 障碍，Na^+-H^+ 交换减少，使 Na^+-K^+ 交换增加，大量 K^+、Na^+ 被排出体外，造成低钾、低钠血症。患者由于长期处于酸中毒状态，致使骨质脱钙、骨骼软化而变形。

3. 临床表现

原发性 dRTA 也称成人型、永久型 RTA。出生后即可有临床表现。早期表现缺乏特异性，主要为慢性代谢性酸中毒、低钾和低钙血症的相关表现，如乏力、厌食、恶心、呕吐、腹泻、腹胀、便秘、生长发育迟缓。低钾严重者可有软瘫和肠麻痹。显著低钙者可有手足搐搦。随着疾病进展，生长迟缓、佝偻病或软骨病逐渐突出，维生素 D 治疗效果差。患儿诉骨痛或发生骨折，引起骨骼畸形和侏儒等。由于骨质脱钙，高钙尿，易出现肾钙化和形成肾结石，患儿可出现血尿、尿痛等表现，也易继发尿路感染与梗阻。肾脏浓缩功能受损时，患者常有多饮、多尿、烦渴等症状。

ATPV1B1、*ATPV0A4* 和 *FOXI1* 缺陷患者伴有听力损害，其中 *ATPV1B1* 和 *FOXI1* 缺陷患者听力损害出现早，可在婴儿期出现耳聋。*ATPV0A4* 缺陷患者听力损害出现较晚，可到成人才出现。*SLC4Al* 缺陷患者可伴有遗传性溶血性贫血，主要见于复合杂合子或纯合子突变患者。

不完全性 dRTA：属于轻症，可无高血氯性代谢性酸中毒，血清钾在正常低值或偏低，但常有高钙尿症和肾结石，氯化铵负荷试验可见肾小管酸化功能不足。*ATPV1B1* 杂合子突变患者可表现为轻症。

4．口腔临床特征

出牙延迟或牙齿早脱，牙釉质发育不良，容易发生龋齿。

5．实验室检查

（1）血液生化检查：①血浆 pH、HCO_3^- 或 CO_2 结合力降低；②血氯升高，血钾、血钠降低，血钙和血磷偏低，阴离子间隙正常；③血 ALP 升高。

（2）尿液检查：①尿比重低；②尿 pH 大于 5.5；③尿钠、钾、钙、磷增加；④尿氨显著减少。

（3）HCO_3^- 排泄分数（FE HCO_3^-）<5%。方法：从每日口服碳酸氢钠 2 ～ 10 mmol/kg 起，逐日增加剂量至酸中毒纠正，然后测定血和尿中 HCO_3^- 和肌酐（Cr），按下列公式计算：

$$\text{FE } HCO_3^- = (\text{尿 } HCO_3^- / \text{血 } HCO_3^-) \div (\text{尿 Cr}/\text{血 Cr}) \times 100$$

（4）NH_4Cl 负荷试验：口服 NH_4Cl 0.1 g/kg，1 小时内服完，3 ～ 8 小时内收集血和尿液，测量血 HCO_3^- 和尿 pH。当血 HCO_3^- 降至 20 mmol/L 以下时，尿 pH 大于 5.5，具有诊断价值；尿 pH 小于 5.5，则可排除本病。对酸中毒显著者不宜做 NH_4Cl 负荷试验。

（5）肾功能检查：早期为肾小管功能降低。随着肾结石、肾钙化导致肾损伤加重，可出现肾小球滤过率下降，血 Cr 和血尿素氮（blood urea nitrogen，BUN）升高。

（6）X 线检查：骨骼骨密度普遍降低，有佝偻病表现，并可见陈旧性骨折。腹部平片可见泌尿系结石影和肾钙化。

6．诊断与鉴别诊断

根据典型临床表现，低钾高氯代谢性酸中毒，尿 pH 持续大于 5.5 者，即可诊断 dRTA。尿液 NH_4^+ 显著降低，FE HCO_3^- 小于 5% 有助于诊断。疑难患者可行 NH_4Cl 负荷试验。

原发性 dRTA 应与 pRTA 及各种继发性远端肾小管酸中毒相鉴别。原发性患者可行基因检测进一步明确致病原因。

7．治疗

主要是纠正代谢性酸中毒，补充钾盐和纠正电解质平衡紊乱，防治骨病、肾钙化和肾结石，以及治疗并发症。

（1）纠正酸中毒和补充钾盐。一般选用 10% 枸橼酸钠钾混合液（枸橼酸钠 100 g，枸橼酸钾 100 g，加水至 1 000 mL）。每 1 mL 混合液含钠、钾各约 1 mmol。起始剂量 1 ～ 1.5 mL/(kg・d)，分次服用。根据患者的情况调整，直至低钾和酸中毒得以纠正。无 10% 枸橼酸钠钾混合液时，可用枸橼酸钾代替，0.10 ～ 0.15 g/(kg・d)。枸橼酸盐可快速改善低枸橼酸尿，使尿中钙盐溶解度增加，减少和防止肾钙化及肾结石形成。部分近端肾小管受累患者、婴幼儿及碳酸氢根重吸收不完全者，尿中有 HCO_3^- 丢失，应补充碳酸氢钠。根据丢失量，可从 2 ～ 3 mmol/(kg・d) 开始，逐渐调整剂量。

（2）肾性骨病和佝偻病的治疗。维生素 D 剂量 5 000 ～ 10 000 IU/d。每日总钙量应在 500 mg 以上。使用期间应注意监测血液维生素 D 水平及血钙、尿钙浓度，及时调整剂量，防止高钙血症的发生。

（3）其他治疗。噻嗪类利尿剂可减少尿钙排泄，促进钙重吸收，防止钙在肾内沉积。可用氢氯噻嗪 1 ～ 3 mg/(kg · d)，分 3 次口服。

8. 预后

早期发现，坚持治疗，定期检查，可防止肾钙化及骨骼畸形的发生，预后良好；部分患者生长发育可正常。随年龄增长，对碱性药物补充的需求逐渐减少，部分患者最后不再需要药物治疗。但应注意亚临床轻微酸中毒，可能影响体格生长。未及时治疗的患者，可发展为慢性肾衰竭、严重佝偻病、骨折和骨骼畸形。

（二）近端肾小管酸中毒

近端肾小管酸中毒由近端肾小管重吸收 HCO_3^- 障碍所致。

1. 病因

pRTA 可分为原发性和继发性两大类。

原发性 pRTA 常见于常染色体显性或隐性遗传，及 X 连锁遗传及散发性病例。继发性 pRTA 儿童常见于遗传代谢性疾病，如胱氨酸病、半乳糖血症、酪氨酸血症、眼脑肾综合征、糖原贮积病 I 型、遗传性果糖不耐症、登特病、肝豆状核变性［又称威尔逊病(Wilson disease)］疾病、线粒体疾病等。药物、毒物和重金属、全身系统疾病引起的 pRTA 主要见于成人。

2. 发病机制

正常情况下，肾小球滤过的 HCO_3^- 80% 在近端肾小管重吸收，髓袢升支粗段、远端肾小管和集合管重吸收剩余的 20%。pTRA 患者，近端肾小管仅吸收 50% ～ 60% HCO_3^-，约 25% 从尿中丢失。HCO_3^- 重吸收障碍的机制尚未十分明确，可能与下列因素有关：碳酸酐酶功能缺陷，影响 HCO_3^- 分解成 CO_2 和 H_2O，使近端肾小管分泌的 H^+ 与腔液中 HCO_3^- 结合减少；近端肾小管氢离子分泌泵障碍、H^+ 排泌的调节异常或 H^+-K^+-ATP 酶缺陷。HCO_3^- 重吸收障碍，使得患者肾小管 HCO_3^- 阈值降低（一般为 15 ～ 18 mmol/L，正常为 21 ～ 25 mmol/L）。当患儿 HCO_3^- 下降至 15 ～ 18 mmol/L，尿 HCO_3^- 丢失显著减少；由于远端肾小管酸化功能正常，尿 pH 可低于 5. 5。HCO_3^- 大量丢失造成高氯代谢性酸中毒。补碱后尿中排出大量碳酸氢盐，远端肾小管 K^+-Na^+ 交换增多，可导致低钾血症。

3. 临床表现

原发性 pRTA 多见于男性，症状与 dRTA 相似，但较轻。患者常见多尿、多饮、烦渴、疲劳、厌食、呕吐及生长迟缓。多无肾钙化或肾结石，也无佝偻病或骨软化。患儿常有明显低钾表现和高氯性代谢性酸中毒。HCO_3^- 重吸收过程伴随 Na^+-H^+ 交换，HCO_3^- 重吸收障碍，Na^+-H^+ 交换相应减少，大量钠从尿中丢失并带走水分，患儿容易出现低钠脱水。

继发性患者多伴有肾小管其他物质转运障碍，如葡糖糖、氨基酸和小分子蛋白等，表现出不同程度的范科尼综合征。

4. 实验室检查

血 pH、HCO_3^-降低，血 Cl^-显著升高，血 K^+显著降低，阴离子间隙正常，尿比重和渗透压降低。血 HCO_3^-小于 16 mmol/L 时，尿 pH 大于 5.5。FE HCO_3^-大于 15%。氯化铵负荷试验：尿 pH 小于 5.5。

5. 诊断与鉴别诊断

婴幼儿出现乏力、疲倦、多饮、多尿、恶心、呕吐和生长迟缓时应警惕 RTA。血液生化持续性低钾高氯性代谢性酸中毒，血 HCO_3^-小于 16 mmol/L 时，尿 pH 小于 5.5，提示 pRTA。FE HCO_3^-大于 15% 可确定诊断。典型患者多不需要行NH_4Cl负荷试验。

鉴别诊断：原发性 pRTA 应与 dRTA 和继发性 pRTA 鉴别。

6. 治疗

补充碳酸氢钠、纠正酸中毒。儿童肾 HCO_3^-阈值比成人低，治疗需要较大剂量碳酸氢钠，起始剂量 5～10 mmol/(kg · d)，根据患儿情况调整。补钾治疗，可用枸橼酸钾钠合剂 0.5～1.0 mL/(kg · d) 或枸橼酸钾 0.05～0.10 g/(kg · d)。也可加用氢氯噻嗪，减少尿 HCO_3^-排出，促进 HCO_3^-重吸收。

7. 预后

预后与原发病有关，原发性 pRTA 预后良好，多数患儿随年龄增长可自行缓解。

（孙良忠）

第十二章　造血系统疾病

第一节　儿童造血和血液特点

学习目标

- 掌握儿童贫血的分类，营养性缺铁性贫血的病因、临床表现、实验室检查、诊断和治疗，免疫性血小板减少症的临床表现、实验室检查、诊断和治疗。
- 熟悉儿童贫血的诊断要点和治疗原则，红细胞葡萄糖－6－磷酸脱氢酶的临床表现、诊断和治疗，地中海贫血的临床表现、诊断和治疗以及血友病的临床表现、诊断和治疗。
- 了解儿童造血特点，儿童贫血、免疫性血小板减少症和血友病的发病机制和预防。

一、儿童造血特点

儿童的造血系统随着胚胎发育成熟，有一定的演化过程。

（一）胚胎期造血

根据造血组织发育和造血部位发生的先后，可将此期分为三个不同的阶段。

（1）中胚叶造血期。胚胎第3周开始出现卵黄囊造血，之后在中胚叶组织中出现广泛的原始造血成分，主要是原始的有核红细胞。胚胎第6周时造血功能开始减退。

（2）肝脾造血期。胚胎第6～8周时，肝脏出现活动的造血组织，并成为胎儿中期的主要造血部位，胎儿期6个月时逐渐减退。约于胚胎第8周脾脏开始造血，胎儿期5个月之后，脾脏造红细胞和粒细胞的功能逐渐减退，至出生时成为终生造血淋巴器官。胸腺是中枢淋巴器官，胚胎第6～7周已出现胸腺，并开始生成淋巴细胞。自胚胎第11周，淋巴结开始生成淋巴细胞。从此，淋巴结成为终生造淋巴细胞和浆细胞的器官。胎儿期淋巴结亦有短暂的红系造血功能。

（3）骨髓造血期。胚胎第6周开始出现骨髓，但至胎儿4个月时才开始造血活动，并迅速成为主要的造血器官，直至出生后 2 ～ 5 周及以后成为唯一的造血场所。

（二）出生后造血

（1）骨髓造血。出生后主要是由骨髓造血。婴幼儿期所有骨髓均为红骨髓，全部参与造血。5 ～ 7 岁开始，脂肪组织（黄髓）逐渐代替长骨中的造血组织，黄髓仍有潜在的造血功能，当造血需要增加时，它可转变为红髓而恢复造血功能。儿童在出生后前几年缺少黄髓，故造血代偿潜力小，如果造血需要增加，就会出现髓外造血。

（2）骨髓外造血。在正常情况下，骨髓外造血极少。出生后，尤其在婴儿期，当发生感染性贫血或溶血性贫血等造血需要增加时，肝、脾和淋巴结可随时适应需要，恢复到胎儿时的造血状态，并出现肝、脾、淋巴结肿大。同时，外周血中可出现有核红细胞或（和）幼稚中性粒细胞。这是儿童造血器官的一种特殊反应，称为骨髓外造血，感染及贫血纠正后即恢复正常。

二、儿童血液特点

血常规随年龄不同而异，应注意不同年龄的血象特点。

（一）红细胞数和血红蛋白量

出生时红细胞数为（5.0 ～ 7.0）$\times 10^{12}$ L^{-1}，血红蛋白量为 150 ～ 220 g/L。未成熟儿与足月儿基本相等，少数可稍低。出生后 6 ～ 12 小时因进食较少和不显性失水，其红细胞数和血红蛋白量往往比出生时的高些。出生后随着自主呼吸的建立，血氧含量增加，红细胞生成素减少，骨髓造血功能暂时性降低，网织红细胞减少；胎儿红细胞寿命较短，且被破坏较多（生理性溶血）；婴儿由于生长发育迅速、循环血量迅速增加等因素，红细胞数和血红蛋白量逐渐降低，至出生后 2 ～ 3 个月时（早产儿较早）红细胞数降至 3.0×10^{12} L^{-1}左右，血红蛋白量降至 100 g/L 左右，出现轻度贫血，称为生理性贫血。生理性贫血呈自限性，3 个月以后红细胞数和血红蛋白量又缓慢增加，于 12 岁时达成人水平。此外，初生时外周血中可见到少量有核红细胞，出生后 1 周内消失。

（二）白细胞数与分类

出生时白细胞数为（15 ～ 20）$\times 10^{9}$ L^{-1}，出生后 6 ～ 12 小时达（21 ～ 28）$\times 10^{9}$ L^{-1}，然后逐渐下降，1 周时平均为 12×10^{9} L^{-1}，婴儿期白细胞数维持在 10×10^{9} L^{-1}左右，8 岁以后接近成人水平。

出生时中性粒细胞约占 0.65，淋巴细胞约占 0.30。随着白细胞总数的下降，中性粒细胞比例逐渐下降，出生后 4 ～ 6 天时两者比例大致相同；至 1 ～ 2 岁时淋巴细胞约占 0.60，中性粒细胞约占 0.35，之后中性粒细胞比例逐渐上升，至 4 ～ 6 岁时两者比例又相等。6 岁以后小儿白细胞分类与成人相似。

（三）血小板数

儿童血小板数与成人相似，为（150 ～ 300）$\times 10^{9}$ L^{-1}。

（四）血红蛋白种类

血红蛋白分子由两对多肽链组成，构成血红蛋白分子的多肽链共有 6 种，分别为

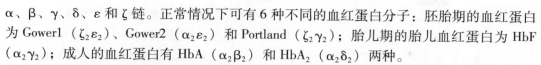

α、β、γ、δ、ε和ζ链。正常情况下可有6种不同的血红蛋白分子：胚胎期的血红蛋白为Gower1（$\zeta_2\varepsilon_2$）、Gower2（$\alpha_2\varepsilon_2$）和Portland（$\zeta_2\gamma_2$）；胎儿期的胎儿血红蛋白为HbF（$\alpha_2\gamma_2$）；成人的血红蛋白有HbA（$\alpha_2\beta_2$）和HbA_2（$\alpha_2\delta_2$）两种。

胎儿6个月时HbF占0.90，而HbA仅占0.05～0.10；以后HbA合成逐渐增加，至出生时HbF约占0.70，HbA约占0.30，HbA_2小于0.01。出生后HbF迅速被HbA代替，1岁时HbF不超过0.05，2岁时HbF不超过0.02。成人的HbA约占0.95，HbA_2占0.02～0.03，HbF不超过0.02。

（五）血容量

儿童血容量相对较成人多，新生儿血容量约占体重的10%，平均为300 mL；儿童血容量占体重的8%～10%；成人血容量占体重的6%～8%。

第二节　儿童贫血

贫血是指外周血中单位容积内的红细胞数或血红蛋白量低于正常。我国儿童血液会议建议：在新生儿期血红蛋白小于145 g/L，1～4月龄时血红蛋白小于90 g/L，4～6月龄时血红蛋白小于100 g/L，6月龄至6岁血红蛋白小于110 g/L，6～14岁血红蛋白小于120 g/L者为贫血。海拔每升高1 000 m，血红蛋白上升4%。

一、贫血的分类

1. 贫血程度分类

贫血程度分类见表12－1。

表12－1　贫血程度分类

贫血程度	血红蛋白/（g/L）
轻度	90～正常下限
中度	60～90
重度	30～60
极重度	<30

2. 病因分类

根据造成贫血的原因可将贫血分为红细胞或血红蛋白生成不足、溶血性贫血和失血性贫血三大类。

（1）红细胞和血红蛋白生成不足。

A. 造血物质缺乏。如缺铁性贫血（铁缺乏）、巨幼红细胞性贫血（维生素B_{12}、叶酸缺乏）、维生素 A 缺乏、维生素 B_6缺乏、铜缺乏、维生素 C 缺乏、蛋白质缺乏等。

B. 骨髓造血功能障碍。如再生障碍性贫血、单纯红细胞再生障碍性贫血。

C. 感染性及炎症性贫血。如嗜血性流感杆菌、金黄色葡萄球菌、链球菌等感染。

D. 其他。如慢性肾病所致贫血、铅中毒、癌症性贫血等。

（2）溶血性贫血。可由红细胞内在异常或红细胞外在因素引起。

A. 红细胞内在异常。①红细胞膜结构缺陷：如遗传性球形红细胞增多症、遗传性椭圆形红细胞增多症、棘状红细胞增多、阵发性睡眠性血红蛋白尿等。②红细胞酶缺乏：如葡萄糖－6－磷酸脱氢酶（G6PD）缺乏、丙酮酸激酶（PK）缺乏症等。③血红蛋白合成或结构异常：如地中海贫血、血红蛋白病等。

B. 红细胞外在因素。①免疫因素：体内存在破坏红细胞的抗体，如新生儿溶血症、自身免疫性溶血性贫血、药物所致的免疫性溶血性贫血等。②非免疫因素：如感染、物理化学因素、毒素、脾功能亢进、播散性血管内凝血等。

（3）失血性贫血。其包括急性失血和慢性失血引起的贫血。

3. 形态分类

根据红细胞数、血红蛋白量和红细胞压积计算红细胞平均容积（mean cell volume，MCV）、红细胞平均血红蛋白（mean cell hemoglobin，MCH）和红细胞平均血红蛋白浓度（mean cell hemoglobin concentration，MCHC），并将贫血分为四类（表 12－2）。

表 12－2　贫血的细胞形态分类

	MCV/fL	MCH/pg	MCHC/（g/L）
正细胞性	80 ～ 94	28 ～ 32	320 ～ 380
大细胞性	>94	>32	320 ～ 380
单纯小细胞性	<80	<28	320 ～ 380
小细胞低色素性	<80	<28	<320

二、临床

贫血的临床表现与其病因、程度轻重、发生急慢等因素有关。急性贫血（如急性失血或溶血），虽贫血程度轻，亦可引起严重症状甚至休克；慢性贫血，若机体各器官的代偿功能较好，可无症状或症状较轻，当代偿不全时才逐渐出现症状。

（1）一般表现：皮肤、黏膜苍白为突出表现。贫血时皮肤黏膜及甲床呈苍白色；重度贫血时皮肤往往呈蜡黄色。病程较长的患儿还常有易疲倦、毛发干枯、营养低下、体格发育迟缓等症状。

（2）造血器官反应：婴幼儿期的骨髓几乎全是红骨髓。贫血时，骨髓不能进一步代偿而出现骨髓外造血，表现为肝脾和淋巴结肿大，外周血中可出现有核红细胞、幼稚粒细胞。

三、口腔临床特征

贫血患儿通常表现出口唇及口腔内黏膜明显苍白。口腔上皮细胞因供血变化在代谢上产生的改变，引起细胞结构的畸形、角化异常及萎缩，从而影响舌丝状乳突，甚至使乳突完全丧失。贫血还可产生口腔黏膜溃疡，容易感染鹅口疮和口角炎，有时产生味觉失调。

四、诊断

贫血是由各类病因引起，发生于多种疾病的一种状态或综合征。为此尚需要查明贫血原因。可根据以下步骤确定。

1. 详细病史

注意以下方面：①性别、籍贯、出生史、喂养及生长发育史等。②过去史：既往贫血、黄疸、急慢性失血史及围生期病史。③家族史：家族中类似病者（如贫血、黄疸及胆红素脑病）。④服药或化学药物接触史：多种药物（包括中草药）、化学物品及蚕豆等可诱发贫血。

2. 体格检查

注意营养及发育状况，是否伴畸形，检查皮肤黏膜（肤色、有无黄疸及是否有出血倾向）、淋巴结、肝脾和骨骼等。

3. 实验室检查

（1）外周血象。红细胞计数和血红蛋白可确定有无贫血并评价贫血严重程度。还可明确贫血仅为红细胞异常还是伴有白细胞、血小板异常。网织红细胞数可反映骨髓红系造血增生情况。

（2）血细胞形态。分析红细胞形态（结合 MCV、MCH、MCHC）可明确贫血的形态学特点。通过血涂片还可观察有无幼稚细胞以排除白血病等。

（3）骨髓检查。直接了解骨髓造血细胞的质和量的改变，可评价骨髓红系造血程度；骨髓涂片应做铁染色以评价铁储备及铁粒幼细胞。

（4）特殊检查。特殊检查包括血红蛋白电泳、红细胞渗透脆性试验、红细胞酶活力测定、抗人球蛋白试验及珠蛋白基因分析等。

五、治疗

（1）去除病因。对病因明确的贫血，若能去除引起贫血的病因，则贫血可从根本上得以纠正。针对贫血的病因，选择有效药物，治疗原发病是纠正贫血的关键措施。

（2）一般治疗。加强护理，预防感染，改善饮食质量和搭配等。

（3）药物治疗。针对贫血的病因，选择有效药物给予治疗，如铁剂治疗缺铁性贫血，维生素 B_{12}和叶酸治疗巨幼红细胞性贫血等。

（4）输红细胞。一般选用浓缩红细胞，每次 5 ～ 10 mL/kg，输注速度不宜过快，以免引起心力衰竭和肺水肿。对于贫血合并肺炎的患儿，每次输红细胞量更应减少，速度减慢。

（5）造血干细胞移植。造血干细胞移植是目前根治严重遗传性溶血性贫血、再生障碍性贫血和“高危”白血病的有效方法。

（6）并发症治疗。婴幼儿贫血易合并急、慢性感染，营养不良，消化功能紊乱等，应予积极治疗。

第三节　儿童贫血的常见疾病

一、营养性缺铁性贫血

营养性缺铁性贫血（iron deficiency anemia，IDA）是体内铁缺乏导致血红蛋白合成减少，临床上以小细胞低色素性贫血、血清铁蛋白减少和铁剂治疗有效为特点的贫血症。本病以婴幼儿发病率最高，严重危害儿童健康，是我国重点防治的儿童常见病之一。

（一）病因

（1）先天储铁不足。胎儿从母体获得的铁以妊娠最后3个月最多，故早产、双胎或多胎、胎儿失血和孕母严重缺铁等均可使胎儿储铁减少。

（2）铁摄入量不足。这是缺铁性贫血的主要原因。人乳、牛乳、谷物中含铁量均较少，若不及时添加含铁较多的辅食，容易发生缺铁性贫血。

（3）生长发育因素。婴儿期生长发育较快，3 月龄和 1 岁时体重分别为出生时的 2 倍和 3 倍；随着体重增加，血容量也增加较快，1 岁时血循环中的血红蛋白增加 2 倍；未成熟儿的体重及血红蛋白增加倍数更高；若不及时添加含铁丰富的食物，则易致缺铁。

（4）铁的吸收障碍。食物搭配不合理可影响铁的吸收。慢性腹泻不仅会使铁的吸收不良，还会使铁的排泄增加。

（5）铁的丢失过多。正常婴儿每天排泄铁量相对比成人多。每 1 mL 血约含铁 0.5 mg，长期慢性失血可致缺铁，如肠息肉、梅克尔憩室、膈疝、钩虫病等可致慢性失血，用不经加热处理的鲜牛奶喂养的婴儿可因对牛奶过敏而致肠出血。

（二）发病机制

缺铁通常经过以下三个阶段才发生贫血。①铁减少期（iron depletion，ID）：此阶段体内储存铁已减少，但供红细胞合成血红蛋白的铁尚未减少。②红细胞生成缺铁期（iron-deficiency erythropoiesis，IDE）：此期储存铁进一步耗竭，红细胞生成所需的铁亦不足，但循环中血红蛋白的量尚未减少。③缺铁性贫血期（iron deficiency anemia，IDA）：此期出现小细胞低色素性贫血，还有一些非造血系统的症状。

（三）临床表现

任何年龄均可发病，以 6 月龄至 2 岁最多见。发病缓慢，其临床表现随病情轻重而有不同。

（1）一般表现。皮肤黏膜逐渐苍白，以甲床较明显。易疲乏，不爱活动。年长儿可诉头晕、眼前发黑、耳鸣等。

（2）髓外造血表现。由于髓外造血，肝、脾可轻度肿大；年龄愈小、病程愈久、贫血愈重，肝脾肿大愈明显。

（3）非造血系统症状。

A. 消化系统症状：食欲减退，少数有异食癖（如嗜食泥土、墙皮、煤渣等）；可有呕吐、腹泻；可出现口腔炎、舌炎或舌乳头萎缩；重者可出现萎缩性胃炎或吸收不良综合征。

B. 神经系统症状：表现为烦躁不安或萎靡不振、精神不集中、记忆力减退、智力多数低于同龄儿。

C. 心血管系统症状：明显贫血时心率增快，严重者心脏扩大甚至发生心力衰竭。

D. 其他：因细胞免疫功能降低，常合并感染；可因上皮组织异常而出现凹甲（反甲）。

（四）口腔临床特征

口腔检查发现黏膜苍白，甚至伴有口腔黏膜灼痛。舌背丝状乳头和菌状乳头萎缩，光滑，如反光的镜面。舌背的这种萎缩性表现可以局限在个别部位呈斑片状，也可以累及整个舌背。同时，常伴发口角炎及白色念珠菌感染，也可发生伤口愈合延迟等现象。少数病例可以出现黏膜白斑及黏膜表浅糜烂等损害。

（五）实验室检查

1. 外周血象

血红蛋白降低比红细胞数减少明显，呈小细胞低色素性贫血。外周血涂片可见红细胞大小不等，以小细胞为多，中央淡染区扩大。MCV < 80 fL，MCH < 26 pg，MCHC < 310 g/L。网红细胞数正常或轻度减少。白细胞、血小板一般无改变。

2. 骨髓象

骨髓象表现为增生活跃，以中、晚幼红细胞增生为主。各期红细胞均较小，胞浆少，染色偏蓝，显示胞浆成熟程度落后于胞核。粒细胞和巨核细胞系一般无明显异常。

3. 有关铁代谢的检查

（1）血清铁蛋白（serum ferritin，SF）：可较敏感地反映体内贮存铁情况，是诊断缺铁 ID 期的敏感指标。其放射免疫法测定的正常值：3 月以下婴儿为 194 ～ 238 μg/L，3 月以上为 18 ～ 91 μg/L；低于 12 μg/L，提示缺铁。

（2）红细胞游离原卟啉（free erythrocyte protoporphyrin，FEP）：FEP > 0.9 μmol/L（500 μg/dL）即提示细胞内缺铁。若 SF 值降低、FEP 升高而未出现贫血，这是缺铁 IDE 期的典型表现。FEP 增高还见于铅中毒、慢性炎症和先天性原卟啉增多症。

（3）血清铁（serum iron，SI）、总铁结合力（total iron-binding capacity，TIBC）和转铁蛋白饱和度（transferrin saturation，TS）：这三项检查是反映血浆中铁含量，通常在 IDA 期才出现异常，即 SI 和 TS 降低，TIBC 升高。

4. 骨髓可染铁

骨髓涂片用普鲁士蓝染色镜检可见细胞外铁减少。观察红细胞内铁粒细胞数，若小于 15%，提示储存铁减少（细胞内铁减少），这是一项反映体内贮存铁的敏感而可靠的指标。

（六）诊断与鉴别诊断

根据病史，特别是喂养史、临床表现和血象特点，一般可作出初步诊断。进一步做有关铁代谢的生化检查有确诊意义。必要时可做骨髓检查。用铁剂治疗有效可证实诊断。

地中海贫血、异常血红蛋白病、维生素 B_6 缺乏性贫血、铁粒幼红细胞性贫血和铅中毒等亦表现为小细胞低色素性贫血，应根据各病临床特点和实验室检查特征加以鉴别。

（七）治疗

1. 一般治疗

加强护理，保证充足睡眠；避免感染，若伴有感染者应积极控制感染；重度贫血者注意保护心脏功能。根据患儿消化能力，适当增加含铁质丰富的食物，注意饮食的合理搭配，以增加铁的吸收。

2. 去除病因

对饮食不当者应纠正不合理的饮食习惯和食物组成，有偏食习惯者应予纠正。若有慢性失血性疾病，如钩虫病、肠道畸形等，应予及时治疗。

3. 铁剂治疗

（1）口服铁剂。口服铁剂的剂量为元素铁每日 4 ～ 6 mg/kg，分 3 次口服，以两餐之间口服为宜；为减少胃肠副反应，可从小剂量开始，若无不良反应，可在 1 ～ 2 日内加至足量。

（2）注射铁剂。注射铁剂适应证：①诊断肯定但口服铁剂后无治疗反应者；②口服后胃肠反应严重，虽改变制剂种类、剂量及给药时间仍无改善者；③由于胃肠疾病或胃肠手术后不能应用口服铁剂或口服铁剂吸收不良者。

补给铁剂 12 ～ 24 小时后，细胞内含铁酶开始恢复，烦躁等精神症状减轻，食欲增加。网织红细胞于服药 2 ～ 3 天后开始上升，5 ～ 7 日达高峰，2 ～ 3 周后下降至正常。治疗 1 ～ 2 周后血红蛋白逐渐上升，通常于治疗 3 ～ 4 周达到正常。若 3 周内血红蛋白上升不足 20 g/L，注意寻找原因。若治疗反应满意，血红蛋白恢复正常后再继续服用铁剂 6 ～ 8 周，以增加铁储存。

4. 输注红细胞

输注红细胞的适应证：①贫血严重，尤其是发生心力衰竭者；②合并感染者；③急需外科手术者。

（八）预防

主要预防措施包括：①提倡母乳喂养，因母乳中铁的吸收利用率较高；②做好喂养指导，无论是母乳或人工喂养的婴儿，均应及时添加含铁丰富且铁吸收率高的辅助食品；③婴幼儿食品（如谷类制品、牛奶制品等）应加入适量铁剂加以强化；④对早产儿，尤其是非常低体重的早产儿，宜自 2 个月左右给予铁剂预防。

二、营养性巨幼红细胞贫血

营养性巨幼红细胞贫血（nutritional megaloblastic anemia）是由于维生素 B_{12} 或（和）

叶酸缺乏所致的一种大细胞性贫血。主要临床特点是贫血、神经精神症状、红细胞的胞体变大、骨髓中出现巨幼红细胞、维生素 B_{12} 或（和）叶酸治疗有效。

（一）病因

（1）摄入量不足。单纯母乳喂养而未及时添加辅食、人工喂养不当及严重偏食的婴幼儿，其饮食中缺乏肉类、动物肝、肾及蔬菜，可致维生素 B_{12} 和叶酸缺乏。羊乳含叶酸量很低，单纯以羊奶喂养者，可致叶酸缺乏。

（2）需要量增加。婴儿生长发育较快，对叶酸、维生素 B_{12} 的需要量也增加，严重感染者其维生素 B_{12} 的消耗量增加，需要量也相应增加。

（3）吸收或代谢障碍。慢性腹泻影响叶酸吸收，先天性叶酸代谢障碍（如小肠吸收叶酸缺陷及叶酸转运功能障碍）也可致叶酸缺乏。

（二）发病机制

叶酸受叶酸还原酶的还原作用和维生素 B_{12} 的催化作用后变成四氢叶酸，后者是 DNA 合成过程中必需的辅酶。当维生素 B_{12} 或叶酸缺乏时，四氢叶酸减少，导致 DNA 合成减少。幼稚红细胞内的 DNA 合成减少使其分裂和增殖时间延长，出现细胞核的发育落后于胞浆而血红蛋白的合成不受影响，因此红细胞的胞体变大，形成巨幼红细胞。由于红细胞生成速度变慢，巨幼红细胞在骨髓内易被破坏，进入血循环的红细胞寿命也较短，从而出现贫血。

维生素 B_{12} 能促使脂肪代谢产生的甲基丙二酸转变成琥珀酸而参与三羧酸循环，此作用与神经髓鞘中脂蛋白形成有关，因而能保持中枢和外周髓鞘神经纤维的功能完整性；当其缺乏时，可导致中枢和外周神经髓鞘受损，因而出现神经精神症状。叶酸缺乏主要引起情感改变，偶见深感觉障碍。

（三）临床表现

营养性巨幼红细胞贫血以 6 月龄至 2 岁多见，起病缓慢。

（1）一般表现：多呈虚胖或颜面轻度浮肿，毛发纤细稀疏、黄色，严重者皮肤有出血点或瘀斑。

（2）贫血表现：皮肤常呈现蜡黄色，睑结膜、口唇、指甲等处苍白，偶有轻度黄疸；疲乏无力，常伴有肝、脾肿大。

（3）神经精神症状：可出现烦躁不安、易怒等症状。维生素 B_{12} 缺乏者表现为表情呆滞、对周围反应迟钝，嗜睡、不认亲人，少哭不笑，智力、动作发育落后甚至退步。重症病例可出现不规则性震颤，手足无意识运动，甚至抽搐、感觉异常、共济失调、踝阵挛和巴宾斯基征阳性等。叶酸缺乏不会导致出现神经系统症状，但可导致神经精神异常。

（4）消化系统症状：常出现较早，如厌食、恶心、呕吐、腹泻等。

（四）口腔临床特征

营养性巨幼红细胞贫血患儿出现唇周和口腔黏膜苍白，而舌部疼痛是常见的症状。患儿还可合并有口腔溃疡和鹅口疮。

（五）实验室检查

（1）外周血象。呈大细胞性贫血，MCV > 94 fL，MCH > 32 pg。血涂片可见红细胞大小不等，以大细胞为多，易见嗜多色性和嗜碱点彩红细胞，可见巨幼红细胞，中性粒细胞呈分叶过多现象。网织红细胞、白细胞、血小板计数常减少。

（2）骨髓象。骨髓增生明显活跃，以红细胞系增生为主，粒细胞系、红细胞系均出现巨幼变，表现为胞体变大、核染色质粗而松、副染色质明显。中性粒细胞的胞浆空泡形成，核分叶过多。巨核细胞的核有过度分叶现象，可见巨大血小板。

（3）血清维生素 B_{12} 和叶酸测定。血清维生素 B_{12} 正常值为 200 ～ 800 ng/L，小于 100 ng/L为缺乏。血清叶酸水平正常值为 5 ～ 6 μg/L，小于 3 μg/L 为缺乏。

（六）诊断

根据临床表现、血象和骨髓象可诊断巨幼细胞性贫血。在此基础上，若精神神经症状明显，则考虑为维生素 B_{12} 缺乏所致。有条件时测定血清维生素 B_{12} 或叶酸水平可协助确诊。

（七）治疗

（1）一般治疗。注意营养，及时添加辅食；加强护理，防止感染。

（2）去除病因。对引起维生素 B_{12} 和叶酸缺乏的原因应予去除。

（3）维生素 B_{12} 和叶酸治疗。维生素 B_{12} 500 ～ 1 000 μg，一次肌内注射；或每次肌内注射 100 μg，每周 2 ～ 3 次，连用数周，直至临床症状好转，血象恢复正常为止；当有神经系统受累表现时，可予每日 1 mg，连续肌内注射 2 周以上；因维生素 B_{12} 吸收缺陷所致的患者，每月肌内注射 1 mg，长期应用。叶酸口服剂量为 5 mg，每日 3 次，连续数周至临床症状好转、血象恢复正常为止。同时口服维生素 C，其有助于叶酸的吸收。服叶酸 1 ～ 2 天后食欲好转，骨髓中巨幼红细胞转为正常；2 ～ 4 天网织红细胞增加，4 ～ 7 天达高峰；2 ～ 6 周红细胞和血红蛋白恢复正常。

（八）预防

改善哺乳母亲的营养，婴儿应及时添加辅食；注意饮食均衡；及时治疗肠道疾病；注意合理应用抗叶酸代谢药物。

三、红细胞葡萄糖－6－磷酸脱氢酶缺乏症

红细胞葡萄糖－6－磷酸脱氢酶（G6PD）缺乏症是一种 X 连锁不完全显性遗传性红细胞酶缺陷病。在我国，此病主要见于长江流域及其以南各省，以云南、海南、广东、广西、福建、四川、江西、贵州等省（自治区）的发病率较高，北方地区较少见。

（一）病因

本病是由 G6PD 的基因突变所致。G6PD 基因定位于 X 染色体长臂 2 区 8 带（Xq28），全长约 18. 5 kb，含 13 个外显子，编码 515 个氨基酸。男性半合子和女性纯合子均表现为 G6PD 显著缺乏；女性杂合子发病与否，取决于其 G6PD 缺乏的细胞数量在细胞群中所占的比例，在临床上有不同的表现度，故称为不完全显性。

迄今，G6PD 基因的突变已达 122 种以上；中国人的 G6PD 基因突变型有 17 种，其

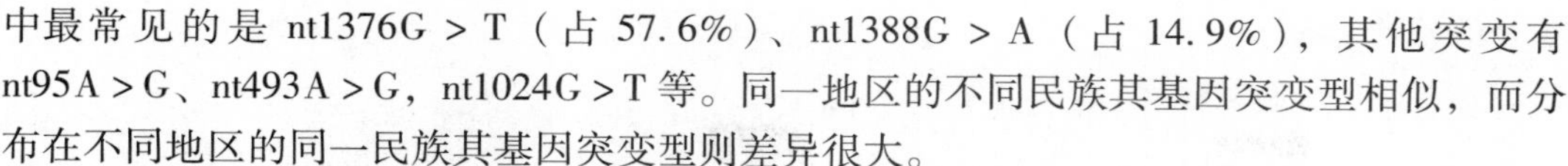

中最常见的是 nt1376G > T（占 57.6%）、nt1388G > A（占 14.9%），其他突变有 nt95A > G、nt493A > G，nt1024G > T 等。同一地区的不同民族其基因突变型相似，而分布在不同地区的同一民族其基因突变型则差异很大。

（二）发病机制

本病发生溶血的机制尚未完全明确。目前认为服用氧化性药物（如伯氨喹）诱发溶血，其机制为：G6PD 在磷酸戊糖旁路中是 6 - 磷酸葡萄糖（G6P）转变为6 - 磷酸葡萄糖酸（G6PG）反应中必需的酶。G6PD 缺乏时，使还原型三磷酸吡啶核苷减少，不能维持生理浓度的还原型谷胱甘肽，从而使红细胞膜蛋白和酶蛋白中的巯基发生氧化，破坏了红细胞膜的完整性。NADPH 减少后，高铁血红蛋白（MHb）不能转变为氧合血红蛋白，MHb 增加致红细胞内不可溶性变性珠蛋白的包涵体海因茨小体（Heinz body）形成明显增加，红细胞膜变硬，通过脾脏时被破坏，导致溶血。

新生的红细胞 G6PD 活性较高，对氧化剂药物有较强的抵抗性，当衰老红细胞酶活性过低而被破坏后，新生红细胞即代偿性增加，故不再发生溶血，呈自限性。蚕豆诱发溶血的机理尚未明确，蚕豆浸液中含有多巴、多巴胺、蚕豆嘧啶类、异脲咪等类似氧化剂物质，可能与蚕豆病的发病有关。

（三）临床表现

根据诱发溶血的不同原因，可分为以下五种临床类型。

（1）伯氨喹型药物性溶血性贫血。该病是由于服用某些具有氧化特性的药物而引起的急性溶血。常于服药后 1～3 天出现急性血管内溶血。有头晕、厌食、恶心、呕吐、疲乏等症状，继而出现黄疸、血红蛋白尿，溶血严重者可出现少尿、无尿、酸中毒和急性肾功能衰竭。溶血过程呈自限性是本病的重要特点，轻症的溶血持续 1～2 天或 1 周左右，随后临床症状逐渐改善而自愈。

（2）蚕豆病。蚕豆病常见于 10 岁以下儿童，男孩多见，常在蚕豆成熟季节流行，进食蚕豆或蚕豆制品均可致病，母亲食蚕豆后哺乳可使婴儿发病。通常于进食蚕豆或其制品后 24～48 小时内发病，表现为急性血管内溶血，其临床表现与伯氨喹型药物性溶血相似。

（3）新生儿黄疸。在 G6PD 缺乏症高发地区由 G6PD 缺乏引起的新生儿黄疸并不少见。感染、病理分娩、缺氧、给新生儿哺乳的母亲服用氧化剂药物、或新生儿穿戴有樟脑丸气味的衣服等均可诱发溶血。黄疸大多于出生 2～4 天后达高峰，半数患儿可有肝脾肿大，贫血大多数为轻度或中度，重者可致胆红素脑病。

（4）感染诱发的溶血。细菌、病毒感染可诱发 G6PD 缺乏者发生溶血，一般于感染后几天之内突然发生溶血，程度大多较轻，黄疸多不显著。

（5）先天性非球形细胞性溶血性贫血。该病在无诱因情况下出现慢性溶血，常于婴儿期发病，表现为贫血、黄疸、脾肿大；可因感染或服药而诱发急性溶血。约有半数病例在新生儿期以高胆红素血症起病。

（四）口腔临床特征

G6PD 缺陷症患儿出现唇周和口腔黏膜苍白，还可伴随有舌部疼痛、舌乳头缺失、舌炎等临床特征。

（五）实验室检查

（1）红细胞 G6PD 缺乏的筛选试验常用三种方法。

A. 高铁血红蛋白还原试验：正常还原率大于 0.75；中间型为 0.31 ～ 0.74；显著缺乏者小于 0.30。此试验可出现假阳性或假阴性，故应配合其他相关实验室检查。

B. 荧光斑点试验：正常者 10 分钟内出现荧光；中间型者 10 ～ 30 分钟出现荧光；严重缺乏者 30 分钟仍不出现荧光。本试验敏感性和特异性均较高。

C. 硝基四氮唑蓝纸片法：正常滤纸片呈紫蓝色，中间型呈淡蓝色，显著缺乏者呈红色。

（2）红细胞 G6PD 活性测定。这是特异性的直接诊断方法，正常值随测定方法的不同而不同：

A. WHO 推荐的 Zinkham 法为（12.1 ± 2.09）IU/g Hb。

B. 国际血液学标准化委员会推荐的 Clock 与 Mclean 法为（8.34 ± 1.59）IU/g Hb。

C. NBT 定量法为 13.1 ～ 30.0 BNT 单位。

D. 近年开展 G6PD/6PGD 比值测定，可进一步提高杂合子检出率，正常值在成人为 1.0 ～ 1.67，脐带血 1.1 ～ 2.3，低于此值为 G6PD 缺乏。

（3）变性珠蛋白小体生成试验。在溶血时阳性细胞大于 0.05，溶血停止时呈阴性。不稳定血红蛋白病患者此试验亦可为阳性。

（六）诊断与鉴别诊断

阳性家族史或既往病史均有助于临床诊断。病史中有急性溶血特征，并有食蚕豆或服药物史，或新生儿黄疸，或自幼即出现原因未明的慢性溶血者，均应考虑本病。结合实验室检查即可确诊。

本病须与地中海贫血相鉴别，地中海贫血亦属于珠蛋白的基因异常的遗传性疾病，且亦在我国南方多见，进一步予血红蛋白电泳、地中海贫血基因检查可与 G6PD 鉴别。

（七）治疗

对急性溶血者，应去除诱因。在溶血期应供给足够水分，注意纠正电解质紊乱，口服碳酸氢钠，使尿液保持碱性，以防止血红蛋白在肾小管内沉积。贫血较轻者不需要输血，去除诱因后溶血大多于 1 周内自行停止。严重贫血时，可输 G6PD 正常的红细胞。应密切注意肾功能，若出现肾功能衰竭，应及时采取有效措施。

新生儿黄疸可用蓝光治疗，个别严重者应考虑换血疗法，以防止胆红素脑病的发生。

（八）预防

在 G6PD 缺陷高发地区，应进行群体 G6PD 缺乏症的普查；已知为 G6PD 缺乏者应避免进食蚕豆及其制品，忌服有氧化作用的药物，并加强对各种感染的预防。

四、地中海贫血

地中海贫血（以下简称为“地贫”），又称为海洋性贫血（thalassemia）、珠蛋白生

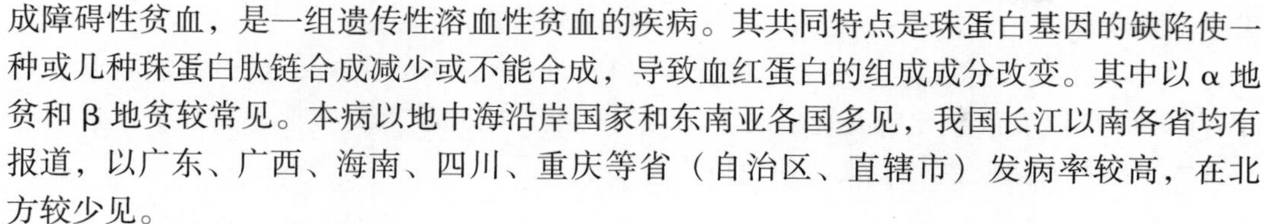

成障碍性贫血，是一组遗传性溶血性贫血的疾病。其共同特点是珠蛋白基因的缺陷使一种或几种珠蛋白肽链合成减少或不能合成，导致血红蛋白的组成成分改变。其中以α地贫和β地贫较常见。本病以地中海沿岸国家和东南亚各国多见，我国长江以南各省均有报道，以广东、广西、海南、四川、重庆等省（自治区、直辖市）发病率较高，在北方较少见。

（一）病因与发病机制

1. β地贫

人类β珠蛋白基因簇位于第11号染色体短臂1区2节（11p1.2）。β地贫的病因主要是由于该基因的点突变，少数为基因缺失。

因β链生成完全或明显受到抑制，以致含有β链的HbA合成减少或消失，而多余的α链与γ链结合而成为HbF（$\alpha_2\gamma_2$）。由于HbF的氧亲和力高，可致患者组织缺氧。

2. α地贫

人类α珠蛋白基因簇位于第16号染色体短臂末端（16p13.3）。每条染色体各有2个α珠蛋白基因，1对染色体共有4个α珠蛋白基因。大多数α地贫是由于α珠蛋白基因的缺失所致，少数由基因点突变导致。

α地贫者由于缺乏α链生成，可发生大量γ链合成γ4（Hb Bart's）或多余β链合成HbH（β4），这些成分对氧的亲和力高，造成组织缺氧，容易在红细胞内变性沉淀而形成包涵体，造成红细胞膜僵硬而使红细胞寿命缩短。

（二）临床表现

1. β地贫

β地贫的临床表现根据病情轻重程度，分为以下三型。

（1）轻型：患者无症状或轻度贫血，脾不大或轻度肿大。病程经过良好，绝大多数能像正常人存活至老年。

（2）中间型：多于幼童期出现症状，其临床表现介于轻型和重型之间，中度贫血，脾脏轻度或中度肿大，黄疸可有可无，骨骼改变较轻。

（3）重型：又称库利（Cooley）贫血。患儿出生时无症状，至3～12个月开始发病，呈慢性进行性贫血，面色苍白，肝脾肿大，发育不良，常有轻度黄疸，症状随年龄增长而日益明显。常需要每4周左右输红细胞以纠正严重贫血。若为长期中度或以上贫血者，由于骨髓代偿性增生，将导致骨骼变大、髓腔增宽，先发生于掌骨，以后发生于长骨和肋骨；1岁后颅骨改变明显，表现为头颅变大、额部隆起、颧高、鼻梁塌陷，两眼距增宽，形成地贫特殊面容。患儿常并发支气管炎或肺炎。

2. α地贫

α地贫的临床表现根据病情轻重程度，分为以下四型。

（1）静止型：患者无症状。

（2）轻型：患者无症状。体格检查可示轻度贫血貌，肝脾不大。

（3）中间型：又称血红蛋白H病。患儿出生时无明显症状；婴儿期以后逐渐出现贫血、疲乏无力、肝脾肿大、轻度黄疸；年龄较大患者可出现类似重型β地贫的特殊面容。合并呼吸道感染或服用氧化性药物、抗疟药物等可诱发急性溶血而加重贫血，甚至发生溶血危象。

（4）重型：又称巴氏胎儿水肿综合征（Bart hydrops fetalis syndrome）。胎儿常于母孕30～40周时流产、死胎或娩出后半小时内死亡，胎儿呈重度贫血、黄疸、水肿、肝脾肿大、腹腔积液、胸腔积液。胎盘巨大且质脆。

（三）口腔临床特征

地中海贫血患者因不同类型贫血出现不同程度的唇周和口腔黏膜苍白。口腔黏膜烧灼感、舌静脉曲张、口干、萎缩性舌炎和口腔黏膜麻痹是地中海贫血患者口腔常见的临床特征。此外，此类患者也容易合并鹅口疮。

（四）实验室检查

1. β地贫的实验室检查

（1）轻型：成熟红细胞有轻度形态改变，红细胞渗透脆性正常或减低，血红蛋白电泳显示HbA2含量增高（0.035～0.060），这是本型的特点。HbF含量正常。基因分析呈杂合子状态。

（2）中间型：外周血象和骨髓象的改变如重型，红细胞渗透脆性减低，HbF含量为0.40～0.80，HbA2含量正常或增高。基因分析呈复合杂合子和某些地贫变异型的纯合子或复合杂合子状态。

（3）重型：外周血象呈小细胞低色素性贫血，红细胞大小不等，中央浅染区扩大，出现异形、靶形、碎片红细胞和有核红细胞、点彩红细胞、嗜多染性红细胞、豪－周小体等；网织红细胞正常或增高。骨髓象红系增生明显活跃，以中、晚幼红细胞占多数，成熟红细胞改变与外周血相同。红细胞渗透脆性明显减低。HbF含量明显增高，大多患者的HbF含量大于0.40，这是诊断重型β地贫的重要依据。颅骨X射线片可见颅骨内外板变薄，板障增宽，在骨皮质间出现垂直短发样骨刺。基因分析为纯合子或复合杂合子。

2. α地贫的实验室检查

（1）静止型：红细胞形态正常，出生时脐带血中血红蛋白巴特（hemoglobin Bart，HbBart）含量为0.01～0.02，但3个月后即消失。α珠蛋白基因分析呈 －α/αα。

（2）轻型：红细胞形态有轻度改变，如大小不等、中央浅染、异形等；红细胞渗透脆性降低；变性珠蛋白小体阳性；HbA2和HbF含量正常或稍低。患儿脐血HbBart含量为0.034～0.140，于出生后6个月时完全消失。α珠蛋白基因分析呈－α/－α或－－/αα。

（3）中间型：外周血象和骨髓象的改变类似重型β地贫；红细胞渗透脆性减低；变性珠蛋白小体阳性；HbA2及HbF含量正常。出生时血液中含有约0.25 HbBart及少量HbH；随年龄增长，HbH逐渐取代HbBart，其含量为0.024～0.44。包涵体生成试验阳性。α珠蛋白基因分析呈－α/－－（缺失型）或－－/$\alpha\alpha^{Thal}$（非缺失型）。

（4）重型：外周血成熟红细胞形态改变如重型β地贫，有核红细胞和网织红细胞明显增高。血红蛋白中几乎全是HbBart或同时有少量HbH，无HbA、HbA2和HbF。α珠蛋白基因分析呈－－/－－（纯合子）。

（五）诊断与鉴别诊断

根据临床特点和实验室检查，结合阳性家族史，一般可做出诊断。有条件时，可做基因诊断。本病须与下列疾病鉴别。

（1）缺铁性贫血。轻型地贫的临床表现和红细胞的形态改变与缺铁性贫血有相似之处，故易被误诊。但缺铁性贫血常有缺铁诱因、血清铁蛋白含量减低、骨髓外铁粒幼红细胞减少、红细胞游离原卟啉升高、铁剂治疗有效等，可资鉴别。对可疑病例可借助血红蛋白碱变性试验和血红蛋白电泳进一步鉴别。

（2）传染性肝炎或肝硬化。因 HbH 病贫血较轻，还伴有肝脾肿大、黄疸，少数病例还可有肝功能损害，故易被误诊为黄疸型肝炎或肝硬化。但通过病史询问、家族调查及红细胞形态观察、血红蛋白电泳检查即可鉴别。

（六）治疗

轻型地贫无须特殊治疗。中间型和重型地贫应采取下列一种或数种方法进行治疗。

1. 一般治疗

注意休息和营养，积极预防感染。适当补充叶酸和维生素 E。

2. 输血和去铁治疗

目前，此法仍是重要治疗方法之一。

（1）红细胞输注：对于重型 β 地贫应从早期开始给予适量的红细胞输注，以使患者生长发育接近正常和防止骨骼病变。方法：先 2 ～ 4 周内分次输注浓缩红细胞，使患儿血红蛋白含量达 120 g/L 左右；然后每隔 4 ～ 5 周输注浓缩红细胞 10 ～ 15 mL/kg，使血红蛋白含量维持在 90 ～ 140 g/L。但本法容易导致含铁血黄素沉着症，故应同时给予铁螯合剂治疗。

（2）铁螯合剂：除铁治疗是改善重型地贫患者生存质量和延长寿命的主要措施。目前临床上使用的药物有去铁胺、去铁酮和地拉罗司。通常在规则输注红细胞 1 年或 10 ～ 20 单位后进行铁负荷评估，若有铁过载（SF > 1 000 μg/L），则开始应用铁螯合剂。

3. 脾切除

脾切除对血红蛋白 H 病和中间型 β 地贫的疗效较好，对重型 β 地贫效果差。脾切除应在 5 岁以后施行并严格掌握适应证。

4. 造血干细胞移植

异基因造血干细胞移植是目前能根治重型 β 地贫的方法。若有 HLA 相配的造血干细胞供者，应作为治疗重型 β 地贫的首选方法。

（七）预防

开展人群普查和遗传咨询、做好婚前指导以避免地贫基因携带者之间联姻，对预防本病有重要意义。采用基因分析法进行产前诊断，可在妊娠早期对重型 β 地贫和 α 地贫胎儿做出诊断并及时终止妊娠，以避免胎儿水肿综合征的发生和重型 β 地贫患者的出生，是目前预防本病行之有效的方法。

第四节　出血性疾病

一、免疫性血小板减少症

免疫性血小板减少症（immune thrombocytopenic，ITP）过去又称为特发性血小板减少性紫癜（idiopathic thrombocytopenic purpura，ITP），是儿童最常见的出血性疾病。其主要临床特点：皮肤及黏膜自发性出血、血小板减少、束臂试验阳性、出血时间延长和血块收缩不良。

（一）病因与发病机制

患儿在发病前常有病毒感染史，目前认为病毒感染后使机体产生可与血小板膜发生交叉反应的抗体，使血小板受到损伤而被单核－巨噬细胞系统所清除。此外，病毒感染后，体内形成的抗原－抗体复合物可附着于血小板表面，使血小板易被单核－巨噬细胞系统吞噬和破坏，导致血小板减少。患者血清中血小板相关抗体（platelet associated IgG，PAIgG）含量多增高。研究证实，辅助性T细胞（T helper cell，Th）和细胞毒T细胞（cytotoxic T cell，CTL）的活化及相关细胞因子紊乱是导致本病慢性化过程的重要原因。由于血小板和巨核细胞有共同抗原性，抗血小板抗体同样可作用于骨髓巨核细胞，导致巨核细胞成熟障碍，巨核细胞的生成和释放均受到严重影响，使血小板生成进一步减少。

免疫性血小板减少症的发生可以源自原发性疾病或继发于其他病症。继发性ITP常见于下列情况：疫苗免疫接种、感染（CMV、Hp、HCV、HIV等）、抗磷脂综合征和系统性红斑狼疮等自身免疫性疾病、免疫缺陷病、淋巴增殖性病变、骨髓移植的并发症及使用药物等。

（二）临床表现

本病见于各年龄时期小儿，以1～5岁儿童多见，男女发病数无差异，冬春季发病数较高。新诊断的ITP患者于发病前1～3周常有急性病毒感染史，如上呼吸道感染、流行性腮腺炎、水痘、风疹、麻疹、传染性单核细胞增多症等，亦偶见于免疫接种后。大多数患者发病前无任何症状，部分可有发热。以自发性皮肤和黏膜出血为突出表现，多为针尖大小的皮内或皮下出血点，或为瘀斑和紫癜，少见皮下血肿，分布不均匀，通常以四肢为多，在易于碰撞的部位更多见。常伴有鼻出血或齿龈出血，偶见消化道大出血和肉眼血尿。青春期女性患者可有月经过多。少数患者可有结膜下和视网膜出血。颅内出血少见，一旦发生，则预后不良。出血严重者可致贫血，一般无肝、脾和淋巴结肿大。部分患者病程中没有任何出血表现。

80%～90%的患者于发病后1～6个月内痊愈，10%～20%的患者呈慢性病程。病死率为0.5%～1.0%，主要致死原因为颅内出血。

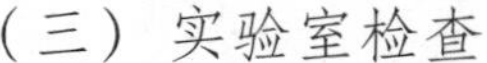

（三）实验室检查

（1）外周血象。血小板计数 $<100\times10^9\ L^{-1}$，出血轻重与血小板数多少有关。血小板小于 $50\times10^9\ L^{-1}$ 时可有自发性出血，小于 $20\times10^9\ L^{-1}$ 时出血明显，小于 $10\times10^9\ L^{-1}$ 时出血严重。慢性型可见血小板大小不等，染色较浅。失血较多时可致贫血，白细胞数正常。

（2）骨髓象。国外学者对起病时红细胞和白细胞计数正常的患者不建议常规做骨髓细胞学检查；但国内专家仍充分肯定骨髓检查对于 ITP 的鉴别诊断价值，特别是在临床表现不典型或对治疗反应差时，骨髓检查是必要的，有时甚至需要多次进行骨髓穿刺。新诊断的 ITP 和持续性 ITP 骨髓巨核细胞数增多或正常。慢性 ITP 巨核细胞显著增多，幼稚巨核浆细胞增多，核分叶减少，核－质发育不平衡，产板型巨核细胞明显减少，其细胞质中有空泡形成、颗粒减少和数量减少等现象。

（3）血小板抗体测定。主要是 PAIgG 增高，但 PAIgG 增高并非 ITP 的特异性改变，其他免疫性疾病亦可有 PAIgM 增高。若同时检测 PAIgM 和 PAIgA，并结合在血小板表面的糖蛋白、血小板内的抗 GPⅡb/Ⅲa 自身抗体和 GPⅠb/ⅠX 自身抗体等可提高临床诊断的敏感性与特异性。

（4）其他。血小板减少使毛细血管脆性增加，束臂试验阳性；出血时间延长，凝血时间正常；当血小板数量明显减少时血块收缩不良；血清凝血酶原消耗不良。慢性 ITP 患者的血小板黏附和聚集功能可异常。

（四）诊断与鉴别诊断

根据病史、临床表现和实验室检查，即可做出诊断。美国血液学会（the American Society of Hematology，ASH）根据临床病程的长短将本症分为三型：①新诊断的 ITP（newly diagnosed ITP），确诊后 3 个月以内；②持续性 ITP（persistent ITP），确诊后 3～12 个月；③慢性 ITP（chronic ITP），确诊后 12 个月以上。以上分型不适用于继发性 ITP。ASH 还界定：①重型 ITP（severe ITP），患者发病时有需要紧急处理的出血症状或病程中新的出血症状必须应用提升血小板的药物治疗，包括增加原有药物的剂量；②难治性 ITP（refractory ITP）是指脾脏切除术后仍为重型 ITP 的患儿。

本病应与下列疾病相鉴别：

（1）急性白血病。外周血白细胞不增高的急性白血病易与 ITP 相混淆，通过血涂片和骨髓涂片检查见到白血病幼稚细胞即可确诊。

（2）再生障碍性贫血。患者表现为发热、贫血和出血，肝、脾和淋巴结不肿大，与 ITP 合并贫血者相似；但再生障碍性贫血时贫血较重，外周血白细胞数和中性粒细胞数减少，骨髓造血功能减退，巨核细胞减少有助于诊断。

（3）过敏性紫癜。过敏性紫癜为出血性斑丘疹，对称分布，成批出现，多见于下肢和臀部，血小板数正常，一般易于鉴别。

（4）继发性血小板减少症。严重细菌感染和病毒血症均可引起血小板减少。化学药物、脾功能亢进、部分自身免疫性疾病（如系统性红斑狼疮等）、先天性免疫缺陷病［如威斯科特－奥尔德里奇综合征（简称威－奥综合征，Wiskott-Aldrich syndrome，

WAS）等］、恶性肿瘤侵犯骨髓和某些溶血性贫血等均可导致血小板减少，应注意鉴别。

（五）治疗

（1）一般治疗。治疗原则：①对于新诊断 ITP 病例，患儿无出血或轻微出血（皮肤出血点或瘀斑）可不考虑血小板计数，仅严密观察。②对于血小板计数稳定在 $30\times10^9\ L^{-1}$ 以上的持续性和慢性病例，要充分考虑激素和免疫抑制剂等治疗给患儿带来的风险。在急性出血期间以住院治疗为宜，尽量减少活动，避免外伤，明显出血时应卧床休息。应积极预防及控制感染，避免服用影响血小板功能的药物（如阿司匹林、吲哚美辛及苯妥英钠等）。

（2）糖皮质激素。其主要药理作用：降低毛细血管通透性；抑制血小板抗体产生；抑制单核－巨噬细胞系统破坏有抗体吸附的血小板。常用泼尼松，剂量为 1.5～2.0 mg/(kg·d)，分 3 次口服，血小板正常后缓慢减量、停药。激素治疗 2～3 周无反应者，应迅速减量、停药，查寻病因。出血严重者可用冲击疗法：地塞米松 0.5～2.0 mg/(kg·d)，或甲泼尼龙 20～30 mg/(kg·d) 静脉滴注，连用 3 天，症状缓后改口服泼尼松。用药至血小板数回升至接近正常水平即可逐渐减量，疗程一般不超过 4 周。停药后若有复发，可再用泼尼松治疗。国际上推荐：儿童慢性型 ITP，泼尼松 4～5 mg/(kg·d)，分 3 次服用，连用 3～4 天，2～3 周为 1 个疗程，可连续 4～5 个疗程。

（3）大剂量静脉免疫球蛋白。其主要作用是：①封闭巨噬细胞受体，抑制巨噬细胞对血小板的结合与吞噬，从而干扰单核－巨噬细胞系统吞噬血小板。②在血小板上形成保护膜抑制血浆中 IgG 或免疫复合物与血小板结合，从而使血小板免受吞噬细胞破坏。③抑制自身免疫反应，使抗血小板抗体减少。单独应用大剂量静脉免疫球蛋白的升血小板效果与糖皮质激素相似，常用剂量为每日 0.4～0.5 g/kg，连续 5 天静脉滴注；或每次 1 g/kg 静脉滴注，必要时次日可再用 1 次；以后每 3～4 周 1 次。副作用少，偶有过敏反应。

（4）血小板输注。因患儿血液循环中含有大量抗血小板抗体，输入的血小板很快被破坏；血小板输注仅限于发生颅内出血或急性内脏大出血等危及生命时，并须同时予肾上腺皮质激素，以减少输入血小板的破坏。

（5）脾切除。现多主张采用腹腔镜脾切除术。脾切除有效率约为 70%，适用于病程超过 1 年，血小板持续低于 $50\times10^9\ L^{-1}$（尤其是 $<20\times10^9\ L^{-1}$），有较严重的出血症状，内科治疗效果不好者，手术宜在 6 岁以后进行。10 岁以内发病的患者，其 5 年自然缓解机会较大，尽量不做脾切除。术前必须做骨髓检查，巨核细胞数减少者不宜做脾切除。术前 PAIgG 极度增高者，脾切除的疗效亦较差。

（6）利妥昔单抗（rituximab）。利妥昔单抗目前主要用于治疗慢性 ITP 和难治性 ITP。剂量为 375 mg/m^2，静脉滴注，每周 1 次，共 4 次。一般在首次注射 4～8 周内起效。

（7）TPO 和 TPO 受体激动剂。目前主要用于治疗难治性 ITP。重组 TPO，每日 1 μg/kg，连用 14 天，不良反应少。血小板生成素拟肽，首次应用从1 μg/kg，每周 1 次

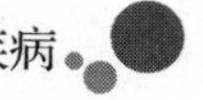

皮下注射开始，根据血小板计数每周增加 1 μg/kg，最大剂量为10 μg/kg；若持续 2 周 PLT≥200 $\times 10^9$ L^{-1}，开始每周减量 1 μg/kg，PLT≥400 $\times 10^9$ L^{-1}时停药；若最大剂量应用 4 周血小板计数仍未见上升，视为无效，可以停药。

（8）免疫抑制剂。目前主要用于治疗慢性 ITP。常用的药物有环孢素 A（CsA）、长春新碱（vincristine，VCR）、环磷酰胺（cyclophosphamide，CTX）和硫唑嘌呤（azathioprine，Aza）等；对儿童慢性 ITP 应用细胞毒药物治疗一定要慎重，对其利弊要做综合评价和权衡。

（9）其他。达那唑（danazol）是一种合成的雄性激素，对部分病例有效，剂量为 10～15 mg/(kg·d)，分次口服，连用 2～4 个月。干扰素 α-2b 对部分顽固病例有效，剂量为每次 5 万～10 万 U/kg，皮下注射或肌内注射，每周 3 次，连用 3 个月。

现国内外许多学者把糖皮质激素和静脉免疫球蛋白列为儿童 ITP 治疗的一线药物，把脾脏切除、利妥昔单抗、血小板生成素（thrombopoietin，TPO）及其受体激动剂列为二线治疗药物（措施），把部分免疫抑制剂和细胞毒药物作为本病治疗的三线药物，如环孢素 A、霉酚酸酯、硫唑嘌呤、长春新碱和环磷酰胺等；由于三线药物缺乏充分的安全性分析，仅用于对一线或二线治疗无效的患儿，谨慎应用。

（六）口腔临床特征及处理

ITP 可有反复发作的口腔溃疡、牙龈出血及口腔黏膜出血斑或血肿，其为首发口腔表现。特别是牙龈出血经过处理仍然无效的患者，应警惕是否有血小板减少，应同时从血液学方面进行检查，及时明确诊断并给予合理的治疗。轻度口腔溃疡，保持口腔清洁，无须局部用药即可自愈；严重者可用溃疡散或碘甘油处理口腔溃疡面，同时服用肌苷、维生素 C 及抗炎药物，一般 1 周可治愈；有出血症状者做口内牙周塞治局部止血后，需转儿科血液专科行进一步针对原发病的处理。

二、血友病

血友病（hemophilia）是一组遗传性凝血功能障碍的出血性疾病，包括血友病 A（又称遗传性抗血友病球蛋白缺乏症）与血友病 B（又称遗传性 FⅨ缺乏症）。其发病率为（5～10）/10 万，以血友病 A 较为常见（占 80%～85%），血友病 B 次之。其共同特点为终生轻微损伤后发生长时间出血。

（一）病因与发病机制

血友病 A 和 B 均为 X－连锁隐性遗传，因子Ⅷ和因子Ⅸ基因均位于 X 染色体长臂末端（分别为 Xq28 和 Xq27），由女性传递、男性发病。因子Ⅷ、Ⅸ缺乏均可使凝血过程第一阶段中的凝血活酶生成减少，引起血液凝固障碍，导致出血倾向。因子Ⅷ是血浆中的一种球蛋白（其抗原为Ⅷ:Ag，功能部分称Ⅷ:C），它与 von Willebrand 因子（vWF）以非共价形式结合成复合物存在于血浆中。因子Ⅸ是一种由肝脏合成的糖蛋白，其合成需要维生素 K 的参与。

血友病致病基因的女性携带者与正常男性所生的儿子有 50% 概率为血友病患者，所生的女儿有 50% 概率成为携带者；男性患者与正常女性所生儿子均为正常，所生女儿均为携带者；女性携带者与男性患者所生的儿子有 50% 概率为血友病患者，所生的女儿致病基因携带者和血友病患者概率各占50%；男性患者与女性患者所生的儿子和女儿均是患者，但这种情况极为罕见。

（二）临床表现

出血症状的轻重及发病的早晚与凝血因子活性水平相关。血友病A和血友病B大多在2岁时发病，亦可在新生儿期即发病。

（1）皮肤、黏膜出血。由于皮下组织、口腔、齿龈黏膜易于受伤，为出血好发部位。幼儿亦常见于头部和关节碰撞后出血和血肿。

（2）关节积血。关节积血是血友病最常见的临床表现之一，多见于膝关节，其次为踝、髋、肘、肩关节等。关节出血急性期可引起局部红、肿、热、痛和功能障碍，关节多处于屈曲位置；之后可出现关节纤维化、僵硬、畸形、肌肉萎缩、骨质破坏，导致功能丧失。膝关节反复出血，常引起膝屈曲、外翻、腓骨半脱位，形成特征性的血友病步态。

（3）肌肉出血和血肿。见于重型血友病A，多发生在创伤或活动过久后，多见于用力的肌群。深部肌肉出血时可形成血肿，导致局部肿痛和活动受限，可引起局部缺血性损伤和纤维变性。在前臂可引起手挛缩，小腿可引起跟腱缩短，腰肌痉挛可引起下腹部疼痛。

（4）创伤或手术后出血。不同程度的创伤、小手术（如拔牙、扁桃体摘除、脓肿切开、肌内注射或针灸等）均可以引起严重的出血。

（5）其他部位的出血。如鼻出血、咯血、呕血、黑便、血便和血尿等；也可发生颅内出血，是最常见致死原因之一。

血友病B的出血症状与血友病A相似，但患者多为轻型，出血症状较轻。

（三）实验室检查

（1）过筛试验。血小板计数正常，凝血酶原时间（PT）、凝血酶时间（TT）和纤维蛋白原定量正常。活化部分凝血活酶时间（APTT）延长，轻型患儿仅轻度延长或正常。延长的APTT若能被正常新鲜血浆及吸附血浆纠正、不能被血清纠正，即为血友病A；若能被正常新鲜血浆及血清纠正、不能被硫酸钡吸附血浆纠正，则为血友病B。

（2）确诊试验。因子Ⅷ或因子Ⅸ促凝活性（FⅧ:C或FⅨ:C）减少或极少，有助于判断血友病的类型、病情的轻重以及指导治疗。正常新鲜血浆所含因子Ⅷ：C或因子Ⅸ:C的正常参考值为：Ⅷ:C 78%～128%，Ⅸ:C 68%～128%。

（3）基因诊断。可用基因探针、DNA印迹技术、限制性内切酶片段长度多态性等检出血友病携带者及进行产前诊断。产前诊断：妊娠第10周左右行绒毛膜活检，第16周左右行羊水或脐带血穿刺，通过胎儿DNA检测致病基因。

（4）抑制物检测。由于血友病A患儿缺乏对FⅧ的免疫耐受可产生中和性FⅧ抗体（抑制物）。25%～30%的血友病A患儿（多见于重度）在因子Ⅷ替代治疗过程中会产生抑制物，导致后续治疗效果下降甚至无效；血友病B患儿很少会产生抑制物。根据抑制物滴度水平，分为低滴度（≤5 BU/mL）和高滴度（>5 BU/mL）。

（四）诊断与分型

根据病史、出血症状和家族史，即可考虑为血友病，进一步确诊须做有关实验室检查。患儿出血的频率和严重程度与凝血因子水平有关，根据因子Ⅷ或因子Ⅸ的活性水平将血友病分为3型（表12－4－1）。

表12－4－1　血友病A/B临床分型

临床分型	因子活性水平	临床特点
轻型	5%～40%	大手术或外伤可致严重出血，罕见自发出血
中型	1%～5%	偶有自发出血，小手术或外伤后又严重出血
重型	<1%	肌肉和关节自发出血

（五）鉴别诊断

（1）凝血因子Ⅺ缺乏症。凝血因子Ⅺ缺乏症既往称血友病C，为常染色体隐性遗传，男女发病率无明显差异，自发性出血少见。临床症状极轻而APTT延长较明显是本病的特点之一，FⅪ:C降低。

（2）血管性血友病（von willebrand disease，vWD）。血管性血友病为常染色体遗传性出血性疾病，男女均可患病。患儿表现为出血倾向和APTT延长。可通过vWF：Ag、瑞斯托霉素辅助因子活性、FⅧ：C等检查确诊。

（3）获得性血友病。获得性血友病可继发于儿童自身免疫性疾病和恶性肿瘤等。临床出现自发性出血、APTT延长，FⅧ:C/FⅨ:C减低。抑制物筛选试验阳性，可行抑制物滴度测定。

（六）治疗

1．预防出血

自幼养成安静生活习惯，以减少和避免外伤出血，应避免使用阿司匹林和非甾体抗炎药（nonsteroidal antiinflammatory drugs，NSAIDs），尽量避免肌内注射，若因患外科疾病需要做手术治疗，应注意在围手术期补充所缺乏的凝血因子。

2．RICE原则

RICE原则是对急性出血期的辅助治疗原则，休息（rest）、冷敷（ice）、压迫（compression）和抬高患肢（elevation）。对表面创伤、鼻或口腔出血可局部压迫止血，或用纤维蛋白泡沫、吸收性明胶海绵蘸组织凝血活酶或凝血酶敷于伤口处。早期关节出血者，宜卧床休息，并用夹板固定肢体，放于功能位，亦可局部冷敷，并用弹力绷带缠扎。为防止关节畸形可于缓解期行适度理疗，严重时可予手术矫形治疗。

3．替代疗法

凝血因子替代治疗是最有效的止血和预防出血的措施；一旦出血，应立即开始治疗。血友病A：每输注FⅧ 1 IU/kg可使体内FⅧ:C提升2%；血友病B：每输注FⅨ 1 IU/kg可使体内FⅨ:C提升1%。常用替代治疗的FⅧ和FⅨ的生物制品与制剂有新鲜冷冻血浆、冷沉淀、凝血酶原复合物、血浆浓缩FⅧ及基因重组FⅧ/FⅨ等。

（1）按需治疗。出血后输注FⅧ/FⅨ制剂止血称按需治疗。发生出血后2小时内治疗效果最佳。FⅧ体内半衰期为8～12小时，因此需要每12小时输注1次；FⅨ体内半衰期为 18 ～ 24 小时，需要每天输注 1 次。依据出血的程度及部位，FⅧ剂量为 15 ～ 50 IU/kg，FⅨ剂量为 30 ～ 100 IU/kg，疗程为 1 ～ 10 天，或直至出血停止或手术伤口拆线时止。

（2）预防治疗。在患儿发生出血前定期给予凝血因子替代治疗，以达到预防出血的目的，称为预防治疗。标准预防方案：血友病 A 每次 25 ～ 40 IU/kg，每周 3 次；血友病 B 每次 25 ～ 40 IU/kg，每周 2 次。中剂量方案：血友病 A 每次 15 ～ 25 IU/kg，每周 2 ～ 3 次；血友病 B 每次 30 ～ 50 IU/kg，每周 1 ～ 2 次。小剂量方案：血友病 A 每次 10 IU/kg，每周 2 ～ 3 次；血友病 B 每次 20 IU/kg，每周 2 次。应根据患儿年龄、出血情况和替代治疗制剂供应等实际情况制定个体化治疗方案。

4. 辅助药物治疗

1－脱氧－8－精氨酸加压素（1-deamino-8-D-arginine-vasopressin，DDAVP）有提高血浆 FⅧ活性和抗利尿作用，常用于治疗轻型血友病 A 患者，可减轻其出血症状。剂量为 0.2 ～ 0.3 μg/kg，溶于 20 mL 生理盐水中缓慢静注。此药能激活纤溶系统，故需与 6－氨基己酸或氨甲环酸联用。若用滴鼻剂（100 μg/mL），0.25 mL/次，作用相同。因其抗利尿作用有导致严重低钠血症的可能，故应用过程中需监测血钠水平。

5. 外科治疗

反复关节出血致关节强直及畸形的患儿，可在补充足量 FⅧ或 FⅨ的前提下，行关节成形术或人工关节置换术。

6. 物理治疗和康复训练

可以促进肌肉和关节积血的吸收，消肿，减轻疼痛，维持和改善关节活动范围。在非出血期，应积极地进行康复训练。物理治疗和康复训练均应在有经验的理疗师指导下进行。

7. 基因疗法

基因疗法正在进行动物实验和临床前期验证。随着研究的不断深入，基因治疗有望成为治愈血友病的有效手段。

（七）口腔临床特征及处理

血友病患儿以皮肤和黏膜出血常见，如鼻出血、牙龈出血、拔牙或牙脱落时出血；外伤或手术后出血不止，甚至可持续数天至数周。应保护牙齿，做好口腔保健，预防、减少牙病，去除牙石和局部刺激可以减少组织出血的风险。轻微的出血可以局部加压来控制，如果出血持续几分钟，可局部应用凝血酶。血友病患者能否拔牙，需要遵循儿科血液病学专家的建议；拔牙时应特别慎重，术前可输血浆，拔牙完成后，局部直接应用止血药（如凝血酶），可以协助局部止血。拔牙创面应放置可吸收明胶海绵，然后直接用纱布压迫创面止血。血友病患儿乳牙的正常脱落通常不会导致出血，不需要凝血因子治疗；若出血，一般用手指和纱布直接按压几分钟即可控制。如果有持续缓慢出血，可使用抗纤溶治疗。

（八）预防

根据本组疾病的遗传方式，应对患者的家族成员进行筛查，以确定可能的其他患者和携带者。通过遗传咨询，他们可了解遗传规律（也有部分患儿没有家族史）。运用现代诊断技术对家族中的孕妇进行基因分析和产前诊断，若确定胎儿患血友病，可及时终止妊娠。在医生指导下，对血友病患儿进行有计划的家庭治疗非常重要，这尤其适合我国国情。除病情不稳定者和3岁以下婴幼儿外，其他患者均可家庭治疗。患者及其家属应接受本病相关知识的培训，要熟知当关节出血时的处理方法，如RICE原则等。血友病患儿因各种原因必须接受手术治疗时，应选择全身麻醉，不宜行局部或神经阻滞麻醉，尤以深部阻滞麻醉为禁忌证。

（许吕宏　黎阳）

第十三章　神经、肌肉系统疾病

学习目标

- 掌握不同脑膜炎脑炎脑脊液特点和化脓性脑膜炎的临床表现、实验室检查、诊断和治疗。
- 熟悉癫痫、惊厥和病毒性脑炎的临床表现、诊断和治疗。
- 了解脑性瘫痪的定义、临床表现、分型、诊断和治疗原则。

第一节　儿童神经系统疾病检查方法

一、神经系统体格检查

儿童神经系统检查的主要内容和原则与成人大致相同，但由于儿童神经系统发育尚未成熟，加之体格检查时常不合作，因而儿童神经系统检查有其特殊性。

（一）一般检查

（1）意识和精神行为状态。根据儿童对各种刺激的反应判断意识有无障碍，意识障碍分为嗜睡、意识模糊和昏迷。精神状态方面注意有无烦躁不安、激惹、谵妄、迟钝、抑郁、幻觉及定向力障碍等。

（2）气味。某种特殊气味可作为疾病诊断的线索。

（3）面容。患某些疾病时患者具有特殊面容，如眼距宽、塌鼻梁可见于唐氏综合征（Down syndrome）；舌大而厚见于黏多糖病、克汀病；耳大可见于脆性 X 染色体综合征等。

（4）皮肤。某些神经疾病可伴有皮肤异常。头面部红色血管瘤提示斯德奇－韦伯（Sturge-Weber）综合征；面部血管纤维瘤，四肢、躯干皮肤色素脱失斑提示结节性硬化症；多处（大于等于 6 处）“咖啡牛奶斑”提示神经纤维瘤病。

（5）头颅。首先要观察头颅的外形和大小。“舟状颅”见于矢状缝早闭；“扁头畸形”见于冠状缝早闭；“塔头畸形”见于各颅缝均早闭。头围可粗略反映颅内组织的容量。头围过大时要注意脑积水、硬膜下血肿、巨脑症；头围过小警惕脑发育停滞或脑萎缩。头颅触诊要注意前囟门的大小和紧张度、颅缝的状况等。

（6）脊柱。注意有无畸形、异常弯曲、强直、叩击痛、脊柱裂、皮样窦道或椎管内皮样囊肿等。

（二）脑神经检查

（1）嗅神经。观察对香水、薄荷或某些不适气味的反应。

（2）视神经。检查视觉、视力、视野和眼底。

（3）动眼、滑车、展神经。此3对脑神经支配眼球运动、瞳孔反射及眼睑。观察有无眼睑下垂、斜视、眼球震颤。检查眼球运动时，注意眼球有无上、下、左、右等各个方向的运动受限。

（4）三叉神经。观察张口下颌有无偏斜，咀嚼时扪两侧咬肌及颞肌收缩力，以判断其运动支的功能。观察额面部皮肤对疼痛刺激的反应，并用棉絮轻触角膜，检查角膜反射以了解感觉支的功能。

（5）面神经。观察随意运动或表情运动（如哭或笑）时双侧面部是否对称。

（6）听神经和前庭神经。观察儿童对突然发出的响声或语声的反应，以了解有无听力损害。检查前庭功能可选用旋转试验或冷水试验。

（7）舌咽和迷走神经。其为混合神经，常同时受累。延髓损伤时出现吞咽困难、声音嘶哑、饮水返呛、咽反射消失，临床上称真性延髓麻痹。双侧皮质脑干束损伤时出现构音和吞咽障碍，而咽反射存在，称假性延髓麻痹。

（8）副神经。检查胸锁乳突肌和斜方肌的肌力、肌容积。

（9）舌下神经。麻痹时，伸舌偏向麻痹侧；周围性舌下神经麻痹常伴舌肌萎缩和肌束震颤。

（三）运动功能检查

（1）肌容积。有无肌肉萎缩或假性肥大。

（2）肌张力。手触摸肌肉以判断在静止状态时肌肉的紧张度，或在肢体放松的情况下做被动运动以感其阻力。小婴儿肌张力可通过内收肌角、腘窝角、足跟碰耳试验、足背屈角、围巾征等观察。

（3）肌力。肌力是指肌肉做主动收缩时的力量。观察儿童力所能及的粗大和精细运动，以判断各部位肌群的肌力。

（4）共济运动。可观察婴儿手拿玩具的动作是否准确。年长儿则进行指鼻试验、跟膝胫试验、闭目难立征检查。

（5）姿势和步态。观察儿童各种运动中姿势有何异常。检查步态时要注意有无摇晃不稳、蹒跚步态、痉挛性步态、剪刀式步态、“鸭步”等。

（6）不自主运动。观察有无舞蹈样运动、扭转痉挛、手足徐动或抽动等不自主运动。

（四）感觉功能检查

学龄前儿童较难充分配合检查；即使是学龄儿童也往往需要检查者有更多的耐心及反复的检查。

（1）浅感觉。浅感觉包括痛觉、触觉和温度觉。痛觉正常者可免去温度觉测试。

（2）深感觉。深感觉包括位置觉、音叉振动觉。

（3）皮质感觉。闭目状态下用手辨别常用物体的大小、形态或轻重等。

（五）反射检查

儿童的反射检查可分为两大类：第一类为终身存在的反射，即浅反射和腱反射；第二类为暂时性反射。

1. 浅反射和腱反射

（1）浅反射。腹壁反射要到1岁后才比较容易引出，最初的反应呈弥散性。提睾反射要到出生4～6个月后才明显。

（2）腱反射。新生儿期已可引出肱二头肌、膝和踝反射。腱反射减弱或消失提示有神经、肌肉、神经肌肉接头处或小脑疾病。反射亢进和踝阵挛提示上运动神经元疾患。

2. 暂时性反射

出生后最初数月婴儿存在许多暂时性反射，各自在一定的年龄期消失。若它们在应出现的时间内不出现，或该消失的时间不消失，或两侧的反射情况持续不对称，则都提示神经系统异常。暂时性反射包括吸吮反射、觅食反射、拥抱反射、握持反射和颈肢反射等。

另外，正常婴儿5～7个月出现支撑反射；9～10个月出现降落伞反射，此反射可持续终生。若不按时出现，则提示有发育迟缓或脑性瘫痪的可能。

（六）病理反射

病理反射包括巴宾斯基征、查多克征（Chaddock sign）、戈登征（Gordon sign）和奥本海姆征（Oppenheim sign）等，检查和判断方法同成人。小于18月龄正常婴幼儿双侧巴宾斯基征呈对称阳性。

（七）脑膜刺激征

脑膜刺激征包括颈强直、克尼格征和布鲁津斯基征，检查和判定方法同成人。

二、神经系统常用辅助检查

（一）脑脊液检查

通过腰椎穿刺取脑脊液（cerebrospinal fluid，CSF）进行常规检查，以及细胞学、病原学、酶学、免疫球蛋白、神经免疫相关抗体等检查，对神经系统疾病特别是神经系统感染有重要的诊断和鉴别诊断意义。几种常见神经系统感染的脑脊液改变特征见表13－1。

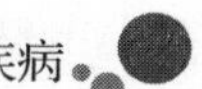

表 13－1　常见几种脑膜炎和脑炎脑脊液改变特点

	压力/kpa	外观	白细胞数/（$\times10^6$）	潘氏试验	蛋白/（$g\cdot L^{-1}$）	糖/（$mmol\cdot L^{-1}$）	氯化物/（$mmol\cdot L^{-1}$）	其他检查
正常	0.69～1.96	清亮透明	0～10	—	0.2～0.4	2.8～4.5	117～127	
化脓性脑膜炎	不同程度增高	米汤样混浊	数百至数千，多核为主	+～++	明显增高	明显降低	多数降低	涂片或培养可发现致病菌
结核性脑膜炎	增高	微浊，毛玻璃样	数十至数百，淋巴为主	+～+++	增高	降低	降低	涂片或培养可发现抗酸杆菌
病毒性脑膜炎	正常或轻度增高	清亮	正常至数百，淋巴为主	-～+	正常或轻度增高	正常	正常	特异性抗体阳性，病毒分离可阳性
隐球菌性脑膜炎	增高或明显增高	微浊	数十至数百，淋巴为主	+～+++	增高	降低	多数降低	涂片墨汁染色可发现隐球菌

注：正常新生儿 CSF 压力 0.29～0.78 kPa，蛋白质 0.2～1.2 g/L；婴儿 CSF 细胞数（0～20）$\times10^6$，糖 3.9～5.0 mmol/L。

（二）脑电图

不同年龄期儿童，其大脑成熟度、脑电背景波等不同，故儿童脑电图正常或异常的判定标准与成人不同，必须结合发育年龄来判断。脑电图检查对许多功能性疾病和器质性疾病都有一定的诊断价值，特别是对癫痫的诊断和分型、脑功能障碍程度的判断意义更大。脑电图类型包括常规脑电图、动态脑电图、视频脑电图等。

（三）肌电图及脑干诱发电位

（1）肌电图。肌电图判断被测肌肉有无损害及损害性质（神经源性或肌源性）。测量神经传导速度可了解被测周围神经有无损害、损害性质（髓鞘或轴索损害）和严重程度。

（2）诱发电位。诱发电位是指分别经听觉、视觉和躯体感觉通路刺激中枢神经诱发相应传导通路的反应电位。诱发电位包括脑干听觉诱发电位、视觉诱发电位、体感诱发电位。

（四）神经影像学检查

（1）电子计算机断层扫描（CT）。可显示不同层面脑组织、脑室系统、脑池和颅骨等结构形态。CT 能较好显示病变中较明显的钙化灶和出血灶，但对脑组织分辨率不如 MRI 高。

（2）磁共振成像（MRI）。优点是分辨率高、无放射性、不被骨质所阻挡，对颅后窝病变、中线结构病变、脊髓病变等都能显示清晰，能够清楚地分辨灰质、白质。颅内磁共振血管造影（MRA）对血管病变有较大的诊断价值。

（3）其他检查。如数字减影血管成像（DSA）、经颅超声多普勒（transcranial doppler sonography，TCD）、单光子发射断层扫描（single-photon emission computed tomography，SPECT）和正电子发射断层扫描（positron emission tomography，PET）等。

第二节　癫　　痫

癫痫（epilepsy）是一种以具有持久性的产生癫痫发作（epileptic seizure）的倾向为特征的慢性脑部疾病。癫痫发作是指脑神经元异常过度、同步化放电活动所造成的一过性临床症状和（或）体征，其表现包括意识、运动、感觉异常，有精神及自主神经功能障碍。癫痫发作不能等同于癫痫，前者是一组临床症状，后者是一种以反复发作为主要表现的慢性脑功能障碍性疾病。癫痫是儿童最常见的神经系统疾病，我国癫痫的年发病率约为35/10万，整体患病率为4‰～7‰，60%的患者起源于小儿时期。

一、病因

癫痫的病因目前分为遗传性、结构性、感染性、免疫性、代谢性和未明病因六大类。

（1）遗传性癫痫。遗传性癫痫由已知或推测的遗传缺陷导致的癫痫，包括单基因遗传、多基因遗传、染色体异常和线粒体脑病等。

（2）结构性癫痫。结构性癫痫是由明确的结构性损害或疾病导致的，即先天或后天性脑损伤，如脑发育障碍或畸形、结节性硬化等。

（3）感染性癫痫。感染性癫痫是指感染性疾病（如病毒、细菌、真菌或寄生虫等感染）导致的癫痫。

（4）免疫性癫痫。免疫性癫痫是指由自身免疫介导的中枢神经系统炎症（如自身免疫性脑炎、脱髓鞘性疾病等）导致的癫痫。

（5）代谢性癫痫。代谢性癫痫是指由临床表现多样的代谢性疾病（如氨基酸代谢病、维生素 B_6依赖症）导致的癫痫。

（6）未明病因癫痫。

二、分类

2017国际抗癫痫联盟（Internatinal League Against Epilepsy，ILAE）提出了癫痫的新分类体系，包括癫痫发作分类、癫痫类型分类及癫痫病综合征分类等。

（一）癫痫发作的分类

根据发作起始的临床表现和脑电图特征进行分类，主要分为局灶性发作（focal seizures）、全面性发作（generalized seizures）和起始不明的发作（图 13－1）。

（1）局灶性发作。局灶性发作是指这种发作每一次都起源于固定的单侧半球（如都起源于左侧半球）的致痫网络，起始后可以扩散或者不扩散至双侧脑网络。局灶性发作可以伴或者不伴意识障碍。局灶性发作包括运动起始、非运动起始两种。

（2）全面性发作。全面性发作是指这种发作每一次起源于包括双侧半球的致痫网络的某一点（而不是仅限于某一固定侧网络），并迅速扩散至双侧网络，伴有意识障碍。全面性发作包括运动性及非运动性两种。

（二）癫痫及癫痫综合征的分类

癫痫分为局灶性、全面性、兼有全面性和局灶性及不能确定分类性癫痫四种。癫痫综合征（epileptic syndrome）是指一组具有相近的特定临床表现和电生理改变的癫痫（即脑电－临床综合征），可以作为一种癫痫类型进行诊断。明确癫痫综合征对于治疗选择、判断预后等方面都具有重要指导意义。但并不是所有癫痫都可以诊断为癫痫综合征（图 13－1）。

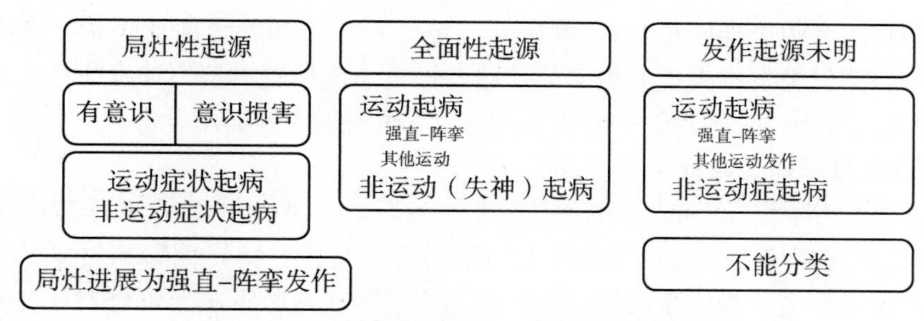

图 13－1 癫痫发作类型（ILAE2017 简化版）

三、临床表现

1. 癫痫发作的临床特点

癫痫发作的临床表现取决于同步化放电的癫痫灶神经元所在的脑部位和痫样放电的扩散途径。

（1）局灶性发作。根据发作期间意识是否清楚分为意识清楚的局灶性发作和意识受损的局灶性发作。有时候发作时意识情况不详则可不进行描述，直接根据起始症状分为运动起始发作和非运动起始发作。一次局灶性发作可以演变为双侧强直－阵挛发作。

（2）全面性发作。此发作类型包含两个亚型：运动型全面性发作（强直－阵挛、强直、阵挛、肌阵挛、肌阵挛强直－阵挛、肌阵挛－失张力、失张力、癫痫性痉挛）和非运动型全面性发作（失神、不典型失神、失神伴肌阵挛及失神伴眼睑肌阵挛）。常见全面性发作分述如下。

A. 强直－阵挛发作。此发作包括强直期、阵挛期及发作后状态。开始为强直期，全身骨骼肌伸肌或屈肌强直性收缩伴意识丧失、呼吸暂停与发绀；继之阵挛期，全身反复、短促的猛烈屈曲性抽动；发作后昏睡，醒来可有自动症、头痛、疲乏等。发作期脑电图：强直期全导 10 Hz 以上的快活动，频率渐慢，波幅增高进入阵挛期的棘慢波，继之可出现电压低平及慢波。

B. 强直发作。发作时全身肌肉强烈收缩伴意识丧失，使患儿固定于某种姿势，持续 5～20 秒或更长。发作期脑电图为低波幅 10 Hz 以上的快活动或棘波节律，发作间期脑电图背景活动异常，伴多灶性棘慢或多棘慢波暴发。

C. 阵挛发作。阵挛发作仅有肢体、躯干或面部肌肉节律性抽动而无强直成分。发作期 EEG 为 10 Hz 或 10 Hz 以上的快活动及慢波，有时棘慢波。

D. 肌阵挛发作。肌阵挛发作为突发的全身或部分骨骼肌触电样短暂收缩（0.2 秒），常表现为突然点头、前倾或后仰，或两臂快速抬起，重者致跌倒，轻者仅感到患儿“抖”了一下。发作期脑电图为全导棘慢或多棘慢波暴发。

E. 失张力发作。全身或躯体某部分的肌肉张力突然短暂性丧失而引起姿势的改变，表现为头下垂、肩或肢体突然下垂、屈髋屈膝或跌倒。脑电图发作期为多棘慢波或低波幅快活动，肌电图发作期可见短暂的电静息，与脑电图有锁时关系。

F. 失神发作。①典型失神发作：发作时突然停止正在进行的活动，意识丧失但不摔倒，两眼凝视，持续数秒钟后意识恢复，发作后不能回忆，过度换气往往可诱发癫痫。发作期脑电图为全导同步 3 Hz 棘慢复合波，发作间期背景活动正常。②不典型失神发作：与典型失神发作表现类似，但开始及恢复速度均较典型失神发作慢。发作期脑电图为 1.5～2.5 Hz 的全导慢－棘慢复合波，发作间期背景活动异常。

2. 常见儿童癫痫综合征

（1）婴儿痉挛症（infantile spasm）。又称韦斯特（West）综合征。多在 1 岁内起病，4～8 个月为高峰。主要临床特征为频繁的痉挛发作，特异性高峰失律 EEG，精神运动发育迟滞或倒退。痉挛多成串发作，每串连续数次或数十次，可伴有婴儿哭叫，多在思睡期和苏醒期出现。发作形式为屈曲型、伸展型和混合型，以屈曲型和混合型居多。发作间期 EEG 高度失律图形对本病诊断有价值。该病大多数属于难治性癫痫，惊厥难以控制，预后不良。

（2）婴儿严重肌阵挛癫痫。又称德拉韦（Dravet）综合征。1 岁以内起病，首次发作多表现为热性惊厥，1 岁以内主要表现为发热诱发的持续时间较长的全面性或半侧阵挛抽搐，1 岁后逐渐出现多种形式的无热抽搐，包括全面性或半侧阵挛或强直－阵挛发作、肌阵挛发作、不典型失神、局灶性发作，发作常具有热敏感性。早期发育正常，1 岁后逐渐出现智力运动发育落后或倒退，可出现共济失调和锥体束征。脑电图在 1 岁以前常无异常，1 岁以后出现广泛性棘慢波、多棘慢波或局灶性、多灶性痫样放电。约 70% 的患儿可发现钠离子通道 *SCN1A* 基因突变。抗癫痫药物疗效差，多数患儿预后不良。

（3）伦诺克斯－加斯托（Lennox-Gastaut）综合征。是一种临床常见的年龄相关性癫痫性脑病。多发生于 1～8 岁儿童。病因复杂多样，发病机制不清，部分病例由婴儿痉挛症演变而来。主要特征为多种癫痫发作类型、脑电图广泛性（1.5～2.5 Hz）慢－棘慢复合波和精神智能发育迟滞三联征。最常见的发作类型有强直、不典型失神及失张力发作，也可有肌阵挛、全面强直－阵挛和局灶性发作。通常发作频繁，药物难以控

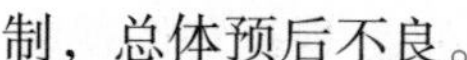

制，总体预后不良。

（4）儿童良性癫痫伴中央颞区棘波（benign epilepsy of childhood with centrotemporal spike，BECT）。为儿童最常见的一种癫痫综合征，占儿童时期癫痫的 15%～20%。多数患者在 5～10 岁发病。主要特点是面部和口咽部局灶运动性和感觉性发作，偶有继发全面性发作。大多数病例仅在睡眠中发作，通常发作不频繁。预后良好，几乎所有病例在 16 岁前缓解。EEG 的特征为中央颞区棘波，在睡眠中发作明显。

（5）儿童失神癫痫（childhood absence epilepsy）。儿童失神癫痫是儿童期常见的特发全面性癫痫综合征，发病与遗传有关，一般起病于 4～10 岁。临床表现为频繁典型失神发作。脑电图背景正常，发作期为双侧广泛、同步、对称性 3 Hz 棘慢波。患儿运动智能发育正常，常在 12 岁前缓解，预后良好。

（6）热性惊厥附加症（febrile seizures plus，FS +）。热性惊厥附加症是指热性惊厥的发病的年龄超过 6 岁和（或）出现无热的全面强直阵挛发作。遗传性癫痫伴热性惊厥附加症（genetic epilepsy with febrile seizures plus，GEFS +），为家族性遗传性癫痫综合征。家系成员具有显著的表型异质性。常染色体显性遗传伴外显率不全，外显率为 50%～80%。约 20% 的家系发现钠离子通道基因（*SCN1A*、*SCN1B*）或 GABA 受体亚单位基因（*GABRG2*、*GABRD*）突变，多数家系致病基因不明确，可能存在复杂的遗传方式。

3. 癫痫的共患病

近年来的研究证明，癫痫不仅是临床发作，而且常常伴有各种神经行为共患病（neurobehavioral comorbidity），包括认知障碍、精神疾病及社会适应性行为障碍。因此要注意询问、观察各种共患病的相关症状、表现，并进行相应的专科检查，必要时应转诊至精神心理科进行更加专业、个体化的治疗。

四、辅助检查

（1）脑电图检查。脑电图检查对于癫痫的诊断以及发作类型、综合征分型都至关重要。剥夺睡眠、光刺激和过度换气等可以提高癫痫性脑电图异常发现率。视频脑电图直接观察到发作期的实时脑电活动，对于癫痫的诊断、鉴别诊断具有重要意义。

（2）影像学检查。检查的主要目的是寻找病因，尤其是有局灶性症状和体征者，更应进行颅脑影像学检查，包括 CT、MRI 甚至功能影像学检查。

（3）其他实验室检查。其他实验室检查包括血生化、遗传代谢病筛查、染色体检查、基因分析、脑脊液检查等。

五、诊断与鉴别诊断

癫痫的诊断可分为五个步骤：①确定癫痫发作及癫痫诊断。即判断临床发作性事件是否为癫痫发作及是否符合癫痫的新定义。癫痫是一种脑部疾病，符合以下任一情况即可诊断为癫痫：至少有两次间隔大于 24 小时的非诱发性（或反射性）发作；一次非诱发性（或反射性）发作，而且未来 10 年内再次发作风险与两次非诱发性发作后再发风险相当（至少 60%）；诊断为某种癫痫综合征。②确定癫痫发作类型。根据临床发作和脑电图表现，对癫痫发作类型进行分类。③确定癫痫及癫痫综合征类型。根据患儿的临床发作、脑电图特征，同时考虑神经影像学、年龄、预后等因素，进行癫痫综合征诊断。④确定癫痫病因。⑤确定功能障碍和共患病。

完整病史询问、详细的查体及对发作史的准确了解对诊断特别重要。询问起病年龄、发作时的表现（尤其是发作开始时的表现）、是否有先兆、持续时间、意识状态、发作次数、有无诱因及与睡眠的关系、发作后状态等，此外，还要询问出生史、生长发育史、既往史、家族史。鼓励家长在保障安全及条件允许条件下，进行发作录像，有利于医生判断患儿是否为癫痫发作及发作类型。查体应仔细，尤其是头面部、皮肤和神经系统的检查。进行必要的辅助检查对明确诊断和病因至关重要。

儿童癫痫应注意与其他发作性疾病鉴别，包括低血糖症、屏气发作（breath holding spells）、晕厥（syncope）、睡眠障碍、儿童癔症性发作、偏头痛、抽动障碍等。

六、治疗

癫痫治疗的理想目标不仅是完全控制发作，而且尽可能使患儿达到其能够达到的最好的身心健康和智力运动发育水平。治疗原则首先应该强调以患者为中心，在控制癫痫发作的同时，尽可能减少不良反应，并且应强调从治疗开始就应该关注患儿远期整体预后，即最佳的有效性和最大的安全性的平衡。

（1）病因治疗。尽可能进行癫痫的病因学诊断，根据病因进行针对性治疗。

（2）药物治疗。抗癫痫药物治疗是癫痫的最主要治疗方法，规律合理地应用抗癫痫药物能提高治疗的成功率。药物治疗的基本原则包括：

A. 应该在充分评估患儿本身及其所患癫痫的情况，并且与患儿及其家长充分沟通后，选择合适时机开始抗癫痫药治疗。

B. 根据发作类型、癫痫综合征及共患病等因素来综合考虑，能够诊断癫痫综合征的先按照综合征选药原则挑选抗癫痫药，如果不能诊断综合征，再按发作类型选择药物；广谱抗癫痫药物（如丙戊酸、托吡酯、左乙拉西坦、拉莫三嗪、氯硝西泮等）各种类型均可使用，多在全面性发作或分类不明时选用；窄谱抗癫痫药（如卡马西平、奥卡西平、苯妥英等）多用于局灶性发作或全面强直－阵挛发作。

C. 首选单药治疗，对于治疗困难的病例可以在合适的时机开始联合治疗，应尽量选择不同作用机制的抗癫痫药进行联合治疗。

D. 用药应规则、不间断，剂量个体化，必要时定期监测血药浓度。

E. 若需替换药物，应逐渐过渡。

F. 治疗过程中均应定期随访，监测药物可能出现的不良反应。

G. 坚持长期服药，一般需要治疗至少连续 2 年不发作，而且脑电图癫痫样放电完全或者基本消失才能开始逐渐减药；缓慢停药，减停药过程一般要求大于 6 个月。

（3）外科治疗。癫痫外科治疗主要适用于有明确的癫痫灶，抗癫痫药物治疗无效或效果不佳频繁发作影响患儿的日常生活者。外科主要方法有切除性手术和姑息性手术、神经调控手术等。

（4）其他疗法。如生酮饮食、免疫治疗（大剂量免疫球蛋白、糖皮质激素等）。

七、预后

儿童癫痫的诊断和治疗水平不断提高，约 2/3 的患儿可获得长期的发作缓解，其中部分患儿能完全停药而不复发，并能正常生活和学习。

第三节 惊 厥

惊厥（convulsion）是儿科常见的急症之一，是由于大脑神经元一过性同步化放电导致的所涉及随意肌的不可控制的抽搐或者肌张力改变，既可以是部分身体局灶性发作，也可以是全面性发作。惊厥只是症状的描述，各种原因均可导致惊厥。

一、病因分类

1. 感染性病因

（1）颅内感染：如由细菌、病毒、寄生虫、真菌引起的脑膜炎或脑炎。

（2）颅外感染：非颅内的全身性感染性疾病，包括感染中毒性脑病、热性惊厥等。

2. 非感染性病因

（1）颅内疾病：包括癫痫、颅脑损伤与出血、先天发育畸形、颅内占位性病变等。

（2）颅外（全身性）疾病：包括缺氧缺血性脑损伤、代谢性疾病（水电解质紊乱、肝肾功能衰竭、瑞氏综合征、遗传代谢性疾病等）、中毒等。

二、临床表现

根据不同病因和神经系统受累部位不同，其发作形式和严重程度不一。局灶性发作前可有先兆，但多数突然发作，全面性惊厥发作时意识完全丧失、双眼凝视、斜视或上翻、头后仰、面肌及四肢呈强直性或阵挛性抽搐，呼吸暂停甚至发绀，惊厥后昏睡、疲乏。热性惊厥发生后一般神志很快恢复。惊厥呈持续状态或频繁发生提示病情严重。

三、诊断

1. 病史

了解既往有无热性惊厥史，现病史有无发热。有发热者多考虑中枢神经系统感染、中毒性脑病及热性惊厥。

2. 年龄

掌握不同年龄的常见病因可协助诊断。

（1）新生儿期：以产伤、窒息、先天颅脑畸形、低血糖症、低钙血症、脓毒症和化脓性脑膜炎、破伤风常见。

（2）1 月龄至 1 岁：围生期损伤后遗症、先天颅脑畸形、低钙血症、化脓性脑膜炎、婴儿痉挛多见，6 个月后热性惊厥逐渐增多。

（3）1 ～ 3 岁：热性惊厥、各种脑膜炎和脑炎、中毒性脑病、低血糖多见。

（4）学龄前期及学龄期儿童：以中毒性脑病、各种脑膜炎和脑炎、颅内肿瘤、颅脑外伤、各种中毒、高血压脑病、癫痫为多见。

3. 季节

传染病多有明显的季节性。例如，夏秋季以乙型脑炎、中毒性细菌性痢疾多见；冬春季以重症肺炎、流行性脑膜炎多见。

4. 体格检查

体格检查主要包括皮肤瘀点、局部感染灶、脑膜刺激征、颅内高压症等，测血压及眼底检查等均可能有助于病因诊断。

5. 实验室检查

实验室检查包括血、尿、便常规，血生化、肝肾功能、脑脊液检查。

6. 特殊检查

（1）脑电图：对各种类型癫痫有诊断意义，对脑病和脑炎的诊断及病情判断亦可能有帮助。

（2）头颅影像学检查：CT、MRI、脑血管造影等，有助于了解有无高颅压表现、钙化点、脑血管病变和畸形。

（3）脑超声检查：适用于前囟未闭的婴儿的颅内病变检测。

总之，儿科惊厥的鉴别诊断必须结合有无发热、年龄、季节、临床表现及相关辅助检查等全面分析考虑。

四、治疗

治疗原则是尽快明确原因进行针对性治疗，同时控制惊厥，稳定生命体征。

（1）一般处理。严密观察意识、瞳孔及生命体征变化，维持呼吸道通畅，吸氧，必要时予气管插管机械通气。

（2）止惊治疗。多数惊厥发作可在 5 分钟内自发缓解，发作超过 5 分钟者需要及时给予药物止惊治疗。

A. 苯二氮草类药物。若有静脉通道应首选推注地西泮，每次 0.3 ～ 0.5 mg/kg（单剂最大剂量 10 mg），速度不超过每分钟 1 ～ 2 mg（新生儿 0.2 mg），发作不止时 10 ～ 15 分钟后可重复 1 次。若无静脉通道的情况下，可选肌内注射咪达唑仑，每次 0.2 ～ 0.3 mg/kg（单剂最大剂量 10 mg）；若发作持续，可继续静脉输注，1 ～ 10 μg/(kg · min)，维持 12 ～ 24 小时。

B. 苯巴比妥钠。负荷量 10 mg/kg，速度不超过每分钟 25 mg，多于 12 小时后使用维持量，4 ～ 5 mg/(kg · d)。

C. 10% 水合氯醛。用于上述治疗无效时，剂量为 0.5 mL/kg（50 mg/kg），稀释至 3% 灌肠。

D. 苯妥英。每次 15 ～ 20 mg/kg 静脉滴注，速度小于每分钟 1 mg/kg。

E. 其他。丙戊酸钠首剂 15 ～ 30 mg/kg 静脉推注，以后按 1 mg/(kg · h) 静脉注射；左乙拉西坦 40 ～ 60 mg/kg 静脉推注。

（3）积极寻找病因，对因治疗。

（4）对症治疗。高热者可给予药物及物理方法降温；纠正水、电解质、代谢紊乱；若存在颅内压增高可予 20% 甘露醇等降低颅压。

五、热性惊厥

热性惊厥（febrile seizures，FS）是儿童惊厥最常见的原因。具有年龄依赖性，多见于6 月龄至 5 岁，患病率为 3%～5%。FS 是一次热程中出现的惊厥发作，无中枢神经系统感染证据及导致惊厥的其他原因，既往也没有无热惊厥史。

（一）病因

FS 的确切发病机制复杂，主要系患儿脑发育未完全成熟、髓鞘形成不完善、遗传易感性及发热等多方面因素相互作用所致。本病具有明显的年龄依赖性及家族遗传倾向，常为多基因遗传或常染色体显性遗传伴不完全外显。FS 的常见病因包括呼吸道感染、急性胃肠炎、出疹性疾病、尿路感染及个别非感染性因素（如疫苗接种）所致的发热疾病等。

（二）临床表现

热性惊厥根据临床特点可以分为单纯型和复杂型两种。其中单纯性 FS 占 70%～80%，发病年龄多为 6 月龄至 5 岁，表现为全面性发作，持续时间小于 15 分钟，一次热性病程中发作一次，无异常神经系统体征；复杂性 FS 占 20%～30%，发病年龄多小于 6 月龄或大于 5 岁，发病前有神经系统异常，表现为局灶性发作或全面性发作，发作持续时间 15 分钟及以上或一次热程中发作 2 次及以上，发作后可有神经系统异常表现，如托德麻痹（Todd’s paresis）等。

（三）诊断

热性惊厥的诊断主要是根据特定的发生年龄及典型的临床表现，排除可能导致发热期惊厥的其他各种疾病，如中枢神经系统感染、感染中毒性脑病、急性代谢紊乱等。

（四）治疗

FS 大多数呈短暂发作，持续时间 1 ～ 3 分钟，不必急于用止惊药物治疗。若惊厥发作持续大于 5 分钟，则需要使用药物止惊。应保持呼吸道通畅，防止跌落或受伤；勿刺激患儿，切忌掐人中、撬开牙关、按压或摇晃患儿导致其进一步伤害；发作期间让患儿平卧头偏向一侧或侧卧位，及时清理口鼻腔分泌物，避免窒息；同时监测生命体征、保证正常心肺功能，必要时吸氧，建立静脉通路。

不推荐任何长期预防性治疗。间歇性预防性治疗指征：①短时间内频繁惊厥发作（6 个月内发作 3 次及以上或 1 年内 4 次及以上）。②发生惊厥持续状态，需要止惊药物治疗才能终止发作者。在发热开始即给予地西泮口服，每 8 小时口服 0. 3 mg/kg，服用 3 次及以上后大多可有效防止惊厥发生。有报道称左乙拉西坦间歇性用药可预防 FS 复发。

（五）预后

FS 总体预后良好，是年龄依赖性自限性疾病，尚无直接因 FS 而导致死亡的病例报道。FS复发的危险因素：①起始年龄小；②发作前发热时间短（小于1小时）；③一级亲属中有FS史；④低热时出现发作。危险因素越多，复发风险越高。95%以上的FS患儿日后并不患癫痫。FS继发癫痫的主要危险因素包括：①神经系统发育异常；②一级亲属有特发性或遗传性癫痫病史；③复杂性FS。危险因素越多，继发癫痫的风险越高。

第四节　颅内感染性疾病

一、化脓性脑膜炎

化脓性脑膜炎（purulent meningitis），也称为急性细菌性脑膜炎（acute bacterial meningitis），是各种化脓性细菌引起的以脑膜炎症为主的中枢神经系统感染性疾病。婴幼儿多见，2岁内发病者约占该病的75%。临床上以急性发热、惊厥、意识障碍、颅内压增高和脑膜刺激征及脑脊液脓性改变为特征。随着疫苗的普及，脑膜炎奈瑟菌及流感嗜血杆菌所致脑膜炎发病率显著下降，肺炎链球菌性脑膜炎的发生率亦有所下降。

（一）致病菌与入侵途径

化脓性脑膜炎常见的病原随年龄变化而不同：新生儿及出生3个月内的婴儿化脓性脑膜炎，常见的致病菌是大肠埃希菌、B族链球菌、金黄色葡萄球菌和其他肠道革兰氏阴性杆菌；3个月至3岁的婴幼儿则以流感嗜血杆菌、肺炎链球菌和脑膜炎双球菌多见；学龄前和学龄期儿童以脑膜炎双球菌、肺炎链球菌、流感嗜血杆菌多见。机体免疫功能低下或血脑屏障功能受损更易发生感染，免疫缺陷患儿可发生金黄色葡萄球菌、铜绿假单胞菌、凝固酶阴性葡萄球菌等条件致病菌感染。

致病菌可通过多种途径侵入脑膜：

（1）最常见的途径是通过血流，即菌血症抵达脑膜微血管。当儿童免疫防御功能降低时，细菌通过血脑屏障到达脑膜。致病菌大多由上呼吸道或皮肤等处的感染血行播散。

（2）邻近组织器官感染（如中耳炎、乳突炎等）扩散波及脑膜。

（3）与颅腔存在直接通道，如颅骨骨折、神经外科手术、皮肤窦道或脑脊膜膨出，细菌直接进入蛛网膜下腔。

（二）病理

在细菌毒素和多种炎症相关细胞因子作用下，形成以软脑膜、蛛网膜和表层脑组织为主的炎症反应，表现为广泛性血管充血、大量中性粒细胞浸润和纤维蛋白渗出，伴有弥漫性血管源性和细胞毒性脑水肿。在早期或轻型病例，炎症渗出物主要在大脑顶部表面，逐渐蔓延至大脑基底部和脊髓表面；严重者可有血管壁坏死和灶性出血，或发生闭塞性小血管炎而致灶性脑梗死。

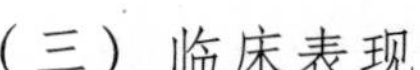

（三）临床表现

90%的化脓性脑膜炎患儿为5岁以下儿童，发病高峰年龄是6月龄至12月龄，冬春季是化脓性脑膜炎的好发季节。

典型临床表现可简单概括为三个方面：

（1）感染中毒及急性脑功能障碍。症状包括发热、烦躁不安和进行性加重的意识障碍。随着病情加重，患儿逐渐从精神萎靡发展成嗜睡、昏睡、昏迷，直至深度昏迷。20%～30%的患儿可出现全身或部分性惊厥发作。脑膜炎双球菌感染常有瘀点、瘀斑和休克。

（2）颅内压增高。表现包括头痛、呕吐，婴儿则有前囟饱满与张力增高，头围增大等。合并脑疝时，则有呼吸不规则、突然意识障碍加重及瞳孔不等大等体征。

（3）脑膜刺激征。表现为颈项强直、克尼格征和布鲁津斯基征阳性。

3个月以下的婴儿和新生儿的化脓性脑膜炎表现多不典型，颅内压升高和脑膜刺激征常不明显，发热可高可低，甚至体温不升；主要表现为少动、哭声弱、拒食、呕吐、吸吮力差、发绀、呼吸不规则、休克等。

（四）并发症

（1）硬脑膜下积液。30%～60%的化脓性脑膜炎并发硬脑膜下积液，主要发生在1岁以下婴儿。发生硬脑膜下积液的机制尚不完全明确。凡经有效治疗48～72小时后脑脊液有好转，但常体温不降或体温下降后再升高；或一般症状好转后又出现意识障碍、惊厥、前囟隆起或颅压增高等症状，首先应怀疑本病的可能性。头颅透光检查和CT扫描可协助诊断，硬膜下穿刺可以明确诊断。

（2）脑室管膜炎。临床多见于被延误治疗的革兰氏阴性杆菌引起的婴儿脑膜炎，病死率和致残率高。表现为发热不退、频繁惊厥、意识障碍不改善，脑脊液始终不能恢复正常，CT见脑室扩大，高度考虑本病。确诊依赖侧脑室穿刺，取脑室内脑脊液显示异常。

（3）抗利尿激素异常分泌综合征。炎症刺激神经垂体致抗利尿激素过量分泌，引起低钠血症和血浆低渗透压，可加剧脑水肿致惊厥和意识障碍加重。

（4）脑积水。炎症渗出物粘连堵塞脑脊液流出通道狭窄处，引起非交通性脑积水；颅底及脑表面蛛网膜颗粒受累或静脉窦栓塞致脑脊液重吸收障碍，造成交通性脑积水。表现为患儿头颅进行性增大，颅缝分离，前囟扩大饱满、头颅破壶音和头皮静脉扩张，晚期落日眼，神经精神功能倒退。

（5）各种神经功能障碍。由于炎症波及耳蜗迷路，10%～30%的患儿并发神经性耳聋。其他如智力障碍、癫痫、瘫痪、视力障碍和行为异常等。

（五）实验室检查

（1）脑脊液检查。脑脊液检查是细菌性脑膜炎的主要诊断依据，典型脑脊液变化为外观浑浊、压力增高、蛋白升高、糖含量降低或脑脊液与外周血糖比值下降。确认致病菌对明确诊断和指导治疗均有重要意义，涂片革兰氏染色检查致病菌简便易行，脑脊液培养则是明确病原菌最可靠的方法，高通量测序能捕捉到常规检验方法难以发现的细菌及其他少见病原体。

（2）外周血培养。血培养对于确定细菌性脑膜炎致病菌和筛选敏感抗菌药物有重要意义。

（3）外周血血常规及炎性标志物。外周血白细胞计数增高、分类以多核细胞为主。C 反应蛋白和降钙素原（PCT）水平明显升高有助于区分细菌性与病毒性脑膜炎。

（4）影像学检查。影像学检查有助于了解颅内病变情况，发现并发症；必要时进行鼻窦及颅底高分辨 CT、脊髓 MRI 平扫增强扫描，以上检查有助于明确是否合并其他基础疾病。

（六）诊断与鉴别诊断

早期诊断、及时治疗对化脓性脑膜炎患者非常重要。凡急性发热起病并伴有反复惊厥、意识障碍或颅内压增高表现的婴幼儿，应尽快进行脑脊液检查明确诊断。婴幼儿患者和经不规则治疗者临床表现常不典型，后者的脑脊液改变也可不明显，病原学检查往往阴性，必须结合病史、症状、体征及治疗过程综合分析判断。

化脓性脑膜炎主要应和病毒性脑膜炎、隐球菌脑膜炎、结核性脑膜炎等颅内感染相鉴别（表 13－1）。临床以抽搐和精神症状为主要改变时，还需要与自身免疫性脑炎、代谢性脑病相鉴别；当出现颅内多发病灶、肉芽肿样改变时，需要与中枢神经系统脱髓鞘疾病、肿瘤性疾病、寄生虫病等相鉴别。

（七）治疗

1. 抗生素治疗

（1）用药原则：化脓性脑膜炎预后较差，应力求用药 24 小时内杀灭脑脊液中的致病菌，故应选择对病原菌敏感且能以较高浓度透过血脑屏障的药物。急性期做到早期、足量、足疗程和静脉用药。

（2）病原菌明确前的抗生素选择：应选用覆盖最可能病原菌的经验性抗生素治疗。目前主要选择能快速在患儿脑脊液中达到有效灭菌浓度的第三代头孢类抗生素，如头孢曲松 100 mg/(kg · d) 或者头孢噻肟 200 mg/(kg · d)；疗效不理想时可联合选用万古霉素 60 mg/(kg · d)。

（3）病原菌明确后的抗生素选择：若有药物敏感性试验结果，应该优先根据此结果选择抗生素。由于半数以上的肺炎链球菌对青霉素耐药，故应继续按上述病原菌未明确方案选药。仅当药物敏感试验提示对青霉素敏感，可改用青霉素 20 万～40 万U/(kg · d)。脑膜炎球菌大多数对青霉素依然敏感，故首先选用，剂量同前。少数耐青霉素者须选用上述第三代头孢菌素。流感嗜血杆菌对氨苄西林敏感，可用氨苄西林 200 mg/(kg · d)。耐药者使用上述第三代头孢菌素联合美罗培南每次 20 mg/kg，每 8 小时 1 次，或选用氯霉素。金黄色葡萄球菌者应参照药物敏感试验选用萘夫西林 200 mg/(kg · d)、万古霉素或利福平 10～20 mg/(kg · d) 等。革兰氏阴性杆菌者除上述第三代头孢菌素外，可加用氨苄西林或美罗培南。

（4）抗生素疗程：对肺炎链球菌和流感嗜血杆菌脑膜炎，其抗生素疗程应为 10～14 天，脑膜炎球菌者 7 天，金黄色葡萄球菌和革兰氏阴性杆菌脑膜炎应 21 天以上。若有并发症或经过不规则治疗的患者还应适当延长疗程。

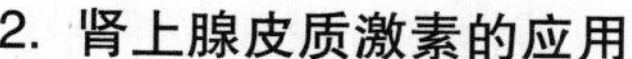

2. 肾上腺皮质激素的应用

肾上腺皮质激素可抑制多种炎症因子的产生、降低血管通透性、减轻脑水肿和颅内高压。常用地塞米松，剂量0.6 mg/(kg·d)，每6小时1次，2～3天，应在抗菌治疗开始前或同时使用，在开始抗菌治疗后4小时内仍可应用。

3. 并发症的治疗

（1）硬膜下积液：少量积液无须处理。若积液量较大引起颅内压增高时，应行硬膜下穿刺放出积液。

（2）脑室管膜炎：进行侧脑室穿刺引流以缓解症状，同时脑室内注入抗生素。

（3）脑积水：主要依赖手术治疗，包括正中孔粘连松解、导水管扩张和脑脊液分流术。

4. 对症和支持治疗

严密监测生命体征，定期观察患儿意识、瞳孔和呼吸节律改变，并及时处理颅内高压和控制惊厥发作。监测并维持体内水、电解质、血浆渗透压和酸碱平衡。对有抗利尿激素异常分泌综合征表现者，适当限制液体入量，酌情补充钠盐。

（八）预后

死亡率与病原菌（肺炎球菌脑膜炎死亡率最高）、患儿年龄（小于6个月）、脑脊液中细菌量、治疗前惊厥持续时间（超过4天）、并发症相关。10%～20%的幸存者遗留各种神经系统严重后遗症，包括视听障碍、智力倒退、癫痫、语言能力延迟和行为异常。

二、病毒性脑炎

病毒性脑炎（viral encephalitis）是指由多种病毒引起的颅内脑实质炎症。若病变主要累及脑膜，临床重点表现为病毒性脑膜炎；若主要影响大脑实质，则以病毒性脑炎为临床特征。由于解剖上两者相邻近，若脑膜和脑实质同时受累，称为病毒性脑膜脑炎。病程大多呈自限性。

（一）病因

目前仅在1/4～1/3的病毒性脑炎能确定其致病病毒，其中80%为肠道病毒，其次为虫媒病毒、腺病毒、单纯疱疹病毒、腮腺炎病毒等。

（二）病理

脑实质和（或）脑膜广泛性充血、水肿，伴淋巴细胞和浆细胞浸润。可见炎症细胞在小血管周围呈袖套样分布，血管周围组织神经细胞变性、坏死和髓鞘崩解。单纯疱疹病毒常引起以颞叶为主的脑部病变，虫媒病毒往往累及全脑，但以大脑皮质、间脑和中脑最为严重。部分脑炎患者可见明显脱髓鞘病理表现，但神经元和轴突却相对完好，这是由于病毒感染激发机体免疫应答，产生“感染后”或“过敏性”脑炎。

（三）发病机制

病毒经肠道或呼吸道进入淋巴系统繁殖，然后经血流感染颅外某些脏器，此时患者可有发热等全身症状。若病毒进一步繁殖，入侵脑或脑膜组织，即出现中枢神经症状。

病理改变主要是由于大量病毒对脑组织的直接入侵和破坏；若宿主对病毒抗原发生强烈的免疫反应将进一步导致脱髓鞘、血管与血管周围脑组织的损害。

（四）临床表现

病毒性脑炎的病变部位和病情轻重差异很大。病毒性脑炎的临床经过一般较脑膜炎严重，一般病毒性脑炎病程为 2 ～ 3 周，脑膜炎病程大多在 1 ～ 2 周。

1. 病毒性脑膜脑炎

病毒性脑膜脑炎急性起病或先有前驱感染性表现，如发热、恶心、呕吐、疲倦、嗜睡等。年长儿会诉头痛，婴儿会烦躁不安、易激惹。一般很少有严重意识障碍和惊厥。可有脑膜刺激征，但无局灶性神经系统体征。

2. 病毒性脑炎

病毒性脑炎起病急，但其临床表现因脑实质部位的病理改变范围和严重程度而不同。

（1）大多数患儿有弥漫性大脑病变，表现为发热、反复惊厥发作、不同程度的意识障碍和颅内压增高症状。若出现呼吸节律不规则或瞳孔不等大，要考虑并发脑疝的可能性。部分患儿有肢体瘫痪表现。

（2）若患儿病变主要累及额叶皮质运动区，临床则以反复惊厥发作为主要表现，伴或不伴发热。

（3）若患儿病变主要累及额叶、颞叶边缘系统，主要表现为精神情绪异常，如躁狂、幻觉、失语、定向力、计算力与记忆力障碍等。

（4）其他表现，包括偏瘫、单瘫、四肢瘫或各种不自主运动。不少患者可能同时兼有上述多种类型的表现。

全身症状可为病原学诊断提供线索，如手－足－口特异分布的皮疹提示肠病毒感染，肝脾及淋巴结肿大提示 EB 病毒、巨细胞病毒感染，西尼罗河病毒感染则可能表现为腹泻和躯干皮肤红斑。

（五）实验室检查

（1）脑脊液检查。外观清亮，压力正常或增加。白细胞数正常或轻度增多，分类计数早期以中性粒细胞为主，之后逐渐转为淋巴细胞为主，蛋白含量大多正常或轻度增高，糖含量正常。涂片和培养无细菌发现。

（2）病毒学检查。部分患者脑脊液病毒培养及特异性抗体检测阳性。恢复期血清特异性抗体滴度高于急性期 4 倍以上，有诊断价值。可通过 PCR 检测脑脊液病毒 DNA 或 RNA。

（3）脑电图。弥漫性或局限性异常慢波背景活动为特征，只提示脑功能障碍，不能证实病毒感染性质；部分患者脑电图正常。

（4）神经影像学。MRI 对病变的显示比 CT 更有优势，可发现弥漫性脑水肿，皮质、基底节、脑桥、小脑的局灶性异常。

（六）诊断与鉴别诊断

病毒性脑炎的诊断有赖于排除颅内其他非病毒性感染、其他各种脑病等急性脑部疾

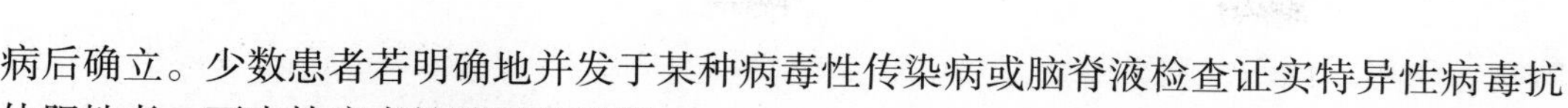

病后确立。少数患者若明确地并发于某种病毒性传染病或脑脊液检查证实特异性病毒抗体阳性者，可支持病毒性脑炎的诊断。

（1）颅内其他病原感染。主要根据脑脊液外观、常规、生化和病原学检查，与化脓性、结核性、隐球菌性脑膜炎鉴别（表 13 - 1）。

（2）瑞氏综合征。瑞氏综合征无黄疸而肝功能明显异常，起病后 3 ～ 5 天病情不再进展，有的患者有血糖降低等特点，可与病毒性脑炎鉴别。

（3）其他。还需要与急性播散性脑脊髓炎、抗 N - 甲基 - D - 天冬氨酸受体（anti-N-methyl-D-aspartate receptor，NMDAR）脑炎等自身免疫性脑炎、遗传代谢病等鉴别。

（七）治疗

本病无特异性治疗方法。但由于病程呈自限性，急性期正确的支持与对症治疗是保证病情顺利恢复、降低病死率和致残率的关键。主要治疗原则包括：密切观察病情变化，加强护理，保证营养供给，维持水电解质平衡，控制脑水肿、颅内高压和惊厥发作。单纯疱疹病毒脑炎首选阿昔洛韦抗病毒治疗，每次 5 ～ 10 mg/kg，每 8 小时 1 次；巨细胞病毒脑炎，使用更昔洛韦治疗有效，每次 5 mg/kg，每 12 小时 1 次。均须连用 10 ～ 14 天，静脉滴注给药。

（八）预后

多数患儿能完全恢复。疾病不良预后与病变严重程度、病毒种类、患儿年龄（小于 2 岁的幼儿）相关。

第五节　脑性瘫痪

脑性瘫痪（cerebral palsy），简称脑瘫，是一组持续存在的中枢性运动和姿势发育障碍、活动受限综合征，是由发育中的胎儿或婴幼儿脑部非进行性损伤所致。脑性瘫痪的运动障碍可伴随感觉、认知、知觉、交流和行为等异常，以及癫痫发作和继发性骨骼肌肉问题。

本病是儿童时期最常见的运动障碍性疾病，全球范围内报道的患病率为 0.15% ～ 0.40%。

一、病因

脑瘫的病因高度复杂，涉及非遗传学和遗传学因素，特别是产前、产时和产后的单个或多个危险因素的相互作用。

（1）非遗传学因素。产前、产时和产后的生物学和环境因素仍然是脑瘫的主要高危因素。例如，宫内生长迟缓、宫内感染、绒毛膜羊膜炎、先天性脑发育畸形、早产和低出生体重儿、各种新生儿脑病、败血症、胎儿或新生儿脑卒中等；婴儿期各种脑炎或脑病、中毒、创伤、脑卒中。

（2）遗传学因素。脑瘫的遗传学因素涉及多种复杂机制，包括易感基因多态性、单基因病、拷贝数变异等。

二、临床表现

（一）基本表现

脑性瘫痪的运动障碍在儿童发育过程中表现得很早，通常在18月龄以内，表现为延迟或异常的运动发育进程。但需要强调的是，脑瘫患儿的脑内病变是静止的、非进展的。

脑瘫的临床表现主要包括：

（1）运动发育落后和瘫痪肢体运动障碍。如婴幼儿脑发育早期发生抬头、翻身、坐、爬、站和走等大运动和手指功能精细运动障碍。

（2）运动和姿势异常。包括动态和静态，以及俯卧位、仰卧位、坐位和立位时的姿势异常。运动时出现运动模式的异常。

（3）反射异常。主要表现有原始反射消失延迟和保护性反射的延迟出现或不出现，可有病理反射阳性。

（4）肌张力异常。因不同临床类型而异，痉挛型脑瘫表现为肌张力增高；不随意运动型脑瘫表现为安静时肌张力减低、兴奋或运动时肌张力增高。

（二）临床分型

（1）痉挛型四肢瘫。主要以锥体系受累，四肢肌张力增高，上肢背伸、内收、内旋，拇指内收；躯干前屈，下肢内收、内旋、交叉、剪刀步和尖足。

（2）痉挛型双瘫。症状同痉挛型四肢瘫，表现为双下肢痉挛及功能障碍重于双上肢。

（3）痉挛型偏瘫。症状同痉挛型四肢瘫，表现为一侧肢体。

（4）不随意运动型。以锥体外系受损为主，表现为手足徐动和肌张力障碍。

（5）共济失调型。以小脑受损为主，表现为不协调运动。

（6）混合型。以上某几种类型同时存在。

（三）临床分级

目前，多采用粗大运动功能分级系统（Gross Motor Functional Classification System，GMFCS）进行临床分级，完整的GMFCS分级系统将脑瘫患儿分为5个年龄组（0～2岁；2～4岁；4～6岁；6～12岁；12～18岁），每个年龄组按运动功能由高至低分为5个级别。

（四）伴随症状和共患病

除运动障碍外，感觉、认知、交流、感知障碍和抽搐等共患病同样影响脑性瘫痪患儿的生活质量，其中以智力低下、癫痫、言语障碍和视听觉障碍较常见。

三、口腔临床特征

龋齿是脑瘫患儿常见的临床伴随症状之一，智力障碍者患龋率更高。虽然患龋率与

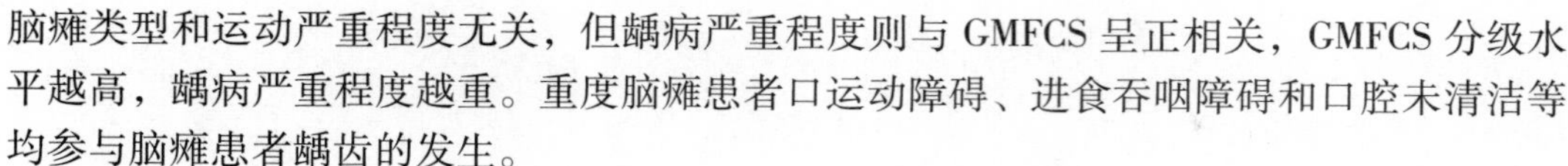

脑瘫类型和运动严重程度无关，但龋病严重程度则与 GMFCS 呈正相关，GMFCS 分级水平越高，龋病严重程度越重。重度脑瘫患者口运动障碍、进食吞咽障碍和口腔未清洁等均参与脑瘫患者龋齿的发生。

四、诊断

脑性瘫痪的诊断主要基于病史及神经系统检查。通过神经系统影像学检查，可以发现脑损伤及其性质。对于合并癫痫者，可做脑电图检查，以确定癫痫发作类型及指导治疗。脑性瘫痪须与遗传性疾病鉴别，如遗传性痉挛性截瘫、脊肌萎缩症、戊二酸血症Ⅰ型、先天性肌营养不良和多巴反应性肌张力不全等。

五、治疗

（一）治疗原则

（1）早期发现和早期干预。婴儿运动系统正处于发育阶段，治疗和干预越早越好。

（2）促进正常运动发育，抑制异常运动和姿势。

（3）综合治疗。除针对运动障碍外，对存在的语言障碍、关节脱位、听力障碍等也需同时治疗。

（4）医师指导和家庭、社区训练相结合，坚持长期治疗。

（二）主要治疗措施

（1）功能训练。

A. 运动疗法（physical therapy，PT）。针对各种运动障碍和异常姿势进行物理学手段治疗，目前常用 Bobath 和 Vojta 方法，国内还采用上田法。

B. 作业疗法（occupational therapy，OT）。重点训练上肢和手的精细运动，提高患儿的独立生活技能。

C. 言语治疗。包括听力、发音、语言和咀嚼吞咽功能的协同矫正。

（2）矫形器及辅助器具的应用。主要有矫正异常姿势、抑制异常反射的功效。

（3）手术治疗。主要用于痉挛型脑性瘫痪，目的是减低痉挛，矫正畸形，改善功能和生活质量。

（4）其他。如高压氧治疗、水疗、电疗等，对功能训练起辅助作用。

六、预后

影响脑性瘫痪预后的相关因素包括脑性瘫痪类型、运动发育延迟程度、病理反射是否存在，智力、感觉、情绪异常等相关伴随症状的程度等。躯干肌张力低下伴有病理反射阳性或持久性强直姿势的患儿则预后不良，多数伴智力障碍。

（何展文）

第十四章 免疫与风湿性疾病

学习目标

- 熟悉儿童免疫系统发育特点。
- 掌握原发性免疫缺陷病的临床表现。
- 了解儿童常见免疫缺陷病（XLA、CVID、WAS、CGD、SCID）临床特征。
- 掌握常见儿童风湿性疾病（过敏性紫癜、幼年型特发性关节炎、川崎病）的诊断与治疗

第一节 儿童免疫系统疾病

免疫系统（immune system）由免疫器官和组织、免疫细胞和免疫分子组成。免疫功能的本质是识别自身，排除异己。正常生理状态下，免疫系统主要担负三大功能：①抵御病原微生物的侵袭（免疫防御，immune defence）；②清除衰老、损伤或死亡的细胞，稳定体内环境（免疫自稳，immune homeostasis）；③识别和清除自身突变细胞、外源性异质性细胞（免疫监视，immune surveillance）。免疫功能不全或失调导致一系列疾病的发生，如免疫缺陷、反复感染、变态反应、自身免疫性疾病及恶性肿瘤。

儿童期的免疫系统发育不成熟，各种免疫功能尚不健全，特别是新生儿期免疫记忆尚未建立，对各种病原易感性增加。

一、小儿免疫系统的发育特点

免疫系统的发育是一系列复杂精细的过程，在接受微环境的各种信息后，免疫细胞开始启动胞内极为复杂的分子生物学事件，介导免疫细胞的多种生物学行为，如大分子的跨膜转运、免疫细胞迁徙、激活与增殖、分化与发育、老化、自噬、凋亡等。以上任一环节异常均可导致免疫功能失调或紊乱，出现异常免疫反应。其中，免疫器官、免疫

活性细胞（如淋巴细胞、吞噬细胞）、免疫活性分子（如 Ig、淋巴因子、补体分子和细胞膜表面分子）发生缺陷可引起免疫缺陷病；而当免疫系统对自身组织不能建立免疫耐受，产生大量自身抗体和自身反应性淋巴细胞（auto-reactive T lymphocyte），攻击并破坏自身组织细胞时，则出现自身免疫性疾病（autoimmune disease，AID）。免疫系统中具体执行免疫功能的主要是各类免疫细胞，按照参与免疫应答的类型，可分为两大类：①固有免疫细胞，包括单核－巨噬细胞、自然杀伤细胞（NK 细胞）、各类粒细胞、肥大细胞，来源于骨髓的固有样淋巴细胞，如 γδT 细胞、NKT 细胞、B1 细胞及树突状细胞（抗原提呈细胞）；②适应性免疫细胞，包括抗原提呈细胞、T 淋巴细胞和 B 淋巴细胞，后两者分别表达特异性抗原识别受体 TCR 及 BCR。

（一）固有免疫

固有免疫（innate immunity）作为机体第一道屏障，对外来病原体的清除及引导机体产生有效的适应性免疫应答具有至关重要的作用。固有免疫由屏障结构、固有免疫细胞、固有免疫分子共同组成。中性粒细胞、巨噬细胞、肥大细胞和自然杀伤细胞是固有免疫的主要效应细胞。肥大细胞是守卫机体的“哨兵”细胞，能识别过敏原，启动过敏反应；NK 细胞参与机体的抗肿瘤、抗病毒感染和免疫调节，以及超敏反应和自身免疫性疾病的发生。

屏障作用：皮肤黏膜屏障功能差，易因皮肤黏膜感染而致脓毒症；黏膜免疫耐受功能较差，易致蛋白过敏情况。血脑屏障发育不成熟，易致颅内感染。

中性粒细胞属小吞噬细胞，数量多，更新快，在感染和应急时可被快速动员。受分娩刺激，刚出生 12 小时内数量最多，72 小时后下降，4～6 岁后逐渐上升为成人水平。由于储藏库空虚，严重感染可致中性粒细胞减少。新生儿趋化和黏附分子表达不足，中性粒细胞功能低下，易发生化脓性感染。

单核－巨噬细胞由骨髓干细胞经原单核细胞、前单核细胞分化成为单核细胞（monocyte），其膜上有 Fc 和 C3 受体，进入组织后分化成为巨噬细胞，是分布于全身组织中的常驻大吞噬细胞，对病原体的吞噬与杀伤作用更强、更持久，是固有免疫晚期应答的主要效应细胞。新生儿单核细胞发育已完善，但是其趋化、黏附、吞噬、氧化杀菌和抗原提呈能力均较成人差。

补体和其他免疫分子：母体的补体不能传给胎儿，足月新生儿经典途径活性是母亲的 50%～60%，3～6 个月达成人水平；旁路途径更为落后，1 岁时达成人水平。新生儿血浆纤连蛋白浓度仅为成人的 1/3～1/2，未成熟儿则更低。

（二）适应性免疫

适应性免疫是个体发育过程中受到抗原性物质的刺激而产生的。适应性免疫是后天免疫，具有很强的针对性，只对机体接触过的抗原物质才能发挥作用。主要效应细胞为 T 淋巴细胞、B 淋巴细胞，分别担负细胞和体液免疫功能。

1. T 细胞的发育分化

在 6 周龄的胎肝中出现最初的祖 T 细胞，到 5 月胎龄时迁移至骨髓，其后随血循环迁移至胸腺。胸腺上皮细胞（thymic epithelial cells，TEC）可分泌胸腺素、胸腺生成素、胸腺激素和 IL-7 等细胞因子，并表达高水平的主要组织相容性复合体 MHC-Ⅰ类、

MHC-Ⅱ类分子，构成胸腺特定的微环境，绝大部分T细胞在胸腺中完成整个分化成熟过程，胸腺缺乏可导致细胞免疫缺陷。胸腺细胞发育分化为成熟T细胞，具有以下特征：表达功能性TCR；属CD4或CD8单阳性细胞；具备MHC限制性的识别能力；一般不针对自身抗原产生应答。成熟的T细胞离开胸腺，然后在血液、次级淋巴器官和淋巴中再循环，监督体内是否有外来抗原，并在不同的细胞因子微环境作用下分化为不同功能亚群。大多数（通常大于95%）循环T细胞表达含α和β链的TCR（CD3），即TCRα/β（又称TCR2）。其余循环T细胞表达由同源链γ和δ组成的TCR，即TCRγ/δ（又称TCR1），其中绝大多数为"双阴性"（即DN或$CD4^-$、$CD8^-$）。

2. B细胞的发育分化

（1）B细胞分化发育。B细胞分化发育可分为中枢发育和外周发育两个阶段，中枢发育为B细胞的早期发育阶段，在骨髓中进行，骨髓基质中的细胞因子和黏附分子是参与B细胞发育的关键因素。此过程围绕BCR的V区基因重排、BCR表达、阴性选择与受体编辑等。外周发育是成熟的B细胞离开骨髓迁徙至外周淋巴组织，如淋巴结、脾脏及肠道派氏结。进入"抗原依赖期"后，经抗原刺激和/或Th相互作用，分化为可产生抗体的浆细胞和记忆细胞，从而产生体液免疫应答。B细胞在脾脏内完全成熟后，膜表面除了表达IgM外还表达IgD，此阶段细胞称为初始B细胞，接受抗原刺激后称为活化的B细胞，后者增殖分化，并发生膜型Ig向分泌型Ig的转换，以及Ig类别转换（class switching），即B细胞在分化过程中其Ig重链C区（CH）基因节段发生重排，由原来的Cμ（IgM）转换成Cγ（IgG）、Cα（IgA）、Cε（IgE）转变为合成IgG、IgA或IgE的B细胞。

（2）特异性体液免疫。免疫球蛋白（immunoglobulin，Ig）G是唯一能通过胎盘的Ig，分为4个亚类。生后3个月IgG降至最低，1岁时为成人的60%，6～7岁达成人水平。IgG亚类随年龄增长而逐渐上升，IgG2代表细菌多糖的抗体，上升速度在2岁内很慢，此年龄易患荚膜细菌感染。IgM、IgA和IgE不能通过胎盘，IgM是个体发育最早的Ig，是抗革兰氏阴性杆菌的主要抗体。脐血含量极低，新生儿脐血IgM过高提示宫内感染或者Ig类别转换障碍。IgA是个体发育最晚的Ig，新生儿含量极低，增高亦提示宫内感染，从母乳中可获得分泌型IgA。4～6个月后，血中可出现IgA，2～4岁达成人水平，分泌型IgA具有黏膜局部抗感染作用，呼吸道分泌液中分泌型IgA含量的高低直接影响呼吸道黏膜对病原体的抵抗力。IgE在血清中含量最低（占0.002%），主要来源于呼吸道和胃肠道浆细胞，对肥大细胞和嗜碱性粒细胞具有高度的亲和性，又称亲细胞抗体，介导Ⅰ型超敏反应。

表14－1　健康儿童血清免疫球蛋白含量

单位：g/L

年龄组	测定人数	IgG	IgA	IgM
新生儿	7	5.190～10.790（8.490）	0.001～0.018（0.009）	0.018～0.120（0.069）
4个月～	11	3.050～6.870（4.970）	0.110～0.450（0.280）	0.310～0.850（0.580）
7个月～	20	4.090～7.030（5.560）	0.210～0.470（0.340）	0.330～0.730（0.530）

续表 14-1

年龄组	测定人数	IgG	IgA	IgM
1 岁～	60	5.090～10.090（7.590）	0.310～0.670（0.490）	0.980～1.780（1.380）
3 岁～	85	6.600～10.39（8.240）	0.580～1.000（0.790）	1.100～1.800（1.450）
7 岁～	50	7.910～13.070（10.720）	0.850～1.710（1.280）	1.200～2.260（1.730）
12 岁～	30	8.270～14.170（11.220）	0.860～1.920（1.390）	1.220～2.560（1.890）

注：表内数字为均值 ±2*SD*，括号内为均值。

资料来源：许积德. 小儿内科学［M］. 3 版，北京：人民卫生出版社，1995.

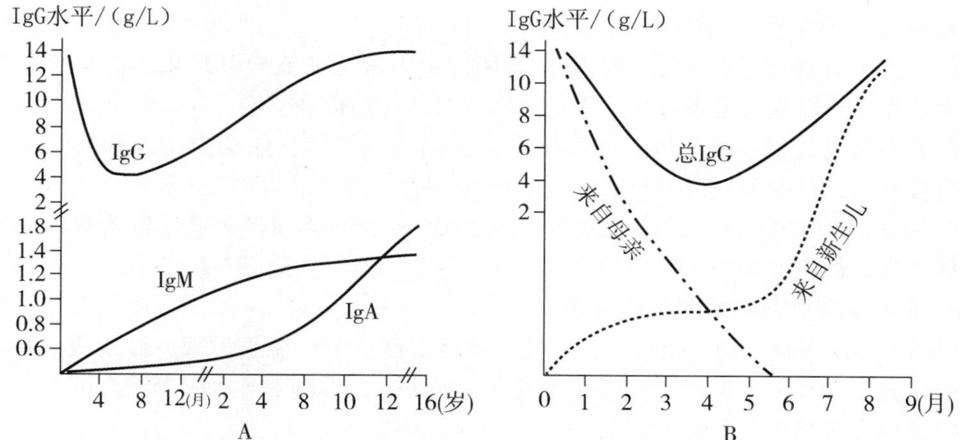

A：由于母体 IgG 能通过胎盘，出生时婴儿血清 IgG 水平甚高；随母体 IgG 消失，于出生后 3～5 个月降至最低点；婴儿自身的 IgG 逐渐产生，于 8～10 岁时达成人水平。IgM 和 IgA 出生时几乎为零，IgM 发育较快，于 6～8 岁时达成人水平；IgA 于 11～12 岁时接近成人浓度。B：出生后 9 个月内婴儿血清 IgG 的动态变化。

图 14-1　免疫球蛋白的个体发育

资料来源：杨锡强，易著文. 儿科学［M］. 6 版. 北京：人民卫生出版社，2004.

二、原发性免疫缺陷病

原发性免疫缺陷病（primary immunodeficiency diseases，PIDs）是一类罕见的免疫系统的遗传异质性疾病，会影响免疫器官解剖结构和免疫细胞的成熟、分化和功能。根据国际免疫学协会（International Union of Immunological Societies，IUIS）2017 年报道，PIDs 发病率为 1/2 000，迄今已经发现 300 多种，共分 9 大类，包括严重联合免疫缺陷、抗体为主免疫缺陷、免疫缺陷综合征、免疫失调性疾病、吞噬细胞缺陷、固有免疫缺陷、自身炎症性疾病、补体缺陷和拟表型类疾病。

（一）临床表现

PID 的临床表现因病因不同而异常复杂，但其共同表现却非常一致。即自幼反复感染、易患自身免疫性疾病和恶性肿瘤，多数有明显的家族史。近来逐渐发现 PID 新病种还可表现为失控的炎症和较为严重的过敏。

1. 反复和慢性感染

本病表现为早发、反复、严重、持久、难治，以及条件致病菌的感染。T 细胞缺陷和联合免疫缺陷患儿多于出生后不久发病，以抗体缺陷为主，多于 6 ～ 12 个月发病，成年发病的多为普通变异型免疫缺陷病（common variable immunodeficiency，CVID）。

（1）反复呼吸道感染。包括肺炎 1 次以上，复发性支气管炎，支气管扩张，反复持续中耳炎、鼻窦炎、咽喉炎。

（2）早期婴儿感染伴生长障碍。婴儿期出现顽固性腹泻，特殊严重感染和机会感染，严重湿疹。

（3）皮肤、黏膜、内脏反复化脓性感染。浅表（如皮肤、口腔黏膜）感染、内脏（如肺、肝、脾、淋巴结）脓肿和肉芽肿性炎症、伤口愈合不良、阿弗他口腔炎、肉芽肿结肠炎（直肠为重）、脐带延迟脱落。

（4）少见和极严重的感染。于生命早期发生不常见的或异常严重的感染，不明原因的周期性发热，表现出多样性、不典型性和抗药性的机会感染。

（5）反复感染同一病原体。患儿反复感染同一病原体，如荚膜菌、胞内菌（沙门菌、分枝杆菌、奈瑟菌）、酵母菌、真菌（念珠菌）、疱疹病毒等。

（6）不同临床表现的联合（相对应的综合征）。出现多种免疫缺陷综合征，不同综合征伴有特殊的免疫缺陷及特殊的表现。

2. 自身免疫性及自身炎症性疾病

PID 可伴发多种自身免疫病，如不明原因溶血性贫血、血小板减少性紫癜、系统性血管炎、类风湿性关节炎、系统性红斑狼疮、皮肌炎、不典型溶血尿毒综合征、免疫复合物肾炎等。多于 3 ～ 5 岁后发病。

自身炎症性疾病一般不伴有严重感染问题，主要表现为反复发热、急性期反应物升高，淋巴组织增生及多系统性炎症。可早在出生后数日发病，多于 10 岁前发病。

3. 恶性肿瘤

PID 易发生恶性肿瘤，发病率较同龄人高 10 ～ 100 倍，尤其是淋巴瘤、急性淋巴细胞性白血病。

（二）实验室检查

1. 原发性免疫缺陷病的筛查（screening tests）

（1）血常规：全血细胞计数与分类是最重要的初始评估，可了解淋巴细胞、中性粒细胞、血小板计数是否正常。

（2）免疫球蛋白水平检测：IgG、IgA、IgM、IgE 水平的规范检测，并与同年龄、同性别的正常值进行比较。

（3）疫苗特异性抗体定量检测：评估接种多糖和蛋白质疫苗后的血清免疫球蛋白反应是否确实很低，这对判断抗体缺乏症很重要。

2. 原发性免疫缺陷病的确诊检查（diagnostic tests）

由免疫专科医生根据病史、症状和临床表现指导进一步检查，包括对免疫球蛋白亚型、T 淋巴细胞和 B 淋巴细胞亚群、细胞表面标志物、补体水平和基因测序进行更精确的分析。

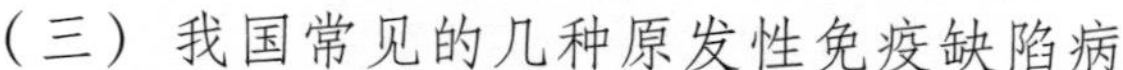

（三）我国常见的几种原发性免疫缺陷病

抗体缺陷是原发性免疫缺陷病的主要亚类，目前根据血清抗体水平及外周 B 淋巴细胞数目将抗体缺陷分为三类：①患者 B 细胞数量和血清 Ig 水平明显降低，被定义为无丙种球蛋白血症，由相关信号分子如布鲁顿酪氨酸激酶（Bruton's tyrosine kinase，BTK）或前 B 细胞受体组成成分突变所引起的 B 细胞发育障碍。②患者 B 细胞数量正常，IgM 正常或增高，IgG 和 IgA 明显下降，为抗体类别转换障碍，如高 IgM 综合征。③患者 B 细胞数量降低或正常，IgG 水平明显降低，IgA 或 IgM 水平降低，诊断为 CVID。

1. X－连锁无丙种球蛋白血症

X－连锁无丙种球蛋白血症（X-linked agammaglobulinemia，XLA）是由 BTK 基因突变引起 BTK 缺陷，进而导致 B 细胞发育障碍的疾病。患有 XLA 的男性通常于 6 ～ 18 个月龄首先出现呼吸道反复细菌感染，包括中耳炎、肺炎和鼻窦炎。也可发生肠道病毒（如柯萨奇病毒和埃可病毒）的感染。大多数典型 XLA 患者的 CD19 或 CD20 阳性淋巴细胞小于 1%，表现为极重度低丙种球蛋白血症。首选治疗为免疫球蛋白替代疗法。

2. 普通变异型免疫缺陷病

普通变异型免疫缺陷病（common variable immunodeficiency，CVID）是一组异质性疾病，系 B 细胞分化、成熟和功能失调所致的抗体产生障碍，以血清免疫球蛋白降低、反复细菌感染。以特异性抗体应答受损和 B 淋巴细胞不能分化为记忆细胞和浆细胞为特征。大多数 CVID 患者外周血 T 淋巴细胞、B 淋巴细胞数目正常，但 B 淋巴细胞受抗原刺激后呈现增殖和分化障碍，浆细胞和记忆细胞数目下降，血清 IgG 和 IgA 水平下降，通常 IgM 水平也下降。欧洲报道 CVID 发病率为 1/50 000 ～ 1/10 000，是最常见的原发性免疫缺陷病之一。CVID 患者自身免疫性疾病的总发病率为 20% ～ 30%，最常见的是特发性血小板减少性紫癜、自身免疫性溶血性贫血等。

3. 威·奥综合征

威·奥综合征（Wiskott-Aldrich syndrome，WAS）又称湿疹血小板减少伴免疫缺陷综合征是一种少见的 X－连锁隐性遗传性疾病，发病率为（1 ～ 10）/100 万。以血小板减少伴血小板体积减小、湿疹、免疫缺陷、易患自身免疫性疾病和恶性肿瘤为特征。WAS 的致病基因定位于 X 染色体短臂着丝粒 Xp11. 22 － p11. 23，编码含 WAS 蛋白（WAS protein，WASp）。由于 WAS 基因突变及 WASp 缺乏程度不同，其临床表现和病情严重程度也不同。

4. 慢性肉芽肿病

慢性肉芽肿病（chronic granulomatous disease，CGD）是一种罕见的原发性吞噬细胞遗传免疫缺陷病，由基因突变致 NADPH 氧化酶复合物的 5 个亚单位中的任何一个缺陷引起，导致患者吞噬细胞呼吸爆发功能障碍，不能产生超氧化物，使杀伤过氧化物酶阳性细菌与真菌的能力下降或丧失。CGD 患者易出现反复细菌和真菌感染及炎症反应失衡，导致肉芽肿形成及其他炎症性疾病。NADPH 氧化酶由 5 个单元编码 *CYBB*、*CYBA*、*NCF*1、*NCF*2、*NCF*4 基因组成。*CYBB* 基因的致病变异导致的 X－连锁隐性 *CGD*（*XL-CGD*）最为常见，而涉及其他基因的致病变异导致常染色体隐性 *CGD*（*AR-CGD*）。

5. 重症联合免疫缺陷病

重症联合免疫缺陷病（severe combined immunodeficiency，SCID）是原发性免疫缺陷病中最严重的表型，总体发病率为1/100 000～1/50 000。SCID的特征是细胞免疫和体液免疫全面受损，大多数患儿在生后不久起病，通常表现为严重而持续的感染，若不早期进行免疫重建，大多数患儿在1岁内死亡。

SCID可由多种基因缺陷所致，其中最常见的是白细胞介素（interleukin）2、4、7、9、15和21（IL-2、IL-4、IL-7、IL-9、IL-15和IL-21）共用受体γ链突变导致的X－连锁SCID（X-SCID），其他基因还包括白细胞介素7受体α链（IL-7 receptor α chain，IL-7Rα）、蛋白酪氨酸激酶3（Janus kinase-3，JAK-3）、腺苷脱氨酶（adenosine deaminase，ADA）、嘌呤核苷磷酸化酶（purine nucleoside phosphorylase，PNP）、重组激活基因1或2（recombination activating gene 1 or 2，RAG1或RAG2）或DNA交联修复蛋白（artemis）、CD3d/CD3e/CD3z/CDg、CD45、Zeta链相关蛋白－70（zeta associated protein-70，ZAP-70）等。

三、继发性免疫缺陷病

由后天因素（如感染、营养、肿瘤、药物、创伤等）引起的免疫功能障碍，称为继发性免疫缺陷（secondary immunodeficiency disease）。除人类免疫缺陷病病毒（HIV）感染所致的获得性免疫缺陷综合征（acquired immunodeficiency syndrome，AIDS，即艾滋病）外，其他继发性免疫功能缺陷多为暂时性，原发病治愈或致病因素消除后，免疫功能可恢复正常。

AIDS是全球范围内的问题，过去15年美国感染人数超过百万，其中儿童约2万名，近年非洲和亚洲感染形势严峻。儿童AIDS是由HIV-Ⅰ型感染引起的，HIV属逆转录病毒科的慢病毒属，是直径100～200 nm的RNA病毒。HIV-Ⅰ感染通过接触被感染者的血液和体液而传播，母婴传播（包括宫内感染、分娩时和哺乳传播）是儿童感染的主要途径，其次是经输注血液及血制品，以及青少年经性接触感染。HIV主要感染$CD4^+$T淋巴细胞，使$CD4^+$T细胞耗尽造成免疫缺陷。大多数HIV-Ⅰ感染的儿童在2月龄至3岁被确诊，感染后引起以细胞免疫严重缺陷、反复机会感染、恶性肿瘤及中枢神经系统退行性病变为特征的临床综合征。

（一）儿童AIDS诊断标准

15岁以下儿童符合下列任何1项者即可诊断：HIV感染和$CD4^+$T淋巴细胞百分比小于25%（小于12月龄），或小于20%（12～36月龄），或小于15%（37～60月龄），或$CD4^+$T淋巴细胞计数小于200 /mm^3（5～14岁）；HIV感染和伴有至少一种儿童艾滋病指征性疾病。

（二）治疗与预防

（1）针对HIV感染，尽早启动高效抗逆转录病毒治疗（highly active antiretroviral therapy，HAART）。

（2）针对继发的机会感染给予有效的抗感染治疗。

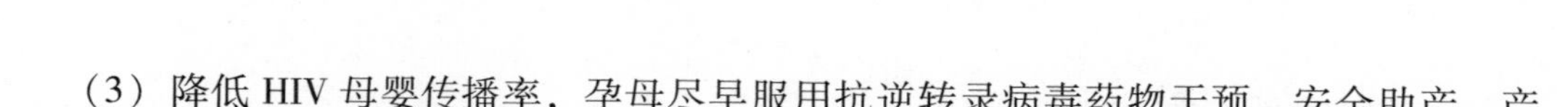

（3）降低 HIV 母婴传播率，孕母尽早服用抗逆转录病毒药物干预，安全助产，产后避免母乳喂养。

（三）免疫缺陷病的口腔表现

由于抗感染能力低下，原发免疫缺陷病患者的口腔健康状况通常不佳，这些问题可能影响牙齿发育（矿化）、萌出和脱落，导致口腔内炎症及感染。易出现口腔黏膜及牙龈、牙周的慢性感染，机会菌和真菌感染。例如，1 岁后发生复发性鹅口疮、严重齿龈炎和口腔炎、复发性牙周炎、阿弗他口腔炎、牙釉质发育不良、乳牙延迟脱落、恒牙脱落。应重视患者的口腔卫生和牙齿健康，避免饮用含糖饮料。牙齿、牙龈和舌头至少应每日刷 2 次，最好在每次用餐后都刷 1 次。还应使用牙线，至少每日 1 次。推荐使用专业护理牙刷及含氟牙膏，对于容易发生龋齿的患者，应考虑使用大剂量含氟牙膏。戴牙套的患者应格外警惕龋齿。推荐每年至少看 2 次牙科医生，存在龋齿、牙龈炎或牙周病时应增加就诊频率。清洗牙齿、调整牙套及修复牙齿时不需要给予预防性抗生素治疗。但对于深部刮治、根管治疗、拔牙、口腔手术或植牙等有创操作，应给予预防性抗生素治疗。

第二节　风湿性疾病

风湿性疾病（rheumatic diseases）是一组病因不明的自身免疫性疾病（AID），可累及不同脏器的结缔组织。风湿性疾病是以结缔组织的非化脓性炎症、增生和变性为主要病变的一类疾病，以往又称为结缔组织病（connective tissue inflammatory diseases）。其临床表现多样，几乎可累及全身任一器官组织，多呈慢性经过，起病可急可缓，病情轻重不一，常表现为发热、皮疹、关节肿痛、内脏及血液系统受累。发病机制未明，当机体免疫自稳机制遭到破坏后，产生大量自身抗体和自身反应性淋巴细胞（auto-reactive T lymphocyte），其攻击并破坏自身组织细胞，出现经典自身免疫病理特征。除经典的风湿性疾病外，许多以往病因不明的血管炎综合征，如过敏性紫癜、川崎病等，现已明确纳入风湿性疾病的范畴。过敏性紫癜、幼年类风湿性关节炎和川崎病是儿童期最常见的风湿性疾病。

一、过敏性紫癜

过敏性紫癜（anaphylactoid purpura）又称亨－舒紫癜（Henoch-Schönlein purpura，HSP），是儿童常见的 IgA 介导的血管炎性疾病，2012 年，Chapel Hill Consensus Conference（CHCC）新的血管炎分类标准中将 HSP 改名为免疫球蛋白 A 血管炎（immunoglobulin A vasculitis，IgAV）。HSP 是一种以小血管炎为主要病变的系统性血管炎，可累及皮肤、胃肠道、肾脏、关节，甚至心、脑等多个器官。其临床特点包括非血小板减少性皮肤紫癜、关节肿痛、腹痛和血尿、蛋白尿等。

（一）病因与发病机制

迄今为止，该病的病因未完全阐明，可能涉及感染、遗传、药物、疫苗及某些食物诱发等因素。发病机制中以体液免疫异常为主，T淋巴细胞功能改变、细胞因子和炎症介质的参与在发病中起重要作用。

（1）感染因素。以A组β溶血性链球菌（group A β-hemolytic streptococci，GABS）上呼吸道感染最常见，且其在过敏性紫癜肾炎（Henoch-Schömlein purpura nephritis，HSPN）的发生中也起一定作用。其次是幽门螺杆菌（helicobacter pylori，HP）感染，是HSP腹型患儿发病的重要因素。与HSP有关的感染因素还有金黄色葡萄球菌、结核分枝杆菌和肺炎球菌、肺炎支原体、EB病毒、腺病毒、柯萨奇病毒、微小病毒B19等。

（2）免疫因素。患儿血清IgA增高，循环中有高效价IgA免疫复合物存在，病变血管壁上有IgA免疫复合物沉积。另外，T细胞功能改变、细胞因子和炎症介质的参与等也在HSP发病中起着重要作用。

（3）食物及药物因素。多种食物，如乳类、蛋类、鱼、虾、蟹及蛤等可能诱发本病，花粉、粉尘、寒冷刺激等因素也可能导致HSP皮疹反复。有报道称HSP患儿食物不耐受率高达92.5%，其中鸡蛋的阳性率最高，其次为西红柿、牛奶和鳕鱼等。某些药物如磺胺类、苯巴比妥、三磷酸腺苷辅酶A等均有导致HSP的报道。疫苗接种，如流感疫苗、乙肝疫苗、狂犬疫苗、流脑疫苗接种等可能诱发HSP。

（4）遗传因素。HSP具有一定的家族聚集倾向，常见家族中同时发病，可同时或先后发病，提示遗传因素在该病的发病过程中起一定作用。不同种族人群的发病率不同，白种人的发病率明显高于黑种人。近年来有关遗传学研究涉及的基因主要有HLA，可能与DRB 1 * 07及HLA-B35等型别相关。

（二）病理改变

基本病理改变为广泛的白细胞碎裂性小血管炎，伴受累器官内IgA免疫复合物沉积。以毛细血管炎为主，亦可累及小静脉和小动脉。在胃肠道、关节滑膜、肾脏、中枢神经系统均可见毛细血管、小动脉、小静脉炎症及局部水肿和纤维细胞肿胀，血管壁灶性坏死、纤维沉积。免疫病理检查可见皮损处毛细血管壁和肾小球广泛IgA免疫复合物及少量IgG、IgM沉积。肾脏的病理变化轻重不一，病变轻者为轻度系膜增殖、微小病变、局灶性肾炎，重者为弥漫增殖性肾炎伴新月体形成；免疫荧光检查显示IgA、C3和纤维蛋白在受累血管壁内、肾脏内皮细胞和系膜细胞内沉积。

（三）临床表现

本病多发生于3～15岁儿童，发病率为10%～20%，但5～7岁儿童发病更集中，可占总数的70%，男孩发病率约为女孩的2倍。白人或亚洲儿童发病率高于黑人。春、秋两季多见。多为急性起病，症状可同时或分批出现，始发症状以皮肤紫癜为主，约半数患儿有关节肿痛或腹痛。部分患儿起病前1～3周有上呼吸道感染史。

（1）皮肤紫癜。病程中反复出现皮肤紫癜为本病特点。皮疹常见于四肢及臀部。皮疹可分批出现，呈对称性分布，伸侧多见，初起呈紫红色，高出皮面，压之不褪色，数日后转为暗红色，可伴有荨麻疹、多形红斑和血管性水肿，重症患儿紫癜可大片融合成大疱伴出血性坏死。皮疹呈一过性，少数患儿可能持续数周或在数月至数年内反复发作，多数在4～6周内消退。

（2）胃肠道症状。胃肠道症状发生率为50%～75%，包括腹痛、呕吐、便血，多出现在皮疹发生1周以内。症状以反复阵发性脐周或下腹部疼痛为主，程度从轻度腹痛到剧烈腹痛不等，为肠道病变引起肠壁水肿和痉挛所致。尽管HSP大部分症状均有自愈性，但严重者出现肠出血、肠梗阻、肠穿孔及肠套叠，甚至可危及生命。少数HSP在皮肤症状出现之前发生急性腹痛、便血、呕吐，易误诊为急腹症。警惕肠套叠、肠梗阻、肠穿孔等并发症的发生。

（3）关节症状。关节受累发生率高达80%，主要累及大关节，尤以膝、踝关节多见。单发或多发，呈游走性，病变关节常有活动障碍。多数关节症状在数日内消失，不留畸形。

（4）肾脏症状。30%～60%的患儿病程中有尿检异常，肾活检发现90%以上有不同程度肾受累。多发生于过敏性紫癜起病后1个月内，90%发生在病程6周内，少数发生于紫癜消退后数月内，偶见发生于皮肤紫癜出现前。临床依肾受累程度不同而表现不同。轻者仅表现为镜下血尿，部分患儿可表现急性肾炎综合征或肾病综合征，极少数呈急进性肾炎样改变或因急性肾功能衰竭死于尿毒症。约2%的患儿在数年后发展为慢性肾炎。

（5）其他症状。偶可发生颅内出血，出现惊厥、失语、昏迷及肢体麻痹。个别患儿有间质性肺炎、心肌炎、睾丸炎等血管炎表现。

过敏性紫癜的口腔表现：HSP疾病本身口腔无特殊表现，一旦出现反复口腔黏膜溃疡，需要与系统性红斑狼疮相鉴别。

（四）辅助检查

目前，本病尚无特异性的诊断试验，相关辅助检查有助于了解病程和并发症。

（1）外周血白细胞数。正常或轻、中度增高，可伴嗜酸性细胞增多；血小板数、出血和凝血时间、骨髓象均正常；无严重出血者一般无显著贫血。

（2）尿常规。有肾损害者尿检有红细胞、白细胞及不同程度的蛋白尿和各种管型，重症可见肉眼血尿。

（3）大便常规。伴消化道出血时常呈阳性。

（4）血沉。血沉正常或增快；血清IgA、IgE多增高，IgG和IgM多正常，C3、C4正常或升高，抗核抗体及类风湿因子阴性。

（5）病原学检测。包括β溶血性链球菌、肺炎支原体、幽门螺杆菌、EB病毒、巨细胞病毒、呼吸道合胞病毒、柯萨奇病毒、腺病毒、流感病毒的检测等。

（6）影像学检查。对于HSP消化道损伤的早期诊断和鉴别诊断起重要作用。超声检查可显示病变肠壁水肿增厚，腹部X射线表现为黏膜折叠增厚、肠袢间增宽，小肠胀气伴有液气平面时应警惕外科并发症。心电图、脑电图、头颅MRI对有中枢神经系统症状的患儿可予确诊。

（7）胃肠镜检查。胃肠镜可早期发现胃肠黏膜紫癜（表现为充血、水肿、糜烂、出血斑），胃、小肠和结肠均可受累，十二指肠降部的黏膜损害表现更为严重，典型表现为密集程度不同的紫红色黏膜疹，平坦或略高出黏膜表面，疹间的黏膜表现可正常，严重时黏膜疹融合成大片的黏膜瘀斑或黏膜破损形成糜烂，部分部位甚至可形成不规则的环十二指肠皱襞的条索状溃疡。

（8）病理活检。皮疹不典型或疑诊患者，皮肤活检发现典型的 IgA 沉积的白细胞碎裂性血管炎可协助诊断；肾活检在有相应系统症状时可考虑选用。

（五）诊断与鉴别诊断

2010 年，欧洲抗风湿病联盟/欧洲儿童风湿病学会（EULAR/PRES）诊断标准，典型的皮肤紫癜（必要条件），同时伴以下任何 1 项即可确诊：①弥散性腹痛；②任何部位活检示 IgA 沉积；③关节炎（关节痛）；④肾脏受损表现［血尿和（或）蛋白尿］。对于典型皮疹的病例诊断不难。若临床表现不典型、紫癜延迟出现或不出现，则易误诊为其他疾病，应与特发性血小板减少性紫癜、阑尾炎、肠套叠、风湿性关节炎及各种肾小球肾炎等疾病相鉴别。

（六）治疗

本病具有自限性，无特效治疗，单纯皮疹通常不需要特殊干预。HSP 的治疗措施包括支持治疗、对症治疗，以及旨在降低并发症发生风险的针对性治疗。

（1）支持治疗。急性期卧床休息，饮食从基本的食物淀粉开始，适当限制异种蛋白摄入，充分补液及缓解疼痛症状。尽可能寻找并避免过敏原，积极治疗感染。

（2）对症治疗。有荨麻疹或血管神经性水肿时，应用抗组胺药物和钙剂。腹痛时应用解痉剂，腹痛明显时需要严密监测患儿出血情况（如呕血、黑便或血便），必要时行内镜检查。大剂量维生素 C（2～5 g/d）和钙剂等可减轻肠道血管炎，缓解部分患儿的腹痛症状。消化道出血时应禁食、予质子泵抑制剂，失血严重则输血。

（3）皮质激素与免疫抑制剂。皮质激素与免疫抑制剂对腹型紫癜和关节肿痛者有效，但不能预防肾脏损害的发生，故影响预后。泼尼松 1～2 mg/（kg·d），分次口服，或用甲基泼尼松龙2～4 mg/(kg·d)，分次静脉滴注，症状缓解后即可停用。急进性肾炎或肾病综合征者目前多主张采用皮质激素（包括甲基强的松龙冲击）、免疫抑制剂（环磷酰胺、硫唑嘌呤、来氟米特、吗替麦考酚酯）及抗凝、抗血小板聚集药的综合治疗。

（4）抗凝治疗。以反复皮肤血管炎及肾脏病变为主要表现者可选用抗凝药物。例如，双嘧达莫 3～5 mg/(kg·d)，以阻止血小板聚集和血栓形成，改善微循环；肝素每次 1 mg/（kg·q12 h）；尿激酶 1 000～3 000 U/kg。

（5）血液灌流（hemoperfusion）。对于缓解激素抵抗型腹痛、急进性紫癜性肾炎有效。

（七）预后

本病为自限性疾病，无肾脏受累者一般持续 1～6 周恢复，偶可有紫癜反复发作达数月之久。其远期预后主要取决于肾脏是否受累及其受累程度。有肾脏病变者可能在 5～10 年仍有尿常规检查异常，约 2% 的紫癜肾炎长年反复发作后逐渐发生肾小球硬化，肾小管退行性变，最终出现慢性肾功能衰竭。

二、幼年型特发性关节炎

幼年型特发性关节炎（juvenile idiopathic arthritis，JIA）是儿童时期最常见的结缔

组织病，患病率大约为1/1 000，约占儿童风湿病的1/2。JIA以慢性关节滑膜炎为其主要特征，或伴有各组织、器官不同程度损害的慢性全身性疾病。2001年，国际风湿病联盟（international League of Associations for Rheumatology，ILAR）将16岁之前发病，不明病因持续6周以上的关节炎，统一命名为幼年型特发性关节炎（JIA），逐步取代了原来北美地区的幼年类风湿关节炎（juvenile rheumatoidarthritis，JRA）和欧洲的幼年慢性关节炎（juvenile chronic arthritis，JCA）的名称。本病可迁延多年，急性发作与缓解常交替出现，多数患儿预后良好，少数可能遗留下关节永久损害和慢性虹膜睫状体炎，这是造成小儿残疾的首要原因。

（一）病因与发病机制

本病病因与发病机制尚不明确，可能与感染、遗传、免疫因素等相关。

（1）感染因素。各种病原体的特殊成分作为外来抗原，作用于具有遗传学背景的人群，激活免疫细胞，通过直接损伤或分泌细胞因子，自身抗体触发异常免疫反应，引起自身组织的损害和变性。

（2）遗传因素。JIA具有一定的遗传易感性，属多基因遗传模式。研究发现MHC Ⅰ类和MHC Ⅱ类区域的变异与不同的JIA亚型相关。其他变异还包括蛋白质酪氨酸磷酸酶非受体22（PTPN22）、肿瘤坏死因子（TNF-α、巨噬细胞抑制因子）、IL-6和IL-1α编码基因的多态性。

（3）免疫因素。细胞和体液免疫功能紊乱同时参与JIA发病。T淋巴细胞通过释放前炎症因子促发Th1型反应发挥核心作用，滑膜组织中可见特异的T淋巴细胞的募集。B细胞激活，免疫复合物形成和补体激活也会促进炎症发生。JIA的特征是先天性免疫系统失调，缺乏自身反应性T细胞和自身抗体，因此，sJIA应归类为自身炎症性疾病，与单基因自身炎症性疾病（如家族性地中海热）一样对IL-1抑制剂治疗反应良好。

（4）病理特征。病理变化主要见于关节，全身其他部位的结缔组织亦可累计。JIA表现为慢性非化脓性滑膜炎，其病理特征是滑膜绒毛状肥大和增生，伴有滑膜组织充血和水肿；血管内皮增生，单核细胞、浆细胞及大量T淋巴细胞浸润。病情进展可导致血管翳形成及关节软骨和临近骨组织的破坏。

（二）分类

根据发病6个月内的临床特征，ILAR将JIA分为7种类型（表14－2）。

表14－2　ILAR关于JIA的分类标准

分类	定义
全身型关节炎（systemic arthritis）	1个及以上的关节炎症伴有发热至少2周（发热持续至少3天），同时存在以下1项或多项表现：①红斑样皮疹；②全身淋巴结肿大；③肝和（或）脾肿大；④浆膜炎。需除外a、b、c、d
少关节炎型关节炎（oligoarthritis）	发病最初6个月累及≤4个关节，有2个亚型：持续型，整个疾病过程中关节受累数≤4个；扩展型，病程6个月后关节受累数≥5个。需除外a、b、c、d、e

续表 14-2

分类	定义
多关节炎型类风湿因子阴性关节炎（polyarthritis RF negative）	发病最初6个月累及关节≥5个，RF阴性。需除外a、b、c、d、e
多关节炎型类风湿因子阳性关节炎（polyarthritis RF positive）	发病最初6个月累及关节≥5个，RF阳性［最初6个月内至少2次（间隔3个月）阳性］。需除外a、b、c、e
银屑病型关节炎（psoriatic arthritis）	关节炎合并银屑病或关节炎合并以下情况至少2项：①指（趾）炎；②指甲点状凹陷或剥离；③一级亲属中有银屑病史。需除外b、c、d、e
与附着点炎症相关的关节炎（enthesitis-related arthritis，ERA）	关节炎合并附着点炎症或关节炎或附着点炎症，伴有以下情况中至少2项：①骶髂关节压痛和（或）炎症性腰骶部疼痛；②HLA-B27阳性；③8岁以上发病的男性患儿；④急性（症状性）前葡萄膜炎；⑤一级亲属有强直性脊柱炎、与附着点炎症相关的关节炎或骶髂关节炎，伴有炎症性肠病或急性前葡萄膜炎。需除外a、d、e
未分类型关节炎（undifferentiated arthritis）	不符合上述任何1项或符合上述2项以上类别的关节炎

注：a：银屑病或一级亲属有银屑病史；b：6岁以上发病的HLA-B27阳性的男性患儿；c：强直性脊柱炎、附着点炎症相关的关节炎或骶髂关节炎，伴有炎症性肠病、瑞特综合征或急性前葡萄膜炎，或者一级亲属中有上述疾病；d：3个月中至少2次RF-IgM阳性；e：全身型JIA。RF：rheumatoid factor，类风湿因子。

资料来源：宋红梅．幼年特发性关节炎的诊断［J］．临床儿科杂志，2011，29（1）：18-21.

（三）临床表现

本病可发生于任何年龄，但多见于2～4岁与9～12岁，形成2个发病年龄高峰。不同JIA亚型临床特征不同，但都必须存在关节炎才能诊断JIA，因而关节炎是其最重要的临床表现。关节炎的定义是关节肿胀或关节腔积液同时伴有至少以下2种或多种体征：①活动受限；②活动时疼痛或关节触痛；③关节局部发热。仅有关节痛或触痛不能诊断关节炎，并且关节炎要至少持续6周以上。关节炎的症状可以急性发作，也可比较隐匿，由最初的关节晨僵、肿胀逐渐发展成运动丧失。受累的关节可有肿和热，但通常不发红。肿胀是由关节周围水肿、渗出和关节滑膜增厚引起。活动受限早期是由肌肉痉挛、关节液渗出和滑膜增厚引起，晚期则是由关节破坏、强直和软组织挛缩所致。关节炎可以影响任何关节，常开始于大关节，如膝、腕、踝和肘关节；50%患者可累及颈椎关节，出现僵直和疼痛；若颞颌关节受累会出现张口和咀嚼困难；髋关节受累可致股骨头坏死，严重的髋关节炎是JIA后期的主要致残原因；极少数环杓关节受累者可出现声音嘶哑和喉喘鸣；胸锁关节和肋关节受累可引起胸部疼痛。关节的受累可导致邻近的骨骺生长紊乱，最初会加速线性增长，患肢变长，持续的炎症刺激会使生长板迅速过早闭合，最终导致骨骼缩短。患者出现下肢不等长、小下颌畸形、短指和小脚畸形。不论是否为亚型，JIA 患儿的骨矿物质代谢和骨骼成熟都会受到不利影响。患有 JIA 的儿童的骨量减少（骨质减少），并与疾病活动增加有关。TNF-α 和 IL-6 等细胞因子的水平升高，会增加骨质疏松的发生。

关节外表现以全身型最为突出，表现为发热、肝脾淋巴结肿大、浆膜腔积液及血管炎；少关节型症状最轻；多关节型活动期可伴有不适、厌食、容易疲劳和睡眠质量差和轻度贫血，也可出现低热、肝脾及淋巴结轻度肿大。尚需关注眼科并发症，如虹膜睫状体炎和葡萄膜炎，特别是幼年发病的少关节型女性患者。

1. 全身型 JIA（systemic JIA，sJIA）

本型发病率为（0.4～0.8）/10 万，欧美报道其占 JIA 的 10%～20%，我国 sJIA 比例高于欧美，占 JIA 的 33.0%～65.6%。sJIA 在整个儿童期均有发病，高峰期为 1～5 岁，我国发病高峰集中在 5～7 岁。国外男性和女性发病率相当，中国 sJIA 患儿中男性多于女性。sJIA 的特征性表现是关节炎、发烧、皮疹和显著的内脏受累，包括肝脾淋巴结肿大和浆膜炎（心包炎）。弛张型高热是此型突出特征，可达 39～40 ℃，每天 1～2 个高峰，发热可持续数周，甚至数月。热峰通常在晚上出现，并常伴有特征性的、与热同行的皮疹，为淡红色斑疹，最常见于躯干和近端肢体。典型的皮疹为非瘙痒性和迁徙性皮疹，每次持续小于 1 小时。部分儿童最初仅表现为系统性炎症特征，但明确诊断需要存在关节炎。炎症侵犯关节数量不一，但通常是多关节受累，并可累及髋关节、颈椎和颞下颌关节，关节痛常在发热时加剧，热退后减轻或缓解。在没有关节炎的情况下，鉴别诊断包括自身炎症性周期性发热综合征、感染和恶性肿瘤。约 1/3 的患儿出现心包炎和胸膜炎，但无明显症状。85% 的患儿有肝、脾、淋巴结不同程度肿大。偶有出现脑膜刺激症状及脑病者，表现为头痛、呕吐、抽搐等，应警惕巨噬细胞活化综合征。

sJIA 诊断标准为 16 岁前起病，1 个及以上关节关节炎，发热至少 2 周，其中每天 39 ℃弛张热至少持续 3 天，且伴有以下 1 项或更多症状：间断出现的（非固定性的）红斑样皮疹、全身淋巴结肿大、肝和（或）脾肿大、浆膜炎。

巨噬细胞活化综合征（macrophage activation syndrome，MAS）是 sJIA 的一种罕见但致命的并发症，可在病程的任何时间发生（发病初、药物改变、活动期）。它又称为继发性噬血细胞综合征或噬血细胞淋巴组织细胞增生症（hemophagocytic lymphohistiocytosis，HLH）。越来越多的证据表明，sJIA/MAS 和 HLH 在颗粒依赖性杀伤性淋巴细胞活性中具有相似的功能缺陷。MAS 经典表现为高热，肝脾、淋巴结肿大和脑病的急性发作。实验室评估显示血小板和白细胞减少，伴有肝酶、乳酸脱氢酶、铁蛋白和甘油三酯升高。患者可能有紫癜和黏膜出血、纤维蛋白分裂产物值升高、凝血酶原和凝血活酶原时间延长。红细胞沉降率（erythrocyte sedimentation rate，ESR）下降是由血纤维蛋白原减少和肝功能障碍引起，ESR 是鉴别 MAS 与系统性疾病发作的重要指标。尽管目前尚无针对 MAS 的最终诊断标准，但国际共识专家组确定诊断 MAS 的最重要指标包括血小板计数下降、极高铁蛋白血症、骨髓中巨噬细胞吞噬细胞的证据、肝酶升高、白细胞计数下降、持续发烧 38 ℃及以上、ESR 下降，血纤维蛋白原减少和高甘油三酯血症。对于确诊或疑诊 sJIA 的高热患者，如果血清铁蛋白大于684 ng/mL 且有以下 4 项实验室指标异常中的至少 2 项，可初步诊断为 MAS：①血小板小于等于 181×10^9/L；②谷草转氨酶大于 48 U/L；③甘油三酯大于 156 mg/dL；④纤维蛋白原小于等于 360 mg/dL。在进行早期诊断时，上述指标的动态变化可能更重要。大剂量静注甲泼尼龙和环孢素或白细胞介素 -1 拮抗剂（anakinra）的紧急治疗可能有效。严重病例可能需要与原发性 HLH 相似的治疗方法。

2. 少关节炎型 JIA

本型是最常见的亚型，占 JIA 的 40%～50%。女孩与男孩的发病率为 3∶1。发病最初 6 个月时 1～4 个关节受累，有 2 个亚型：①持续性少关节炎型 JIA，整个疾病过程中关节受累数不超过 4 个。②扩展性少关节炎型 JIA，病程 6 个月后关节受累数达 5 个及以上。主要累及膝、踝、肘或腕等大关节及手指关节，常为非对称性分布。虽然关节炎反复发作，但较少致残。约 60% 的伴抗核抗体阳性，20%～30% 的患儿发生慢性虹膜睫状体炎，以致造成视力障碍甚至失明。

3. 多关节炎型 JIA

本型多见于学龄儿童，以女孩多见。发病 6 个月受累关节 5 个及以上，多为对称性，在较严重的儿童中可能会多达 20～40 个关节受累，上、下肢大小关节均可受累，颈椎关节受累，有寰枢椎半脱位和潜在的神经后遗症的风险；髋关节受累通常较轻。关节症状反复发作，最终发生强直变形，关节附近肌肉萎缩。晨僵也是本型的特点。根据血清类风湿因子是否阳性，可分为两种类型：①RF 阳性，占 JIA 的 5%～10%，起病于 9～12 岁的年长儿，女孩与男孩的发病率为 9：1。以渐进性、对称性的多关节受累为特征，类似于成人类风湿关节炎的特征性表现。关节症状较 RF 阴性重，后期可侵犯髋关节，晚期出现关节强直、变形，肌肉萎缩。肘部伸肌表面和跟腱可见类风湿结节，并与疾病严重程度相关。②RF 阴性，占 JIA 的 25%～30%，起病有两个年龄高峰（2～4 岁及 10～11 岁）。大小关节均可受累，关节症状较 RF 阳性为轻。约 40% 伴抗核抗体（antinuclear antibody，ANA）阳性，葡萄膜炎发生率约 10%。

4. 与附着点炎症相关的关节炎（ERA）

本型占 JIA 的 5%～10%，以男孩多见，女孩与男孩的发病率为 1∶7，发病高峰年龄在 9～12 岁，HLA-B27 阳性占 90%，有家族史。本型伴有下列情况至少 2 项：骶髂关节压痛或炎症性腰骶部及脊柱疼痛，而不局限在颈椎；HLA-B27 阳性；8 岁以上男性患儿；家族史中一级亲属有 HLA-B27 相关的疾病（强直性脊柱炎、与附着点炎症相关的关节炎、急性前葡萄炎或骶髂关节炎）。病变多在大关节，尤以膝、踝、髋关节多见。10%～20% 的有自限性，易并发虹膜睫状体炎，多为强直性脊柱炎早期，反复发作数年后出现骶髂关节破坏，发展成为强直性脊柱炎。本症治疗主要使用 NSAIDs 和柳氮磺胺吡啶（sulfasalazine，SSZ）。

5. 银屑病型 JIA

本型儿童时期罕见，发病以女性占多数，发病高峰年龄在 2～4 岁和 9～11 岁。以非对称性中小关节受累为主。约 50% 的伴抗核抗体阳性，葡萄膜炎发生率约 10%，50% 的患者伴发银屑病。诊断标准：1 个或更多的关节炎合并银屑病或关节炎合并以下任何 2 项，即指（趾）炎、指甲凹陷或指甲脱离、家族史中一级亲属有银屑病。

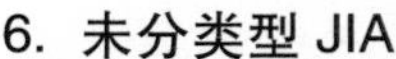

6. 未分类型 JIA

满足 JIA 的命名标准，但不满足以上 6 种类型或同时具备以上 2 种以上类型者属未分类型 JIA。

（四）辅助检查

实验室检查的任何项目都不具备确诊价值，但可帮助了解疾病程度和排除其他疾病。

（1）实验室检查。在活动期大多有轻度或中度贫血，外周血白细胞总数及中性粒细胞比例常增高，尤以全身型更为突出，甚至出现类白血病反应。血沉明显加快，C 反应蛋白及血清 IgA、IgG、IgM 增高。抗核抗体与 RF 的阳性率及临床类型有关。

（2）X 线检查。疾病早期 X 线仅显示关节骨质疏松，周围软组织肿胀，关节附近呈现骨膜炎；晚期可出现关节骨破坏和软骨间隙变窄。胸部 X 线可显示全身型患儿有胸膜炎、心包炎或风湿性肺病变。

（3）骨超声波图像及 MRI。骨超声波图像及 MRI 均有助于发现骨关节损害。

（五）诊断与鉴别诊断

诊断主要依据临床表现。凡全身症状和关节病变持续 6 周以上且能排除其他疾病者，可考虑本病，然后进一步根据临床表现确定 JIA 分型。因没有任何特异性的实验室诊断指标，诊断前严格排查其他肿瘤、感染非常重要。以高热、皮疹等全身症状为主者，应注意与败血症、风湿热、传染性单核细胞增多症及白血病等疾病鉴别；以少关节炎型为主要表现的患儿，应注意排除化脓性关节炎、结核性关节炎等；个别 JIA 患儿有严重的肺部病变时，应注意与各型感染性肺炎鉴别。ANA 和 RF 测定只对 JIA 诊断具有支持作用或对预测预后有一定意义，而且大多数 JIA 患者 ANA 和 RF 检测为阴性。

（六）治疗

治疗目标：抑制关节炎症，达到疾病缓解；维持关节功能和预防关节畸形；保证患儿正常生长发育。

1. 一般治疗

除急性发热外，不主张过多卧床休息，注意增加营养和适当运动，采取有利于关节功能的姿势。有关节变形、肌肉萎缩、运动受限等病变时则应配合理疗、按摩等，有畸形者可施行矫形术。注意心理治疗。

2. 药物治疗

依病情轻重依次选药，原则如下。

（1）非甾体抗炎药（NSAIDs）。NSAIDs 是治疗 JIA 的常用药物，具有抗炎、镇痛和解热作用，只能对症缓解症状，不能改变疾病的基本进程。本类药物包括：①萘普生。为高效低毒抗炎药物，长期使用耐受良好，剂量为 10 ～ 15 mg/（kg · d），分 2 次口服。②布洛芬：剂量为 30 ～ 40 mg/（kg · d），分 2 ～ 3 次口服。③双氯芬酸钠：剂量为 2 ～ 3 mg/（kg · d），分 3 ～ 4 次口服。④阿司匹林：剂量为 50 ～ 80 mg/（kg · d），分 3 ～ 4 次口服。1 ～ 4 周内见效，病情缓解后减量为 10 ～ 30 mg/（kg · d），维持疗程可达数月。以上药物一般单用，无须合用，因其共同的副作用为出血、胃肠道反应、肝功能损害等。

（2）缓解病情抗风湿药物（disease-modifying anti-rheumatic drugs，DMARDs）。本类药物作用缓慢，是 JIA 治疗的基石。在诊断后尽早开始应用 DMARDs，无须有骨病变的加重，病情缓解后需维持数月至数年。本类药物包括：①甲氨蝶呤（methotrexate，MTX），每周 10 ～ 15 mg/m^2口服或皮下注射，采用较小剂量 5 mg/m^2时效果好，且长期安全有效，并于 24 小时后补充叶酸 5 mg。②羟氯喹（hydroxychloroquine，HCQ），5 ～ 6 mg/(kg · d)，一次顿服，常与其他 DMARDs 药物联合使用，不良反应少见，但应注意因药物所致的视网膜病变，建议每 6 ～ 12 个月进行 1 次眼科随访。③柳氮磺胺吡啶（SSZ），适用于 HLA-B27 阳性患者（可与 MTX 联用），从 12. 5 mg/(kg · d) 开始，2 ～ 4 周增加到 30 ～ 50 mg/(kg · d)，对多关节炎、少关节炎均有效。④来氟米特（leflunomide，LEF），与 MTX、SSZ 副作用无区别，年长儿建议应用剂量为 0. 3 mg/(kg · d)，同时密切监测感染、胃肠道反应及肝损害的发生。⑤金制剂和青霉胺，因不良反应明显，现已少用。

（3）糖皮质激素（glucocorticoid，GC）。GC 起效快，只能缓解症状而不能使关节炎治愈，也不能防止关节破坏，通常作为其他 DMARD 的“桥”。由于 GC 副作用大，应用时必须严格掌握适应证。指征：①NSAIDs 或其他治疗无效的全身型。②虹膜睫状体炎局部治疗失败者。③难治性多关节型 JIA。采用泼尼松，每日 1 ～ 2 mg/(kg · d)，危重病例（如并发 MAS 等）可用甲泼尼龙冲击，每日 5 ～ 10 mg/(kg · d)，连用 3 天，后每日 2. 5 ～ 5. 0 mg/(kg · d)，连用 3 天，之后改为泼尼松，每天 0. 5 ～ 1. 0 mg/(kg · d) 口服，症状缓解后及时减量停用，疗程最长不超过 6 个月，并应采取胃黏膜保护、补充钙剂、维生素 D 等减少激素副作用的措施。少关节型 JIA 一般不全身使用激素，仅必要时进行关节腔注射或合并葡萄膜炎时局部应用。合并 MAS 时需要大剂量甲强龙冲击治疗。

（4）其他免疫制剂。严重、难治的 JIA 或对 DMARDs 有禁忌的，可联合或单用硫唑嘌呤、环孢素 A（CsA）、环磷酰胺（CTX）等。CsA 可用于少数重症 sJIA，尤其是合并 MAS 者，常用剂量为 4 ～ 6 mg/(kg · d)。硫唑嘌呤目前不推荐使用。有报道 CTX 对难治性 sJIA 效果较好，目前不推荐使用 CTX 治疗多关节或少关节型 JIA。

（5）生物制剂。包括 TNF - 拮抗剂、IL-1 拮抗剂、IL-6 拮抗剂、抗 CD20 单抗及 CTLA4 拮抗剂。①依那西普（etanercept）。0. 8 mg/(kg · w) 分 1 ～ 2 次皮下注射，最大剂量不超过 50 mg/w。②阿达木单抗（adalimumab）。患儿对于体重小于 30 kg，20 mg/2 w；体重大于等于 30 kg，40 mg/2 w，皮下注射。③托珠单抗（tocilizumab）。患儿体重大于 30 kg，12 mg/[kg · (2 ～ 4 w)]；体重大于等于 30 kg，8 mg/ [kg · (2 ～ 4 w)]，静脉滴注，每次最大剂量不超过 800 mg。④阿贝西普（abatacept）。10 mg/kg，第一个月 2 周 1 次，共 3 次，以后每 4 周 1 次，静脉滴注。生物制剂与 MTX 联用，可显著改善 JIA 预后。

（七）预后

经适当治疗的患儿 75% 不会严重致残。并发症主要是关节功能丧失和虹膜睫状体炎所致的视力障碍。如果发生巨噬细胞活化综合征则死亡率高，预后差。

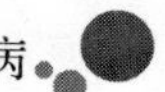

（八）幼年型特发性关节炎的口腔表现

少数患儿易并发口腔阿弗他溃疡；如果治疗后出现口腔溃疡，需要注意药物（如MTX）的副作用，应补充叶酸治疗。

三、川崎病

川崎病（Kawasaki disease，KD）又称为皮肤黏膜淋巴结综合征（mucocutaneous lymphnode syndrome，MCLS），早在1967年由日本医生Tomisaku Kawasaki首次报道。该病是一种主要发生在5岁以下儿童和婴幼儿的急性发热出疹性疾病，以全身中、小动脉炎症性病变为主要特征，属急性自限性血管炎综合征，以冠状动脉病变为最严重的并发症。在发达国家或地区，川崎病已经成为儿童获得性心脏病的首要原因，取代风湿热成为儿童最常见的后天性心脏病，并且可能成为成年后缺血性心脏病的危险因素之一。以急性发热、双侧非渗出性结膜炎、口唇及口腔黏膜充血、肢端改变，皮疹和颈部淋巴结病变为临床特征，15%～25%的未经治疗的KD患儿可出现冠状动脉瘤或冠状动脉扩张，并可能引起缺血性心脏病或猝死。发病率存在地区差异，以日本最高，为(206.2～239.6)/10万，男多于女，男女比例约为1.5：1。一年四季均可发病，以冬、春季多见。近年来，由于规范化应用大剂量丙种球蛋白治疗，病死率已从20世纪70年代的2%下降到0.5%以下。

（一）病因与发病机制

KD病因及免疫发病机制仍未完全清楚，大量流行病学及临床观察提示KD可能是感染因素所致的急性免疫调节紊乱，遗传因素亦与KD发病相关。已报道多种细菌、病毒、支原体及其代谢产物（如链球菌和葡萄球菌超抗原）等与KD发病有关，但目前仍未检测到致KD的单病原微生物。感染导致免疫活性细胞（如T细胞、单核－巨噬细胞）异常活化，所产生的细胞因子可能参与血管内皮损伤及干扰自身免疫耐受。免疫损伤过程可持续到川崎病的恢复期甚至更久，使受损的血管局部平滑肌细胞和胶原组织过度增生而产生动脉狭窄。

（二）病理特点

本病基本病理改变为全身性血管炎，病理变化可分为四期。

第Ⅰ期：病程1～9天，小动脉周围呈现急性炎症改变，冠状动脉主要分支血管壁上的小营养动脉和静脉受到侵犯，同时可见心包、心肌间质及心内膜血管处有中性粒细胞、嗜酸性粒细胞及淋巴细胞浸润。

第Ⅱ期：病程10～21天，冠状动脉等中等大小的动脉出现全层动脉炎，内膜、中膜及外膜均受炎症细胞浸润，管壁水肿、坏死，弹力纤维及肌层断裂，可形成血栓和动脉瘤。

第Ⅲ期：病程28～31天，动脉炎症逐渐消退，出现纤维组织增生、血栓和肉芽形成，内膜明显增厚，导致冠状动脉部分或完全阻塞。

第Ⅳ期：可长达数年，病变逐渐愈合，心肌瘢痕形成，阻塞的动脉可能再通。

皮肤活检可见毛细血管周围炎的改变，单个细胞浸润，皮肤水肿。淋巴结活检呈类似急性淋巴结炎的改变。此外，尚可有脑炎、肝炎、胆囊炎和肾炎等损害。

（三）临床表现

1. 主要表现

（1）持续发热5天以上：急性起病，体温达39 ℃以上，呈稽留热或弛张热，可持续7～14天或更长，抗生素治疗无效。如果及时使用丙种球蛋白和阿司匹林治疗，发热常在1～2天缓解。

（2）多形性红斑：皮疹常在第一周出现，多见于躯干和四肢近端，最常见的是斑丘疹、猩红热样皮疹和多形性红斑。肛周皮肤发红、脱皮。婴幼儿常出现卡介苗接种瘢痕处发红，有辅助诊断价值。

（3）四肢末端的变化：通常在起病后3～5天出现手掌和足底发红，双手足硬肿。病程10～20天，随后手足硬肿与泛红趋于消退，而指（趾）末端甲下和皮肤交界处出现膜状脱皮，为本病特征性表现，重者指（趾）甲亦可脱落。

（4）球结合膜充血：在发热24～48小时常出现双侧结膜充血。球结膜充血较睑结膜多见，一般无脓性分泌物。裂隙灯检查可发现前葡萄膜炎。

（5）口唇和口腔表现：在发热后24～48小时，出现口唇干红皲裂、草莓舌、口腔及咽部黏膜弥漫性充血，但不伴有溃疡和分泌物。

（6）颈淋巴结肿大：一般在发热同时或发热后1～2天出现，热退时消散。多见于单侧颈部，少数为双侧，直径在1.5 cm以上，有触痛，表面不红，无化脓。

2. 心脏表现

起病1～6周可出现心包炎、心肌炎、心内膜炎、心律失常。重症者发生心肌梗死、心力衰竭、心源性休克等。冠状动脉损害多发生于病程2～4周，但也可发生于疾病恢复期。未经治疗的患儿冠状动脉扩张发生率为15%～25%，治疗后大多在数月内恢复。极少数可因冠状动脉瘤破裂或血栓形成而猝死。

3. 其他表现

患儿易激惹、烦躁不安，少见有颈项强直、惊厥、昏迷等无菌性脑膜炎表现；可有呕吐、腹痛、腹泻，肝大、黄疸及血清转氨酶活性增高等消化系统表现；可有轻度蛋白尿，尿沉渣中白细胞增高；偶见关节疼痛或肿胀。

4. 口腔临床特征

在热起后24～48小时，出现口唇干红皲裂、草莓舌、口腔及咽部黏膜弥漫性充血，但不伴有溃疡和分泌物。若出现反复顽固性口腔溃疡，特别是年长儿，需要与同样会引起冠状动脉瘤的血管炎性疾病（如白塞病）相鉴别。

（四）辅助检查

（1）血液学检查。急性期周围血白细胞增高、中性粒细胞增高、核左移；半数以上患者可见轻-中度贫血；早期血小板正常，第2至第3周血小板显著增高，血液呈高凝状态，血黏度增高。发热期血沉明显增快，C反应蛋白增高。血清IgG、IgA、IgM、IgE升高，蛋白电泳α_2球蛋白明显增高，血循环免疫复合物升高。补体正常，类风湿因子和抗核抗体阴性。可有ALT、AST升高，心肌酶升高，血清白蛋白降低或球蛋白升高。

（2）尿常规。尿常规可有白细胞数增多，轻度蛋白尿。

（3）心电图。心电图早期示窦性心动过速，非特异性 ST-T 改变；心包炎时可有广泛 ST 段抬高和低电压；心肌梗死时见 ST 段明显抬高、T 波倒置及异常 Q 波。

（4）胸部 X 线平片。胸部 X 线平片可示胸部纹理增多、模糊或有片状阴影，心影可扩大。

（5）超声心电图。超声心电图急性期可见心包积液、左室内径增大，二尖瓣、主动脉瓣或三尖瓣反流；可有冠状动脉异常，如冠状动脉扩张（直径大于 3 mm，小于等于 4 mm 为轻度；4 ～7 mm为中度）、冠状动脉瘤（大于等于 8 mm）、冠状动脉狭窄。

（6）冠状动脉造影。超声波检查有多发性冠状动脉瘤或心电图有心肌缺血表现者，应进行冠状动脉造影，以观察冠状动脉病变的程度，指导治疗。

（五）诊断

本病的诊断主要依靠临床表现，并排除其他类似发热性疾病，实验室检查仅作为参考。

（1）诊断标准。发热 5 天以上，伴以下 5 项中的 4 项者可诊断为本病：①球结膜充血（无渗出物）。②口唇干红皲裂、草莓舌、口腔黏膜充血。③四肢末端改变。急性期手足硬肿、掌趾红斑；恢复期（2 ～ 3 周）出现指（趾）端膜状脱皮或肛周脱屑。④躯干或四肢多形性充血性红斑样皮疹。⑤颈部淋巴结非化脓性肿大。近年来，此病不典型病例增多，如果有冠状动脉损害，并具备包括发热在内的以上标准中的 2 ～ 4 条者也可确诊本病。

（2）静脉注射用免疫球蛋白（IVIG）非敏感型 KD。KD 患儿在发病 10 天接受 IVIG 2 g/kg 治疗，48 小时后体温仍高于 38 ℃，或给药 2 ～ 7 天（甚至 2 周）后再次发热，并符合至少 1 项 KD 诊断标准，可考虑为 IVIG 非敏感型 KD。

（六）鉴别诊断

本病应与猩红热、败血症、幼年型特发性关节炎及渗出性多形性红斑等发热伴有皮疹的疾病，以及同样累及冠状动脉的结节性多动脉炎、白塞病相鉴别，也应注意排除急性传染性单核细胞增多症、白血病等具有发热、皮疹和淋巴结肿大的疾病。

（七）治疗

川崎病急性期的标准治疗为大剂量 IVIG 和口服阿司匹林等。其他治疗包括支持、对症疗法，通过减轻血管炎症和对抗血小板凝聚，防止和减少心脏损害。

1．控制炎症

（1）阿司匹林。30 ～ 50 mg/(kg · d)，分 3 ～ 4 次口服，退热后 3 天逐渐减少用量，2 周左右减至 3 ～ 5 mg/(kg · d)，维持疗程 6 ～ 8 周。有冠状动脉病变者应持续用药至病变消失为止。

（2）静脉注射 IVIG。本法治疗本病疗效突出。用药后绝大部分患儿的发热和充血症状可在 24 ～ 48 小时内缓解，早期（病程 10 天以内）应用可明显降低冠状动脉病变的发生率。予 1 ～ 2 g/kg 的 IVIG 于 8 ～ 12 小时内一次静脉缓慢输入。效果不佳者可重复使用 1 次，但 1% ～ 2% 的病例仍然无效。

（3）糖皮质激素。因其可促进血栓形成，易发生冠状动脉瘤及影响冠状动脉病变修复，故不宜单独应用。但若伴有心肌炎或持续高热，应用 IVIG 治疗无效者，可在用阿司匹林和双嘧达莫的同时加用短程激素治疗，剂量为泼尼松 1 ～ 2 mg/(kg · d)，热退后逐渐减量，用药 2 ～ 4 周。病情严重者可用甲泼尼龙冲击治疗，剂量为 15 ～ 20 mg/(kg · d)，静脉滴注，连用 3 天，然后改为泼尼松 2 mg/(kg · d) 口服，复查血清 C 反应蛋白正常后，泼尼松减量为 1 mg/(kg · d)，2 周内逐渐减量至停药。

2．抗血小板聚集

除阿司匹林外可加用双嘧达莫 3 ～ 5 mg/(kg · d)，分 2 次口服。KD 并发 1 个或多个巨大冠状动脉瘤，或多个小到中等冠状动脉瘤，则需要加用华法林抗凝治疗。

3．其他治疗

根据病情给予对症及支持疗法，如补充液体、护肝、控制心力衰竭、纠正心律失常等，有心肌梗死时应及时进行溶栓治疗。严重的冠状动脉病变须进行冠状动脉搭桥术。

（八）预后

本病系自限性疾病，多数预后良好，1% ～ 2% 的患儿复发。未经治疗的患儿，并发冠状动脉瘤者可达 20% ～ 30%；近年来应用大剂量 IVIG 治疗，冠状动脉病变发生率显著降低。无冠状动脉病变者出院后第 1、第 3、第 6 个月及 1 ～ 2 年随访。有冠状动脉病变者随访至冠状动脉恢复正常，严重冠状动脉病变恢复后推荐每年随访 1 次至成年。应用 IVIG 的患儿 11 个月内不宜进行麻疹、风疹、腮腺炎等活疫苗的预防接种。

（檀卫平）

第十五章　染色体病和遗传性疾病

学习目标

- 掌握遗传性疾病的分类、染色体病的临床特征、21－三体综合征、苯丙酮尿症的临床表现。
- 熟悉遗传性疾病的诊断方法，常见遗传代谢病的病因、发病机理、实验室检查和治疗原则。

第一节　概　　述

一、医学遗传学基本概念

遗传物质包括细胞中的染色体及其基因。人类细胞染色体有23对（46条），其中22对常染色体（autosome），1对性染色体（sex chromosome）。正常男性的染色体核型为46，XY；正常女性的染色体核型为46，XX。基因是DNA双螺旋链上的一段负载一定遗传信息、在特定条件下表达、产生特定生理功能的DNA片段。人类细胞中的全部基因称为基因组（genome），约有3万个基因。每个基因在染色体上都有自己特定的位置，称为基因位点（locus），二倍体的同一对染色体上同一位点的基因及其变异叫等位基因。等位基因中一个异常、一个正常，称为病态杂合子，两个均异常者称为病态纯合子。

线粒体基因组（mitochondrial genome）是独立于细胞核染色体外的基因组，具有自我复制、转录和编码功能。线粒体中所含的DNA（mtDNA）为环状双链结构的DNA分子，编码多种与细胞氧化磷酸化有关的酶，这些基因突变所导致的疾病称为线粒体基因病。

二、遗传性疾病的分类

由生殖细胞中的遗传物质（染色体或 DNA）异常或生殖细胞所携带的遗传信息异常所引起的子代性状的异常，称之为遗传病（genetic disease；hereditary disease；inherited disease）。遗传病具有先天性、家族性、终身性、遗传性的特点。根据遗传物质的结构和功能改变，遗传病分为五大类。

（一）单基因遗传病

单基因遗传病指同源染色体中来自父亲或母亲的一对染色体上基因的异常所引起的遗传病。按照遗传方式其又可分为四类：①常染色体显性遗传病。同源常染色体上某一对等位基因在杂合状态下发病，称为常染色体显性遗传病，如多指、并指、先天性肌强直等。②常染色体隐性遗传病。常染色体上一对等位基因必须均是异常基因纯合子才能表现出来的遗传病，大多数先天代谢异常疾病均属此类。③常染色体不完全显性遗传病。当异常基因处于杂合子状态时，能且仅能在一定程度上表现出症状的遗传病，如地中海贫血，其异常基因为纯合子时表现为重度贫血，杂合子时则表现为中度贫血。④伴性遗传病。分为 X－连锁遗传病和 Y－连锁遗传病两种。致病基因位于 X 染色体上，并随 X 染色体传递，称为 X－连锁遗传病。该类疾病也分为显性和隐性两种，前者指有一个 X 染色体的异常基因就可表现出来的遗传病，后者指 X 染色体上等位基因在纯合状态下才发病的传染病。Y－连锁遗传病的致病基因位于 Y 染色体上，X 染色体上则无相应的等位基因，因此这些基因随着 Y 染色体在上、下代间传递，也叫全男性遗传。

（二）多基因遗传病

多基因遗传病又称为复杂遗传病，指与两对以上基因有关的遗传病。每对基因之间没有显性或隐性的关系，每对基因单独的作用微小，但各对基因的作用有积累效应。不同的多基因遗传病，受遗传因素和环境因素影响的程度也不同，如唇裂、腭裂是多基因遗传病，其遗传度达 76%，而溃疡病仅 37%。

（三）线粒体病

线粒体 DNA 存在于细胞质内，按母系遗传，mtDNA 含 37 个基因。基因突变会导致一组较为独特的遗传病，如脂肪酸氧化障碍、呼吸链酶缺陷、特殊类型的糖尿病等。

（四）基因组印记

基因根据来源亲代的不同而在子女有不同的表达。例如，Prader-Willi 综合征和 Angelman 综合征都是 15q11-13 缺失导致，Prader-Willi 综合征是父源 15q11-13 缺失，Angelman 综合征为母源 15q11-13 缺失。

（五）染色体病（染色体综合征）

染色体病指由于染色体的数目或形态、结构异常导致的疾病，又称为染色体畸变综合征（chromosomal aberration syndrome），包括常染色体病和性染色体病。由于染色体病累及的基因数目较多，故症状通常很严重，累及多器官、多系统的畸变和功能改变。

三、遗传性疾病的诊断

遗传病的诊断包括常规诊断和特殊诊断。常规诊断指与一般疾病相同的诊断方法，特殊诊断是指采用遗传学方法，包括染色体检查、家系分析等，是遗传病确诊的关键。

（一）常规诊断

（1）病史采集。包括：①家族史，对有先天畸形、生长发育障碍、智能发育落后、性发育异常的患儿应做详细的家系调查和家谱分析，了解其他家庭成员健康情况，如死产、流产和先天缺陷等。②母亲妊娠史，如胎儿发育情况、母亲有无糖尿病、羊水过少或过多等，母亲孕期用药史及疾病史；③不良物理、化学或生物环境暴露史。

（2）体格检查。如测头围，有无小头畸形，耳的大小，耳位高低，眼距，眼裂，鼻翼发育，有无唇裂、腭裂和高腭弓，毛发是否稀疏及其颜色，上身长与下身长的比例、指距、手指长度、手纹、外生殖器等。注意黄疸、肝脾大、心脏异常听诊和神经系统症状。

（二）生物化学诊断

测定血、尿、红细胞、白细胞、皮肤成纤维细胞中酶和蛋白质或中间代谢产物，是诊断某些遗传病的重要依据。遗传代谢病串联质谱检测技术（MS/MS）、气相色谱－质谱技术（GC-MS）已逐步成为遗传性代谢病诊断的常规检测工具。

（三）遗传学诊断

（1）染色体核型分析。观察有无染色体数目或结构异常，是经典的细胞遗传学检测技术。

（2）基因诊断。在 DNA 水平上对受检者的某一特定致病基因进行分析和检测，从而达到对疾病进行特异性分子诊断，包括荧光原位杂交、DNA 测序等。

四、遗传学疾病的防治

由于多数遗传病的治疗仍颇为艰难和昂贵，难以普遍实施，因此，遗传学疾病、防治重点是做好三级预防，防止和减少有遗传病的患儿出生，避免有遗传病的患儿出生后发病。

（一）一级预防

防止遗传病的发生。凡本人或家族成员有遗传病或先天畸形史、多次在家族中出现或生育过智力低下儿或反复自然流产者，应做好遗传咨询，找出病因，明确诊断。

（二）二级预防

减少遗传病患儿出生。在孕期根据遗传性疾病或先天缺陷的特点，采用不同的产前诊断方法进行诊断，如做孕早、中期孕妇血生化指标检查、染色体检查和超声筛查，以减少缺陷儿的出生。

（三）三级预防

遗传病患儿出生后的诊断和治疗，指对已出生新生儿进行早期诊断、治疗，避免或减轻致残。其中，新生儿疾病筛查是通过快速、敏感的检验方法，对一些先天性和遗传性疾病进行群体筛检，使患儿在尚未出现临床表现，但体内生化、代谢或者功能已有变化时就做出早期诊断，并且结合有效治疗，避免患儿重要脏器出现不可逆性的损害，保障儿童正常的体格发育和智能发育。目前，我国各地主要筛查先天性甲状腺功能减退症和苯丙酮尿症这两种会导致智能发育障碍的疾病。

第二节 染色体病

染色体病是指各种原因引起的染色体数目或（和）结构异常导致的疾病，常见特征为机体多发畸形、智力低下、生长发育迟缓和多系统的功能障碍。

一、染色体畸变

（1）染色体数目异常。染色体在减数分裂或有丝分裂时不分离，导致 46 条染色体的数目增加或减少。

（2）染色体结构异常。各种原因造成染色体断裂，断裂后断端能与其他断端再结合，发生结构重排而导致缺失、倒位、易位、等臂、环形染色体等改变。

二、染色体病的临床特征

（1）常染色体病的共同特征：①生长发育迟缓；②智能发育落后；③多发性先天畸形，如内脏畸形、骨骼畸形、特殊面容、皮纹改变等。最常见的是 21 - 三体综合征，其次是 18 - 三体综合征、13 - 三体综合征及 5P - 综合征等。

（2）性染色体病主要表现：第二性征发育障碍或异常。最常见的是特纳（Turner）综合征、克兰费尔特（Klinefelter）综合征。

三、21 - 三体综合征

21 - 三体综合征又称为唐氏综合征（Down syndrome，DS），是人类最早被确定、也是最常见的染色体疾病，在活产婴中发生率为 1/1 000 ～ 1/600。

（一）遗传学基础

亲代之一的生殖细胞在减数分裂形成配子或受精卵进行有丝分裂时，21 号染色体不分离，使胚胎体细胞内第 21 号染色体呈三体征（trisomy 21）。

（二）临床表现

（1）智能落后。绝大部分患儿都有不同程度的智能发育障碍，也是本病最突出、最严重的临床表现。

（2）生长发育迟缓。患儿出生后体格发育、动作发育均迟缓，身材矮小，骨龄落

后于实际年龄，出牙迟且顺序异常；四肢短，韧带松弛，关节可过度弯曲；肌张力低下，腹膨隆，可伴有脐疝；手指粗短，小指尤短，中间指骨短宽且向内弯曲。

（3）特殊面容。出生时即有明显的特殊面容，眼裂小，眼距宽，双眼外眦上斜，可有内眦赘皮；鼻梁低平，外耳小；硬腭窄小，常张口伸舌，流涎多；头小而圆，前囟大且关闭延迟；颈短而宽；表情呆滞。

（4）皮纹特点。可有通贯手和特殊皮纹征。

（5）伴发畸形。约50%患儿伴有先天性心脏病，其次是消化道畸形。先天性甲状腺功能减退症和急性淋巴细胞性白血病的发生率明显高于正常人群。患儿免疫功能低下，易患感染性疾病。

（二）口腔临床特征

患儿出生时即有明显的特殊面容，伴有硬腭窄小，常张口伸舌，流涎多，出牙迟且顺序异常。

（三）实验室检查

细胞遗传学检查，根据核型分析可分为三型。

（1）标准型。标准型约占总数的95%，患儿体细胞染色体为47条，核型为47，XX（或XY），+21。

（2）易位型。易位型占2.5%～5.0%，染色体总数为46条，其中一条是额外的21号染色体的长臂与一条近端着丝粒染色体长臂形成的易位染色体，即发生于近着丝粒染色体的相互易位，称罗伯逊易位（Robertsonian translocation）。最常见核型为46，XY（或XX），-14，+t（14q21q）。

（3）嵌合体型。嵌合体型占2%～4%，由于受精卵在早期分裂过程中发生21号染色体不分离，患儿体内存在两种细胞系，形成嵌合体，其核型为46，XY（或XX）/47，XY（或XX），+21。

（四）诊断与鉴别诊断

根据特殊面容、智能与生长发育落后、皮纹特点等不难做出临床诊断，染色体核型分析可以确诊。本病应与先天性甲状腺功能减退症鉴别，后者有颜面黏液性水肿、头发干燥、皮肤粗糙、喂养困难、便秘、腹胀等症状，可测血清TSH、T4和染色体核型分析进行鉴别。

（五）遗传咨询

标准型21-三体综合征的再发风险为1%，孕母年龄越大，风险率越高。若母亲为21q21q平衡易位携带者，子代发病风险率为100%。

（六）产前筛查

对高危孕妇可做羊水细胞或绒毛膜细胞染色体检查进行产前诊断。还可在孕中期筛查相关血清标记物，如测定孕妇血清绒毛膜促性腺激素（human chorionic gonadotropin，HCG）、甲胎蛋白（alpha fetal protein，AFP）、游离雌三醇（free estriol，FE3），结合孕母年龄可计算胎儿患本病的危险度。通过B超测量胎儿颈项皮肤厚度也是诊断21-三体综合征的重要指标。

（七）治疗

本病目前无有效的治疗方法。要采用综合措施，包括医疗和社会服务，对患者进行长期耐心的教育。训练弱智儿掌握一定的工作技能。注意预防感染，若伴有先天性心脏病、胃肠道或其他畸形，可考虑手术矫治。

第三节　遗传代谢性疾病

一、苯丙酮尿症

苯丙酮尿症（phenylketonuria，PKU）是先天性氨基酸代谢障碍中最为常见的一种。呈常染色体隐性遗传。我国的发病率总体为 1∶11 000，北方人群高于南方人群。

（一）病因与发病机制

苯丙氨酸（phenylalanine，Phe）是人体必需氨基酸之一，食入体内的苯丙氨酸一部分用于蛋白质的合成，另一部分通过苯丙氨酸羟化酶（phenylalanine hydroxylase，PAH）作用转变为酪氨酸。人类苯丙氨酸羟化酶基因位于第 12 号染色体上（12q22～12q24），基因全长约 90 kb，有 13 个外显子和 12 个内含子，编码 451 个氨基酸。在中国人群中已经发现 100 种以上的基因突变。苯丙酮尿症是基因突变引起肝脏苯丙氨酸羟化酶活性下降或缺乏，不能将苯丙氨酸转化为酪氨酸，导致苯丙氨酸在血液、脑脊液、各种组织中蓄积，通过旁路代谢产生大量苯丙酮酸、苯乙酸、苯乳酸和对羟基苯乙酸。高浓度的苯丙氨酸及其代谢产物能导致脑组织损伤。苯丙氨酸的代谢，除了需要苯丙氨酸羟化酶的作用外，还必须要有辅酶四氢生物蝶呤（tetrahydrobiopterin，BH4）的参与，人体内的 BH4 来源于鸟苷三磷酸环化水合酶（guanosine triphosphate，GTP-CH）、6-丙酮酰四氢蝶呤合成酶（6-pyruvyl tetrahydrotrexate synthetase，PTPS）和二氢生物蝶呤还原酶（dihydrobiopterin reductase，DHPR）的催化。PAH、GTP-CH、PTPS、DHPR 等酶的编码基因缺陷都有可能造成相关酶的活力缺陷，导致血苯丙氨酸升高。BH4 是苯丙氨酸、酪氨酸和色氨酸等芳香氨基酸在催化过程中所必需的共同辅酶，缺乏时不仅苯丙氨酸不能被氧化成酪氨酸，而且造成多巴胺、5-羟色胺等重要神经递质的合成受阻，加重神经系统功能的损害。

（二）临床表现

患儿通常在 3～6 个月时开始出现症状，1 岁后症状明显，表现如下：

（1）神经系统：智能发育落后最为突出，行为异常，如兴奋、忧郁、多动、孤僻等。可有癫痫发作、肌张力增高和腱反射亢进。

（2）皮肤：患儿在出生数月后头发由黑变黄，皮肤白皙。

（3）体味：由于尿和汗液中排出较多苯乙酸，可有明显鼠尿臭味。

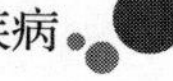

（三）辅助检查

（1）新生儿疾病筛查。新生儿哺乳3天后，针刺足跟采集外周血，滴于专用采血滤纸上，晾干后即寄送至筛查实验室，进行苯丙氨酸浓度测定。若苯丙氨酸浓度大于切割值，需要进一步检查和确诊。

（2）苯丙氨酸浓度测定。正常浓度小于120 μmol/L（2 mg/dL），经典型PKU，苯丙氨酸浓度大于1 200 μmol/L。

（3）尿蝶呤图谱分析。此检查主要用于苯丙酮尿症的鉴别诊断。应用高压液相层析测定尿液中新蝶呤（N）和生物蝶呤（B）的含量。尿蝶呤谱分析显示异常者需要进一步做口服BH4负荷试验，以助确诊。

（4）DNA分析。用DNA分析进行相关致病基因突变检测和诊断，可进行基因诊断或产前诊断。

（四）诊断与鉴别诊断

根据智能落后、头发由黑变黄、特殊体味和血苯丙氨酸升高，以及排除BH4缺乏症即可确诊。

（五）治疗

本病一旦确诊，应立即治疗。开始治疗的年龄愈小，预后越好。主要采用低苯丙氨酸奶方治疗，待血苯丙氨酸浓度降到理想浓度时，可逐渐少量添加天然饮食，首选母乳，较大婴儿及儿童可加入牛奶、粥、面、蛋等，添加食品应以低蛋白、低苯丙氨酸食物为原则，其量和次数随血苯丙氨酸浓度而定。避免血苯丙氨酸浓度过高或者过低。低苯丙氨酸饮食治疗至少须持续到青春期，终身治疗对患者更有益。

对诊断为BH4缺乏症患者，需要补充BH4、5－羟色胺和左旋多巴（L-DOPA）。

二、糖原贮积症

糖原贮积症（glycogen storage disease，GSD）是一组由先天性酶缺陷所造成的糖原代谢障碍性疾病。这类疾病多数可见糖原在肝脏、肌肉、肾脏等组织中的储积量增加。

糖原贮积症依其所缺陷的酶可分为12型，临床上以糖原累积病Ⅰa型最常见。

（一）病因

糖原贮积症Ⅰa型是由于葡萄糖－6－磷酸酶基因缺陷所导致，常染色体隐性遗传，G6PC基因定位于17q21。活产儿发病率为1/400 000～1/100 000。

（二）临床表现

临床表现轻重不一，典型表现为娃娃脸，肌张力低下，婴儿期肝大，幼儿期生长落后、身材矮小、低血糖、大便次数多、易感染。重症在新生儿期可出现严重低血糖、乳酸中毒、呼吸困难等，患者可出现骨质疏松，由于血小板功能不良，常有鼻出血等出血倾向，还有高乳酸血症、高尿酸血症、高脂血症，长期可并发肝腺瘤或肾功能异常。

（三）辅助检查

（1）血液生化测定。可发现低血糖、酸中毒、高乳酸血症、血脂及尿酸升高、肝功能异常等。

（2）肾上腺素试验。正常者血糖上升40%～60%，患者血糖无明显上升。

（3）胰高血糖素试验。空腹或餐后2小时肌内注射胰高血糖素30～100 g/kg，正常者在15～45分钟内血糖可升高1.4～2.8 mmol/L，患者血糖升高不明显。

（4）肝组织活体检查和酶活力测定。患者肝组织糖原染色见糖原增多，特异性酶活性降低。

（5）外周血白细胞DNA分析。进行基因诊断，是分型的重要依据。

（四）诊断

根据病史、体征和血生化检测结果可做出临床诊断，肾上腺素或胰高血糖素等试验可辅助诊断。准确分型需要进行酶学测定和基因诊断。

（五）治疗

采用无病因治疗，总目标是维持患者血糖水平正常，抑制低血糖带来的代谢紊乱，从而减轻症状。日间少量多次喂给糖类食物和夜间使用鼻饲点滴葡萄糖，维持血糖4～5 mmol/L为宜。1岁后用生玉米淀粉治疗，每4～6小时喂给1.75～2.0 g/(kg·次)，以防治低血糖和高乳酸血症。需要注意补充各种微量元素和矿物质。严重低血糖时，可静脉给予葡萄糖0.5 g/(kg·h)。

（梁立阳）

第十六章　内分泌疾病

学习目标

- 掌握生长激素缺乏症和先天性甲状腺功能减退的临床表现、实验室检查特点和诊断依据。
- 熟悉生长激素缺乏症和先天性甲状腺功能减退的病因、鉴别诊断及治疗原则。

第一节　概　　述

内分泌（endocrine）是人体的一种特殊分泌方式，它不同于一般分泌腺那样将分泌物输送至体外或消化道中，而是将分泌产物（激素）直接释放入血，然后分布全身，到达对某一激素敏感的器官或组织后发挥生理效应。激素（hormone）是内分泌系统的最基本物质。现代医学对激素的定义为一种参与细胞内外联系的内源性信息分子和调控分子，包括细胞因子、生长因子、神经递质、神经肽等化学信使。

内分泌系统是人体内分泌腺及某些脏器中内分泌组织和细胞所形成的一个体液调节系统，能调节人体的代谢过程、脏器功能、生长发育、生殖衰老等生命现象，维持体内环境的相对稳定，以适应体内外的变化。内分泌腺体是由多数内分泌细胞聚集形成，如垂体、甲状腺、甲状旁腺、胰岛、肾上腺和性腺等，而非经典内分泌器官（如心血管、肝、胃肠道、皮肤、免疫等组织器官）亦具有内分泌功能。

一、儿童内分泌系统解剖、生理及疾病特点

从胚胎形成直至青春发育期，内分泌系统也在不断地发育和成熟中。在青春期开始前，下丘脑－垂体－性腺轴功能处于较低水平，性腺的发育缓慢。在青春期发育启动后，下丘脑促性腺激素释放激素（GnRH）的分泌频率和峰值逐渐增加，伴随促黄体生成素（LH）和促卵泡刺激素（FSH）的脉冲分泌峰增高，性征和性器官也随之发育。

在此过程中，激素的产生、分泌、结构和功能异常均可造成内分泌疾病。因此，儿童内分泌疾病不但种类与成人的不同，而且在不同的年龄阶段也各有特点。例如，下丘脑－垂体发育不良，会造成甲状腺素、促肾上腺皮质激素、促性腺激素等多种垂体激素分泌失常，引起相应的症状；下丘脑－垂体－性腺轴功能异常会出现性发育异常（性发育迟缓或性早熟）；甲状腺激素分泌不足，可引起智能落后、身材矮小等；垂体生长激素缺乏可造成儿童身材矮小；若先天存在激素功能障碍，会严重影响智能和体格发育，如先天性肾上腺皮质增生症（失盐型），若未能早期诊治，易造成残疾甚至夭折。

二、儿童内分泌疾病的诊断与治疗

近年来，在儿童内分泌领域，一系列具有临床诊断价值的动态试验（兴奋或抑制）方法已逐步完善。放射免疫分析法（radioimmunoassay，RIA）、放射受体分析法（radioreceptor assay，RRA）、酶联免疫吸附法（ELISA）、荧光免疫法（fluorescence immunoassay，FIA）和免疫化学发光法（immunochemiluminescence，ICL）等精确测定激素的方法极大地提高了内分泌疾病的功能诊断水平。B 超、CT、SPECT、PET 和 MRI 等内分泌腺的影像学检查提高了内分泌疾病定位诊断的水平。基因克隆和测序的手段也正广泛应用于基因遗传病的诊断。

儿童内分泌疾病一旦确诊，多数需要终身替代治疗，并根据病情及生长发育情况及时进行个体化调整。为保证患儿正常的生长发育，治疗的过程中需要密切随访。重组人生长激素（recombinant human growth hormone，rhGH）、促性腺激素释放激素类似物（gonadotropin-releasing hormone analogue，GnRHa）、生长激素释放抑制激素（somatostatin，SS）等多种高纯度激素，以及细胞因子、生长因子等生物制剂，已被广泛应用于临床。

第二节　生长激素缺乏症

小儿身高处于同年龄、同性别正常健康儿童生长曲线第 3 百分位数以下或低于平均数两个标准差的，称为矮身材（short stature）。其中由于下丘脑或腺垂体异常或功能障碍引起的生长激素（growth hormone，GH）合成或分泌部分或完全缺乏，以及由于 GH 分子结构异常、受体缺陷等所致的生长发育障碍称为生长激素缺乏症（growth hormone deficiency，GHD）。

一、生长激素及其生理作用

人生长激素（GH）是由腺垂体细胞合成和分泌的，由 191 个氨基酸组成的单链多肽，分子量为 22 kD。编码基因 *GH1*（*GH-N*）和 *CSHP1*、*CSH1*、*GH2*、*CSH2* 等组成长约

55 kbp 的人生长激素基因簇。GH 的释放受下丘脑分泌的促生长激素释放激素（growth hormone releasing hormone，GHRH）和 SS 两种神经激素的调节。GH 的自然分泌呈脉冲式，夜间入睡后分泌量增高，白天空腹时和运动后偶见高峰。初生婴儿血清 GH 水平较高，出生后 2 个月开始出现分泌节律。儿童期 GH 的分泌量超过成人的，在青春发育期达到高峰。

GH 的基本功能是促进生长，同时也是体内多种物质代谢的重要调节因子。其生物学作用少部分通过直接作用于靶细胞发挥，大部分则通过胰岛素样生长因子（insulin-like growth factor，IGF）介导。IGF 分泌细胞广泛存在于肝、肾、肺、心、脑和肠等组织中，各组织合成的 IGF-1 以自分泌或邻分泌方式发挥其促生长作用。血循环中 90% 的 IGF-1 与胰岛素样生长因子结合蛋白（insulin like growth factor binding protein，IGFBP）结合。血清 IGF-1 和 IGFBP-3 水平相对稳定，无明显脉冲式分泌和昼夜节律变化，能较好地反映内源性生长激素分泌状态。

二、病因

根据病因，GHD 可分为以下几类。

（1）原发性 GHD。

A. 下丘脑－垂体结构或功能障碍：如垂体不发育、发育不良、空蝶鞍或因神经递质－神经激素功能缺陷导致的生长激素神经分泌功能障碍（growth hormone neurosecretory dysfunction，GHND）。

B. 遗传性生长激素缺乏（hereditary growth hormone deficiency，HGHD）：包括 GH1 基因缺陷、垂体 Pit-1 转录因子缺陷、GH 分子结构异常、GH 受体缺陷［拉龙综合征（Laron syndrome）］或 IGF 受体缺陷等。

（2）继发性 GHD。可继发于产伤、下丘脑、垂体或其他颅内肿瘤、感染、细胞浸润、放射性损伤和头颅创伤等。

（3）暂时性 GHD。常见的有社会心理性生长抑制、原发性甲状腺功能减退等造成的 GH 分泌暂时性低下，不良因素消除或原发疾病治疗后 GH 分泌可恢复正常。

三、临床表现

原发性 GHD：多见于男孩。出生时身长和体重多正常；1 岁后开始生长速度减慢，身高低于同年龄、同性别正常健康儿童生长曲线第 3 百分位数以下（或低于平均值的两个标准差）；3 岁后身高增长速率每年小于 5 cm。患儿多表现为面容幼稚，皮肤细腻，头发纤细，下颌和颏部发育不良，头颅呈圆形，牙齿萌出延迟且排列不整齐；身高落后比体重低下更显著，但身体各部比例匀称；骨龄落后于实际年龄 2 岁以上；青春期发育多延迟；智能发育正常。

伴有其他垂体激素缺乏的患儿可有其他伴随症状：伴有促肾上腺皮质激素（ACTH）缺乏者容易发生低血糖；伴促甲状腺激素（thyroid stimulating hormone，TSH）缺乏者可有食欲不振、活动少等；伴有促性腺激素（Gn）缺乏者出现小阴茎、青春期无第二性征发育等。

继发性 GHD：可发生于任何年龄，常同时有原发病的症状。

四、口腔临床特征

患儿由于生长激素缺乏，导致颅面骨发育不良，多表现为面容幼稚，下颌和颏部发育不良，头颅呈圆形，牙齿萌出延迟且排列不整齐。

五、实验室检查

（1）生长激素测定。GH 呈脉冲式分泌，并受睡眠、运动、摄食和应激的影响，因此单次测定血 GH 水平不能真正地反映 GH 分泌情况。临床采用 GH 激发试验判断其垂体分泌 GH 的功能。多使用两种不同作用途径的药物进行刺激试验。常用的药物包括胰岛素、精氨酸、可乐定、左旋多巴等。两种药物激发试验的 GH 峰值均小于 5 μg/L，为 GH 完全缺乏；GH 峰值 5 ～ 10 μg/L，为 GH 部分缺乏。

（2）IGF-1 和 IGFBP-3 的测定。IGF-1、IGFBP-3 常用于 5 岁到青春发育期前儿童生长激素缺乏症的筛查检测，但正常人 IGF-1 和 IGFBP-3 水平受性别、年龄、营养状态、性发育程度和甲状腺功能状况等的影响。

（3）骨龄。常用左手腕、掌、指骨正位 X 射线片评定骨龄。GHD 患儿骨龄常落后于实际年龄。

（4）MRI 检查。可了解下丘脑－垂体的形态及是否有肿瘤等。

（5）其他内分泌检查。TSH、T4、ACTH、皮质醇和 GnRH 刺激试验可判断有无下丘脑－垂体－甲状腺轴、肾上腺和性腺轴的功能低下。

（6）染色体检查用于排除常见的染色体疾病，如特纳综合征（Turner syndrome）等。

六、诊断与鉴别诊断

1. 诊断依据

本病诊断依据：①匀称性身材矮小，身高落后于同年龄、同性别正常儿童生长曲线第 3 百分位数以下者（或低于平均数两个标准差）；②生长速率在青春前期每年小于 5 cm；③骨龄落后于实际年龄 2 年以上；④两种药物激发试验结果均示 GH 峰值低下；⑤智能正常；⑥排除其他影响生长的疾病。

2. 鉴别诊断

需要与生长激素缺乏症鉴别的主要有：

（1）家族性矮身材。身高常在第 3 百分位数左右，但每年儿童期生长速率大于每年 5 cm，骨龄和年龄相称，智能和性发育正常，父母身材矮小。

（2）体质性青春期延迟。多见于男孩，青春期前生长缓慢，骨龄落后，青春开始发育的时间比正常儿童晚，青春期发育后其最终身高正常。父母一方往往有青春期发育延迟史。

（3）特纳综合征（先天性卵巢发育不全）。女孩身材矮小时应考虑此病。典型的特纳综合征与生长激素缺乏症不难区别，但症状不典型，应进行染色体核型分析以鉴别。

（4）先天性甲状腺功能减退症。该症除有生长发育落后、骨龄明显落后外，还有特殊面容、智能低下，甲状腺功能检查显示血 T4 降低、TSH 升高可供鉴别。

（5）骨骼发育障碍。各种骨骼发育障碍性疾病常有肢体比例不匀称、特殊体貌的特征，可选择进行骨骼 X 射线片检查以鉴别。

（6）其他。全身慢性疾病、长期营养不良、遗传代谢疾病及精神情绪异常等可结合相关病史、体格检查及必要的实验室检查予以鉴别。

七、治疗

无论是原发性或继发性的生长激素缺乏症，目前 rhGH 替代治疗已被广泛应用。治疗时年龄越小，效果越好。治疗方案：起始剂量多为 0. 1 U/kg，每晚临睡前皮下注射 1 次，每周 6 ～ 7 次。治疗过程中通过血清 IGF-1 和 IGFBP-3 水平检测个体化调整药物剂量及评估 rhGH 疗效和安全性。对于恶性肿瘤及严重糖尿病患者不建议用 rhGH。

第三节　先天性甲状腺功能减退症

先天性甲状腺功能减退症（congenital hypothyroidism，CH），是由于先天性甲状腺缺陷、甲状腺激素合成不足或受体缺陷，或母孕期缺碘所造成的以甲状腺素合成不足、机体代谢和多系统功能减退为特征的一组代谢紊乱综合征。

一、甲状腺激素及其生理作用

（1）甲状腺激素的合成。血循环中的无机碘被摄取到甲状腺滤泡上皮细胞内，经过甲状腺过氧化物酶的作用氧化为活性碘，再与酪氨酸结合成单碘酪氨酸（monoiodic tyrosine，MIT）和双碘酪氨酸（diiodine tyrosine，DIT），两者再分别偶联缩合成 T3 和 T4。这些合成步骤均在甲状腺滤泡上皮细胞合成的甲状腺球蛋白（thyroglobulin，TG）分子上进行。

（2）甲状腺素的释放。甲状腺滤泡上皮细胞通过摄粒作用将 TG 形成的胶质小滴摄入胞内，由溶酶体吞噬后将 TG 水解，释放出 T3 和 T4。

（3）甲状腺素合成和释放的调节。下丘脑产生促甲状腺素释放素（thyrotropin releasing hormone，TRH），刺激腺垂体产生 TSH，TSH 再刺激甲状腺分泌 T3、T4。而血清 T4 则可通过负反馈作用降低垂体对 TRH 的反应性、减少 TSH 的分泌。T3、T4 释放入血循环后，约 70% 与甲状腺素结合球蛋白（thyroxine binding protein，TBG）相结合，仅 0. 03% 的 T4 和 0. 3% 的 T3 为游离状态。正常情况下，T4 的分泌率较 T3 高 8 ～ 10 倍；T3 的代谢活性为 T4 的 3 ～ 4 倍；机体所需的 T3 约 80% 在周围组织由 T4 转化而成，TSH 亦促进这一过程。

（4）甲状腺素的主要作用：①产热作用。②促进生长发育及组织分化。③促进蛋白质合成；促进糖的吸收、糖原分解和组织对糖的利用；促进脂肪分解和利用。④影响大脑的发育及功能。⑤参与多种维生素的代谢。⑥影响消化系统、肌肉和血液循环系统功能。

二、病因

（1）甲状腺缺如或发育异常。这是造成CH最主要的原因，占永久性CH的85%～90%。常见的原因有：基因突变或蛋白质缺陷，如甲状腺转录因子-1（TTG-1）和甲状腺转录因子-2（TTG-2）、PAX8、*TSHR*基因等；母亲有自身免疫性甲状腺疾病、母亲接受^{131}I治疗或服用抗甲状腺药物、胎儿自身TSH减少。

（2）甲状腺激素（thyroid hormone）合成障碍。本病多为常染色体隐性遗传病。甲状腺激素合成和分泌过程中酶的缺陷，造成甲状腺素不足。

（3）TSH、TRH合成不足或缺乏。本病亦称为下丘脑-垂体性甲状腺功能减退或中枢性甲状腺功能减退。系由某些基因缺陷或先天性下丘脑、垂体病变引起。

（4）甲状腺或靶器官反应低下。由甲状腺细胞质膜上的GSα蛋白缺陷，或末梢组织甲状腺受体缺陷引起。

（5）暂时性甲减。母亲孕期严重缺碘或服用抗甲状腺药物或患自身免疫性疾病，抗TSH受体抗体通过胎盘而影响胎儿，造成甲状腺功能减退，通常在出生后3个月后好转。

三、临床表现

CH症状出现的早晚和轻重程度与残留的甲状腺组织多少及甲状腺功能减退的程度有关。主要临床特征包括生长发育迟缓、智能落后和生理功能低下。

（1）新生儿期症状和体征。无特征性表现且病状多轻微，患儿常为过期产儿，头围大，前、后囟大；胎便排出延迟，出生后常有腹胀、便秘、脐疝；黄疸延迟消退；嗜睡、少哭、少动；吮奶差、哭声低、四肢冷、颜面浮肿、舌厚外伸，皮肤可有硬肿现象等。

（2）典型症状。常在出生半年后出现典型症状。

A. 特殊面容和体态：头大，颈短，眼距宽，塌鼻，唇厚舌大、常伸出口外，皮肤粗糙，毛发稀疏、干枯，面色苍黄，腹部膨隆，常有脐疝。

B. 生长发育落后：身材矮小，躯干长而四肢短，上部量大于下部量，牙齿发育不全，性发育迟缓。

C. 神经系统症状：智力低下，记忆力、注意力减退，感觉、运动发育迟缓。

D. 生理功能低下：安静少动、食欲差、腹胀、便秘、声音哑、体温低、呼吸慢、肌张力低、肠蠕动慢、心音低钝，可伴心包积液等改变。

四、口腔临床特征

先天性甲低的患儿具有头大、唇厚舌大、常伸出口外，牙齿发育不全、萌出延迟且排列不整齐等表现。

五、实验室检查

（1）新生儿筛查。采集出生后2～3天的足月新生儿足底血干血滴纸片检测TSH浓度作为初筛，结果大于阳性切割值或为可疑阳性应者检测血清T4、TSH以确诊。

（2）血清T4、T3、TSH测定。T4降低、TSH明显升高即可确诊。血清T3浓度可降低或正常。继发于下丘脑－垂体疾病者血清T4、T3浓度降低，TSH正常或降低。

（3）X线检查骨龄。常明显落后于实际年龄。

（4）甲状腺核素检查（^{99m}Tc）。该检查可判断甲状腺发育情况及甲状腺的大小、形状和位置。

六、诊断与鉴别诊断

（1）先天性巨结肠。患儿出生后即开始便秘、腹胀，并常有脐疝，但其面容、精神反应及哭声等均正常，甲状腺功能检查正常，钡灌肠可见结肠痉挛段和扩张段。

（2）21－三体综合征。患儿智力、动作发育均迟缓，且有特殊面容，如眼距宽、外眼眦上斜、鼻梁低、舌伸出口外，皮肤及毛发正常，无黏液性水肿，常伴有其他先天畸形，染色体核型分析可鉴别。

（3）佝偻病。患儿有动作发育迟缓、生长落后等表现。但智能正常，皮肤正常，有佝偻病的体征，血生化和X射线片可鉴别。

（4）骨骼发育障碍的疾病。如骨软骨发育不良、黏多糖病等都有生长迟缓症状，骨骼X线片和尿中代谢物检查可资鉴别。

七、治疗

本病一旦诊断确立，应立即予足量、足疗程甲状腺制剂替代治疗。L-甲状腺素钠是治疗CH最主要的替代治疗药物。一般起始剂量为每日8～15 μg/kg，每日1次，口服。用药量可根据甲状腺功能及临床表现进行适当调整，应使TSH浓度正常，血T4值正常或偏高。应在开始治疗2周内使血清T4水平上升至正常高限，4周内使血清TSH水平降至正常范围。并注意监测智力和体格发育情况。先天性甲状腺功能减退症伴甲状腺发育不良者须终身进行替代治疗。

（梁立阳）

第十七章　感染性疾病

学习目标

- 掌握麻疹的临床特点和并发症，猩红热流行病学特点、临床表现、诊断、治疗和预防；水痘的临床表现、诊断，流行性腮腺炎的临床表现、诊断、治疗和并发症，猩红热流行病学特点、临床表现、诊断、治疗和预防，结核菌素试验结果判断标准及临床意义。
- 熟悉出疹性疾病的特点及鉴别诊断，手足口病的诊断、治疗和预防，原发性肺结核和急性血行播散性肺结核（又称急性粟粒型肺结核）的临床表现和X线特征。
- 了解流行性感冒的治疗和预防，先天性风疹综合征和亚急性硬化性全脑炎的临床表现，结核病的病因、发病机制、治疗和预防措施。

第一节　病毒感染性疾病

一、麻疹

麻疹（measles）是由麻疹病毒引起的儿童常见的传染性极强的急性呼吸道传染病。尽管目前已有安全有效的疫苗，但麻疹仍是全球儿童死亡的主要原因之一。据WHO报道，2016年全球有89 780人死于麻疹，多发生在人均收入较低和卫生保健设施薄弱的国家。该病临床上以发热、结膜炎、上呼吸道炎、科氏斑（Koplik spot，又称麻疹黏膜斑）、全身斑丘疹及疹退后遗留色素沉着伴糠皮样脱屑为特征。感染麻疹后大多可获得终身免疫。死亡主要由肺炎、脑炎等严重并发症引起。我国自1965年开展广泛接种麻疹减毒活疫苗，发病率明显下降。但近年来，多种因素导致麻疹的发病率又有所上升。

（一）病原学

麻疹病毒（measles virus）为RNA病毒，属副黏病毒科，有6种结构蛋白，仅存在一种血清型，抗原性稳定。人是唯一宿主。麻疹病毒在外界生存力弱，不耐热，对紫外线和消毒剂均敏感，在流通空气中或日光下半小时失活，但耐寒冷，低温下可长期

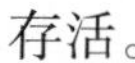

存活。

（二）流行病学

麻疹患者是唯一的传染源。麻疹患者出疹前后的5天均有传染性，若有并发症的患者其传染性可延长至出疹后10天。病毒存在于患儿前驱期和出疹期的眼结膜、鼻、咽、气管分泌物、血和尿中。以冬春季节发病为多，病后可产生持久的免疫力，大多可达到终身免疫。

（三）传播途径

病毒在患儿呼吸道大量繁殖，含有病毒的分泌物经过患者的呼吸、咳嗽或喷嚏排出体外并悬浮于空气中，主要通过呼吸道分泌物和飞沫进行传播，与患儿密切接触或直接接触患者的鼻咽分泌物亦可传播。

（四）易感人群

人类对麻疹病毒普遍易感，好发于1～5岁，婴儿可以从母体获得保护性抗体，一般持续4～6个月，8个月后几乎完全消失。感染后多数获得终身免疫力。近年来，8个月以下的婴幼儿和年长儿麻疹发病率增多。

（五）发病机制

麻疹病毒通过鼻咽部进入人体后，在呼吸道上皮细胞和局部淋巴组织中繁殖并侵入血液，通过血液的单核细胞向其他器官（如脾、胸腺、肺、肝脏、肾脏、消化道黏膜、结膜和皮肤）传播。此外，病毒在淋巴组织和器官中不断繁殖、致敏淋巴细胞释放各种淋巴因子，造成局部纤维素样坏死、单核细胞浸润和血管炎，临床表现为发热、口腔黏膜斑、皮疹等一系列临床表现。在此时期的患儿全身组织（如呼吸道上皮细胞和淋巴组织内）均可找到病毒，鼻咽分泌物、尿及血液中也存在病毒。由于麻疹病毒可直接损伤T淋巴细胞，抑制细胞免疫反应，常合并细菌感染或导致结核病复燃，特别是营养不良或免疫功能缺陷的儿童，可发生重型麻疹或因严重肺炎、脑炎等并发症而导致死亡。

（六）病理

（1）多核巨细胞（华佛细胞，Warthin-Finkeldey giant cell）及核内外均有病毒集落的嗜酸性包涵体是麻疹的典型病理特征，主要见于皮肤、淋巴组织、呼吸道和肠道黏膜及眼结膜。

（2）真皮和黏膜下层毛细血管内皮细胞充血、水肿、增生、单核细胞浸润，并有浆液性渗出而形成麻疹皮疹和麻疹黏膜斑。

（3）由于皮疹处红细胞裂解，疹退后形成棕色色素沉着。麻疹病毒可引起两种特殊类型的肺炎：间质性肺炎和Hecht巨细胞肺炎。亚急性硬化性全脑炎（subacute sclerosing panencephalitis，SSPE）患者有皮质和白质的变性，细胞核及细胞质内均见包涵体。

（七）临床表现

1. 典型麻疹

（1）潜伏期：大多6～18天（平均10天左右），接受过被动免疫者可以延长至

21～28 天。潜伏期末可有低热、烦躁不安、精神萎靡或全身不适等。

（2）前驱期（出疹前期）：从发热开始至出疹，一般3～4 天。主要表现：①发热，多为中度以上，热型不一。②在发热同时出现咳嗽、喷嚏、咽部充血等，特别是流涕、结膜充血、眼睑水肿、畏光、流泪等鼻卡他症状。③科氏斑密，是麻疹早期的特异性体征，常在出疹前 1～2 天出现。早期见于下磨牙相对的颊黏膜上，是直径为 0.5～1.0 mm的灰白色小点，周围有红晕，常在1～2 天内迅速增多，可累及整个颊黏膜并蔓延至唇部黏膜，于出疹后逐渐消失，可留有暗红色小点。④其他非特异症状，如全身不适、食欲减退、精神不振等。偶见皮肤荨麻疹，隐约斑疹或猩红热样皮疹，在出现典型皮疹时消失。婴儿可有呕吐、腹泻等消化道症状。

（3）出疹期：多在发热3～4 天后出现皮疹，2～3 天内遍布全身，出疹顺序是该病的特点之一，皮疹先出现于耳后、发际，渐及额、面、颈部，自上而下蔓延至躯干、四肢，最后达手掌与足底。皮疹初为红色斑丘疹，呈充血性，疹间可见正常皮肤，不伴痒感。后部分融合成片，颜色加深呈暗红。同时全身中毒症状加重，体温可高达 40 ℃以上，可嗜睡或烦躁不安，重者有谵妄、抽搐。多数患儿呼吸道症状明显，咳嗽加剧，肺部可闻干、湿性啰音，X 射线可见支气管炎或肺炎。部分患儿可伴有全身淋巴结肿大和轻度脾肿大，肠系膜淋巴结肿大者可引起腹痛、腹泻和呕吐。

（4）恢复期：若无并发症发生，出疹3～4 天后发热开始减退，食欲、精神等全身症状逐渐好转，皮疹按出疹的顺序开始消退，疹退后有糠皮样脱屑和棕褐色色素沉着，一般7～10 天后消退。

2. 非典型麻疹

（1）轻型麻疹。轻型麻疹多见于有部分免疫力者，如潜伏期内接受过免疫球蛋白或8 个月以下有母亲给予抗体的婴儿。主要特点为潜伏期长，临床症状轻，常无麻疹黏膜斑，皮疹稀疏细小、色淡，消失快，疹退后无色素沉着或脱屑，无并发症，病程1 周左右。常需要靠流行病学资料和麻疹病毒血清学检查确诊。

（2）重型麻疹。重型麻疹主要见于病毒毒力过强，或患儿营养不良、免疫力低下继发严重感染者。临床症状重，常持续高热，伴惊厥、昏迷。皮疹密集融合，呈紫蓝色出血性皮疹者常伴有黏膜和消化道出血，或咯血、血尿、血小板减少等，称为黑麻疹，可能是 DIC 的一种形式。此型患儿常有肺炎、心力衰竭等并发症，病死率高。

（3）异型麻疹。异型麻疹主要见于接种过麻疹灭活疫苗数年后而再次感染麻疹者。临床特点是起病急，持续高热、乏力、肌痛、头痛或伴有四肢水肿，皮疹不典型，呈多样性、离心性分布，出疹顺序不规则，或皮疹出现的顺序和常规相反，易并发肺炎、肝炎和胸腔积液。国内不采用麻疹灭活疫苗，故此型少见。

（八）并发症

1. 呼吸系统

常见喉炎、肺炎等。肺炎是麻疹最常见的并发症，多发生于出疹期，主要见于重度营养不良或免疫功能低下的儿童，临床症状较重、体征明显，预后较差，占麻疹患儿死因的90%以上。原发性肺炎是由麻疹病毒本身引起的间质性肺炎，多不严重，常在出疹及体温下降后消退。继发性肺炎病原体多为细菌，常见肺炎双球菌、链球菌，金黄色

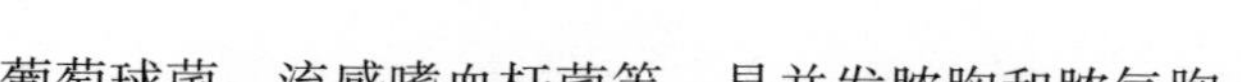

葡萄球菌、流感嗜血杆菌等，易并发脓胸和脓气胸。

2. 心肌炎

心肌炎常见于营养不良和并发肺炎的患儿。轻者仅有心音低钝、心率增快和一过性心电图改变，重者可出现心力衰竭、心源性休克。

3. 神经系统

（1）麻疹脑炎。麻疹脑炎多见于3～4岁以内儿童，发病率为0.1%～0.2%，可发生于麻疹病程的任何时期，以出疹期常见。患儿常在出疹后的2～6天再次发热，临床表现和脑脊液改变与病毒性脑炎相似，与麻疹轻重无关，病死率高达10%～25%。存活者中有20%～50%的患儿遗留智力障碍、瘫痪、癫痫等后遗症。

（2）亚急性硬化性全脑炎（SSPE）。其为极少见的远期并发症，发病率为1/100万～4/100万。主要为麻疹病毒持续感染或机体免疫缺陷，导致脑组织发生慢性退行性病变。大多在患麻疹2～17年后发病，开始时症状隐匿，可仅为行为和情绪的改变，以后出现进行性智力减退，病情逐渐进展，出现共济失调、视听障碍、肌阵挛等表现，晚期因昏迷、强直性瘫痪而死亡。患者血清或脑脊液中麻疹病毒IgG抗体持续强阳性，脑组织活检发现麻疹病毒包涵体可以确诊。病程快慢不一，治疗困难，多在发病后6～12个月死亡。

（3）其他。麻疹患儿因免疫反应受到暂时抑制，可使体内原有潜伏的结核病灶重新活动，甚至播散而致急性血行播散性肺结核或结核性脑膜炎。营养不良与维生素A缺乏症者由于麻疹病程中持续高热，食欲缺乏或护理不当，可致营养不良和维生素缺乏。有研究显示，麻疹患者维生素A浓度与麻疹症状的严重程度呈负相关。由于维生素A缺乏，可出现视力障碍，甚至角膜穿孔、失明。

（九）诊断与鉴别诊断

根据流行病史和典型的临床表现，典型病例诊断不难。对于不典型病例，需要实验室检测。如鼻咽部分泌物中找多核巨细胞，血清特异性IgM抗体测定、PCR法检测麻疹病毒RNA或分离到麻疹病毒均可确诊。鉴别诊断包括风疹、幼儿急疹、猩红热、肠道病毒感染及药疹等其他出疹性疾病（表17－1）。

表17－1　儿童常见出疹性疾病的鉴别诊断

	病原	全身症状及其他特征	皮疹特点	发热与皮疹关系
麻疹	麻疹病毒	发热、咳嗽、畏光、鼻卡他症状、结膜炎，科氏斑	红色斑丘疹，出疹顺序为头面部—颈—躯干—四肢，退疹后有色素沉着及细小脱屑	发热3～4天后出疹，出疹期为发热的高峰期
风疹	风疹病毒	全身症状轻，耳后、枕部淋巴结肿大并触痛	斑丘疹出疹顺序为面颈部—躯干—四肢，疹间有正常皮肤，退疹后无色素沉着及脱屑	症状出现后1～2天出疹

续表 17－1

	病原	全身症状及其他特征	皮疹特点	发热与皮疹关系
幼儿急疹	人疱疹病毒6型	主要见于婴幼儿，一般情况好，高热时可有惊厥，耳后枕部淋巴结可肿大，常伴有轻度腹泻	红色细小密集斑丘疹，头面颈及躯干部多见，四肢较少，一天出齐，次日即开始消退	高热3～5天，热退疹出
猩红热	乙型溶血性链球菌	发热、咽痛、头痛、呕吐、杨梅舌、环口苍白圈、颈部淋巴结肿大	皮肤弥漫性充血，表面有密集针尖大小丘疹，全身皮肤均可受累，疹退后伴脱皮	发热1～2天出疹，出疹时高热
肠道病毒感染	埃可病毒，柯萨奇病毒	发热、咽痛、流涕、结膜炎、腹泻、全身或颈、枕后淋巴结肿大	散在斑疹或斑丘疹，很少融合，1～3天消退，不脱屑，有时可呈紫癜样或水疱样皮疹	发热时或热退后出疹
药疹	—	原发病症状，有近期服药史	皮疹多变，如斑丘疹、疱疹、猩红热样皮疹、荨麻疹等。痒感，摩擦及受压部位多	发热多为原发病引起

（十）治疗

（1）一般治疗。卧床休息，保持室内适当的温度、湿度和空气流通，避免强光刺激。注意皮肤和眼、鼻、口腔清洁。鼓励多饮水，给予易消化和营养丰富的食物。

（2）对症治疗。高热时可酌情使用退热剂，但应避免急骤退热，特别是在出疹期。烦躁者可适当给予镇静剂。频繁剧烈咳嗽者可用镇咳和祛痰药或雾化吸入，合并细菌感染者给予抗生素治疗。对于重症麻疹，特别是2岁以下患儿，WHO推荐补充大剂量维生素A，可减少肺炎、腹泻等并发症的发生，且具有免疫调节作用。维生素A推荐剂量：1～6月龄5万IU/d；7～12月龄10万IU/d；1岁以上20万IU/d，共口服2天。有维生素A缺乏症的眼部症状者，1～4周后可以重复使用。

（3）并发症的治疗。有并发症者给予相应治疗。继发细菌感染可给予抗生素。

（十一）预防

（1）被动免疫。在接触麻疹患儿后5天内给予丙种球蛋白0.25 g/kg，可以预防发病，接触后5～9天内注射可以减轻症状。被动免疫只能维持8周，以后需要采取主动免疫。

（2）主动免疫。采用麻疹减毒活疫苗预防接种，我国儿童免疫规划程序规定出生后8个月为麻疹疫苗的初种年龄，18～24月龄儿童要完成第2剂次接种。此外，根据麻疹流行病学情况，在一定范围、短时间内对高发人群开展强化免疫接钟。

（3）控制传染源。对麻疹患者要做到早发现、早报告、早隔离、早治疗。一般隔

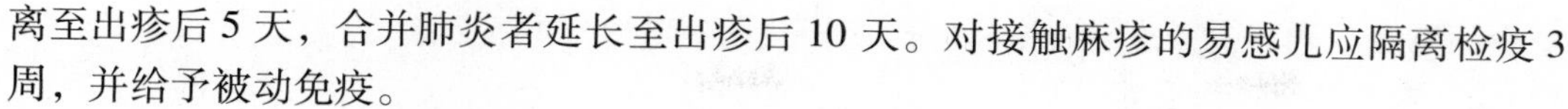

离至出疹后5天，合并肺炎者延长至出疹后10天。对接触麻疹的易感儿应隔离检疫3周，并给予被动免疫。

二、风疹

风疹（rubella）是由风疹病毒引起的急性呼吸道传染病，包括先天性感染和后天获得性感染。临床上以前驱期短、低热、皮疹和耳后、枕部淋巴结肿大为特征。一般病情较轻，病程短，预后良好。但风疹极易引起暴发传染，一年四季均可发生，以冬、春季发病为多，易感年龄以1～5岁为主，故流行多见于学龄前儿童。孕妇早期感染风疹病毒后，虽然临床症状轻微，但病毒可通过胎血屏障感染胎儿，不论发生显性或不显性感染，均可导致以婴儿先天性缺陷为主的先天性风疹综合征（congenital rubella syndrome，CRS），如先天性胎儿畸形、死胎、早产等。

（一）病原学

风疹病毒是RNA病毒，属披膜病毒科，是限于人类的病毒。风疹病毒的抗原结构相当稳定，只有一种抗原型。风疹病毒在体外的生活力弱，对紫外线、乙醚、氯化铯、去氧胆酸等均敏感。pH<3.0可将其灭活。本病毒不耐热。

（二）流行病学

（1）传染源：患儿是风疹唯一的传染源，包括亚临床性或隐性感染者，出疹前5～7天至出疹后7～8天均有传染性，起病当天和前一天传染性最强。患者的口、鼻、咽分泌物及血液、大小便等中均可分离出病毒。

（2）传播途径：病毒存在于患者的口、鼻、咽部分泌物，血及大小便中，主要通过飞沫传播或经胎盘引起先天性感染。

（3）易感人群：本病好发于1～5岁，冬、春二季为发病高峰。主要流行于幼儿园、学校、军队等聚集群体中。感染后获得持久免疫力。母亲妊娠期原发感染可导致胎儿宫内感染，引起各种先天畸形。

（三）临床表现

1. 获得性风疹

（1）潜伏期：长短不一，一般14～21天，平均19天。

（2）前驱期：短，多为半天至1天，表现有低热或中度发热、头痛、食欲减退、疲倦、乏力及咳嗽、打喷嚏、流涕、咽痛、结膜充血等轻微上呼吸道症状。

（3）出疹期：通常于发热24小时后出现皮疹，皮疹初见于面颈部，迅速扩展至躯干四肢，1天内布满全身，但手掌、足底大都无疹。皮疹初起呈细点状淡红色斑疹、斑丘疹或丘疹，面部、四肢远端皮疹较稀疏，部分融合类似麻疹。躯干尤其背部皮疹密集，融合成片，又类似猩红热。躯干皮疹一般持续3天消退。软腭可见红色点状黏膜疹，疹退后大多无脱屑及色素沉着，可有耳后、枕后、颈部淋巴结肿，结膜炎，部分可有轻度脾脏肿大，或伴有关节痛（关节炎），最常累及指（趾）关节，持续数天或2周以上。

（4）并发症：后天性风疹很少有并发症，偶尔可并发肺炎、感染后脑炎、血小板减少性紫癜，预后好。

2. 先天性风疹综合征

孕妇感染风疹后约20%的引起先天性风疹综合征，感染发生越早，对胎儿损伤越严重。胎儿被感染后，重者可导致死胎、流产、早产；轻者可导致胎儿发育迟缓，甚至累及全身各系统，出现多种畸形。CRS患儿在出生后1年内有10%～20%的死亡。

（四）诊断与鉴别诊断

（1）根据风疹流行病史，结合临床表现，诊断并不困难。对于亚临床类型者，可以做病原学和血清学检测来确诊。

（2）先天性风疹综合征诊断标准：①母亲妊娠早期有风疹感染的临床表现和实验室证据。②典型先天性缺陷，如白内障、心脏病、耳聋等。③患儿血清分离到风疹病毒或特异性IgM抗体阳性。

（3）须鉴别的疾病有麻疹、幼儿急疹、猩红热、药疹及肠道病毒感染性皮疹（表17－1）。

（五）治疗

无特殊治疗，主要是对症和支持治疗，先天性风疹患儿应尽早检测听力、视力，并进行心脏和神经发育等全面评估，给予早期干涉和对症处理，以提高生活质量。

（六）预防

1. 隔离患儿

患儿应隔离至出疹后7天；孕妇，尤其是妊娠早期，避免与风疹患者接触或接种风疹疫苗。

2. 保护易感儿

（1）主动免疫。注射风疹疫苗是最有效的预防措施，单剂接种可获得95%以上的长效免疫力，与自然感染诱发的免疫力接近。但孕妇、免疫缺陷者、正在使用激素免疫抑制剂者及发热患者避免接种。

（2）被动免疫。在风疹流行期间，对易感孕妇和体弱儿童肌内注射免疫血清球蛋白，因疗效不确切，目前已经不常采用。

三、水痘

水痘（chickenpox，varicella）是由水痘－带状疱疹病毒（varicella-zoster virus，VZV）引起的具有高度传染性的儿童期出疹性疾病，经飞沫或接触传播。临床表现为皮肤黏膜相继出现瘙痒性红色斑丘疹、水疱疹和结痂等各类皮疹。冬、春季节多发，大多数病情轻，预后良好，但新生儿或免疫功能低下者患上水痘，可以是致命性疾病。

（一）病原学和流行病学

VZV属人类疱疹病毒3型，为DNA病毒，仅一种血清型，人是其唯一的自然宿主。该病毒在体外抵抗力弱，对热、酸和各种有机溶剂敏感，不能在痂皮中存活。水痘患者为本病的传染源，可通过呼吸道飞沫或直接接触感染者的皮肤疱疹浆液而被感染。传染期从出疹前1～2天至病损结痂，共7～8天。人群普遍易感，感染水痘后可获得持久免疫，以婴幼儿和学龄前、学龄期儿童发病较多，6 个月以下的婴儿较少见。儿童初次感染 VZV 可引起水痘，恢复后 VZV 可在脊髓后根神经节或颅神经的感觉神经节内长期潜伏，再激活可引起带状疱疹。

（二）临床表现

1. 典型水痘

潜伏期 12 ～ 21 天，一般 2 周左右。前驱期仅 1 天，主要症状为发热、全身不适和厌食等，少数伴有猩红热或麻疹样皮疹，很快消失。1 天后出现水痘皮疹。

（1）皮疹的分布：①皮疹呈向心性分布，首发于头、面和躯干受压部位，继而扩展到四肢，末端稀少。②口腔、眼结膜、生殖器等黏膜部位也可见到皮疹。③皮疹陆续分批出现，伴明显痒感，在疾病高峰期可见到斑疹、丘疹、疱疹和结痂同时存在。

（2）皮疹形态：①最初的皮疹为红色斑疹和丘疹，继之变为透明饱满的水疱。②1 ～ 2天后水疱内容物变混浊，随之中央凹陷呈脐状，水疱易破溃，1 ～ 2 天后迅速结痂。③数日后痂皮干燥脱落，一般不留瘢痕。

2. 重症水痘

重症水痘多发生在白血病等恶性疾病或免疫功能低下的患儿，出疹 1 周后仍持续高热，全身中毒症状明显。皮疹多且易融合成大疱型或呈出血性，可继发感染或伴血小板减少而发生暴发性紫癜和坏疽。

3. 先天性水痘

母亲在妊娠早期感染 VZV 可导致胎儿多发性畸形，如肢体瘫痪、小头畸形、小眼球、白内障、脉络膜视网膜炎等，存活者留有严重神经系统后遗症。若母亲感染 VZV 数天后分娩可导致新生儿水痘，病死率为 25% ～ 30%。

（三）并发症

最常见的并发症为继发皮肤细菌感染，如脓疱疮、丹毒、蜂窝组织炎等。其他并发症（如血小板减少性紫癜、水痘肺炎、心肌炎、心包炎、脑炎）相对少见。脑炎发病率不高，但死亡率可达 5% ～ 15%，存活者中 15% 有癫痫、智力低下和行为异常等后遗症。其他神经系统并发症包括吉兰 – 巴雷综合征、横断性脊髓炎、面神经瘫痪等。瑞氏综合征在水痘患者中占 10%。

（四）诊断与鉴别诊断

典型水痘临床诊断不困难。对非典型病例可选用实验室检查帮助确诊。水痘的鉴别诊断包括丘疹性荨麻疹、手足口病及带状疱疹等。

（五）治疗

水痘是自限性疾病，无合并症时以一般治疗和对症处理为主。

（1）一般治疗。患儿应隔离，加强护理，如勤换内衣、剪短患儿指甲、戴手套以防抓伤和减少继发感染等。保持空气流通，供给足够水分和易消化食物。皮肤瘙痒者可局部使用炉甘石洗剂，必要时可给少量镇静剂。避免使用阿司匹林等水杨酸制剂，以免瑞氏综合征的发生。

（2）抗病毒药物。首选阿昔洛韦，应尽早使用，一般应在皮疹出现的 48 小时内开始。每次 20 mg/kg（<800 mg）口服，每日 4 次，共 5 天；重症患者须静脉给药，每次 10 mg/kg，每 8 小时 1 次，共 7 天。此外，早期使用 α 干扰素能较快抑制皮疹发展，加速病情恢复。

（3）继发细菌感染。予抗生素治疗。糖皮质激素对水痘病程有不利影响，可导致病毒播散，不宜使用。

（六）预防

（1）控制传染源。水痘患儿应隔离至皮疹全部结痂为止，对有接触史的易感儿童应检疫 3 周。

（2）水痘 – 带状疱疹免疫球蛋白（varicella zoster virus immunoglobin，VZIG）。对正在使用大剂量激素、免疫功能受损、恶性病患者、接触过患者的孕妇及患水痘母亲的新生儿，在接触水痘 72 小时内肌内注射 VZIG 125 ～ 625 U，可起到被动免疫作用。

（3）减毒活疫苗。水痘可通过免疫接种来预防。有水痘接触史后，立即使用减毒活疫苗，可预防发病，即使发病亦极其轻微。

四、幼儿急疹

幼儿急疹（exanthema subitum，ES）又称为婴儿玫瑰疹（roseola infantum，RI），是婴幼儿常见的一种急性发热发疹性疾病。其特点是突发高热，持续 3 ～ 5 天后热度骤然下降，降温的同时，皮肤出现玫瑰红色的斑丘疹，病情很快恢复，多见于 1 岁以下儿童。

（一）病原学与流行病学

人类疱疹病毒 6 型（human herpesvirus type 6，HHV-6）是主要病因，绝大多数 ES 由 HHV-6B 型感染引起，极少由 A 型感染引起。无症状的病毒携带者是本病的主要传染源，通过呼吸道飞沫传播。多见于 6 ～ 18 月龄儿童，3 岁以上儿童极少发病。得病后可获得持久免疫力。发病以冬、春季为多。

（二）临床表现

（1）发热。潜伏期 1 ～ 2 周，平均 10 天。多无前驱症状而突然出现高热，体温 39 ～ 40 ℃ 及以上，高热初期可伴惊厥。患儿除了有食欲缺乏外，一般精神状态无明显改变，但亦有少数患儿有恶心、呕吐、咳嗽、巩膜炎、口周肿胀及血尿，极少数出现嗜睡、惊厥等，咽部和扁桃体轻度充血，头颈部、枕部淋巴结轻度肿大，表现为高热与轻度的症状及体征不相称。

（2）出疹。发热 3 ～ 5 天后，体温突然下降，在 24 小时内体温降至正常，热退同时或稍后出疹，皮疹为红色斑丘疹，散在，直径为 2 ～ 5 mm，压之褪色，很少融合。皮疹通常先发生于面颈部及躯干，以后渐渐蔓延到四肢近端。持续 1 ～ 2 天后皮疹消退，疹退后不留任何痕迹。

（3）其他症状。其他症状包括眼睑水肿、前囟隆起、流涕、咳嗽、腹泻、食欲减退等。部分患儿颈部淋巴结和脾脏轻度肿大。发热第 1 天，白细胞总数和中性粒细胞比例升高，发热 3 ～ 4 天后，白细胞总数下降，淋巴细胞比例升高，可达 90%。

（三）并发症

并发症极少发生，偶见中耳炎、下呼吸道感染、心功能不全，也有严重并发症的报道，如致死性脑炎、严重肝功能损害、原发性血小板减少性紫癜。

（四）诊断与鉴别诊断

2 岁以下的婴幼儿突然高热，无其他系统症状，热退时出现皮疹，应该考虑此病。本病需要与肺炎球菌脓毒血症及麻疹、风疹和川崎病等进行鉴别。与风疹鉴别较为重要，因两者皮疹相似，但风疹患儿热度不高，发热的同时出现皮疹，耳后和枕部淋巴结肿大更明显。而幼儿急疹是高热 3 ～ 5 天后热退疹出。与其他出疹性疾病的鉴别见表 17－1。

（五）治疗

对症处理：补充水分，降温对症处理。

（六）预防

隔离患儿至出疹后 5 天。本病传染性不强，预防措施同呼吸系统疾病的预防方法。

五、流行性腮腺炎

流行性腮腺炎（mumps，epidemic parotitis）是由腮腺炎病毒引起的急性呼吸道传染病。以腮腺非化脓性炎症、腮腺区肿痛为临床特征，可伴有脑膜脑炎、睾丸炎、胰腺炎和其他腺体受累。

（一）病原学

腮腺炎病毒（mumps virus）属于副黏病毒属的 RNA 病毒。其抗原结构稳定，只有一个血清型。病毒颗粒呈圆形，大小悬殊，直径为 100 ～ 200 nm，有包膜。核壳含可溶性抗原（S 抗原），外膜含血凝素抗原（V 抗原）。该病毒对物理和化学因素敏感，来苏、甲醛溶液（福尔马林）等均能在 2 ～ 5 分钟内将其灭活；紫外线照射也可将其杀灭，在56 ℃ 条件下 20 分钟即失活。低温下可长期存活。

（二）流行病学

（1）传染源：为患者或隐性感染者，自腮腺肿胀前 7 天到肿胀出现 9 天内均有传染性。

（2）传播途径：病毒存在于患者的唾液、血液、尿液和脑脊液中。主要通过呼吸道飞沫或直接接触唾液污染物在人与人之间传播。

（3）易感人群：人群对腮腺炎病毒普遍易感，感染后可产生持久免疫力。85% 的感染发生在 15 岁以下儿童，婴儿可通过母体获得被动免疫，因此 1 岁以内婴儿很少发病。全年均可发生感染流行，以冬、春季发病较多。

（三）发病机制与病理

（1）病毒通过口、鼻进入人体后，在上呼吸道黏膜上皮细胞和淋巴组织中生长繁殖，导致局部炎症和免疫反应，并进入血液在单核－巨噬系统中复制，引起病毒血症，进而扩散到腮腺、胰腺和全身各器官。

（2）受侵犯的腺体出现非化脓性炎症为本病的病理特征，表现为间质充血、水肿、点状出血、淋巴细胞浸润和腺体细胞坏死等。腺体导管细胞肿胀，管腔中充满坏死细胞及渗出物，使腺体分泌排出受阻；唾液中的淀粉酶经淋巴系统进入血液，使血、尿淀粉酶增高；若发生脑膜脑炎，可见脑细胞变性、坏死和炎性细胞浸润；如侵犯神经系统，可导致脑膜脑炎等严重病变。

（四）临床表现

（1）潜伏期：一般为 14 ～ 21 天，平均 18 天左右。

（2）前驱期：最初的症状通常是非特异性的，如头痛、倦怠、厌食和发热等，可有耳痛，咀嚼时加重。

（3）腮肿期：①起病 24 小时内出现腮腺逐渐肿胀，1 ～ 3 日达高峰；②腮腺肿大以耳垂为中心向前、后、下发展，边缘不清，表面发热、发亮，但不红，触之有弹性感并有触痛，咀嚼或吃酸性食物时胀痛加剧；③常一侧腮腺先肿大，数日后波及对侧，约 25% 患儿在整个病程中仅一侧肿胀；④腮腺导管开口（位于上颌第 2 磨牙相对的颊黏膜上）红肿、突起，压迫腮腺，无脓性分泌物流出，腮腺肿胀持续时间不一，短者 1 ～ 2 天，长者为 6 ～ 10 天；⑤其他唾液腺如颌下腺或舌下腺可同时肿胀，或单独肿胀。三种唾液腺中舌下腺最少受累。

（五）并发症

（1）脑膜脑炎。腮腺炎病毒是嗜神经组织病毒，中枢神经系统受累是儿童期最常见的并发症。常在腮腺炎高峰时出现，表现为发热、头痛、呕吐、颈项强直、克氏征阳性等。脑脊液的改变与其他病毒性脑炎相似。脑膜炎预后大多良好，常在 2 周内恢复正常。脑炎则可留有后遗症，包括共济失调、行为异常等。

（2）睾丸炎和附睾炎。睾丸炎和附睾炎是青春发育期男孩最常见的并发症，多为单侧。常发生在腮腺炎起病后的 4 ～ 5 天，开始为睾丸疼痛，随之肿胀伴剧烈触痛，可并发附睾炎、鞘膜积液和阴囊水肿。病程一般为 3 ～ 7 天，1/3 ～ 1/2 的病例发生不同程度的睾丸萎缩，若双侧受累可导致不育症。

（3）卵巢炎。5% ～ 7% 的青春期女性患者可并发卵巢炎，症状多较轻，可出现下腹疼痛及压痛、月经不调等，一般不影响受孕。

（4）胰腺炎。严重的急性胰腺炎较少见，其表现为上腹部剧痛和触痛，伴发热、寒战、恶心、反复呕吐等。由于腮腺炎可引起血、尿淀粉酶增高，因此单纯淀粉酶升高不能作为诊断胰腺炎的依据，须做血清脂肪酶检查以资鉴别。

（5）耳聋。耳聋为听神经受累所致，发病率不高，大多为单侧性，不易及时发现，治疗困难，可成为永久性耳聋。

（6）其他。心肌炎较常见，而肾炎、乳腺炎、胸腺炎、甲状腺炎、泪腺炎、角膜炎、血小板减少及关节炎等少见。

（六）诊断与鉴别诊断

根据流行病学史、临床症状和体格检查即可做出腮腺炎的诊断。对可疑病例可进行血清学检查及病毒分离以确诊。鉴别诊断包括急性化脓性腮腺炎、急性淋巴结炎、复发性腮腺炎和其他原因引起的腮腺肿大，如白血病、淋巴瘤或腮腺肿瘤等。

（七）治疗

本病缺乏特异性抗病毒治疗，以对症处理为主。

（1）急性期注意休息，保持口腔清洁，清淡饮食，忌酸性和辛辣食物，多饮水。

（2）对高热、头痛和并发睾丸炎者可给予解热止痛药物。

（3）腮腺肿痛可采用中药治疗，如板蓝根口服或青黛粉、紫金锭、金黄散等用食醋调匀局部外敷。

（4）睾丸炎予局部冷湿敷，可用“丁”字带托起肿大的睾丸，以减轻疼痛。脑膜脑炎、胰腺炎等给予对症治疗。

（八）预防

（1）隔离患者直至腮腺肿胀完全消退为止。集体机构中有接触史的儿童应检疫3周。

（2）被动免疫。接触后5天内的易感者可注射特异性高价免疫球蛋白，丙种球蛋白对本病无预防作用。

（3）主动免疫。注射单价腮腺炎减毒活疫苗，麻疹、腮腺炎和风疹三联疫苗（measles，mumps and rubella vaecins，MMR），其预防效果达95%～97%。接种对象为1岁以上儿童。

六、手足口病

手足口病（hand-foot-mouth disease，HFMD）是由肠道病毒引起的急性发热出疹性疾病，多发于学龄前儿童，以3岁以内婴幼儿为主。主要通过消化道、呼吸道和密切接触等途径传播。由于病毒的传染性很强，常常造成流行。大多数患儿症状轻微，以发热和手、足、口腔等部位的斑丘疹和疱疹为主要特征。少数病例可出现无菌性脑膜炎、脑干脑炎、脑脊髓炎、急性弛缓性麻痹、神经源性肺水肿或心肌炎等，个别重症患儿病情进展迅速，甚至导致死亡，多由肠道病毒71型感染引起。

（一）病原学

引起手足口病的病毒主要为肠道病毒，我国以柯萨奇病毒A组16型（Coxsackie virus A16，CV-A16）和肠道病毒71型（enterovirus 71，EV71）多见。近年来CV-A6和CV-A10感染也呈现上升趋势。均属于小RNA病毒科肠道病毒属。

肠道病毒对外界的抵抗力较强，在4 ℃环境中可存活1年。适合在湿热的环境中生存，不易被胃酸和胆汁灭活。因病毒结构中无脂质，对乙醚、来苏、氯仿等不敏感，但病毒不耐强碱，对紫外线及干燥敏感，高锰酸钾、漂白粉、甲醛、碘酊等均能将其灭活。

（二）流行病学

（1）传染源：人是已知的人肠道病毒的唯一宿主。患者和隐性感染者均为传染源。发病前数天，感染者咽部分泌物与粪便中即可检出病毒，以发病后1周内传染性最强，粪便中排出病毒的时间可长达3～5周。

（2）传播途径：主要通过粪－口途径传播，亦可经接触患者呼吸道分泌物、疱疹液及污染的物品而感染，疾病流行季节医源性传播也不容忽视。

（3）易感人群：人群普遍易感，但成人大多通过隐性感染获得相应的抗体，因此临床上以儿童感染为主，尤其容易在托幼机构的儿童之间流行。感染后可获得特异性免疫力，对同血清型病毒产生比较牢固的免疫力，但不同血清型之间无交叉免疫。

（三）临床表现

潜伏期为2～10天，平均3～5天，病程一般为7～10天。根据病情的轻重程度分为普通病例和重症病例。

1. 普通病例

急性起病，可发热或不伴发热，多有咳嗽、流涕、食欲缺乏、恶心、呕吐等非特异性症状。手、足、口、臀等部位可见散发性的斑丘疹和（或）疱疹，偶见于躯干。位于舌、颊黏膜、硬腭等处的口腔疱疹可能伴有疼痛，导致患儿拒食和流涎。其他部位的皮疹具有不痛、不痒、不结痂、不结疤的“四不”特征。多在1周内痊愈，预后良好。

2. 重症病例

少数病例（尤其小于3岁儿童），除了手足口病的临床表现外，病情迅速进展，在发病后1～5天内出现神经系统受累、呼吸及循环功能障碍等表现，极少数病例病情危重，可导致死亡，存活者可留有神经系统后遗症。

（1）神经系统损害：患儿持续高热，伴头痛、呕吐、精神萎靡、嗜睡或激惹、易惊、谵妄甚至昏迷；肢体抖动、肌阵挛、眼球震颤、共济失调、眼球运动障碍；肌无力或急性弛缓性麻痹、惊厥等。可发生无菌性脑膜炎、脑炎、脑干脑炎、脑脊髓炎、急性弛缓性麻痹等。颈项强直在大于1～2岁的儿童中较为明显，腱反射减弱或消失，克尼格征和布鲁津斯基征阳性。

（2）呼吸系统表现：患儿呼吸增快并浅促、呼吸困难、呼吸节律改变或呼吸窘迫、口唇发绀、咳嗽、咳粉红色或血性泡沫样痰液、肺部可闻及湿性啰音。可发生肺水肿、肺出血、肺功能衰竭等。

（3）循环系统表现：面色灰白、皮肤有花纹、四肢发凉、出冷汗、指（趾）端发绀、毛细血管充盈时间延长，心率增快或减慢，脉搏浅速或减弱甚至消失，持续血压降低，或心肌收缩力下降。

（四）诊断与鉴别诊断

根据流行病学资料，急性起病，常见于学龄前儿童及婴幼儿，在聚集的场所呈流行趋势。发热（部分病例可无发热）伴手、足、口、臀部斑丘疹及疱疹，可以做出临床诊断。极少数重症病例皮疹不典型，临床诊断困难，需要结合病原学或血清学检查做出诊断。无皮疹病例，临床不易诊断为手足口病。

临床诊断病例具有下列之一者即可确诊：①肠道病毒（CoxA16，EV71等）特异性核酸检测阳性；②分离出肠道病毒，并鉴定为CoxA16、EV71或其他可引起手足口病的肠道病毒；③急性期与恢复期血清CoxA16、EV71或其他可引起手足口病的肠道病毒中和抗体增加4倍及以上。

手足口病普通病例常须与其他儿童出疹性疾病（如丘疹性荨麻疹、水痘、不典型麻疹、幼儿急疹、带状疱疹及风疹等）相鉴别。可根据流行病学特点、皮疹形态、部位、出疹时间、有无淋巴结肿大及伴随症状等进行鉴别（表 17 – 1）。手足口病的重症病例要与其他病毒感染所致的脑炎或脑膜炎、肺炎、爆发性心肌炎相鉴别，可根据流行病学史尽快留取标本进行肠道病毒，尤其是 EV71 检测，再结合病原学或血清学检查做出诊断。

重症病例的早期识别：具有以下特征的，尤其是 3 岁以内的患儿，有可能短期内发展为危重病例，应密切观察病情变化，进行必要的辅助检查，具体为：①持续高热不退；②精神差、呕吐、易惊、肢体抖动、乏力；③呼吸、心律增快；④出冷汗、末梢循环不良；⑤高血压；⑥外周血白细胞计数明显增高；⑦高血糖。

（五）治疗

1. 普通病例

（1）加强隔离：避免交叉感染，适当休息，清淡饮食，做好口腔和皮肤护理。

（2）对症治疗：发热、呕吐、腹泻者给予相应处理。

2. 重症病例

（1）合并神经系统受累病例：①对症治疗。降温、镇静、止惊（地西泮、苯巴比妥钠、水合氯醛）。②控制颅内高压。限制入量，积极给予甘露醇降颅压治疗，每次 0.5 ～ 1.0 g/kg，每 4 ～ 8 小时 1 次，20 ～ 30 分钟快速静脉注射。根据病情调整给药间隔时间及剂量。必要时加用呋塞米。③静脉注射免疫球蛋白。总量为 2 g/kg，分 2 ～ 5 天给予。④酌情应用糖皮质激素。参考剂量：甲泼尼龙 1 ～ 2 mg/(kg · d) 或地塞米松 0.2 ～ 0.5 mg/(kg · d)，病情稳定后，尽早减量或停用。⑤呼吸衰竭者进行机械通气，加强呼吸管理。

（2）合并呼吸、循环系统受累的病例：①保持呼吸道通畅，吸氧。②建立两条静脉通道，监测呼吸、心率、血压和血氧饱和度。③呼吸衰竭时及时行气管插管，使用正压机械通气，根据血气分析和胸片结果，随时调整呼吸机参数。④根据血压和循环的变化，必要时使用血管活性药物如多巴胺、多巴酚丁胺等。⑤保护重要脏器功能，维持内环境的稳定。⑥合并细菌感染时给予抗生素治疗。

（六）预防

本病尚无特异性预防办法，加强监测，做好疫情报告是控制流行的关键。托幼单位应做好晨间检查，及时发现患者、采集标本、明确病原学诊断，并做好患者粪便管理及其用具的消毒处理，预防疾病的传染和蔓延。流行期间，儿童少到拥挤的公共场所，减少感染机会。医院也要加强预防，设立专门诊室，防止交叉感染。有密切接触的体弱婴幼儿可酌情注射丙种球蛋白。我国研发的 EV71 手足口病灭活疫苗于 2016 年批准上市，目前尚缺乏有效的免疫持久性研究数据，尚未纳入我国儿童免疫规划，可以自行接种。

七、流行性感冒

流行性感冒（influenza）简称流感，是流感病毒引起的常见的急性呼吸道传染病。其传播速度快、传染力强，常呈地方性流行。主要通过空气中的飞沫、人与人之间的接触或与被污染物品的接触传播。典型的临床特点为起病急、高热、头痛、全身酸痛、乏力和轻度呼吸道症状。

（一）病原学

（1）流感病毒属于正黏病毒科，为RNA病毒。根据核蛋白抗原性不同分为甲、乙、丙、丁四型。目前，感染人的主要是甲型流感病毒中的H1N1、H3N2亚型及乙型流感病毒中的Victoria和Yamagata系。

（2）甲型和乙型病毒囊膜表面血凝素（H）和神经氨酸酶（N）的抗原性经常变异，尤其是甲型。甲型病毒由于抗原变异多，每年都有大小不等的流行。根据其H和N变异度将甲型流感病毒的变异分为大组变异、亚型变异、变种的变异（抗原性漂移）。大组变异往往引起世界范围内的大流行，如2009年甲型H1N1流感全球流行，亚种变异引起小的流行。

流感病毒对乙醇、碘附、碘酊等常用消毒剂敏感；对紫外线和热敏感，56 ℃条件下30分钟可灭活。

（二）流行病学

（1）传染源：流感患者和隐性感染者是流感的主要传染源。从潜伏期末到急性期都有传染性。病毒在人呼吸道分泌物中一般持续排毒3～6天，婴幼儿、免疫功能受损患者排毒时间可超过1周，人感染H5N1/H7N9病例排毒可达1～3周。以病初2～3天传染性最强。

（2）传播途径：流感病毒存在于患者或携带者的呼吸道分泌物中，主要通过打喷嚏和咳嗽等飞沫传播，也可经口腔、鼻腔、眼睛等黏膜直接或间接接触传播。接触被病毒污染的物品也可引起感染。人感染禽流感主要是通过直接接触受感染的动物或受污染的环境而获得。

（3）易感人群：人群普遍易感，新生儿的易感性与成人相同，年幼儿及老人易发展为重症，病死率高。感染后或接种疫苗后可获得同型病毒的免疫力，但维持时间不长，一般1年左右。因病毒各型或各亚型之间没有交叉免疫，可以复发发病，且易引起流行。

（4）发病季节：在温带和寒温带一般冬春流行，冬季流行时病情较重。热带和亚热带地区任何季节都可流行，以雨季为多。

（三）发病机制与病理

1. 发病机制

甲、乙型流感病毒通过透明质酸（hyaluronic acid，HA）结合呼吸道上皮细胞含有唾液酸受体的细胞表面启动感染。流感病毒通过细胞内吞作用进入细胞，病毒基因组在细胞核内进行转录和复制，复制出大量新的子代病毒颗粒，这些病毒颗粒通过呼吸道黏膜扩散并感染其他细胞。流感病毒感染人体后，可以诱发细胞因子风暴，导致全身炎症反应，出现急性呼吸窘迫综合征（acute respiratory distress syndrom，ARDS）、休克及多脏器功能衰竭。

2. 病理改变

病理改变主要表现为呼吸道纤毛上皮细胞呈簇状脱落、上皮细胞化生、固有层黏膜细胞充血、水肿伴单核细胞浸润等病理变化。重症肺炎可发生弥漫性肺泡损害。合并脑病时出现脑组织弥漫性充血、水肿、坏死。合并心脏损害时出现心肌细胞肿胀、间质出血，淋巴细胞浸润、坏死等炎症反应。

（四）临床表现

潜伏期很短，数小时至4天不等，常为1～2天。

（1）单纯型流感：最常见，急性起病，畏寒高热，体温可达39～41 ℃，多伴头痛、全身肌肉关节酸痛、极度乏力、食欲减退等全身症状，常有咽喉痛、干咳，可有鼻塞、流涕、胸骨后不适等。可见颜面潮红，眼结膜充血、流泪及局部淋巴结肿大。若无并发症则呈自限性过程，多于发病3～4天后体温逐渐消退，全身症状好转，但咳嗽、体力恢复常需要1～2周。

（2）肺炎型流感：实质上就是并发了流感病毒性肺炎，多见于老年人、儿童、原有心肺疾患的人群。主要表现为高热持续不退，剧烈咳嗽、咳血痰或脓性痰、呼吸急促、发绀，肺部可闻及湿啰音。胸片提示两肺有散在的絮状阴影。痰培养无致病细菌生长，可分离出流感病毒。可因呼吸循环衰竭而死亡。

（3）中毒型流感：极少见，表现为高热、休克、呼吸衰竭、中枢神经系统损害及DIC等严重症状，病死率高。

（4）胃肠型流感：除发热外，以呕吐、腹痛、腹泻为显著特点，儿童多于成人。及时治疗后2～3天即可恢复。

（5）特殊人群流感临床特点：新生儿流感少见，但易合并肺炎，常有败血症表现，如嗜睡、拒奶、呼吸暂停等。婴幼儿流感的临床症状往往不典型，可出现高热惊厥。儿童流感常发生在流感流行季节。一般健康儿童感染流感病毒可能表现为轻型流感，主要症状为发热、咳嗽、流涕、鼻塞及咽痛、头痛，少部分出现肌痛、呕吐、腹泻。在儿童，流感病毒引起的喉炎、气管炎、支气管炎、毛细支气管炎、肺炎及胃肠道症状较成人常见。

根据病情轻重，流感可分为轻型和重型。轻型如普通感冒，症状轻，2～3天恢复。年龄小、体质弱或正进行免疫抑制剂治疗者，容易发生重型流感，主要包括：①发生流感病毒性肺炎，表现为起病1～2日内病情迅速加重，患儿高热、烦躁不安、剧烈咳嗽、呼吸困难和发绀。两肺密布湿啰音和喘鸣音。部分患者发生难治性低氧血症和ARDS，病死率较高；②心肌损害，主要有心肌炎、心包炎等，肌酸激酶升高和心电图异常，重型可发生心力衰竭；③神经系统损害，包括脑脊髓膜炎、横断性脊髓炎、无菌性脑膜炎等；④肌炎和横纹肌溶解综合征，在流感中罕见，主要表现为肌无力、肌酸激酶升高和肾衰竭。危重症患者可发展为多器官功能衰竭和DIC，导致死亡。

（五）并发症

流感常发生多种并发症。

（1）继发细菌感染。继发细菌感染主要为上呼吸道炎、中耳炎、鼻窦炎和肺炎，肺炎发生率为5%～15%。流感起病后2～4天病情进一步加重，或在流感恢复期后病情反而加重，出现高热、剧烈咳嗽、脓性痰、呼吸困难，肺部湿性啰音及肺实变体征。外周血白细胞总数和中性粒细胞显著增多，以肺炎链球菌、金黄色葡萄球菌，尤其是耐甲氧西林金黄色葡萄球菌、肺炎链球菌或流感嗜血杆菌等为主。

（2）其他病原菌感染所致肺炎。如支原体、衣原体和真菌等，对流感患者的肺炎经常规抗感染治疗无效时，应考虑真菌感染的可能。

（3）其他病毒性肺炎。常见的有鼻病毒、冠状病毒、呼吸道合胞病毒、副流感病毒等，在慢性阻塞性肺部疾病患者中发生率高，并可使病情加重，临床上难以和流感病毒引起的肺炎相区别，相关病原学和血清学检测有助于鉴别诊断。

（4）瑞氏综合征。瑞氏综合征偶见于乙型流感病毒感染的儿童，尤其是使用阿司匹林等水杨酸类解热镇痛药物者。主要表现为退热后出现恶心、呕吐、继之嗜睡、昏迷、惊厥等神经系统症状，肝大，无黄疸，脑脊液检查正常。发病机制不清楚。

（5）心脏损害。心脏损害不常见，主要有心肌炎、心包炎。可见肌酸激酶升高、心电图异常，而肌钙蛋白异常少见，多可恢复。重症病例可出现心力衰竭。

（6）神经系统损伤。神经系统损伤包括脑脊髓炎、横断性脊髓炎、无菌性脑膜炎、局灶性神经功能紊乱、吉兰－巴雷综合征。

（7）肌炎和横纹肌溶解综合征。肌炎和横纹肌溶解综合征在流感中罕见。主要症状有肌无力、肾功能衰竭，CK 升高。

（六）诊断与鉴别诊断

根据流行病学资料，本病具有典型的临床症状和体征，容易诊断。散发病例与轻症病例，主要依靠实验室病原学检查。具有以下 1 项或 1 项以上病原学检测结果阳性，结合临床表现，可以确诊：①流感病毒核酸检测阳性；②流感病毒快速抗原检测阳性，需要结合流行病学史综合判断；③流感病毒分离培养阳性；④急性期与恢复期血清流感病毒特异性 IgG 抗体增加 4 倍及以上。

鉴别诊断：

（1）急性病毒性上呼吸道感染。在临床症状方面不易鉴别，主要依据流行病学资料和实验室检查。

（2）钩端螺旋体病。早期症状类似流感，表现为急起发热、全身酸痛等，但钩端螺旋体病的腓肠肌疼痛及压痛、面部潮红、结膜充血等症状更突出。发病患儿多为农村儿童，有疫水接触史。

（七）治疗

（1）急性期：对症治疗，卧床休息，多饮水，给予流质或半流质饮食，预防并发症。对高热烦躁者给予解热镇静剂。避免使用阿司匹林。剧烈咳嗽者，给予镇咳和祛痰治疗。继发细菌感染者给予抗生素治疗，不需要预防性给予抗生素。

（2）早期应用抗病毒治疗：要坚持预防隔离与药物治疗并重、对因治疗与对症治疗并重的原则。尽早在发病 36 小时或 48 小时内开始抗流感病毒药物治疗，目前主要抗病毒药物为神经氨酸酶抑制剂，其作用机制是阻止病毒由被感染细胞释放和入侵邻近细胞，减少病毒在体内的复制，对甲、乙型流感均具活性。在我国上市的有两个品种，即奥司他韦和扎那米韦。奥司他韦：①13 岁以上者每次 75 mg，每天 2 次，共 5 天。②1 岁以上儿童：体重小于等于 15 kg，每次 30 mg，每天 2 次；体重 15 ～ 23 kg，每次 45 mg，每天 2 次；体重 23 ～ 40 kg，每次 60 mg，每天 2 次；体重大于 40 kg，每次 75 mg，每天 2 次；疗程均为 5 天。③在紧急情况下，对于 3 个月以上的婴儿可以使用奥司他韦，每次 2 ～ 4 mg/kg，每天 2 次。扎那米韦适用于成人及 7 岁以上儿童，用法：每日 2

次，间隔 12 小时；每次 10 mg，分 2 次吸入，但吸入剂不建议用于重症或有并发症的患者。口服困难者或奥司他韦无效者可静脉使用帕拉米韦：成人用量为 300 ～ 600 mg，小于 30 天新生儿 6 mg/kg，31 ～ 90 天婴儿 8 mg/kg，91 天至 17 岁患者 10 mg/kg，静脉滴注，每日 1 次，使用 1 ～ 5 天，重症病例疗程可适当延长。目前临床应用数据有限，应严密观察不良反应。即使患病时间超过 48 小时，也应进行抗病毒治疗。

（3）支持治疗：对有并发症的重症流感患者，积极进行呼吸循环支持，保护脏器功能。

（八）预防

1. 隔离患者

对流感患者应做到“三早”，即早发现、早诊断、早隔离。最好实行就地隔离治疗 1 周或至热退后 2 天。避免患者聚集，以减少传播机会。做好疫情报告，以便及时采取预防措施。

2. 切断传播途径

流行期间避免到人群密集和大型集会场所，不与患者接触。注意室内通风。随时清理和消毒患者口鼻分泌物及污染物。

3. 保护易感人群

（1）疫苗接种。接种流感疫苗是预防流感及其并发症最有效的方法。疫苗需要每年接种方能有效保护。疫苗毒株的更换由 WHO 根据全球监测结果确定。推荐老年人、儿童、孕妇、慢性病患者和医务人员等流感高危人群，应该每年优先接种流感疫苗。一般每年 10 月下旬至 11 月上旬为接种最佳时机。

（2）药物预防。药物预防不能代替疫苗的预防接种，对不能接种疫苗的易感者，可选择对流行毒株敏感的抗病毒药物作为预防，如奥司他韦。预防剂量为治疗剂量的一半，一般每日 1 次，疗程 1 周。此外金银花、板蓝根等中药亦有一定预防作用。

第二节　细菌感染性疾病

一、猩红热

猩红热（scarlet fever）是由 A 组 β 溶血性链球菌感染引起的儿童常见急性呼吸道传染病。临床特征为发热、咽峡炎、全身弥漫性鲜红色皮疹和疹退后明显的脱屑。少数患儿患病后由于变态反应而出现心、肾、关节的损害。本病多见于 5 ～ 15 岁儿童，少数在病后 2 ～ 3 周可发生风湿热、急性肾小球肾炎等变态反应损害。

（一）病原学

病原菌为 A 组 β 溶血性链球菌。根据细胞壁上的 M 抗原性不同，可分为 80 多个血清型，M蛋白为A组主要毒力抗原，具有抗吞噬作用。A组β溶血性链球菌在55 ℃30分钟内可被灭活，且容易被各种常用消毒剂杀灭。

（二）流行病学

本病主要通过飞沫传播，也可经创伤皮肤或产道入侵。患者和带菌者为主要传染源。人群普遍易感，以学龄儿童最多见。冬春季节为发病高峰，夏秋季节较少发病。

（三）发病机制与病理

病原菌主要通过M蛋白、红疹毒素、透明质酸、溶血素“O”等生物致病因子作用于易感机体，引起三种病变：①感染性病变，细菌直接侵袭引起咽峡和扁桃体炎症；②中毒性病变，细菌产生的各种生物因子引起发热、皮疹、心肌炎、肾炎等；③变态反应性病变，病后2～3周，表现为肾小球肾炎和风湿热。

（四）临床表现

潜伏期2～5天，可短至1日，长至5～7日。

1. 普通型

在流行期间95%以上的患儿属于此型。有咽峡炎和典型的皮疹及一般中毒症状，颌下淋巴结肿大，病程1周左右。可分为三期。

（1）前驱期：从发热至出疹为前驱期，一般不超过24小时。患儿起病急，畏寒、发热，重者体温可升到39～40 ℃，伴头痛、咽痛、食欲减退，恶心呕吐等早期症状。婴儿可有谵妄和惊厥。咽红肿，扁桃体上可见点状或片状分泌物。软腭充血水肿，并可有米粒大的红色斑疹或出血点，即黏膜内疹，一般先于皮疹而出现。病初舌被白苔覆盖，红肿的乳头突出于舌苔之外，称为“草莓舌”；继之舌苔脱落，舌面光滑鲜红，舌乳头红肿突起，称为“杨梅舌”。

（2）出疹期：皮疹为猩红热最重要的症状之一，多数自起病第2天出疹。皮疹一般在48小时内达到高峰，2～4天可完全消失。从耳后，颈底及上胸部开始，1日内即蔓延及胸、背、上肢，最后及于下肢。典型的皮疹为在全身皮肤充血发红的基础上散布着针帽大小、密集而均匀的点状充血性红疹，压之褪色，疹间无正常皮肤，用手按压可暂时消退，去压后红疹又可出现。中毒重者可有出血疹，在皮肤皱褶处（如腋窝、肘窝、腹股沟部）可见皮疹密集呈线状，称为帕氏线（pastia line）。面部充血潮红，口鼻周围相较之下显得苍白，称“口周苍白圈”。颌下及颈部淋巴结可肿大，有压痛，一般为非化脓性。出疹时体温更高，皮疹遍布全身时，体温逐渐下降，中毒症状消失，皮疹隐退。

（3）恢复期：一般情况好转，体温开始下降至正常。退疹后1周内开始脱皮，脱皮部位的先后顺序与出疹的顺序一致。躯干多为糠状脱皮，手掌足底皮厚处多见大片膜状脱皮，甲端皲裂样脱皮是典型表现。脱皮持续2～4周，不留色素沉着。

2. 其他类型

（1）轻型：表现为低热或不发热，全身症状轻，咽部轻度充血，皮疹少、色淡、不典型，可有少量片状脱皮，整个病程为2～3天，易被漏诊，近年来多见。

（2）重型：全身中毒症状明显，高热、剧吐、头痛、皮疹可呈片状或出血性瘀斑，可有中毒性心肌炎及周围循环衰竭、化脓性脑膜炎、中毒性休克、败血症等。此型病死率高，目前很少见。

（3）脓毒型：咽颊局部黏膜坏死形成溃疡，有脓性假膜。可引起各种化脓性并发症和败血症，如化脓性中耳炎、鼻窦炎、乳突炎、颈淋巴结炎等，已罕见。

（4）外科型或产科型：病原菌由创口或产道侵入，局部先出现皮疹，由此延及全身，但无咽炎和“草莓舌”，全身症状大多较轻。

（五）并发症

并发症的出现与治疗的早晚有关，治疗开始越晚并发症就越多，根据并发症产生的机制和时间不同分成以下三种类型。

（1）化脓性并发症：如中耳炎、淋巴结炎和肺炎。

（2）中毒性并发症：中毒性心肌炎、肾炎。病变多为一过性，预后良好。

（3）变态反应性并发症：常见为急性肾小球肾炎和风湿热，多发生于病程的2～4周。

（六）辅助检查

（1）血常规。白细胞总数和中性粒细胞比例均升高，白细胞计数可达（10～20）×10^9 L^{-1}，中性粒细胞可达0.8以上，胞浆中可见中毒颗粒，有化脓性并发症者更高。出疹后血象中嗜酸性粒细胞增多，可占5%～10%。

（2）快速抗原检测。用免疫荧光法检测咽拭子或伤口分泌物中的A组β溶血性链球菌，可用于快速诊断。

（3）细菌培养。用咽拭子或其他病灶分泌物培养出A组β溶血性链球菌。

（七）诊断与鉴别诊断

根据猩红热特征性临床表现，白细胞计数增高，中性粒细胞占80%以上；咽拭子、脓液培养可获得A组链球菌；有与猩红热或咽峡炎患者接触史等，诊断不困难。须与其他一般急性咽峡炎和麻疹、风疹、药疹等出疹性疾病相鉴别。此外，还要与金黄色葡萄球菌感染、川崎病等鉴别。

（八）治疗

（1）一般治疗。急性期应卧床休息，清淡饮食，多喝水。保持口腔及皮肤清洁卫生，预防继发感染，年长儿可用生理盐水漱口。

（2）病原治疗。青霉素是首选药物，早期应用可缩短病程、减少并发症，病情严重者可增加剂量。为彻底消除病原菌、减少并发症，用药疗程为10～14天。对青霉素过敏者可用红霉素、克林霉素或头孢菌素。更重要的治疗目的是预防急性肾小球肾炎和风湿热的发生。

（3）对症治疗。高热者可用较小剂量退热剂，或用物理降温等方法。若发生感染中毒性休克，应积极补充血容量，纠正酸中毒。对并发的中耳炎、鼻窦炎、肾炎、心肌炎等并发症，给予积极治疗。

（九）预防

患儿隔离6日以上，直至咽拭子培养3次阴性，对咽拭子培养持续阳性者应延长隔离期。对托儿所、幼儿园等集体单位可采用药物预防，如口服复方新诺明或肌内注射青霉素3～5天。

第三节　结　核　病

一、儿童结核病的特点

结核病（tuberculosis，TB）是由结核杆菌引起的慢性感染性疾病。全身各个脏器均可受累，但以肺结核最常见。近年来，结核病的发病率呈上升趋势，由于婴幼儿和儿童免疫力低，因此是易感人群。多重耐药结核分枝杆菌菌株（multiple drug resistant tuberculosis，MDR-TB）的产生已成为当前防治结核病的严重问题。

（一）病因

结核分枝杆菌属于分枝杆菌属，具抗酸性，为需氧菌，革兰氏染色阳性，抗酸染色呈红色。结核分枝杆菌分为四型：人型、牛型、鸟型和鼠型。对人类致病的主要为人型和牛型，其中，人型是人类结核病的主要病原体。结核分枝杆菌分裂繁殖缓慢，在固体培养基上需要4～6周才出现菌落目。其抵抗力强，在室内阴暗潮湿处能存活半年，在阳光直接照射下2小时内死亡，紫外线照射10～20分钟死亡。对酸碱等有较强的抵抗力，不耐湿热，65 ℃30分钟、70 ℃10分钟、80 ℃5分钟、煮沸1分钟即可杀死。干热100 ℃条件下需要20分钟以上才能杀死。5%～12%的来苏水2～12小时、70%酒精2分钟均可杀死结核分枝杆菌。

（二）流行病学

（1）传染源：开放性肺结核（open pulmonary tuberculosis）患者是主要的传染源，正规化疗2～4周后，随着痰菌排量减少而传染性降低。

（2）传播途径：呼吸道为主要传染途径，结核患者排出的带菌小飞沫在空气中悬浮形成气溶胶微滴核，儿童吸入直径2 μm左右带结核分枝杆菌的飞沫微滴核即可引起感染，形成肺部原发病灶。少数经消化道传染者，通过消化道进入肠壁淋巴滤泡形成肠道原发病；经皮肤或胎盘传染者少见。

（3）易感人群：人类普遍易感。新生儿对结核分枝杆菌非常易感。儿童发病与否主要取决于结核分枝杆菌的毒力、数量及机体抵抗力的强弱，患麻疹、百日咳、白血病、淋巴瘤或艾滋病和接受免疫抑制剂治疗时，儿童免疫功能受抑制，尤其好发结核病。单卵双胎儿结核病的一致性明显高于双卵双胎儿；亚洲人种（主要为菲律宾）发病率最高，白种人最低；身材瘦长者较矮胖者易感。组织相容性抗原（histocompatibility antigen，HLA）与结核病密切相关，有HLA-BW35抗原者发生结核病的危险性比一般小儿高7倍。

（三）发病机制

结核分枝杆菌是一种胞内寄生菌，其致病力为细菌在宿主体内繁殖与机体反应性之间相互作用的结果。小儿初次接触结核分枝杆菌后是否发展为结核病，主要与机体的免疫力强弱、变态反应的强度、细菌的毒力和数量有关，尤其与细胞免疫力强弱相关。目前对结核病的免疫反应的认识包括以杀菌为中心的保护性免疫反应和以组织坏死为特征的迟发性变态反应。机体在感染结核分枝杆菌后，在产生免疫力的同时，也产生变态反应，均为致敏T细胞介导，是同一细胞免疫过程的两种不同表现。

（1）结核病的保护性免疫反应。宿主对结核分枝杆菌的某些抗原（保护性抗原）产生应答反应，抵抗、抑制并最终清除结核分枝杆菌感染。这种在结核杆菌感染时保持宿主稳定状态的免疫为保护性免疫反应，由细胞免疫介导。具体机制为巨噬细胞吞噬和消化结核分枝杆菌，并将结核菌的特异性抗原传递给辅助T淋巴细胞（$CD4^+$细胞），巨噬细胞（主要为树突状细胞）还分泌IL-12，诱导$CD4^+$细胞向Th1亚群转化，Th1细胞分泌和释放IFN-γ，从而增强细胞毒性T淋巴细胞（CTL）和自然杀伤（NK）细胞的活性。上述细胞免疫反应可最终消灭结核分枝杆菌，但亦可导致宿主细胞和组织破坏，形成结核结节（肉芽肿）。当细胞免疫反应不足以杀灭结核分枝杆菌时，结核分枝杆菌可通过巨噬细胞经淋巴管扩散到淋巴结。

（2）迟发型变态反应。机体产生特异性细胞免疫同时，机体组织对结核分枝杆菌及其代谢产物产生迟发型变态反应。结核分枝杆菌的某些抗原可诱发宿主的免疫应答，造成宿主过量细菌负荷、组织坏死和临床症状显现，称为迟发型变态反应（delayed type hypersensitivity，DTH）或免疫病理学，是宿主对结核分枝杆菌及其产物的超常免疫反应，属于Ⅳ型变态反应，亦由T细胞介导，以巨噬细胞为效应细胞。由于迟发型变态反应的直接和间接作用，引起细胞坏死及干酪样改变，甚至形成空洞。

总之，机体在感染结核分枝杆菌后，产生免疫力的同时也产生变态反应，均为T细胞介导，是同一细胞免疫过程的两种不同表现。当变态反应适度时，机体免疫反应力最强；若变态反应过弱，说明机体免疫细胞功能低下；若变态反应过强，可加剧炎症反应，甚至发生干酪型坏死，造成组织严重损伤，使病情进展、恶化。故结核变态反应对机体免疫有双重影响作用。

感染结核分枝杆菌后机体可获得免疫力，90%的患儿可终生不发病；5%的患儿因免疫力低下当即发病，即为原发性肺结核；另5%的患儿仅于日后机体免疫力降低时才发病，称为继发性肺结核，是成人肺结核的主要类型。初染结核分枝杆菌，除潜匿于胸部淋巴结外，亦可随感染初期菌血症转到其他脏器，并长期潜伏，成为肺外结核（extra-pulmonary tuberculosis）发病的来源。

（四）诊断

力求早期诊断，包括发现病灶，确定其性质、范围和是否排菌，并确定其是否活动，以作为预防和治疗的根据。

1. 病史

（1）结核中毒症状。如有无长期低热、轻咳、盗汗、乏力、食欲减退、消瘦等。呼吸系统症状多不明显，若出现明显咳嗽、咳痰、咯血或呼吸困难等，则为重症结核。

（2）结核病接触史。应注意家庭成员，特别是与患儿密切接触者有无开放性肺结核，接触史对诊断有重要意义，年龄越小，意义越大。

（3）卡介苗接种史。接种卡介苗可以提高对结核病的抵抗力，应仔细检查患儿左上臂有无卡介苗接种后的瘢痕。

（4）发病前有无急性传染病史。特别是麻疹、百日咳等可使机体免疫功能暂时降低，致使体内潜伏的结核病灶活动、恶化，或成为感染结核病的诱因。

（5）有无结核菌素试验阳性及结核过敏表现。如多发性关节炎、结节性红斑、疱疹性结膜炎等。

2. 体格检查

肺部体征不明显，与肺内病变程度不成比例。只有在病灶范围广泛或有空洞时才有相应的体征。浅表淋巴结轻度或中度肿大，肝脾可轻度肿大。

3. 结核菌素试验

（1）结核菌素试验。用5U的纯结核蛋白衍生物（pure protein derivative of tuberculin，PPD）直接皮内注射于左前臂内侧的前1/3部位，注射后48～72小时测量硬结的大小。硬结平均直径小于5 mm为阴性，5～9 mm为阳性（+），10～19 mm为中度阳性（++），20 mm及以上为强阳性（+++），局部除硬结外，还有水肿、破溃、淋巴管炎及双圈反应等为极强阳性（++++）。若患儿结核变态反应强烈，如患疱疹性结膜炎、结节性红斑或一过性多发性结核过敏性关节炎等，宜用1个结核菌素单位的PPD试验，以防局部的过度反应及可能的病灶反应。

结核菌素试验属于迟发型变态反应，儿童受结核分枝杆菌感染4～8周后结核菌素试验即呈阳性反应。其发生机制为机体初次接触结核杆菌，细菌在肺泡和局部巨噬细胞内短期繁殖，4～8周产生细胞免疫，并产生致敏淋巴细胞。当机体再次接触结核杆菌或其代谢产物时，致敏淋巴细胞释放一系列细胞因子，使单核细胞/巨噬细胞聚集在真皮的血管周围，再加上血管渗透压增高，在注射部位形成硬结。

（2）临床意义。

阳性反应见于：①接种卡介苗后。②年长儿无明显临床症状，仅呈一般阳性反应，表示曾感染过结核分枝杆菌。③婴幼儿，尤其是未接种卡介苗者，阳性反应多表示体内有新的结核病灶，年龄越小，活动性结核可能性越大。④强阳性反应者，表示体内有活动性结核病。⑤由阴性反应转为阳性反应，或反应强度由原来小于10 mm增至大于10 mm，且增幅超过6 mm时，表示新近有感染。此外，非结核分枝杆菌感染也可致PPD皮试阳性。接种卡介苗后与自然感染阳性反应的主要区别见表17－2。

表17－2　接种卡介苗与自然感染阳性反应的主要区别

	接种卡介苗后	自然感染
硬结直径	多为5～9 mm	多为10～15 mm
硬结颜色	浅红	深红
硬结质地	较软、边缘不整	较硬、边缘清楚
阳性反应持续时间	较短，2～3天即消失	较长，可达7～10天以上
阳性反应的变化	有较明显的逐年减弱的倾向，一般于3～5年内逐渐消失	短时间内反应无减弱倾向，可持续若干年，甚至终身

阴性反应见于：①未感染过结核分枝杆菌。②结核迟发型变态反应前期（初次感染后4～8周内）。③假阴性反应，由于机体免疫功能低下或受抑制所致，如部分危重结核病；急性传染病，如麻疹、水痘、风疹、百日咳等；体质极度衰弱，如重度营养不良、重度脱水、重度水肿等；应用糖皮质激素或其他免疫抑制剂治疗时；原发或继发免疫缺陷病。④技术误差或结核菌素失效。

4. 实验室检查

（1）结核分枝杆菌检查（涂片抗酸染色或培养）。从痰液、胃液（婴幼儿可抽取空腹胃液）、脑脊液、浆膜腔液及病变组织中找到结核分枝杆菌是重要的确诊手段。

（2）免疫学诊断及分子生物学诊断。

A. ELISA：用于检测结核病患者的血清、浆膜腔液、脑脊液等的抗结核分枝杆菌抗体。

B. 分子生物学方法：①PCR能快速检测标本中结核分枝杆菌核酸物质，但存在假阳性和假阴性问题。②强化核酸杂交（nucleic acid hybridization，NAH）技术的敏感性是75%～88%，特异性为100%。③DNA芯片技术。其原理是将多种探针固定在玻璃等基质上，将待检测样本的DNA或RNA与探针杂交，用于研究基因的表达，目前尚未广泛应用。

（3）血液学检查：①血沉：多增快，结合临床表现可判断是否是活动性结核。②C反应蛋白：活动性肺结核者多升高，不活动者正常。③蛋白电泳：可以辅助判断疗效及预后，α_2及γ球蛋白增高与病变严重性呈正相关，结核性脑膜炎和重型粟粒性肺结核患儿最初为γ球蛋白降低，若疗效不好则不升高，疗效好则升高至正常值。

（4）结核感染T细胞斑点试验（T-SPOT）。该检查是以检测结核感染后$CD4^+$T细胞分泌的γ-干扰素为原理，检测结核患者血液中的单个核细胞，利用East-6和Cfp10肽段作为特异性抗原，刺激T细胞释放γ-干扰素，用酶联免疫斑点技术检测T细胞以诊断结核感染。

（5）其他检查。高效液相色谱（HPLC）法，即将结核分枝杆菌培养后，经过核酸序列鉴定-PCR后用HPLC鉴定分枝杆菌，具有准确、特异、快速的特点。

5. 结核病的影像学诊断

（1）X线除正前后位胸片外，同时应摄侧位片。可检出结核病的病灶范围、性质、类型、活动或进展情况。重复检查有助于结核与非结核疾患的鉴别，亦可观察治疗效果。

（2）胸部CT对肺结核的诊断及鉴别诊断很有意义，有利于发现隐蔽区病灶。特别是高分辨薄层CT，可显示早期（2周内）粟粒性肺结核及大于等于4 mm的肺门纵隔淋巴结。其淋巴结的钙化显示率也高于X线检查。

6. 其他辅助检查

（1）纤维支气管镜检查。此检查可直视病变，取材、活检，有助于支气管内膜结核及支气管淋巴结结核的诊断。

（2）周围淋巴结穿刺液涂片或活检。此检查可发现特异性结核病理改变，如结核结节或干酪样坏死，有助于结核病的诊断和鉴别诊断。

(3) 肺穿刺活体组织检查或胸腔镜取肺活体组织检查病理和病原，对特殊疑难病例确诊有帮助。

（五）治疗

1. 一般治疗

注意营养，选用富含蛋白质和维生素的食物。有明显结核中毒症状及高度衰弱者应卧床休息。居住环境应阳光充足，空气流通。避免感染其他呼吸道传染病，如麻疹、百日咳等。一般原发型结核病可在门诊治疗，但要填报疫情，治疗过程中应定期复查随诊。

2. 抗结核药物治疗

治疗目的：①杀灭病灶中的结核分枝杆菌；②防止血行播散。

治疗原则：①早期治疗；②适宜剂量；③联合用药；④规律用药；⑤坚持全程；⑥分段治疗。

目前常用的抗结核药物可分为杀菌药物和抑菌药物两类。抗结核药的使用见表 17－3。

表 17－3　儿童抗结核药物

药物	剂量	给药途径	主要副作用
异烟肼（INH 或 H）	10 mg（≤300 mg/d）	口服（可肌内注射或静脉滴注）	肝毒性、末梢神经炎、过敏、皮疹和发热
利福平（RFP 或 R）	10 mg（≤450 mg/d）	口服	肝脏毒性、恶心、呕吐和流感样症状
链霉素（SM 或 S）	20～30 mg（≤0.75 g/d）	肌内注射	第Ⅷ对脑神经损害、肾毒性、过敏、皮疹和发热
吡嗪酰胺（PZA 或 Z）	20～30 mg（≤0.75 g/d）	口服	肝毒性、高尿酸血症、关节痛、过敏和发热
乙胺丁醇（EMB 或 E）	15～25 mg	口服	皮疹、视神经炎
乙硫异烟胺（ETH）、丙硫异烟胺	10～15 mg	口服	胃肠道反应、肝毒性、末梢神经炎、过敏、皮疹、发热
卡那霉素	15～20 mg	口服或静脉滴注	肾毒性、对Ⅷ对脑神经损害
对氨柳酸	150～200 mg	口服或静脉滴注	胃肠道反应、肝毒性、过敏、皮疹和发热

(1) 杀菌药物：①全杀菌药。如异烟肼（isoniazid，INH）和利福平（rifampin，RFP）。二者能杀灭细胞内处于生长繁殖期的结核分枝杆菌和干酪病灶内代谢缓慢的结核杆菌，在酸性和碱性环境中均能发挥作用。②半杀菌药。如链霉素（streptomycin，

SM）和吡嗪酰胺（pyrazinamide，PZA）。SM为碱性环境中细胞外杀菌剂，不易渗透到干酪性病灶和脑脊液中，但能透过炎症性脑膜；PZA为酸性环境中的细胞内杀菌剂，还可杀灭干酪性病灶中代谢缓慢的结核分枝杆菌。

（2）抑菌药物：常用者有乙胺丁醇（ethambutol，EMB）及乙硫异烟胺（ethionamide，ETH）。

（3）其他：主要是针对耐药菌株的几种新型抗结核药物。老药的复合剂型：如利福平+异烟肼合剂（含RFP 300 mg和INH 150 mg），利福平+吡嗪酰胺+异烟肼合剂（含RFP、PZA、INH）等。老药的衍生物：如利福喷汀。新的化学制剂：如帕司烟肼、利奈唑胺等。

3. 抗结核治疗方案

（1）标准疗法：一般用于无明显自觉症状的原发型肺结核。每日服用INH、RFP和（或）EMB，疗程9～12个月。

（2）两阶段疗法：用于活动性原发型肺结核、急性粟粒性结核病及结核性脑膜炎。①强化治疗阶段：联用3～4种杀菌药物。目的在于迅速杀灭敏感菌及生长繁殖活跃的细菌与代谢低下的细菌，防止或减少耐药菌株的产生，为化疗的关键阶段。在长程化疗时，此阶段一般需要3～4个月；短程化疗时此阶段一般为2个月。②巩固治疗阶段：联用2种抗结核药物，目的在于杀灭持续存在的细菌以巩固疗效，防止复发。在长程化疗时，此阶段可长达12～18个月；短程化疗时，此阶段一般为4个月。

（3）短程疗法：为结核病现代疗法的重大进展，直接监督下服药与短程化疗是WHO治愈结核病患者的重要策略。短程化疗的作用机制是快速杀灭机体内处于不同繁殖速度的细胞内、外的结核分枝杆菌，使痰菌早期转阴并持久阴性，且病变吸收消散快，远期复发少。可选用以下几种6～9个月短程化疗方案：①2HRZ/4HR（数字为月数，以下同）；②2SHRZ/4HR；③2EHRZ/4HR。若无PZA，则将疗程延长至9个月。

（六）预防

1. 控制传染源

结核分枝杆菌涂片阳性患者是儿童结核病的主要传染源，早期发现及合理治疗结核分枝杆菌涂片阳性患者，是预防儿童结核病的根本措施。

2. 普及卡介苗接种

卡介苗接种是预防儿童结核病的有效措施。目前我国计划免疫要求在全国城乡普及新生儿卡介苗接种。下列情况禁止接种卡介苗：①先天性胸腺发育不全症或严重联合免疫缺陷病患者、HIV患者；②急性传染病恢复期；③注射局部有湿疹或患全身性皮肤病；④结核菌素试验阳性。

3. 预防性抗结核治疗

（1）目的：①预防儿童活动性肺结核；②预防肺外结核病发生；③预防青春期结核病复燃。

（2）适应证：①密切接触家庭内开放性肺结核者；②3岁以下婴幼儿未接种卡介苗而结核菌素试验阳性者；③结核菌素试验新近由阴性转为阳性者；④结核菌素试验阳性伴结核中毒症状者；⑤结核菌素试验阳性，新患麻疹或百日咳儿童；⑥结核菌素试验持续阳性需要较长期使用糖皮质激素或其他免疫抑制剂者。

(3) 方法：INH 每日 10 mg/kg（≤300 mg/d），疗程 6 ～ 9 个月；或 INH 每日 10 mg/kg（≤300 mg/d）联合 RFP 每日 10 mg/kg（<300 mg/d），疗程 3 个月。

二、原发性肺结核

原发型肺结核（primary pulmonary tuberculosis）是原发性结核病中最常见者，为结核分枝杆菌初次侵入肺部后发生的原发感染，是儿童肺结核的主要类型，占儿童各型肺结核总数的 85.3%。本病包括原发综合征（primary complex）和支气管淋巴结结核。前者由肺原发病灶、局部淋巴结病变和两者相连的淋巴管炎组成；后者以胸腔内肿大淋巴结为主。肺部原发病灶或因其范围较小，或被纵隔影掩盖，X 射线片无法查出，或原发病灶已经吸收，仅遗留局部肿大的淋巴结，故在临床上诊断为支气管淋巴结结核。此两者并为一型，即原发型肺结核。

（一）发病机制与病理

(1) 肺部原发病灶。

(2) 支气管淋巴结核。

(3) 引导原发病灶至淋巴结之间的淋巴管炎。

(4) 原发病灶临近的胸膜炎。肺部原发病灶多位于右侧，肺上叶底部和下叶的上部，近胸膜处。基本病变为渗出、增殖、坏死。渗出性病变以炎症细胞、单核细胞及纤维蛋白为主要成分；增殖性改变以结核结节及结核性肉芽肿为主；坏死的特征性改变为干酪样改变，常出现于渗出性病变中。结核性炎症的主要特征是上皮样细胞结节及朗格汉斯细胞。

（二）临床表现

(1) 结核中毒症状。症状轻重不一。轻者可无症状，因体检或其他疾病做 X 射线检查被发现。年龄较大儿童起病缓慢，有不规则低热、食欲缺乏、疲乏、盗汗、消瘦等结核中毒症状；婴幼儿及症状较重者可急性起病，高热可达到 39 ～ 40 ℃，但一般情况尚好，与发热不相称，持续 2 ～ 3 周后转为低热，并伴结核中毒症状，干咳和轻度呼吸困难是最常见的症状。婴儿可表现为体重不增或生长发育障碍。

(2) 呼吸道症状。干咳和轻度呼吸困难最为常见。当支气管淋巴结高度肿大，压迫支气管分叉可出现痉挛性咳嗽，压迫支气管可出现肺气肿或肺不张，压迫喉返神经可出现声音嘶哑等，压迫静脉可致胸部一侧或双侧静脉怒张。

(3) 高敏反应。原发型肺结核部分伴有疱疹性结膜炎、皮肤结节性红斑和（或）一过性关节炎等结核分枝杆菌高敏反应表现。

(4) 体格检查。可见全身浅表淋巴结不同程度肿大。肺部体征可不明显，若原发病灶较大，叩诊呈浊音，听诊呼吸音减低或有少许干啰音。婴儿可伴有肝脏肿大。

（三）辅助检查

1. X 线检查

诊断儿童肺结核的重要方法是做胸部正、侧位 X 线检查。

（1）原发综合征。X 线表现出由肺内原发灶、淋巴管炎和胸内肿大淋巴结组成“双极像”，但典型哑铃状双极影者少见，因为儿童淋巴管细，在 X 线上很难显示。婴幼儿病灶可占据一个肺段甚至一个肺叶；年长儿病灶周围炎症较轻，阴影范围不大，多呈小圆形或小片状影。部分病例可见局部胸膜病变。

（2）支气管淋巴结结核。X 线上主要表现为三种类型：①炎症型：肿大淋巴结及其周围炎融合成片状影，中心密度较周围高，境界模糊。②结节型：表现为肺门区域椭圆形或卵圆形致密影，密度高而均匀，边界较清，突向肺野。③微小型：其特点是肺纹理紊乱，肺门形态异常，肺门周围呈小结节状及小点片状模糊阴影。

2. CT 扫描

CT 扫描在显示小的原发灶、淋巴结肿大、胸膜改变和空洞方面优于 X 线检查。对疑诊原发综合征但胸部平片正常的病例有助于诊断。也可发现由肿大淋巴结压迫或淋巴结－支气管瘘引起的气管或支气管狭窄、扭曲、肺不张。

3. 纤维支气管镜检查

结核病变蔓延至支气管内造成支气管结核，纤维支气管镜检查可见到以下病变：①肿大淋巴结压迫支气管致管腔狭窄，或与支气管壁粘连固定，以致活动受限；②黏膜充血、水肿、溃疡或肉芽肿；③在淋巴结穿孔前期，可见突入支气管腔的肿块；④淋巴结穿孔形成淋巴结－支气管瘘，穿孔口呈火山样突起，色泽红而有干酪样物质排出。

4. 实验室检查

见本节“一、儿童结核病的特点”相关内容。

（四）诊断与鉴别诊断

应结合病史、临床表现、实验室检查、结核菌素试验及肺部影像学进行综合分析。应与支气管炎、风湿热、伤寒、百日咳、各种肺炎、支气管扩张、纵隔肿瘤及异物吸入相鉴别。

（五）治疗

一般治疗及治疗原则见总论。抗结核药物使用如下：

（1）无明显症状的原发型肺结核。选用标准疗法，每日服用 INH、RFP 和（或）EMB，疗程 9 ～ 12 个月。

（2）活动性原发型肺结核。宜采用直接督导下短程化疗（directy-observed treatment strategy，DOTS）。强化治疗阶段宜采用 3 ～ 4 种杀菌药：INH、RFP、PZA 或 SM，2 ～ 3 个月后以 INH、RFP 或 EMB 巩固维持治疗半年。常用方案为 2HRZ/4HR。

（3）高度过敏状态、大片肺实变或肺不张。可加用糖皮质激素，对胸腔肿大的淋巴结可行外科手术摘除。

三、急性血行播散性肺结核

急性血行播散性肺结核（acute hematogenous disseminated tuberculosis），又称急性粟粒性肺结核，是大量结核分枝杆菌同时或短期内相继进入血流经血行播散引起的肺结核，是全身粟粒型结核在肺部的表现。常是原发综合征发展的后果，主要见于儿童时期，尤其是婴幼儿，多见于原发感染后 3 ～ 6 个月。特点是呼吸道症状、肺部体征和 X

射线检查的不一致性，即上呼吸道症状多不明显、肺部缺乏阳性体征，但 X 射线检查变化明显，在 X 线上可见在浓密的网状阴影上密布均匀一致的粟粒结节。年龄幼小，患麻疹、百日咳、营养不良、机体免疫力低下、HIV 感染等，易诱发本病。婴幼儿和儿童常并发结核性脑膜炎。

（一）病理

当原发病灶或淋巴结干酪样坏死发生溃破时，大量细菌由此侵入血液，引起急性全身粟粒性结核病，可累及肺、脑膜、脑、肝、脾、肾、心、肾上腺、肠、腹膜、肠系膜淋巴结等。播散到上述脏器中的结核分枝杆菌在间质组织中形成细小结节。在肺中的结核结节分布于上肺部多于下肺部，为灰白色半透明或淡黄色不透明的结节，形似针尖或粟粒，1 ～ 2 mm 大小。显微镜检查示结核结节由类上皮细胞、淋巴细胞和朗格汉斯细胞及中心干酪坏死性病灶组成。

（二）临床表现

（1）症状：①起病多急骤，婴幼儿多突然高热（39 ～ 40 ℃），呈稽留热或弛张热，呈规则或不规则发热，常持续数周或数月，部分病例体温可不太高，多伴有寒战、盗汗、食欲缺乏、咳嗽、面色苍白、气促和发绀等。②6 个月以下婴儿粟粒型结核的特点为发病急、症状重而不典型，累及器官多，特别是伴发结核性脑膜炎者居多，病程进展快，病死率高。③少数婴幼儿主要表现为一般中毒症状。

（2）体征：肺部可闻及细湿啰音而被误诊为肺炎，约 50% 以上的患儿在起病时就出现脑膜炎征象。部分患儿伴有肝脾及浅表淋巴结等肿大，全身性粟粒型结核患者可见皮肤粟粒疹，眼底检查可发现脉络膜结核结节，后者分布于视网膜中心动脉分支周围。

（三）辅助检查

（1）胸部 X 线。在症状出现 2 ～ 3 周后胸片可发现两侧肺野大小一致、分布均匀的粟粒状阴影，婴幼儿由于病灶周围反应显著和易融合，点状阴影边缘模糊、大小不一而呈雪花状，进展时可形成空洞，有时可见蜂窝性肺气肿、肺大疱、自发性气胸、纵隔气肿和皮下气肿等。

（2）肺部 CT。肺部显示大小、密度、分布一致的粟粒影，部分病灶有融合。

（3）血液学检查。白细胞升高或降低，中性粒细胞增多及核左移，少数有类白血病反应，血沉增快、T-SPOT、血清抗结核分枝杆菌抗体检测阳性等，详见本节“一、儿童结核病的特点”。

（四）诊断与鉴别诊断

诊断主要根据结核接触史、临床表现、结核菌素试验阳性及胸部 X 线检查，可疑者应进行病原学检查等。胸部 X 线摄片常对诊断起决定性作用，早期因粟粒阴影细小而不易查出。至少在起病 2 ～ 3 周后胸部摄片方可发现大小一致、分布均匀的粟粒状阴影，密布于两侧肺野。肺部 CT 扫描可见肺部显示大小、密度、分布一致的粟粒影，部分病灶有融合。临床上应与肺炎、伤寒、脓毒症、朗格汉斯组织细胞增生症、肺含铁血黄素沉着症及特发性肺间质疾病等相鉴别。

（五）治疗

一般支持疗法见原发型肺结核。早期抗结核治疗甚为重要。

（1）抗结核药物。目前主张将抗结核治疗的全疗程分为两个阶段进行，即强化治疗阶段及维持治疗阶段，此方案可提高疗效。强化治疗是在治疗开始时即给予强有力的四联杀菌药物，如INH、RFP、PZA及SM。开始治疗越早，杀灭细菌的效果越好，以后产生耐药菌的机会越小，此法对原发耐药病例亦有效。

（2）糖皮质激素。有严重中毒症状及呼吸困难者，在应用足量抗结核药物的同时，可用泼尼松1～2 mg/(kg·d)，疗程1～2个月，可减少肺纤维变性。

（六）预后

本病病情多急重，早诊断、早治疗和彻底治疗可治愈本病，部分可遗留纤维变性。若延误诊断和治疗，则可导致死亡。

（周敦华）

第十八章　儿科肿瘤性疾病

学习目标

- 掌握儿童白血病、淋巴瘤、朗格汉斯细胞组织细胞增生症、血管瘤、脉管畸形、横纹肌肉瘤等肿瘤性疾病口腔受累的临床特征，儿童白血病的诊断及鉴别诊断，婴儿血管瘤与脉管畸形的鉴别诊断。
- 熟悉儿童白血病、淋巴瘤、朗格汉斯细胞组织细胞增生症、血管瘤和脉管畸形以及横纹肌肉瘤等肿瘤性疾病的治疗原则。
- 了解儿童白血病危险度分级及肿瘤 TNM 分期。

第一节　白血病与淋巴瘤

一、急性白血病

白血病（leukemia）是造血组织中某一血细胞系统过度增生，浸润到各组织和器官，从而引起一系列临床表现的恶性血液病，是我国最常见的儿童恶性肿瘤。据调查，我国 10 岁以下儿童白血病的发生率为（3～4）/10 万，男性发病率高于女性。急性白血病占 90%～95%，慢性白血病仅占 3%～5%。

（一）病因与发病机制

白血病的病因尚未完全明了，可能与病毒感染，不良理化因素（射线、苯及其衍生物、氯霉素、保泰松、乙双吗啉和细胞毒药物等）接触有关。白血病不属遗传性疾病，但在家族中却可有多发性恶性肿瘤的情况，一些遗传性疾病者，如唐氏综合征、先天性睾丸发育不全症、先天性再生障碍性贫血伴有多发畸形［范科尼（Fanconi）贫血］、先天性远端毛细血管扩张性红斑症［布卢姆（Bloom）综合征］以及严重联合免疫缺陷病等，其白血病的发病率比一般儿童明显增高；此外，同卵孪生儿中一个患急性白血病，另一个患白血病的概率为 20%，比双卵孪生儿的发病率高 12 倍。以上现象均提示某些白血病的发生与遗传因素有关。

本病发病机制尚未完全明确，下列机制可能在白血病的发病中起重要作用。

（1）原癌基因（又称细胞癌基因）发生点突变、染色体重排或基因扩增，转化为肿瘤基因，从而导致白血病的发生。

（2）抑癌基因（如 *RB*、*p*53、*p*16、*WT*1 等）发生突变、缺失等变异时，失去其抑癌活性，造成癌细胞异常增殖而发病。

（3）细胞凋亡受到抑制或阻断时，细胞没有正常凋亡而继续增殖导致突变。研究发现，急性白血病时抑制凋亡的基因（如 *Bcl*-2、*Bcl*-XL 等）常高表达，而促进凋亡的基因（如 *p*53、*Fas*、*Bax* 等）表达降低或出现突变；此外，特异染色体易位产生的融合基因也可抑制细胞凋亡，如急性骨髓细胞白血病（acute myelocytic leukemia，AML）*M*3 中的 *PML/RARa* 融合基因。由此可见，细胞凋亡受抑在白血病发病中起重要作用。

（4）“二次打击”学说。即患儿具有两个明显的间隔或大或小的短暂接触窗，一个在子宫内（白血病可有染色体重排）；另一个在出生后，以致产生第二个遗传学改变，从而导致白血病的发生。

（二）分类和分型

急性白血病的分类和分型对于诊断、治疗和判断预后都有一定意义。根据恶性增生的白细胞种类的不同，可分为急性淋巴细胞白血病（acute lymphoblastic leukemia，ALL）和急性非淋巴细胞白血病（acute non-lymphocytic leukemia，ANLL）两大类，前者占小儿白血病的 70%～85%。目前，常采用形态学（morphology，M）、免疫学（immunology，I）、细胞遗传学（cytogenetics，C）和分子生物学（molecular biology，M），即 MICM 综合分型，以指导治疗和提示预后。

1. 急性淋巴细胞白血病（ALL）

（1）形态学分型（FAB 分型）。根据淋巴母细胞形态学的不同，分为 3 种类型：①L1 型。以小细胞为主，其平均直径为 6.6 μm，核染色质均匀，核形规则；核仁很小，一个或无；胞质少，胞质空泡不明显。②L2 型。以大细胞为主，大小不一，其平均直径为 8.7 μm，核染色质不均匀，核形不规则；核仁一个或数个，较大；胞质量中等，胞质空泡不定。③L3 型。以大细胞为主，细胞大小一致，核染色质呈细点状，均匀；核形规则，核仁 1 个或多个；胞质量中等，胞质空泡明显。上述三型中以 L1 型多见，占 80% 以上；L3 型最少，占 4% 以下。

（2）免疫学分型。应用单克隆抗体检测淋巴细胞表面抗原标记，一般可将急性淋巴细胞白血病分为 T、B 两大系列。

A. T 系急性淋巴细胞白血病（T-ALL）。T-ALL 占儿童 ALL 的 10%～15%。具有阳性的 T 淋巴细胞标志，如 CD1、CD3、CD5、CD8 和 TdT（末端脱氧核糖核酸转换酶）阳性。

B. B 系急性淋巴细胞白血病（B-ALL）。B-ALL 占儿童 ALL 的 80%～90%。此型又分为 3 种亚型：①早期前 B 细胞型（early pre B-ALL）：HLA-DR、CD79a、CD19 和（或）胞质 CD22（CyCD22）阳性，SmIg、CyIg 阴性。②前 B 细胞型（pre B-ALL）：CyIg阳性，SmIg 阴性，其他 B 系标志及 HLA-DR 阳性。③成熟 B 细胞型（B-ALL）：

SmIg 阳性，CyIg 阴性，其他 B 系标记及 HLA-DR 阳性。

C. 伴有髓系标志的 ALL（My⁺-ALL）。本型具有淋巴系的形态学特征，以淋巴系特异抗原为主，但伴有个别、次要的髓系特异抗原标志，如 CD13、CD33、CD14 等阳性。

（3）细胞遗传学改变。主要有：①染色体数目异常。如小于等于≤45 条的低二倍体，或大于等于 47 条的高二倍体；②染色体核型异常。如 12 号和 21 号染色体易位，即 t（12；21）/AML1-TEL（ETV6-CBFA2）融合基因；9 号和 22 号染色体易位，即 t（9；22）/BCR-ABL 融合基因；或 t（4；11）/MLL-AF4 融合基因等。

（4）分子生物学改变。主要有：①免疫球蛋白重链（IgH）基因重排；②T 淋巴细胞受体（TCR）基因片段重排；③ALL 表达相关的融合基因。一些遗传改变使造血干细胞定向分化阶段失控而致 ALL 发病。例如：BCR/ABL 融合基因、E2A-PBX 融合基因。如产生嵌合性转录因子，该因子干扰正常造血干细胞的自我更新和增殖，如 AML1-TEL 融合基因、MLL 基因易位等。染色体重排未必足以发生白血病，但若这些变异与以下一些突变一起发生，则发生疾病，包括 FLT-3 受体，抑癌基因 *p*53、*p*16 等。

（5）临床分型。国内外一般按临床特点将儿童 ALL 分为三型，来自不同地区的方案的具体分型标准略有差异。近年来，国际上大型“协作组”的疗效和预后判断的总体趋势是更关注化疗第 15 至第 19 天的治疗反应和第 29 至第 45 天微小残留病（minimal residual disease，MRD）水平。德国柏林－法兰克福－蒙斯特（Berlin-Frankfurt-Munster，BFM）急性淋巴细胞白血病研究协作组和美国儿童肿瘤治疗协作组（Children's Oncology Group，COG）方案根据泼尼松治疗第 8 天的外周血幼稚细胞计数、初诊时年龄、初诊时外周血 WBC 计数、诱导化疗第 15 天与第 33 天的骨髓象或 MRD、ALL 免疫分型的细胞类型、分子遗传学检测中枢神经系统白血病（central nervous system leukemia，CNSL）和（或）睾丸白血病（testis leukemia，TL）等，将 ALL 分为低、中和高危三种临床分型。

2. 急性非淋巴细胞白血病（ANLL）

（1）形态学分型（FAB 分型）。

A. 原粒细胞微分化型（M0）：骨髓中原始细胞≥90%，无奥氏小体（Auer rod）。

B. 原粒细胞白血病未分化型（M1）：骨髓中原粒细胞≥90%，早幼粒细胞很少，中幼粒细胞以下各阶段细胞极少见，可见奥氏小体。

C. 原粒细胞白血病部分分化型（M2）：骨髓中原粒加早幼粒细胞≥50%，可见多少不一的中幼粒、晚幼粒和成熟粒细胞，可见奥氏小体；M2b 型骨髓可见较多的核质发育不平衡的中幼粒细胞。

D. 颗粒增多的早幼粒细胞白血病（M3）：骨髓中颗粒增多的异常早幼粒细胞占 30% 以上，胞质多少不一，胞质中的颗粒形态分为粗大密集和细小密集两类，据此又可分为两型，即粗颗粒型（M3a）和细颗粒型（M3b）。

E. 粒－单核细胞白血病（M4）：骨髓中幼稚的粒细胞和单核细胞同时增生，原始及幼稚粒细胞 >20%；原始、幼稚单核细胞和单核细胞≥20%；原始、幼稚和成熟单核细胞 >30%，原粒和早幼粒细胞 >10%；骨髓中异常嗜酸性粒细胞增多。

F. 单核细胞白血病（M5）：骨髓中原始及幼稚单核细胞增生。可分为两型：①未分化型，骨髓原始单核细胞＞80%；②部分分化型，骨髓中原始及幼稚单核细胞＞30%，原始单核细胞＜80%。

G. 红白血病（M6）：骨髓中有核红细胞＞50%，以原始及早幼红细胞为主，且常有巨幼样变；原粒及早幼粒细胞＞30%。外周血可见幼红及幼粒细胞；粒细胞中可见奥氏小体。

H. 急性巨核细胞白血病（M7）：骨髓中原始巨核细胞＞30%，外周血有原始巨核细胞。

（2）免疫学分型。急性非淋巴细胞白血病 M1 – M5 型可有 CD33、CD13、CD14、CD15、MPO（抗髓过氧化物酶）等髓系标志中的 1 项或多项阳性，也可有 CD34 阳性。其中 CD14 多见于单核细胞系，M6 可见血型糖蛋白 A 阳性，M7 可见血小板膜抗原Ⅱb/Ⅲa（GPⅡb/Ⅲa）阳性和（或）CD41、CD68 阳性。

（3）细胞遗传学改变。①染色体数目异常：以亚二倍体为主，超二倍体较少。②常见的核型改变：t（9；11）/MLL-AF9 融合基因（常见于 M5），t（11；19）/ENL-MLL 融合基因，t（8；21）/AML-ETO 融合基因（M2b 的特异标记），t（15；17）/PML-RARa 融合基因（M3 的特异性标记），inv16（多见于 M4Eo）等。

（4）临床分型。目前，国际多个协作组只将 ANLL 分为非高危和高危两种临床分型。非高危：FAB 分型的 M3、M4Eo、带奥氏小体的 M1 或 M2，同时以标准化疗方案诱导第 15 天骨髓原始细胞≤5%（M3 除外），其余归入高危。有下列预后良好核型者为非高危：t（8；21）（q22；q22）ANLLl/ETO，t（15；17）（q22；q11-21）PML/RARa，t（9；11）（p22；q23）MLL/AF9，inv16（p13；q22）/t（16；16）（p13；q22）CBFβ/MYH11。

（三）临床表现

各型急性白血病的临床表现基本相同，主要表现如下：

1. 起病

大多起病较急，少数缓慢。早期症状有面色苍白、精神不振、乏力、食欲低下、鼻或牙龈出血等；少数患儿以发热和类似风湿热的骨关节痛为首发症状。

2. 发热

多数患儿起病时有发热，热型不定，可低热、不规则发热、持续高热或弛张热，一般不伴有寒战。发热原因之一是肿瘤性发热，多为低热且抗生素治疗无效；另一原因是骨髓正常造血被抑制所致的感染，多为高热。

3. 贫血

贫血出现较早，并随病情发展而加重，表现为苍白、虚弱无力、活动后气促等。贫血主要是由于骨髓造血干细胞受到抑制所致。

4. 出血

出血以皮肤和黏膜处多见，表现为紫癜、瘀斑、鼻或牙龈出血、消化道出血和血尿。偶有颅内出血，为引起死亡的重要原因之一。出血的主要原因：①骨髓被白血病细胞浸润，巨核细胞受抑制，使血小板的生成减少和功能不足；②白血病细胞浸润肝脏，使肝功能受损，纤维蛋白原、凝血酶原和因子Ⅴ等生成不足；③感染和白血病细胞浸润，使毛细血管受损，血管通透性增加；④并发弥散性血管内凝血。在各类型白血病中，以 ANLL M3 型白血病的出血最为显著。

5. 白血病细胞浸润引起的症状和体征

白血病细胞浸润相应的组织和器官，可以出现以下症状和体征：

（1）肝、脾、淋巴结肿大：其肿大程度以急性淋巴细胞白血病较为显著；有时因纵隔淋巴结肿大引起压迫症状而发生呛咳、呼吸困难和静脉回流受阻。

（2）骨和关节浸润：多见于急性淋巴细胞白血病；约 1/4 的患儿以四肢长骨、肩、膝、腕、踝等关节疼痛为首发症状，可呈游走性关节痛，局部红肿现象多不明显，须与风湿性关节炎相鉴别；常伴有胸骨压痛。骨痛的原因主要与骨髓腔内白血病细胞大量增生、压迫和破坏邻近骨质及骨膜浸润有关。骨骼 X 射线检查可见骨质疏松、溶解，骨骺端出现密度减低横带和骨膜下新骨形成等征象。

（3）中枢神经系统浸润：白血病细胞侵犯脑实质和（或）脑膜时即引起 CNSL。因多数化疗药物不能透过血 - 脑屏障，故中枢神经系统便成为白血病细胞的“庇护所”，导致 CNSL 的发生，这在急性淋巴细胞白血病尤其多见。中枢浸润可发生于病程的任何阶段，但多见于化疗后缓解期，是导致急性白血病复发的主要原因。常见症状为颅内压增高，出现头痛、呕吐、嗜睡、视盘水肿等；浸润脑膜时可出现脑膜刺激征；浸润脑神经核或神经根时可引起脑神经麻痹；浸润脊髓时可引起横贯性损害而致截瘫。此外，也可发生惊厥、昏迷。检查脑脊液可确诊：脑脊液色清或微浊，压力增高；细胞数大于 $10 \times 10^6\ L^{-1}$，蛋白大于 0.45 g/L；脑脊液离心沉淀镜检可发现白血病细胞。

（4）睾丸浸润：由于血 - 睾屏障的存在，化疗药物不易进入睾丸，在病情完全缓解时，该处白血病细胞仍存在即引起睾丸白血病，表现为睾丸局部肿大、触痛，阴囊皮肤可呈红黑色，常成为导致白血病复发的另一重要原因。

（5）绿色瘤（chloroma）：是急性粒细胞白血病的一种特殊类型，以急性单核细胞白血病多见。白血病细胞浸润眶骨、颅骨、胸骨、肋骨或肝、肾、肌肉等，在局部呈块状隆起而形成绿色瘤。此瘤切面呈绿色，可能含有光紫质或胆绿蛋白的衍生物，暴露于空气中绿色迅速消退。

（6）其他器官浸润：少数患儿有皮肤浸润，表现为丘疹、斑疹、结节或肿块；心脏浸润可引起心脏扩大、心脏肿物、传导阻滞、心包积液和心力衰竭等；消化系统浸润可引起纳差、腹痛、腹泻、出血等；肾脏浸润可引起肾脏肿大、蛋白尿、血尿、管型尿等；齿龈和口腔黏膜浸润可引起局部肿胀和口腔溃疡，这在急性单核细胞白血病（ANLL M5）较为常见。

（四）实验室检查

（1）外周血象。红细胞及血红蛋白均减少，呈正细胞正色素性贫血；网织红细胞数大多较低，少数正常，偶在外周血中见到有核红细胞。一半以上的患儿出现白细胞数增高，但亦可正常或减少，白细胞分类示原始细胞和幼稚细胞占多数。血小板减少。

（2）骨髓象。骨髓检查是确立诊断和评定疗效的重要依据。典型的骨髓象为该类型白血病的原始和幼稚细胞极度增生；幼红细胞和巨核细胞减少；少数患儿的骨髓象呈增生低下，其预后和治疗均有特殊之处。

（3）组织化学染色。常用以下组织化学染色以协助鉴别细胞类型：①过氧化物酶在早幼阶段以后的粒细胞为阳性，幼稚及成熟单核细胞为弱阳性，淋巴细胞和浆细胞均为阴性，各类型低分化的原始细胞均为阴性。②酸性磷酸酶在原始和幼稚单核细胞强阳性，早幼粒以后各阶段粒细胞为阳性，原始淋巴细胞弱阳性，T 细胞强阳性，B 细胞阴性，原始粒细胞大多为阴性。③碱性磷酸酶的活性在急性粒细胞白血病时明显降低，积分极低或为 0，急性淋巴细胞白血病时积分增加，在急性单核细胞白血病时积分大多正常。④苏丹黑染色结果与过氧化物酶染色的结果相似，原始及早幼粒细胞阳性，淋巴母细胞阴性；原单核细胞弱阳性。⑤糖原染色在原始及幼稚淋巴细胞多数为强阳性，余为阳性，原始及幼稚单核细胞多为阳性，早幼粒细胞以后各阶段粒细胞为阳性，原始粒细胞为阴性。⑥非特异性酯酶（nonspecial esterase，NSE）是单核细胞的标记酶，幼稚单核细胞强阳性，原始粒细胞和早幼粒细胞以下各阶段细胞为阳性或弱阳性，原始淋巴细胞为阴性或弱阳性。

（4）溶菌酶检查。血清中的溶菌酶主要来源于破碎的单核细胞和中性粒细胞，测定血清与尿液中溶菌酶的含量可以协助鉴别白血病的细胞类型。正常人血清中溶菌酶含量为 4 ～ 20 mg/L，尿液中不含此酶。在急性单核细胞白血病时，其血清及尿液的溶菌酶浓度明显增高；急性粒细胞白血病时中度增高；急性淋巴细胞白血病时则减少或正常。

（五）诊断与鉴别诊断

典型病例根据临床表现、血象和骨髓象的改变即可做出诊断。发病早期症状不典型，特别是白细胞数正常或减少者，其血涂片不易找到幼稚白细胞时，可使诊断发生困难。本病须与以下疾病鉴别：

（1）再生障碍性贫血。本病血象呈全血细胞减少；肝、脾、淋巴结不肿大；骨髓有核细胞增生低下，无幼稚白细胞增生。

（2）传染性单核细胞增多症。本病肝、脾、淋巴结常肿大；白细胞数增高并出现异型淋巴细胞，易与急性淋巴细胞白血病肿瘤细胞混淆。但本病病程经过一般良好，血常规检查多于 1 个月左右恢复正常；血清凝集反应阳性；骨髓无白血病改变。

（3）类白血病反应。为造血系统对感染、中毒和溶血等刺激因素的一种异常反应，以外周血出现幼稚白细胞或白细胞数增高为特征。当原发疾病被控制后，血象即恢复正常。此外，根据血小板数多正常，白细胞中有中毒性改变（如中毒颗粒和空泡形成）中性粒细胞碱性磷酸酶积分显著增高等可与白血病区别。

（4）风湿性关节炎。白血病起病时伴有发热、关节疼痛症状者易与风湿性关节炎混淆，须注意鉴别。

（六）治疗

急性白血病的治疗主要是以化疗为主的综合疗法，其原则是早期诊断、早期治疗；应严格区分白血病的类型选用不同的化疗方案和相应的药物剂量；采用早期连续适度化疗和分阶段长期规范治疗的方针。同时要早期防治中枢神经系统白血病和睾丸白血病，给予支持疗法。

1．支持疗法

（1）防治感染。在化疗阶段，保护性环境隔离有助于降低院内交叉感染。并发细菌感染时，应根据药物敏感试验结果选用强力的抗生素以控制病情；并发真菌感染者用抗真菌药物（如伏立康唑、卡泊芬净或两性霉素 B 等）治疗；并发病毒感染者可选用抗病毒药物（如阿昔洛韦、更昔洛韦等）治疗；怀疑并发卡氏肺囊虫肺炎者，应选用复方磺胺甲唑治疗。

（2）成分输血。明显贫血者可输红细胞；因血小板减少而致出血者，可输浓缩血小板。有条件时可酌情静脉输注免疫球蛋白。

（3）集落刺激因子。化疗休息期间若骨髓抑制明显，可予 G-CSF 等集落刺激因子。

（4）高尿酸血症的防治。在化疗早期，由于大量白血病细胞破坏分解而引起高尿酸血症，可导致尿酸结石梗阻、少尿或急性肾功能衰竭，故应注意补充水分。为预防高尿酸血症，可口服别嘌呤醇（allopurinol）、静脉输注尿酸氧化酶（拉布立酶）等。

（5）其他。在治疗过程中，要增加营养；有发热、出血时应卧床休息；要注意口腔卫生，防止感染和黏膜糜烂；并发弥散性血管内凝血时，可用肝素治疗。

2．ALL 的化学药物治疗（化疗）

化疗的目的是杀灭白血病细胞，解除白血病细胞浸润引起的症状，使病情缓解并巩固治疗效果，减少耐药而治愈。

儿童 ALL 均需要经历下列阶段的治疗：

（1）诱导治疗。诱导缓解治疗是患儿能否长期无病生存的关键，需联合数种化疗药物，最大限度地杀灭白血病细胞，从而尽快达到完全缓解。主要采用 VDLD 方案，使用长春新碱（vincristine，VCR）、柔红霉素（daunorubicin，DNR）、门冬酰胺酶（L-asparaginase，L-ASP）、泼尼松（prednisone，Pred）或地塞米松（dexamethasone，Dex）等药物。

（2）巩固治疗。儿童 ALL 达到完全缓解时，体内仍残存约 10^8 个白血病细胞，这种状态称为微小残留病变（MRD）；因此，需要巩固治疗进一步杀灭肿瘤细胞。常用 CAM 方案，使用环磷酰胺（CTX）、阿糖胞苷（Ara-C）、6－巯基嘌呤（6-MP）等。

（3）预防髓外白血病。由于大多数药物不能进入中枢神经系统、睾丸等部位，如果不积极预防髓外白血病，CNSL 在 3 年化疗期间的发生率可高达 50% 左右，TL 的发生率在男孩中亦可有 5%～30%。CNSL 和 TL 均会导致骨髓复发、治疗失败。因此，有效的髓外白血病的预防是白血病，特别是 ALL 患儿获得长期生存的关键措施之一。预防性治疗的常用方法包括：MTX、Ara-C 和 Dex 三种药物联合鞘内注射（intrathecal injection，IT）、大剂量甲氨蝶呤－四氢叶酸钙（high dose methotrexate-calcium folinate，HD-MTX-CF）疗法和颅脑放射治疗。颅脑放射治疗仅限于初诊时白细胞大于 $100 \times 10^9\ L^{-1}$ 的 3 岁以上的 T-ALL、CNSL 或因某些原因不宜行 HDMTX-CF 治疗的患者。在达到完全缓解后 6 个月时进行，放射总剂量为 12 Gy，分 15 次于 3 周内完成。应注意颅脑放射治疗后的远期副作用。

（4）早期强化治疗或再诱导治疗。其目的仍然是治疗 MRD，常用 VDLDex 方案，剂量和用法基本同诱导治疗。休息 1～2 周按 CAM 治疗。

（5）维持治疗。为了巩固疗效，达到长期缓解以及治愈的目的，必须在上述疗程后进行维持治疗：一般主张用6-MP加MTX维持治疗，总疗程2～3年。

（6）CNSL的治疗。初诊时已发生CNSL者，照常进行诱导治疗。同时给予三联鞘内注射，一般在鞘内注射化疗2～3次后常转为阴性。在完成诱导缓解、巩固、髓外白血病防治和早期强化后，经评估达缓解则继续本方案，特殊类型（见上）进行颅脑放射治疗。颅脑放疗后不再用HDMTX-CF治疗，但三联鞘内注射必须每8周1次，直至治疗终止。完全缓解后在维持巩固期发生CNSL者，BFM协作组改用“复发方案”重新诱导治疗。

（7）TL的治疗。初诊时已发生TL者，先诱导治疗至第33天，评价证实TL仍存在者，按“高危”方案治疗，双侧TL者进行双侧睾丸放射治疗，总剂量为24～30 Gy，分6～8天完成；单侧者可行切除术，亦可行睾丸放射治疗；与此同时继续进行巩固、髓外白血病防治和早期强化治疗。在缓解维持治疗期发生TL者，BFM协作组改用“复发方案”重新诱导治疗。

3．急性非淋巴细胞白血病的治疗

与ALL相比，ANLL的化疗难度更大，并发症较多，每个患儿都会经过严重的骨髓抑制期才有可能完全缓解；多数国际协作组都将造血干细胞移植作为“高危型ANLL”的根治性强化治疗，即使这样其总体疗效仍逊于ALL。

（1）诱导治疗。

A．除M3外，各型ANNL的诱导治疗常用的基本方案包括：①DA方案，使用DNR和Ara-C等药物；②DEA方案，使用DNR、Ara-C和依托泊苷（VP16）或替尼泊苷（VM26）等药物。

B．M3者，任选以下方案：①使用全反式维A酸（all-trans retinoic acid，ATRA）、DNR和Ara-C等药物；②ATRA联合三氧化二砷（arsenic trioxide，ATO）等。

（2）缓解后治疗。

A．巩固治疗：采用原有效的诱导方案治疗1～2个疗程。

B．根治性强化治疗：用含中大剂量Ara-C的化疗方案治疗，或造血干细胞移植。

4．分子靶向治疗

在细胞分子水平上，针对已经明确的致癌位点设计相应的治疗药物，药物进入体内会特异性地结合致癌位点发挥作用，使肿瘤细胞死亡。例如，应用伊马替尼治疗BCR/ABL阳性的急血病，ATRA联合ATO治疗*PML/RARa*基因阳性ANLL M3白血病等。目前，还有临床试验的其他新型药物，包括FLT3抑制剂、BCL-2抑制剂、法尼基转移酶抑制剂、γ-分泌酶抑制剂和针对表观遗传学改变的靶向药物等。分子靶向药物的出现使以往部分“高危”型白血病的危险分度和预后得以改观，是今后的研究热点。

5．造血干细胞移植

造血干细胞移植（hematopoietic stem cell transplantation，HSCT）联合化疗是目前根治大多数高危ALL和部分ANLL的首选方法。HSCT的适应证：①高危型（high risk，HR）ALL第一次完全缓解（CR1），中危型（intermediate risk，IR）ALL或标危型（standard risk，SR）ALL化疗期间复发经治疗后再次完全缓解（CR2）；②HR-ANLL

CR1，复发 ANLL CR2；③M3 治疗 1 年后 PML/RARA 融合基因仍持续阳性者。

（七）口腔临床特征及处理

白血病的口腔表现多为牙龈肿胀、出血，其中急性单核细胞白血病和急性粒细胞白血病最易出现牙龈肿胀和出血。大量幼稚、无功能的白细胞在牙龈组织中堆积浸润，肿胀的牙龈使口腔自洁作用减弱，菌斑大量聚集加重牙龈炎症。由于牙龈是白血病最易侵犯的组织，往往白血病的早期都是由口腔医师发现的。牙龈自发性出血倾向严重，出血难以止住，黏膜上可见瘀斑或出血点。可伴有口腔黏膜的坏死，或由于大量幼稚白血病细胞牙髓内浸润而引发剧烈牙痛。

确诊为白血病的患儿其牙周处理以保守治疗为主，尽量避免口腔手术或活检等创伤性处理，以防止出血和感染。强调控制菌斑和口腔卫生。在牙龈出血能够控制的基础上，可进行适当的龈上洁治，动作要轻柔，避免组织损伤，局部使用 3% 过氧化氢液冲洗，涂布或含漱抗菌药物，控制菌斑与炎症。牙龈出血不止时，可使用肾上腺素棉球压迫止血；若仍无效，可使用牙周塞治剂止血。

（八）预后

近 10 年来，由于化疗方案的不断改进，急性淋巴细胞白血病已不再被认为是致死性疾病，5 年无病生存率达 70%～85%；急性非淋巴细胞白血病化疗联合异基因造血干细胞移植的 5 年无病生存率可达 60%～65%。

（黎阳）

二、淋巴瘤

儿童淋巴瘤是起源于淋巴造血系统的恶性肿瘤，是儿童最常见的恶性肿瘤之一，仅次于白血病与神经系统肿瘤。淋巴细胞几乎分布于机体所有组织中，根据细胞表面分子及功能的不同，淋巴细胞主要分为 B 细胞、T 细胞、自然杀伤细胞（NK 细胞）和杀伤细胞（K 细胞）等；其中 B 细胞和 T 细胞为抗原特异性淋巴细胞，履行各种机体防御的功能，细胞恶变可发生在这些功能不同的细胞及其前体细胞之中。

儿童淋巴瘤分为非霍奇金淋巴瘤（non-Hodgkin lymphoma，NHL）和霍奇金淋巴瘤（Hodgkin lymphoma，HL），两者的发病率比例依年龄及地区不同有显著差异。我国儿童与青少年的 NHL 与美国 20 岁以下 NHL 的年发病率类似，大约为 1/10 万；在我国，NHL 发病率高于 HL 的，NHL 约占儿童淋巴瘤的 60%，HL 约占 40%。20 世纪 70 年代后期，美国、法国和德国等发达国家根据儿童淋巴瘤病理和生物学的特点，制订了一系列与成人淋巴瘤有所不同的临床分期、治疗策略和方案，通过不断改进取得了较大的进步。采用现代标准治疗方案，儿童 NHL 生存率达 80% 以上，儿童 HL 生存率亦达 90% 以上。

（一）非霍奇金淋巴瘤

NHL 是过去 40 年中预后改善最快的儿童肿瘤疾病之一，超过 80% 的 NHL 患儿可经现代疗法治愈。

1. 病因与发病机制

多数 NHL 的病因尚不明确。迄今为止，对产前及产后的不良暴露因素的研究并未发现与淋巴瘤发病风险增加相关的因素；遗传或获得性免疫缺陷综合征或接受免疫抑制治疗的患儿中，NHL 的发病率增高。淋巴母细胞淋巴瘤（lymphoblastic lymphoma，LBL）与急性淋巴细胞白血病（ALL）具有相似的细胞形态学、免疫表型和细胞遗传学特征，认为属于疾病不同阶段的同一类疾病，但是两者在临床表现和分子生物学方面又存在差异。T-LBL 主要表现为前纵隔巨大肿块和淋巴结肿大，而 T-ALL 则主要表现为弥漫性骨髓浸润和血常规异常；染色体 6q 缺失（LOH6q）对两者预后的影响也不同。近年研究已证实，Notch 信号异常激活是 T-ALL 的重要发病机制，50% 以上 T-LBL/ALL 患者存在 Notch 激活的突变，Notch 受体调控淋巴祖细胞和 T 细胞的生存，影响 T 细胞的分化、增生和凋亡。在 B 细胞淋巴瘤中，如伯基特淋巴瘤（Burkitt lymphoma，BL）的发病可能与 EB 病毒感染有关，但具体相关发病机制仍未有明确结论。绝大多数成熟 B 细胞淋巴瘤存在非随机染色体易位［t（8；14）（q24；q32）］，结果是 8 号染色体上的 *MYC* 原癌基因与位于 14 号染色体的免疫球蛋白重链基因融合，免疫球蛋白基因正常重排程序发生错误，并通过易位导致 *c-myc* 基因的功能失调，使细胞的增殖与分化失衡，最终细胞发生癌变；另有约 15% 的成熟 B 细胞淋巴瘤存在变异易位，包括 t（2；8）（p11.1；q24.1）及 t（8；22）（q24.1；q11.2）。在间变大细胞淋巴瘤（anaplastic large cell lymphoma，ALCL）中，间变大细胞淋巴瘤激酶（anaplastic lymphoma kinase，ALK）基因易位导致细胞分化与增殖失衡是其重要的发病机制。

2. 病理分类

NHL 为一组复杂疾病，直至 2001 年才有较为统一的 WHO 分类，根据修正的 WHO—2008 类标准，儿童 NHL 主要有四个常见类型：

（1）成熟 B 细胞淋巴瘤。成熟 B 细胞淋巴瘤包括 BL/成熟 B 细胞性白血病、弥漫大 B 细胞淋巴瘤、纵隔大 B 细胞淋巴瘤和未能进一步分类的 B 细胞淋巴瘤。

（2）成熟或外周 T 细胞及自然杀伤细胞（NK）淋巴瘤。成熟或外周 T 细胞及 NK 细胞淋巴瘤主要包括 ALCL 和 NK 细胞淋巴瘤。

（3）前体 B 细胞肿瘤。前体 B 细胞肿瘤主要为前体 B 淋巴母细胞型淋巴瘤/白血病。

（4）前体 T 淋巴母细胞型淋巴瘤/白血病。

3. 临床表现

NHL 临床表现差异大，一些患者仅有外周淋巴结的无痛性肿大，需要通过病理活检才能明确诊断；部分患儿临床表现复杂而危重，获取病理标本进行病理诊断十分困难。各种病理亚型发病时均可伴有非特异性全身症状，如发热、盗汗及浅表淋巴结肿大。晚期患儿还可出现消瘦、贫血、出血倾向、肝脾肿大、浆膜腔积液及恶病质等症状和体征。

纵隔肿块以 T 淋巴母细胞型淋巴瘤/白血病、弥漫大 B 细胞淋巴瘤为多见，侵犯纵隔的儿童 ALCL 预后较差。病变常位于前或中纵隔，巨大肿块可压迫气管、上腔静脉、心脏和肺，有时还合并大量胸腔积液，临床出现胸痛、刺激性咳嗽、气促、平卧困难，重者有呼吸困难、发绀、颈头面部及上肢水肿，称为上腔静脉/气道压迫综合征。胸部 X 线平片可见中、前纵隔巨大肿块，可伴有不等量胸腔积液。

腹部是 BL 和弥漫大 B 细胞淋巴瘤常见的侵犯部位，可有腹部巨大包块伴腹痛、腹围增大、恶心、呕吐、大便习惯改变、肝脾肿大、腹水。有时可表现为肠套叠、胃肠道出血、阑尾炎样表现，甚至少数患儿发生肠穿孔、肠梗阻等急腹症。右下腹肿块较多见，须与炎性阑尾包块、阑尾炎等鉴别。

头颈部亦是 BL 常见的侵犯部位，可表现为扁桃体、鼻咽、口咽和牙龈肿块，颈部淋巴结肿大；可有下颌骨侵犯或其他颌面骨及软组织肿块；可有鼻塞、打鼾、血性分泌物及吸气性呼吸困难等临床表现。

大细胞型 NHL 临床表现相对复杂，可有较特殊部位的浸润，如皮肤皮下组织、中枢神经系统、肺、睾丸、骨、甚至肌肉等。肺脏和骨是 ALCL 常侵犯的淋巴结外部位，CT 等影像学检查可以发现相应部位的肿瘤浸润病灶。70% 大细胞型淋巴瘤为 T 细胞性，20%～30% 为 B 细胞性，尚有部分来源于 NK 细胞。

儿童 NHL 可在诊断时和病程中出现中枢神经系统浸润，多与骨髓浸润同时存在，而弥漫大 B 细胞淋巴瘤和间 ALCL 对中枢神经系统和骨髓侵犯较少见。间变大细胞淋巴瘤起病易伴随 B 症状，反复不明原因抗感染治疗无效的高热、盗汗、体重下降和淋巴结肿大；部分晚期和复发 ALCL 患者可伴有噬血细胞综合征（HLH）的临床表现和症状，有发热、肝脾肿大、出血、血常规三系下降及纤维蛋白原下降等，预后差。

4. 辅助检查

辅助检查主要包括疾病诊断、分期诊断、脏器功能受累评估的各项检查。

（1）影像学检查。如 PETCT、CT、MRI 和 B 超，以评估肿瘤浸润范围，肿块常无钙化、无明显包膜。

（2）实验室检查。①血清乳酸脱氢酶（LDH）水平与肿瘤负荷呈正相关，并和预后相关。②肿瘤浸润广泛者可发生心、肝、肾、中枢神经系统及胃肠道等重要脏器的侵犯而致功能不全，治疗前应仔细评估。③高负荷 NHL 在治疗前、初始治疗的一周内易发生肿瘤细胞溶解综合征，故应注意进行肾功能、尿酸和血电解质的监测。④行增强 CT/MRI 检查前应先核实肾功能情况，有肿瘤细胞溶解综合征或肾功能不全时应避免增强造影/MRI，因造影剂可能加重肾功能不全。⑤外周血常规检查结果若存在贫血、血小板减少常提示为晚期或有骨髓浸润。⑥应进行骨髓穿刺除外骨髓浸润，在尚无条件进行病理活检时，部分骨髓侵犯的患者可以通过骨髓形态和流式细胞仪免疫学分型检查获得确诊。⑦浆膜腔液体沉渣涂片检查结合流式细胞仪免疫表型检查有助于诊断、鉴别诊断和对肿瘤浸润状态的评估。⑧组织病理活检是 NHL 确诊的必要途径，需要获取足够量的肿瘤组织以行病理形态学、免疫组织化学和分子生物学诊断。尽可能取 1 个以上肿大的外周淋巴结，最好能获取整个淋巴结进行病理检查；不推荐穿刺细胞学检查，因为细胞学标本无间质组织，肿瘤细胞数量少，影响淋巴瘤病理分类诊断。位于胸腔、腹腔、盆腔等的内脏肿块，可在 B 超或 CT 引导下穿刺活检以获取诊断所需的足够肿瘤组织，也可根据肿瘤位置采用胸腔镜、纵隔镜、腹腔镜行肿块活检；不推荐通过开胸术或剖腹手术行肿瘤活检。

5. 诊断

NHL 的诊断必须依据于病理（细胞）形态学、免疫组织化学和细胞/分子遗传学。

病理（细胞）形态学满足 NHL 的基本诊断，免疫组织化学和流式免疫学分型已成为当今 NHL 诊断分型的必要手段，有条件时应尽可能进行相关亚型的分子生物学特征检测，如成熟 B 细胞淋巴瘤常存在 t（8；14）及其变异，而间变大细胞淋巴瘤常存在 t（2；5）及其变异，使诊断更为可靠。

6. 分期标准

NHL 临床分期的确定主要是采用 CT/MR 或 PETCT 或骨扫描等影像学和骨髓穿刺、腰穿脑脊液检查等手段，根据肿瘤侵犯范围将疾病进行分期以指导临床分层治疗；早期和晚期采用不同强度的治疗。目前使用的修订国际儿童 NHL 分期系统（International Pediatric NHL Staging System，IPNHLSS）见表 18－1。

表 18－1　修订国际儿童 NHL 分期系统（IPNHLSS）

分期	肿瘤侵犯范围
Ⅰ期	单个肿瘤（淋巴结、结外骨或皮肤），除外纵隔或腹部病变
Ⅱ期	单个结外肿瘤伴区域淋巴结侵犯；膈肌同侧 2 个及以上淋巴结区域侵犯；原发于胃肠道肿瘤（常在回盲部），伴或不伴肠系膜淋巴结受累，肿瘤完全切除。如果伴有恶性腹水或肿瘤扩散到邻近器官应定义为Ⅲ期
Ⅲ期	膈肌上和/或膈肌下 2 个及以上结外肿瘤（包括结外骨或结外皮肤）；膈肌上和/或膈肌下 2 个及以上淋巴结区域侵犯；任何胸腔内（纵隔、肺门、肺、胸膜或胸腺）肿瘤；腹腔内或腹膜后病变，包括肝、脾、肾和/或卵巢，不考虑是否切除；任何位于脊柱旁或硬脑膜外病变，不考虑其他部位是否有病变；单个骨病灶同时伴随结外侵犯和/或非区域淋巴结侵犯
Ⅳ期	任何上述病变伴随中枢神经系统侵犯（Ⅳ期 CNS），骨髓侵犯（Ⅳ期 BM）或中枢神经系统和骨髓侵犯（Ⅳ期 CNS＋BM）。采用常规形态学检测

注：新增分期信息。对每一分期，骨髓和中枢神经系统侵犯的程度和检查方法均需特定简称描述。

骨髓侵犯定义：

骨髓穿刺细胞形态学：骨髓幼稚细胞或淋巴瘤细胞≥5%，适用于所有组织学亚型。

BMm：骨髓形态学阳性（特指淋巴瘤细胞百分比）。

BMi：骨髓免疫表型方法阳性（免疫组织化学或流式细胞术分析：特指淋巴瘤细胞百分比）。

BMc：骨髓细胞遗传学或 FISH 分析阳性（特指淋巴瘤细胞百分比）。

BMmol：骨髓分子生物学技术阳性（PCR 基础：特指侵犯水平）。

外周血侵犯同样采用相同方式表达（PBm、PBi、PBc、PBmol）；需要行双侧骨髓穿刺和活检进行分析定义骨髓侵犯。

中枢神经系统（CNS）侵犯定义：

影像学技术证实 CNS 肿瘤包块（如 CT、MRI）；不能用硬膜外病变解释的颅神经瘫痪；脑脊液细胞形态学检测到幼稚细胞；CNS 侵犯应特指为 CNS 阳性/包块、CNS 阳性/瘫痪、CNS 阳性/幼稚细胞。

脑脊液（CSF）状况：CSF 阳性（以脑脊液淋巴瘤细胞形态学为依据）；CSF 检测到任何数量的幼稚细胞均应考虑 CSF 阳性；CSF 状况不明（未做，技术困难）。

与骨髓相似，尽可能描述脑脊液侵犯的检测方法：

CSFm：脑脊液形态学阳性（特指幼稚细胞数 μl/L）。

CSFi：脑脊液免疫表型方法阳性（免疫组织化学或流式细胞术分析：特指淋巴瘤细胞百分比）。

CSFc：脑脊液细胞遗传学或 FISH 分析阳性（特指淋巴瘤细胞百分比）。

CSFmol：脑脊液分子生物学技术阳性（PCR 基础：特指侵犯水平）。

PETCT 在分期中应谨慎使用，PETCT 结果应该结合其他影像学的结果进行综合分析。

7．治疗

儿童 NHL 治疗的目标是使疾病获得完全缓解并长期无病存活，同时获得正常的远期生命质量。原则上以化疗为主，根据不同分期、形态分型或/及免疫分型采用不同药物联合的治疗方案。放疗、手术等作为辅助治疗。靶向药物如 CD20 抗体、ALK 抑制剂分别对成熟 B-NHL 和 ALK 阳性的 ALCL 有效，目前正在进行临床应用的研究。

（1）放疗。不推荐常规放疗。存在中枢浸润、脊髓肿瘤压迫症、化疗后局部残留病灶、需姑息性治疗等特殊情况时才考虑应用。

（2）手术。主要用于下列情况：①手术活检明确诊断。②急腹症。出现肠套叠、完全性肠梗阻、肠穿孔、严重胃肠道出血等外科急腹症时考虑急诊手术。

（3）急诊处理。大量胸腔积液或心包积液时可引流改善症状。纵隔有巨大肿瘤者应尽早建立诊断并及时给予化疗以缓解肿瘤对气道和心血管的压迫症状。对明确诊断的肿瘤负荷较大的患儿，应积极预防和处理肿瘤细胞溶解综合征；应尽早给予 3 ～ 7 天低强度化疗，同时充分水化［2 000 ～ 3 000 mL/(m^2·d)］；给予别嘌呤醇 10 mg/（kg·d）或尿酸氧化酶（拉布立酶）0.2 mg/（kg·d）以抑制过多的尿酸形成；密切监测并维持水电解质酸碱平衡，保证尿量不少于 3 mL/(kg·h)，若有少尿，给予利尿剂呋塞米，每次 1 mg/kg。

（4）支持治疗。主要包括感染的预防和治疗、血制品应用和粒细胞刺激因子应用。

（5）不同亚型 NHL 的化疗方案选择。化疗目前仍是儿童 NHL 最主要的治疗手段，各期均需要化疗。根据病理形态学分型和（或）免疫分型，分别采用成熟 B 细胞型 NHL 或淋巴母细胞型 NHL（免疫表型为前驱 T 或前驱 B）治疗方案，根据分期及临床危险度分组确定化疗强度。成熟 B 细胞型 NHL 的化疗方案原则是短程、强烈，以烷化剂和抗代谢类药物（主要是甲氨蝶呤和阿糖胞苷）为主，化疗强度根据临床分组或分期而定。而对前驱 T 或前驱 B 淋巴母细胞型 NHL 的化疗方案原则上与 ALL 一致。

（6）疗效与预后影响因素评估。在治疗第 42 ～ 60 天时常需要评估肿瘤对治疗的反应，以评价治疗的有效性并根据疗效反应对治疗方案做相应调整。影响 NHL 预后的主要因素是初诊时肿瘤的高负荷状态［LDH 水平超过正常值 2 倍、存在中枢浸润和（或）骨髓转移］；肿瘤 42 ～ 60 天未能获得完全缓解者提示治疗反应不佳且预后不良。

（二）霍奇金淋巴瘤

托马斯·霍奇金（Thomas Hodgkin）最先于 1832 年对本病在解剖学水平上进行描述，因此本病被命名为霍奇金病；Sternberg 和 Reed 分别在 1898 年和 1902 年对霍奇金病的组织病理学变化做了全面的定义和说明。显微镜下巨大畸形的镜影样细胞，又称 R-S（Reed 和 Sternberg）细胞，由相对成熟的生发中心 B 淋巴细胞恶性转化而来，为霍

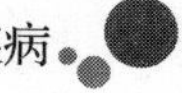

奇金病的特征性改变。本病主要累及淋巴结和脾，霍奇金病又称霍奇金淋巴瘤（HL）。采用现代标准治疗策略，儿童 HL 治愈率可达 90% 以上。

1. 病因

儿童型 HL 发病与遗传背景和低社会经济状况相关，HL 可有家族聚集，同胞或父母有 HL 病史，儿童 HL 发病风险增加。流行病学调查提示疱疹病毒、巨细胞病毒、EB 病毒感染可能与发病有关；原发免疫缺陷患儿患 HL 风险增加。

2. 病理分类

病变组织中常有正常淋巴细胞、浆细胞、嗜酸性粒细胞、组织细胞反应性浸润，伴有典型的镜影样 R-S 细胞。按照 WHO 2008 造血和淋巴组织肿瘤分类标准，HL 分为两大类：经典型霍奇金淋巴瘤（classical Hodgkin lymphoma，CHL）和结节样淋巴细胞为主型的霍奇金淋巴瘤（nodular lymphocyte-predominant Hodgkin lymphoma，NLPHL）。经典型 HL 进一步分为四个亚型：淋巴细胞消减型 HL（lymphocyte depleted HL，LDHL）、结节硬化型 HL（nodular sclerosing HL，NSHL）、混合细胞型 HL（mixed cellularity HL，MCHL）、经典淋巴细胞富裕型 HL（lymphocyte rich HL，LRCHL）。结节样淋巴细胞为主型的 HL 以往称为恶性淋巴肉芽肿，其特征是在由非肿瘤性淋巴细胞和组织细胞等形成结节或在结节与弥漫混合的背景形态中散在分布肿瘤性大细胞，称为“爆米花”（popcorn）细胞或者淋巴细胞为主（lymphocyte predominant，LP）的细胞。该型主要见于成人，儿童较少见。

3. 辅助检查与诊断

HL 的诊断必须通过肿大淋巴结的病理活检结果确诊；确诊后应进行全身各部位的 CT/MRI、PETCT 或超声影像学检查，骨髓活检及涂片检查，以此进行分期评估并选择相应的治疗方案。本病可合并免疫性溶血性贫血，有贫血、黄疸、网织红细胞升高、库姆斯试验阳性表现；合并免疫性血小板减少症时，有血小板减少、出血倾向、血小板相关抗体增高、骨髓巨核细胞成熟障碍等，可进行相应检查。

4. 临床表现

儿童 HL 的临床表现与成人的相似，主要表现如下：

（1）全身症状。非特异性全身症状包括发热、乏力、厌食、轻度消瘦、瘙痒。原因不明的 38 ℃以上发热或周期性发热、6 个月内体重减轻 10% 以上、大量盗汗等被定义为 HL 的全身症状，又称为 B 症状，与不良预后相关。

（2）淋巴结肿大。HL 常见无痛性的锁骨上、颈部或其他部位的淋巴结肿大，淋巴结质硬，有橡皮样感觉。约 2/3 的患者就诊时有不同程度的纵隔淋巴结肿大，引起咳嗽等气管、支气管受压症状。

（3）可合并免疫功能紊乱。如合并免疫性溶血性贫血，有贫血、黄疸、网织红细胞升高、Coombs 试验阳性；合并免疫性血小板减少症时，有血小板减少、出血倾向、血小板相关抗体增高、骨髓巨核细胞成熟障碍。

5. 分期诊断

临床诊断必须包括分期和临床危险度分组诊断。目前仍采用 Ann Arbor 分期系统，见表 18－2。

表 18－2　Ann Arbor 分期

分期	定义
Ⅰ期	累及单个淋巴结（Ⅰ）；或局部累及一个淋巴结外器官或部位（$Ⅰ_{E}$）
Ⅱ期	累及横膈同侧的 2 个或多个淋巴结（Ⅱ）；或局部累及 1 个淋巴结外器官或部位及其横膈同侧的 1 个或多个淋巴结（$Ⅱ_{E}$）
Ⅲ期	累及横膈两侧（上下）淋巴结（Ⅲ）；可以同时伴有局部淋巴结外器官或部位受累（$Ⅲ_{E}$）；也可以同时伴有脾受累（$Ⅲ_{S}$）；或同时伴结外器官或部位及脾受累（$Ⅲ_{E+S}$）
Ⅳ期	弥漫性累及多个淋巴结外器官或组织，可以伴或不伴相关淋巴结受累

注：E 为淋巴结外组织受累情况，S 为脾受累情况。结外组织包括胸腺、脾、咽淋巴环、阑尾和派尔集合淋巴结（Peyer patch）。

6．治疗

治疗目标是完全缓解并长期无病生存，同时获得正常的远期生命质量。目前对 HL 主要的治疗手段仍是化疗和放疗。靶向治疗 CD30 抗体尚在临床应用研究中。

（1）放疗。HL 对放疗敏感，由于放疗的远期副作用，因此有试图进一步减少剂量、缩小放疗野的倾向。目前对生长期儿童Ⅲ、Ⅳ期 HL 以全身化疗为主，而对青少年局灶性病变仍以化疗联合肿瘤浸润野低剂量放疗（1 800～2 500 cGy）为标准治疗。有研究认为，若治疗早期，肿瘤对化疗反应好，2 个疗程即能达到完全缓解，可无须放疗。

（2）化疗。“ABVD”方案至今仍为标准的治疗方案，目前仍无确切的资料证明有其他方案确实优于“ABVD”方案。根据不同分期（或临床分组），治疗时间以 4～9 个疗程为宜，过长的维持治疗并不改善预后。治疗过程中特别是难治或复发者应注意蒽环类药物累积剂量，在儿童中一般不超过 320 mg/m^2，以免导致对心脏的远期毒性作用，出现慢性难治性心功能不全。儿童 HL 的化疗中 ABVD 方案往往与其他化疗方案联合应用以减少其中阿霉素和博来霉素的剂量，降低心肺毒性。

7．口腔临床特征及处理

HL 和 NHL 起病时多累积颈部淋巴结，NHL 中的 BL 和弥漫大 B 细胞淋巴瘤可以出现颌面部的眼眶、鼻腔、鼻窦、上/下颌骨、咽淋巴环（Waldeyer 环，包括鼻咽、软腭、扁桃体、口咽、舌根及咽侧壁等组织形成的环状淋巴组织）、口腔（腭部、牙龈、舌）及唾液腺等侵犯，表现为扁桃体异常肿大，鼻咽、口咽和牙龈肿块、颈淋巴结肿大，颌面骨软组织肿块，可导致吞咽及呼吸困难及牙齿脱落外移。侵犯颌面骨的 NHL 的影像学检查可见边界不清的溶骨性/透射性病损、牙槽骨缺失、下颌神经管扩大或缺失、硬骨板消失、牙周间隙增宽等。疑似淋巴瘤的颌面部病灶可作为病理取材的部位。

8．预后

HL 在合理的治疗下预后良好，5 年无病生存率可达 80%～90%。分期和有无全身症状可影响预后，若有反复复发的晚期广泛病变者则预后不良，HL 可见远期复发。

第二节　朗格汉斯细胞组织细胞增生症

朗格汉斯细胞组织细胞增生症（Langerhans cell histiocytosis，LCH）是一组由未成熟的树突状细胞（抗原呈递细胞）异常克隆性增生、临床表现多样、多发于婴幼儿和儿童的肿瘤性疾病。朗格汉斯细胞组织细胞增生症的发病率与儿童霍奇金淋巴瘤接近，为（4～9）/100 万，男多于女。本病既往称为组织细胞增生症 X（histiocytosis X），并根据临床主要表现分为三型：勒-雪病（Letterer-Siwe disease，LS）、韩-薛-柯病（Hand-Schuller-Christian disease，HSC）、骨嗜酸性粒细胞肉芽肿（eosinophilic granuloma of bone，ECB）。各型之间的临床表现又可以相互重叠，构成中间型。按照组织细胞协会 2016 年修订的分类标准，将朗格汉斯细胞组织细胞增生症与 Erdheim-Chester 病（Erdheim-Chester disease，ESD；又名脂质肉芽肿病）均归入 L 组，该组疾病以伴随 MAPK 通路突变为主要分子生物学特征。

一、病因与发病机制

朗格汉斯细胞组织细胞增生症发病机制尚不明确，关于 LCH 是免疫调节异常的反应性炎症还是肿瘤性疾病，或两者兼而有之仍有争议。2010 年，Rollins 在 60% 的 LCH 病变中发现了 BRAF-V600E 的突变；BRAF 属丝氨酸/苏氨酸蛋白激酶，在 MAPK（RAS-RAF-MEK-ERK）信号通路中起重要作用，并参与细胞的发育、分裂、增殖、迁移、分化及凋亡等多种生物学功能。BRAF-V600E 的突变激活上述激酶途径从而参与病理性朗格汉斯细胞（Langerhans cell，LC）的活化和失控的克隆样增殖；该突变为复发及多系统受累 LCH 的治疗靶点，并有一定判断预后的价值。在 2016 年修订的国际组织细胞协会分类中将 LCH 定义为炎性髓样肿瘤。PI3K（PI3K-AKT-mTOR 通路）可能是除 MAPK 通路外 LCH 致病的另一个驱动因素，PI3K 是一种细胞内磷脂酰肌醇激酶，本身具有丝氨酸/苏氨酸激酶及磷脂酰肌醇激酶的活性，参与细胞增殖、分化、凋亡及葡萄糖转运等多种细胞功能的调节，激活这一通路是致癌的关键驱动因素。在部分高危或化疗反应差的 LCH 中发现有 TP53 突变和 BRAF 突变共存的现象，但 TP53 突变在 LCH 中的临床意义尚不清楚。近期在部分 LCH 患者血清中发现有促炎性细胞因子（如 IL-17A 等的升高）其表达可能与 LCH 的发病机制和疾病加重有关。

二、病理

病变可只限于单个器官或孤立病灶，也可同时侵犯多个器官，其中以肺、肝、淋巴结、骨骼、皮肤、垂体等处病变最为显著。显微镜下除组织细胞外，还可见到嗜酸性粒细胞、巨噬细胞、淋巴细胞、多核巨细胞和充脂性组织细胞（即泡沫细胞）等，但不见分化极差的恶性组织细胞。病程久者可见大量充脂性组织细胞和嗜酸性粒细胞，形成肉芽肿。各种病理改变中，LC 增生最具特征性。LC 表达 CD1a，直径约 12 μm，胞核不规则，有核裂或分叶，核仁明显，细胞质不规则，电镜下细胞质内可见分散的呈网球拍状或棒状的细胞器，称为伯贝克颗粒（Birbeck granule）；Birbeck 颗粒可表达一种特种抗原——朗格素（Langerin，CD207），其对诊断 LCH 具有特征性。

三、临床表现

临床表现由于受累器官的部位、数量和年龄的不同而有较大差异。一般年龄越小，越易发生多系统受累，病情也就越重，随年龄增长而病变局限，症状也较轻。

（1）皮疹。常见于 1 岁以下的婴儿，出疹时常伴有不规则发热。皮疹多分布于躯干、头皮发际部，四肢较少；为红色或棕黄色斑丘疹，继而呈出血性，亦可呈湿疹样、脂溢性皮疹，以后结痂，痂脱落后留有白斑或色素沉着。各期皮疹可同时存在，常成批发生。

（2）骨骼损害。骨骼损伤可能是单一的或多发的。最早、最常见的骨骼损伤为颅骨缺损，病变开始表现为头皮组织表面隆起，硬且有轻度压痛，病变蚀穿颅骨外板后肿物变软，触之有波动感，缺损边缘锐利、分界清楚；此后肿物逐渐被吸收、局部凹陷。除颅骨外，可见下颌骨破坏、牙齿松动、脱落、齿槽脓肿等，骨盆、脊柱、肋骨、肩胛骨和乳突等亦常受累。椎骨受累可出现脊髓压迫症状。

（3）呼吸道症状。常有咳嗽、气促、发绀，但肺部体征不明显；可合并肺大疱或自发性气胸等，可有喘憋症状，甚至导致呼吸衰竭而死亡。

（4）肝脾和淋巴结肿大。肝脾中重度肿大，脾大较为明显，肝功能异常和黄疸，多有淋巴结肿大。

（5）中枢神经系统受损。最常见的受累部位是垂体，可出现尿崩和生长发育障碍等。弥散性 LCH 可合并脑实质损害，可出现吞咽困难、构音障碍和共济失调等。

（6）其他。由于眼眶骨受损和球后肉芽组织的增生导致眼球凸出、眼睑下垂和复视，多为单侧。部分患儿表现为慢性反复发作性外耳道溢脓、乳突炎和听力障碍。可有贫血、腹泻和营养不良等。

四、辅助检查

（一）血液学检查

多系统受累患儿可有不同程度的贫血，白细胞数正常、减少或增多，血小板数目正常或减少。

（二）影像学检查

（1）X 射线。骨骼系统受累的 LCH 病变部位呈虫蚀样改变甚至巨大缺损，为溶骨性凿穿样损害，形状不规则，呈圆形或椭圆形。脊柱改变多表现为椎体破坏，偶见椎旁脓肿。下颌骨浸润时牙槽硬板及支持骨破坏，出现漂浮齿征象。

（2）CT。肺部是最易受损的器官之一。CT 典型表现为肺野透亮度减低，呈毛玻璃状，两肺弥漫网状或网点状阴影，或在网点状基础上有局限或弥漫的阴影颗粒。病变表现从弥漫性纤维化及弥散性结节浸润病变到弥散性囊性变，严重者可见弥散性小囊肿、肺气肿、气胸、纵隔气肿或皮下气肿等，婴幼儿可有胸腺肿大及侵犯。

（3）MRI。MRI 对累及中枢神经系统及软组织损害的诊断更为准确。

（4）超声检查。超声检查对肝脾受累及包块性质的检查有帮助，可在彩超引导下行病灶穿刺活检术。

（5）全身骨显像。全身骨显像可观察到患儿的全身骨骼，利于完整显示病变骨骼。通常表现为局灶性异常放射性浓集或类圆形放射性稀疏、缺损伴周边环形放射性浓集。

（三）骨髓细胞学检查

对于有血常规改变者或怀疑有骨髓侵犯者可行骨髓穿刺检查，了解有无 LC 浸润及有无 CD1a 阳性细胞；对分型及预后有重要意义。

（四）皮疹压片和病灶活检

发现 LC 是诊断的重要依据。皮疹压片法操作简便，患者痛苦小，阳性率高。可做皮疹、淋巴结、齿龈或肿物的活体组织检查，或病灶局部穿刺物，或刮出物的病理检查。病理切片发现病变区可见典型 LC 存在，以及嗜酸性粒细胞、巨噬细胞、淋巴细胞等浸润。免疫组化可见 CD31/S-100、CD1a、Langerin（CD207）阳性表达。α-D 甘露糖酶试验阳性，花生凝集素结合试验阳性。有条件者可取新鲜病理组织做电镜检查，观察病变部位有无典型 LC 存在、胞质中是否有伯贝克颗粒存在。

五、诊断

凡原因不明的发热、皮疹、贫血、耳溢脓、反复肺部感染，肝、脾、淋巴结肿大，眼球凸出、尿崩、颅骨缺损、头皮肿物等均应考虑本病。诊断需要结合病史体征、影像学检查和病理三方面。2009 年，国际组织细胞协会制定的病理诊断标准和各器官受累判断标准如下。

（一）病理诊断标准

（1）初诊。压片、皮肤活体组织检查、淋巴结、肿物穿刺或手术标本病理检查光镜发现典型 LC 浸润。

（2）诊断。初诊的基础上，以下 4 项中有 2 项及以上指标阳性：①ATP 酶阳性；②CD31/S-100表达阳性；③ α-D 甘露糖酶试验阳性；④花生凝集素结合试验阳性。

（3）确诊。在光镜检查的初诊基础上，以下条件中的 1 项及以上指标阳性：①Langerin 阳性；②CD1a 抗原阳性；③电镜检查发现病变细胞内含伯贝克颗粒。

（二）“危险器官”受累的标准

（1）造血功能受累（伴或不伴骨髓侵犯）。符合以下 2 项及以上：①贫血。血红蛋白小于 100 g/L，婴儿小于 90 g/L（排除铁缺乏等其他原因）。②白细胞减少。白细胞小于 $4 \times 10^9\ L^{-1}$。③血小板减少。血小板小于 $100 \times 10^9\ L^{-1}$。④骨髓侵犯。骨髓涂片上证实有 CD1a 阳性细胞。

（2）脾脏受累。脾脏在锁骨中线肋缘下大于 2 cm。

（3）肝脏受累。符合以下条件中的 1 项及以上：①肝脏在锁骨中线肋缘下大于 3 cm；②肝功能不良：血浆蛋白小于 55 g/L，白蛋白小于 25 g/L，排除其他原因所致；③LCH 的组织病理学诊断。

（4）肺受累。符合以下条件中的 1 项及以上：①肺高分辨率 CT（high-resolution computer tomography，HR-CT）的典型表现（如果条件许可，应用低剂量多探测器 HR-CT）；②LCH 的组织病理学/细胞学诊断。

（5）特殊部位受累。压迫脊髓的颈椎导致扁平椎、齿状突受累，伴有脊髓内软组织受压，病变位于重要功能区。

（6）可危及中枢神经系统的损害部位。长期的颅骨受累（包括颅面部、眼部、耳部和口腔，不包括穹窿受累）可累及垂体或下丘脑，导致发育迟缓或尿崩症。

3. 危险度分组

（1）单系统 LCH（single system LCH，SS-LCH）。有 1 个脏器/系统受累（单病灶或多病灶）：①单病灶或多病灶（ >1 个）骨骼受累；②皮肤受累；③淋巴结受累（不是其他 LCH 损害的引流淋巴结）；④肺受累；⑤下丘脑、垂体/中枢神经系统受累；⑥其他（甲状腺、胸腺等）受累情况。

（2）多系统 LCH（multiple system LCH，MS-LCH）。有 2 个及以上脏器/系统受累，伴或不伴有“危险器官”受累。

（3）全身治疗的指征：①SS-LCH 伴有可危及中枢神经系统的损害；②SS-LCH 伴有多病灶骨骼损害；③SS-LCH 伴有特别部位损害；④MS-LCH 伴或不伴“危险器官”的损害。

六、治疗

（1）单系统病变的治疗。单系统病变（通常是骨骼、淋巴结、皮肤）的临床病程一般是良性的，自发缓解率较高，因此应该进行最低限度的治疗。手术刮除，甚至更少，低剂量的局部放疗（4 ～ 6 Gy）就能达到治疗目的。不宜手术刮除的局部病灶，可在病灶内局部注射糖皮质激素，甲泼尼龙每次 75 ～ 750 mg。单纯骨损害者，可试用吲哚美辛（indometacin）。对于皮肤的少量孤立的病灶也可考虑行手术切除或刮除术，但对于多发及泛发皮损的患者并不建议，因为这些患者容易在术后出现新发皮损。

（2）多系统 LCH 的治疗。应进行系统性的联合化疗，以减少疾病的复发率并改善长期预后。长春碱（vinblastine，VBL）联合泼尼松龙，是目前广泛应用于 LCH 化疗的标准方案，在国内，多用长春新碱（VCR）联合泼尼松的替代方案（即 VP 方案）。该方案具体疗程为 6 ～ 12 周的初始治疗（PED 口服和 VCR 每周注射），紧接着展开维持治疗（每 3 周的第 1 ～ 5 天予以泼尼松，第 1 天予以 VCR 静脉注射），总治疗时间为 12 个月。在高危型 LCH 患者中予以初始治疗后，70% 患者可产生诱导反应，5 年总体生存率为 84%。最初 6 周的治疗反应是一项重要的预后因素，若 MS-LCH 患者在 2 个疗程结束后仍无应答，通常预后不良。

（3）难治性 LCH。难治性 LCH 是指对 VP 方案化疗无效的高危型 LCH，对此类病变及复发的伴有“危险器官”受累的 MS-LCH、伴有造血功能低下的 MS-LCH，可在原方案基础上加用阿糖胞苷（Ara-C）、甲氨蝶呤（MTX）、氯法拉滨（clofarabine）及克拉屈滨（cladribine，2-CdA）等化疗药物。亦可联合应用免疫抑制剂，如环孢素、抗胸腺细胞球蛋白等进行治疗。

（4）靶向治疗。近年来，随着 MAPK 信号通路相关基因突变的发现，靶向治疗已经成为 LCH 患者一个全新的治疗选择。临床经验中已确认 *BRAF* 和 *MEK* 抑制剂能在数天至数周内达到显著的疗效。目前，可用于治疗 LCH 的主要靶点药物是维莫非尼（vemurafenib）、达拉非尼（dabrafenib）和曲美替尼（trametinib）。其中，前两者的效应靶点为 BRAF，曲美替尼为 MEK1 及 MEK2 的靶向抑制剂。靶向治疗在治疗难治性、复发性 LCH 方面已经初显疗效。

（5）其他。在化疗的同时，可加用胸腺肽和 α－干扰素，对减少化疗的毒副作用、改善免疫功能有一定作用。存在感染者可给予积极抗感染治疗。尿崩症者可用鞣酸加压素或去氨加压素（1-deamino-8-D-arginine-vasopressin，DDAVP）治疗。生长发育障碍者可试用生长激素。

（6）造血干细胞移植。造血干细胞移植可用于治疗多系统受损并累及造血系统、对常规化疗无效的难治性 LCH 患者。当晚期患儿合并不可逆的肝脏和肺脏纤维化时，可考虑做器官移植。

七、口腔临床特征及处理

口腔颌面部也是朗格汉斯细胞组织细胞增生症常发生或累及的部位。首发部位可以是颌面部软组织、上下颌骨及淋巴结。骨骼病变的影像学改变为溶骨性骨质破坏、缺损，甚至是多骨（颅骨）性缺损，周围软组织有肿块影。对多发性和弥漫性病变，可能需要采取包括刮治术在内的数种方法联合治疗。局部和孤立的下颌骨病灶外科刮除有较好效果。如果病变区骨缺损较大，可以考虑骨移植以减少病理性骨折的风险，促进骨再生。即使痛变区牙齿出现显著松动、根尖吸收性病变，也不必拔除全部牙齿。牙周治疗包括牙石洁治、根面刮治和平整，认真做好口腔卫生可以保存牙齿和牙周组织。

八、预后

本病预后与发病年龄、受累器官多少、器官功能损害及初期治疗反应有关。年龄越小，受累器官越多，预后越差；年龄大于5岁，单纯骨损害多可自愈；肺、肝、脾、骨髓等受侵犯且对初期治疗反应差者预后不良。痊愈患儿中少数可有尿崩、智能低下、发育迟缓、颌骨发育不良等后遗症。

第三节　血管瘤与脉管畸形

血管瘤（hemangiomas）和脉管畸形（vascular malformations）是婴幼儿常见疾病，均属于脉管性疾病（vascular anomalies）。Wulliken 和 Clowacki 的研究成果极大地推动了人们对这类疾病的认识，他们建立了血管异常的生物学分类，将血管损害分为血管瘤和脉管畸形两类。这两类血管损害的主要区别有：①血管瘤出生时通常没有，是在出生后的几周内才变得明显；脉管畸形出生时就有，但当时的临床表现和体征可能不明显；②血管瘤在最初两年里快速增殖，随后缓慢消退；而脉管畸形与身体成比例的增长，没有自行消退的迹象。

一、病因与发病机制

血管瘤和脉管畸形的发生机制目前尚未完全阐明，但多数研究认为它们是与血管形成有关的疾病。促血管生成因子（如血管内皮细胞生长因子、碱性成纤维细胞生长因子、转化生长因子 -α、胰岛素样生长因子 -2、血小板衍生生长因子、低浓度的肿瘤坏死因子 -α、基质金属蛋白酶 -2 等）水平增高，血管生长抑制因子（如高浓度的肿瘤坏死因子 -α、转化生长因子 -β 等）水平降低所致血管内皮细胞增生可导致血管瘤发生。此外，已证实增殖期血管瘤组织内的性激素受体含量明显增高并与疾病发生密切相关，为临床上采用非雌激素的竞争性受体结合物（如糖皮质激素）治疗血管瘤提供了理论依据。程序性细胞凋亡是血管瘤退化的发病原因之一，凋亡抑制基因 Bcl-2、Bax 在血管瘤中高表达。近年，一些基因被认为与先天性血管瘤、丛状血管瘤、梭形细胞血管瘤及上皮样血管瘤等的发病有关，如 GNAQ/GNA11、GNA14、IDH1/IDH2 及 FOS 等。

与大部分血管瘤的发病机制不同，脉管畸形是胚胎血管发生和血管形成过程中的基因突变而致的结构异常。脉管畸形表现为结构异常，主要为毛细血管、小静脉或淋巴管异常扩张，内皮细胞正常，无明显增生，肥大细胞数目正常。且脉管畸形中的血管内皮细胞是成熟型细胞，不具有增殖能力，与血管增殖有关的生长因子在脉管畸形中不表达，而细胞凋亡抑制基因 *Bcl*-2 在脉管畸形患者中表达增高，它通过增加血管内皮细胞对多种促凋亡因素的抗性，以及抑制血管内皮细胞凋亡、导致血管内皮细胞堆积而发病。

二、分类

国际脉管异常研究学会（International Society for the Study of Vascular Anomaties，ISSVA）在 2018 年修订了脉管异常的分类标准（表 18 -3）。血管瘤被推荐用来特指婴幼儿血管瘤（infantile hemangioma），将婴幼儿血管瘤单独列出，根据其形态进行了分型（包括单发型、多发型、节段型及中间型），根据其累及深度进行了分类（浅表性、深在性、混合性、网状性/顿挫性/微增生性及其他）。婴幼儿血管瘤还可合并其他病变，如 PHACE 综合征（表现为后颅凹畸形、血管瘤、动脉病变、心血管病变、眼病变、胸骨裂和/或脐上裂缝等），LUMAR（SACRAL/PELVIS）综合征（表现为下半躯体血管瘤、泌尿生殖系统病变、溃疡、脊髓病变、骨畸形、肛门直肠畸形、动脉病变、肾脏病变等）。在先天性血管瘤快速消退型（rapidly involuting congenital hemangioma，RICH）和不消退型（noninvoluting congenital hemangioma，NICH）的基础上，增加先天性部分消退型血管瘤（partial involuting congenital hemangioma，PICH）这一分类，使先天性血管瘤分类更加完善。对其中的毛细血管畸形、淋巴管畸形、静脉畸形进行了更为详细的划分。

表 18－3　血管肿瘤与脉管畸形的 ISSVA 分类（2018）

血管肿瘤	脉管畸形			
	单纯性	混合性#	知名血管畸形	并发其他病变
良性	毛细血管畸形	毛细血管－静脉畸形	按累及脉管种类（淋巴管、静脉、动脉）	PIK3CA 相关过度生长综合征群等
局部侵袭性或交界性	淋巴管畸形	毛细血管－淋巴管畸形	按病变脉管特征（脉管起源、走形、累及数量、长度、累及脉管口径、瓣膜病变、异常沟通、原始胚胎脉管未退化）	—
恶性	静脉畸形	淋巴－静脉畸形		
	动静脉畸形＊	毛细血管－淋巴－静脉畸形		
	动静脉瘘＊	毛细血管－动静脉畸形＊		—
	—	毛细血管－淋巴－动静脉畸形＊		
	—	其他		

注：#为同一病灶中含有两种或两种以上血管畸形，＊为高血流量病灶。

三、临床表现

婴儿血管瘤是常见的发生在皮肤和软组织的良性肿瘤，新生儿期临床发病率为 1%～2%，1 岁以内为 12%，女性患儿的发病率约是男性的 3 倍，白种人与早产儿的发病率高。病变在出生后几周内即可出现，先天发病者罕见。60% 的婴儿血管瘤发生于头颈部，25% 的在躯干，15% 的在四肢。80% 的血管瘤表现为单独的皮肤和（或）皮下损害，20% 的为多发性损害。婴儿血管瘤具有明确增生、稳定、消退的自然病程。血管瘤通常在出生时不明显，大多数在出生后 1 周至 1 个月内逐渐出现充血性、擦伤样或毛细血管扩张性斑片，深在型血管瘤表面皮肤隆起，呈正常颜色或透出蓝色。出生后 1～12 个月快速增长，尤以 6 个月以前为甚；颜色逐渐加深，为增生期；少数患儿血管瘤增生期可持续至出生后 24 个月。随后的 1～7 年缓慢地消退，皮损颜色由鲜红色转变为暗紫色，最后呈花斑状，为消退期，血管瘤在 5 岁时的完全消退率是 50%，7 岁时是 70%；瘤体累及越深，消退时间越晚；部分患儿至消退完成期，时间可长达 10 年左右。未经治疗的瘤体在消退完成后约有 40% 的患儿残存皮肤及皮下组织退行性改变，包括瘢痕、萎缩、色素减退、毛细血管扩张和皮肤松弛等。血管瘤在增殖期质地较硬，触之如橡皮样，不能通过压力将其中的血液排空；消退期逐渐变软，体位移动试验阴性。

脉管畸形的发病率远比血管瘤的低，男女患病比例为 1∶1，多数出生时即有，发病年龄多在出生 2 周以后，生长速度与身体发育同步，无快速增长史，缓慢持续增大，但可由于青春期或怀孕时激素水平的改变，或创伤、感染等因素，病变可快速生长。微静脉畸形位置表浅，多位于表皮真皮之间，出生时常已明显呈斑状，在婴儿期呈粉红色，及至中年颜色加深呈深红色，并随着年龄的增长增厚成为结节状。静脉畸形常表现为皮肤或黏膜下的蓝色肿块，质地柔软，肿块内常可触及静脉石，皮肤温度明显增高或正常，瘤体加压明显缩小，减压充盈，体位试验阳性。动静脉畸形时，皮温高，瘤区可扪及动脉搏动，有震颤，听诊有杂音，瘤体表面或周围皮肤常见多条充盈扩张的浅静脉。血管畸形可合并骨骼变形、肥大及骨质破坏。脉管畸形根据其在血管造影中的血流动力学特征可进一步分为“低流”损害和“高流”损害，前者包括毛细血管畸形、淋巴管畸形及静脉畸形，后者包括动脉畸形、动静脉畸形及动静脉瘘。

临床上遇到血管瘤或脉管畸形，需要注意血管瘤或脉管畸形是否只是某个综合征中的一个表现，卡萨巴赫－梅里特综合征（Kasabach-Merritt syndrome）（血管瘤伴发血小板减少）、PHACE 综合征（节段性血管瘤合并下列 1 项或多项：后颅窝畸形、脑动脉畸形、心血管畸形、眼睛畸形、女性患者多见）、斯德奇－韦伯综合征（Sturge-Weber syndrome，曾称脑面血管瘤病）等。

四、辅助检查

对于大多数病例而言，通过完整准确的病史和仔细全面的体格检查，基本可以鉴别诊断血管瘤和脉管畸形，但由于患者的临床表现复杂多样，经常还需要采用其他的辅助检查以明确诊断：①超声检查可以区分婴儿血管瘤和脉管畸形，并进一步区分各种类型的脉管畸形。其优点在于无创、简便、价廉，缺点是人为因素影响较大，对于表现病变的范围或病变与邻近结构的关系有一定的局限性，少数位于头皮、骶尾部及重要器官周围的瘤体，仍需行 CT 或 MRI 检查。因此仅适合做脉管疾病的初步筛查。②CT 扫描下血管瘤表现为一边界清楚的肿块，增生期密度均匀增高，血管造影显影时间长，滋养动脉在肿瘤周围呈网状显影，很少发生骨骼或软骨的变形或增生，但可产生压迫作用（如外颅盖凹陷、鼻中隔偏曲或继发性眼眶增大）。而血管畸形表现为弥漫性的病灶，完全由血管组成而没有间质显影。③MRI 是鉴别血管瘤和脉管畸形的检查“金标准”，不但可以显示病变的范围及与周围结构的关系，还能表现出血液流变学的特征，将高流量的血管病变与低流量的区别开来。静脉畸形表现为 T1 加权像上等信号强度的实性团块，T2 加权像上高信号、均匀的团块影。高流速血管畸形即动静脉畸形，表现为不规则的蜂窝状流空血管巢及曲张的营养血管，或仅见不规则曲张异常的流空血管影，T1 及 T2 加权像都表现为低信号影。高流速血管畸形易发生骨内侵蚀，表现为骨髓腔内不均匀的信号强度；混合性血管畸形兼具静脉畸形和动静脉畸形的表现特点，可于 T1 加权像上表现为低信号而 T2 加权像上表现为高信号，不同程度的动静脉吻合可表现为扭曲状或线状的、程度相异的流空效应。

五、病理诊断

一般情况下，不主张对脉管性疾病进行组织活检，但对于手术治疗的患者，组织病理学检查仍然是最终的可靠诊断标准。对动静脉畸形等高流速病变，严禁活检，因其可能导致严重出血，并使病变加重。

血管瘤是血管增生性病变，疾病不同阶段的血管内皮细胞具有分裂活性；而脉管畸形是发育上的异常，并不增生，内皮细胞很少有分裂，而且并不退化。病理诊断最重要的作用是将血管瘤和脉管畸形区别开来：①血管瘤是以内皮细胞增殖为特征的良性肿瘤，增殖期血管瘤光镜下可见大量由毛细血管、微静脉和小静脉构成的血管丛，内皮细胞增殖活跃，核肥大而淡染，可见有丝分裂象，肥大细胞数量远远高于正常组织；消退期血管瘤内细胞成分减少并逐渐扁平，仍可见到分裂象；在末期整个病变均为纤维和（或）脂肪性背景的病变中见分散的少量类似于正常的毛细血管和静脉。②脉管畸形是脉管形态发生的异常，镜下主要病理特征为毛细血管、小静脉、小动脉异常扩张，内皮细胞呈扁平、静止状态，无异常增殖，常整齐排列成管腔，肥大细胞计数正常。③脉管畸形病灶中有神经束，而血管瘤中则缺失，可作为血管瘤和脉管畸形的病理鉴别诊断指标之一。

六、诊断与鉴别诊断

婴儿血管瘤根据病史、临床和影像学可确诊，而活检一般很少采用。浅表型婴儿血管瘤早期应与微静脉畸形区别；深在型婴儿血管瘤应与脉管畸形（静脉畸形、动静脉畸形等）区别（表 18－4）。部分婴儿血管瘤须与先天性血管瘤、卡波西型血管内皮瘤等鉴别，通过瘤体生长及消退特征、临床表现及病理检查等可鉴别。深在型血管瘤还应与钙化上皮瘤、皮样囊肿、平滑肌肉瘤、淋巴瘤等鉴别。

表 18－4　婴儿血管瘤与脉管畸形的鉴别诊断

	血管瘤	脉管畸形
发病时间	出生时或出生不久	多见于出生时
男女比例	1∶3 至 1∶4	1∶1
发展情况	增生期、消退期、消退完成期	与儿童的生长发育成比例
病变颜色	鲜红色或透出蓝色	视畸形的脉管种类而定
表面温度	正常或温度升高	温度升高
排空试验	阴性	可能阳性
体位试验	阴性	可能阳性
组织病理	血管内皮细胞增生	血管内皮细胞正常，血管形态乱，管腔异常

七、治疗

血管瘤和脉管畸形的发病机制不同，治疗上也有很大区别。大部分婴儿血管瘤可以自行消退，故应尽可能说服患儿家长定期观察并耐心等待其自行消退。有并发症或某些特殊部位的血管瘤应积极治疗：①特殊部位，如眼睑、眼眶、鼻、唇、口腔、会阴等部位；②广泛血管瘤病伴有全身并发症或器官功能障碍，如充血性心力衰竭、血小板减少、凝血机制障碍等；③瘤体局部并发出血、溃疡或功能障碍；④经 5 年随访无消退迹象。目前血管瘤的治疗手段主要包括以下几种：口服普萘洛尔治疗、系统和局部糖皮质激素治疗、外用药物治疗（如咪喹莫特乳膏）、干扰素治疗、局部硬化剂注射治疗、激光治疗及外科手术治疗等。由于传统的冷冻疗法、同位素疗法对组织损伤的非选择性及形成永久性瘢痕的高风险，因此应避免使用。任何治疗后的外观都不能像自行消退那样令人满意。

脉管畸形不会自行消退，应早期进行治疗。具体治疗方案的选择应根据病变的解剖部位、深度、范围、类型及流速而定，常用激光、硬化剂栓塞、手术结扎或切除及上述方法的联合应用等。

八、口腔临床特征及处理

颌面部血管瘤、脉管畸形约占整个头面部良性肿瘤的 50%，约为全身同类疾病的 60%。大部分婴儿血管瘤及脉管畸形可位于婴幼儿的头面部，所有毁损面容的血管瘤应该考虑有效的干预治疗。应做好婴幼儿血管瘤和脉管畸形鉴别。选择合适的治疗方式治愈鲜红斑痣（葡萄酒色斑）而不留瘢痕，处理颌面深部海绵状脉管畸形并保留面神经等组织功能，以及妥善处理面部大型血管瘤灶或混合病灶，以上治疗均需要仔细权衡各种治疗方式的利弊。对各种类型的淋巴管畸形，应在保守治疗无效，或颈部、口底病变已严重影响呼吸、进食时，才考虑手术治疗。由于大部分病变属弥漫性病变，侵入范围巨大且深在，使手术治疗有一定的局限性且可伴有严重的术后并发症，如巨舌、巨唇症等，一般只能做局部切除以改善局部外形和功能。口腔颌面部动静脉畸形具有极其丰富的血供，术中常会发生难以控制、甚至危及生命的大出血；出血使手术野不清，增加手术难度。传统的结扎颈外动脉或营养动脉以控制失血的方法疗效不佳，而辅助性动脉栓塞术或微波热凝结合手术主要适用于口腔颌面部大型海绵状静脉畸形的治疗，可有效控制手术失血量。

第四节　横纹肌肉瘤

横纹肌肉瘤（rhabdomyosarcoma，RMS）是起源于向横纹肌分化的原始中胚层间叶组织的一种高度恶性的软组织肉瘤，主要好发于儿童，是儿童最常见的软组织肉瘤，占儿童实体肿瘤的 15%，软组织肉瘤的 50%，年发病率约为 4. 6/100 万，占儿童期所有恶性肿瘤的 3. 5%～4. 5%。根据 2013 年 WHO 制定的软组织与骨肿瘤分类，RMS 分为胚胎型横纹肌肉瘤（embryonal rhabdomyosarcoma，ERMS）、腺泡型横纹肌肉瘤（alveolar rhabdomyosarcoma，ARMS）、多形性横纹肌肉瘤（pleomorphic rhabdomyosarcoma，

PRMS）及梭形细胞/硬化性横纹肌肉瘤（spindle cell/sclerosing rhabdomyosarcoma）。横纹肌肉瘤可发生在除骨之外的任何组织，常见部位有头颈、躯干和四肢、腹膜后、盆腔、泌尿生殖系统，甚至胆道或心脏等一些无骨骼肌组织的部位。病变发生在膀胱、前列腺、阴道和中耳的，多见于小年龄者（平均年龄 4 岁）；病变在睾旁、四肢区域者，年龄偏大（平均年龄 14 岁）。横纹肌肉瘤恶性程度很高，可以转移到肺、淋巴结、骨和骨髓。

手术切除、化疗和放疗是 RMS 的主要治疗手段。无复发患者的 5 年生存率可达 70%～80%，但广泛转移患者的 5 年生存率仅 30%。ARMS 是仅次于 ERMS 的第二大类 RMS，占所有 RMS 的 20%～30%，其恶性度为 ERMS 更高，治疗难度大，即使采用手术及放化疗等综合治疗手段，其 5 年生存率常为 30%～50%，发生于难以手术切除部位的 ARMS 预后更差。

一、病因与发病机制

横纹肌肉瘤是由原始间质细胞来源的横纹肌母细胞在分化成熟为骨骼肌细胞的过程中，发生了染色体的易位、丢失、融合或抑癌基因的改变。多种染色体和分子生物学异常与横纹肌肉瘤的分型和预后相关，其中涉及 *FOXO1A* 基因染色体易位，已被公认为是影响横纹肌肉瘤预后的不良分子生物学预后因素之一，在横纹肌肉瘤诊断及分型、指导个体化治疗和预后评估方面具有重要价值。60%～70% 的腺泡型横纹肌肉瘤患儿存在 t（2；13）(q35；q14）染色体易位形成的 *PAX3-FOXO1A* 融合基因，可致该病预后不良，该类患儿的 5 年生存率低于 10%；而约 10% 的腺泡型横纹肌肉瘤患儿存在 t（1；13）(p36；q14）染色体易位形成的 *PAX7-FOXO1A* 融合基因，该类患儿的 5 年生存率约为 75%；约 20% 的腺泡型横纹肌肉瘤患儿的上述 2 种特定染色体易位均不存在，预后良好，与胚胎型 RMS 患儿相当。胚胎型横纹肌肉瘤常见 11p15 区域杂合丢失（LOH），使抑癌基因失活从而导致细胞增殖增加、凋亡减少，虽然胚胎型横纹肌肉瘤的分子遗传学异常发生率较高，但其预后却较腺泡型横纹肌肉瘤好。另外，研究发现，RAS 通路的突变、Notch 信号通路的激活、“刺猬”（Hedgehog，Hh）信号通路中基因水平的增加，Yes 相关蛋白 1（yes-associated protein1，YAP1）信号通路的活化和 P53 通路的改变等，都可诱导细胞无限增殖，进而导致横纹肌肉瘤的发生。

二、临床表现

横纹肌肉瘤可以发生在身体各处。

（1）头颈部横纹肌肉瘤。头颈部是横纹肌肉瘤最常见的发病部位，头颈部横纹肌肉瘤原发部位中 50% 的位于脑膜旁，25% 的位于眼眶部，其余 25% 的位于非脑膜旁非眼眶部（包括发际皮下软组织、面部、口黏膜、口咽、喉部和颈部）。头颈部横纹肌肉瘤好发年龄为 7～8 岁，常因原发部位肿瘤压迫及侵犯周围器官、组织而具备不同的临床表现；眼眶部位横纹肌肉瘤可引起突眼、视神经压迫症状；非眼眶部脑膜旁原发部位主要为鼻咽部和鼻旁窦部、中耳乳突、颞下翼窝，易发生鼻塞、鼻旁窦阻塞症状和脑神经受累，颅内浸润后可出现头痛、呕吐及高血压等。

（2）泌尿生殖道横纹肌肉瘤。泌尿生殖道横纹肌肉瘤常累及膀胱、前列腺及阴道，血尿及尿路梗阻是常见的临床表现，在腔道器官发生的肿物，常如葡萄样脱垂于腔内甚至体外，可引起梗阻、出血、烂肉样组织脱落。

（3）四肢及躯干横纹肌肉瘤。原发于四肢和躯干的横纹肌肉瘤表现为肢体软组织肉瘤的特征，常见局部肿胀、生长迅速的包块，可伴有疼痛、皮肤发红、静脉扩张等症状；躯干横纹肌肉瘤具有复发和远处转移的倾向，与头颈部或膀胱的横纹肌肉瘤相比，其肿瘤体积相对较大；原发的损害位置也可累及临近的胸腰段脊柱，但局部淋巴结蔓延并不常见；原发于胸腔及腹膜后骨盆区域的横纹肌肉瘤由于位置较深很难早期诊断及进行一期手术，诊断时多伴有远处转移，因此，预后相对较差。

（4）其他部位的横纹肌肉瘤。小部分横纹肌肉瘤可以来自胸壁、腹壁、胆道及心脏等。

三、辅助检查

横纹肌肉瘤缺乏特异性临床表现及肿瘤标记物，诊断较困难，病理检查是目前横纹肌肉瘤确诊的唯一方法，但影像学辅助检查也发挥着不可或缺的作用。主要包括对原发病灶及转移瘤累积范围、疾病诊断、分期诊断及脏器功能受累评估的各项检查。全身的影像学检查如 PETCT、CT、MRI 和 B 超，可以显示肿瘤部位、大小，评估肿瘤浸润范围及与毗邻器官关系等，亦可检查有无区域淋巴结、肺、肝、脑和骨转移；与传统的影像学检查比较，PETCT 对横纹肌肉瘤诊断的敏感度、特异度存在一定优势。应常规行骨髓穿刺检查以了解骨髓有无肿瘤侵犯；脑膜旁肿物应做腰椎穿刺行脑脊液检查。对于肿瘤巨大、原发部位（如口咽部、脑膜旁等）解剖结构复杂、无法行手术切除的横纹肌肉瘤，局部小切口活检或带芯穿刺针穿刺是其主要的病理诊断方法。

四、临床诊断与病理诊断

根据局部或转移肿物的临床、影像学表现及组织活检的病理结果可以初步确定横纹肌肉瘤的诊断。CT 检查可示分界清晰的多叶状肿物，密度和周围肌肉组织基本相同，增强扫描可示肿瘤轻微均匀强化，边界清晰。MRI T1 加权图像可显示肿瘤与周围肌肉组织密度相同，T2 加权图像显示肿瘤有规则边缘并伴有轻度弥散均匀的强化。

横纹肌肉瘤的病理大体标本可见肿块切面呈灰白或灰红色，无包膜或有假包膜，质软柔滑、细颗粒状（胚胎型）或坚韧（腺泡型），可有出血、坏死和表面糜烂。胚胎型横纹肌肉瘤镜下主要由不同比例的原始小圆形细胞和不同分化程度的横纹肌母细胞组成。腺泡型横纹肌肉瘤镜下常见幼稚的横纹肌母细胞，呈圆形、卵圆形，胞质少呈嗜酸性，边界不清，胞质内含糖原呈透亮空泡，有的瘤细胞较大，胞质丰富，PAS 阳性，瘤细胞排列成腺泡状、管状或裂隙状结构，或被不规则纤维分隔成实性巢或腺泡结构，部分可见多核瘤巨细胞对诊断有帮助。梭形细胞/硬化性横纹肌肉瘤镜下见肿瘤细胞呈浸润性生长，梭形肿瘤细胞排列成束状或席纹状，胞质嗜酸性，偶见横纹，细胞异型性明显，核分裂象易见；肿瘤细胞排列成巢状、微腺泡状或假血管瘤腔样，间质广泛透明变性的称为硬化性横纹肌肉瘤变异型。

大多数胚胎型横纹肌肉瘤伴 11p15 区域的等位性丢失，导致 llp15 上胰岛素样生长因子 2（*IGF*2）过度表达；腺泡型横纹肌肉瘤可检测 *PAX*3-*FOXO*1*A*、*PAX*7-*FOXO*1*A* 等融合基因。病理标本的免疫组化染色在胚胎型横纹肌肉瘤可呈不同程度表达 *desmin*、*myosin* 和 *myoglobin*，而 *MyoD*1、*myogenin* 较为敏感和特异。腺泡型横纹肌肉瘤的 *desmin*、*myosin* 和 *myoglobin* 的阳性率较低，*MyoD*1、*myogenin* 阳性具有诊断价值。梭形细胞横纹肌肉瘤细胞 *desmin*、*MyoD*1 和 *myogenin* 阳性，部分病例 *SMA* 和 *MSA* 阳性；而硬化性横纹肌肉瘤 *desmin*、*myogenin* 和 *myoglobin* 表达弱，*MyoD*1 常强阳性。

五、临床分期

横纹肌肉瘤研究协作组（Intergroup Rhabdomyosarcoma Stuty Group，IRSG）的 TNM 分期（表 18 –5）和术后病理分期见表 18 –6，分期越早预后相对越好。根据上述分期可将横纹肌肉瘤进行危险度分组以选用合适的治疗方案。

表 18 –5　RMS-TNM 分期

TNM 分期	部位	肿瘤浸润	大小	淋巴结	远处转移
1 期	眼眶、头颈（非脑膜旁） 泌尿生殖系统（非膀胱/前列腺） 胆管	T1 或 T2	a 或 b	N0、N1、Nx	M0
2 期	膀胱/前列腺 四肢 头颅脑膜旁 其他（躯干/后腹膜等）	T1 或 T2	a	N0 或 Nx	M0
3 期	膀胱/前列腺 四肢 头颅脑膜旁 其他（躯干/后腹膜等）	T1 或 T2	a b	N1 N0、N1、Nx	M0 M0
4 期	所有部位	T1 或 T2	a 或 b	N0 或 N1	M1

注：T1：局限于原发解剖部位；T2：超出原发解剖部位；a：≤5cm；b：>5cm；N：区域淋巴；N0：临床上无浸润；N1：有浸润；Nx：不详；M0：无远处转移；M1：有远处转移。

表 18－6　RMS－术后 IRS 分期

IRS－术后病理分期	临床特征
Ⅰ	局限性病变，肿瘤完全切除，且病理证实已完全切除，无区域淋巴结转移（除了头颈部病灶外，需要淋巴结活检或切除以证实无区域性淋巴结受累） Ⅰa 肿瘤局限于原发肌肉或原发器官 Ⅰb 肿瘤侵犯至原发肌肉或器官以外的邻近组织，如穿过筋膜层。
Ⅱ	肉眼所见肿瘤完全切除，肿瘤已有局部浸润或区域淋巴结转移 Ⅱa 肉眼所见肿瘤完全切除，但镜下有残留，区域淋巴结无转移 Ⅱb 肉眼所见肿瘤完全切除，镜下无残留，但区域淋巴结有转移 Ⅱc 肉眼所见肿瘤完全切除，镜下有残留，区域淋巴结有转移
Ⅲ	肿瘤未完全切除或仅活检取样，肉眼有残留肿瘤 Ⅲa 仅做活检取样 Ⅲb 肉眼所见肿瘤大部分被切除，但肉眼有明显残留肿瘤
Ⅳ	有远处转移，肺、肝、骨、骨髓、脑、远处肌肉或淋巴结转移。（脑脊液细胞学检查阳性，胸腔积液或腹水，以及胸膜或腹膜有瘤灶种植等）

六、治疗

横纹肌肉瘤的治疗原则与其他的儿童恶性实体瘤的治疗原则基本一致，根据肿瘤的大小、位置、组织学分型、局部侵犯及远处转移等危险度分层决定治疗方案。采用手术、化疗和放疗相结合的综合治疗方法以彻底去除原发灶、消灭转移灶，儿童横纹肌肉瘤的生存率从 25% 提高至 80% 左右。

1. 手术治疗

手术的目的是尽可能切除肿瘤，同时应充分考虑术后的生存质量。一期根治性手术切除是治疗横纹肌肉瘤最快、最确实的方法，如果手术不影响器官功能和外观就应尽快进行手术治疗。头颈部横纹肌肉瘤原发部位的解剖结构复杂，浅表的肿瘤可通过手术切除，而位置较深的横纹肌肉瘤（口腔、喉部、咽部或腮腺）手术较难切除或毁伤较大时，可以先采用化疗和放疗，当肿瘤经过化疗控制后，再尝试二期手术切除。

2. 放射治疗

横纹肌肉瘤对放疗较敏感，尤其是胚胎型横纹肌肉瘤；放疗一般在化疗 4 ～ 5 个周期（约 12 周）后进行。目前常用的放疗方法包括外放疗及局部放疗。外放疗包括原发灶、浸润淋巴结放疗及术后放疗；局部放疗目前主要采用放射性粒子植入术治疗及病灶追踪放疗。外放疗的剂量及方法主要有：①原发灶及受侵犯淋巴结，≥66 Gy（2.0 Gy/d）外照射和（或）近距离放疗；颈部未受侵犯淋巴结区域，≥50 Gy（2.0 Gy/d）。②术后放疗，原发灶≥60 Gy（2.0 Gy/d）；颈部受侵犯淋巴结区域，≥60 Gy（2.0 Gy/d）；颈部未受侵犯淋巴结区域，≥50 Gy（2.0 Gy/d）。

与外放疗相比，粒子植入副作用相对较少，对体内病灶进行近距离放疗，可以提高放疗的准确性和持续性，且低剂量持续放疗能增加肿瘤组织对放疗的敏感性。目前常采用^{125}I 标记放射性粒子植入位于眶周、鼻咽部的横纹肌肉瘤病灶行局部放疗。

3. 化学治疗

所有确诊的横纹肌肉瘤均应行化疗，主要包括术前化疗（新辅助化疗）、术后化疗（辅助化疗）、局部动脉灌注化疗等。常用的化疗药物包括长春新碱（VCR）、环磷酰胺（CTX）、放线菌素 D（Act-D）、异环磷酰胺（IFO）、依托泊苷（etoposide，VP-16）和拓扑替康等。美国 COG 化疗方案以 VAC 方案（长春新碱、环磷酰胺和放线菌素 D）为主。来自国际横纹肌肉瘤研究组（Intergroup RMS Study Group，IRSG）的研究显示，VIE、VAI 和 VAC 方案间疗效无差异，VAC 方案仍被 IRSG 推荐为治疗儿童横纹肌肉瘤的首选方案。国际儿科肿瘤学会年会（International Society of Pediatric Oncology，SIOP）用异环磷酰胺取代环磷酰胺以减少生殖系统不良反应。目前国内儿童实体瘤诊疗协作组主要应用的治疗方案包括 VCP、IEV、AVCP、DEV、VEP 等。对已经发生远处转移的患儿，在 VAC 方案基础上加用 IE 方案对改善预后有帮助；但部分研究显示，大剂量化疗和自体骨髓移植解救并不能让这些患儿最终获益。

4. 靶向治疗

约 50% 复发的横纹肌肉瘤患儿于复发后 1 年内死亡，90% 的于复发后 5 年内死亡；这些患者迫切需要新的治疗方法。在横纹肌肉瘤生长过程中，自分泌 IGF2 通路发挥了重要作用，靶向阻断该通路的小分子酪氨酸激酶抑制剂（tyrosine kinase inhibitor，TKI）目前已被合成并显示具有潜在的生物学治疗价值。此外，与横纹肌肉瘤发生及远处转移相关的活化通路［如针对成纤维细胞生长因子受体 4（fibroblast growth factor receptor4，FGFR4）、肝细胞生长因子受体（c-met）、PAX-FOXO1、间变性淋巴瘤激酶（anaplastic lymphoma kinase，ALK）、PI3K/mTOR 及 Hedgehog 等］的靶向抑制剂均在研制或临床试验中，它们已显示出无论单药还是与化疗联合应用，对横纹肌肉瘤的生长均有抑制作用。

七、口腔临床特征及处理

横纹肌肉瘤是口腔颌面部较为常见的软组织肉瘤，其中发生于头颈部的横纹肌肉瘤比例约为 35%，主要分布在鼻腔鼻窦部、眼眶、耳部、腮腺区、颞部、颈部等；多数初诊表现为生长迅速的无痛性肿块，质地软硬不等，边界清楚，表面皮肤正常或有少许充血，之后可出现肿物表面糜烂、出血、疼痛；累及神经者则出现相应的症状，若累及面神经者出现面瘫，累及下齿槽神经者出现下唇麻木等；累及邻近器官者视发病部位的不同可出现斜视、发音异常、吞咽困难、颌骨偏斜、咳嗽等症状。有手术指征者一般先采用术前辅助性化疗或放、化疗，使原发肿瘤缩小或转移灶得到理想的控制后再行扩大切除，从而提高手术切除率、降低致残率；不具备手术指征的患者，则采用放疗或放、化疗来减缓肿瘤的生长，控制远位转移以延长患者的生存时间。

八、预后

影响横纹肌肉瘤的预后因素包括：患儿年龄，肿瘤发生的部位、大小、病理类型，是否发生区域或远处转移，以及初始手术后肿瘤残留等。无法手术切除原发灶、复发及广泛转移的患儿预后不良。

（黎阳）

第十九章　儿科常见急危重症

学习目标

- 熟悉儿童心跳呼吸骤停的原因、识别方法，儿童呼吸衰竭的临床表现及治疗原则，儿童脓毒性休克的临床表现及治疗原则。
- 了解儿童基础生命支持及高级生命支持的方法。

第一节　儿童心肺复苏

各种原因引起的呼吸及循环功能突然停止称为心跳呼吸骤停（cardiopulmonary arrest），会引起全身各器官组织严重缺血、缺氧，若不及时抢救，将造成脑和全身器官组织的不可逆损害而导致死亡。心肺复苏（cardiopulmonary resuscitation，CPR）是指为恢复已中断的呼吸循环使生命得以维持所采取的一系列抢救措施，即人工呼吸、胸外心脏按压、体表电除颤和肾上腺素等药物的应用。

一、儿童心跳呼吸骤停的病因

引起儿童心跳呼吸骤停的主要原因是疾病和意外伤害。新生儿和婴儿心跳呼吸骤停的主要原因是先天性畸形、早产并发症、新生儿窒息、婴儿猝死综合征等。而意外伤害已逐渐成为年长儿童心跳呼吸骤停的主要原因。

（一）疾病状态下出现心跳呼吸骤停

（1）呼吸系统疾病急速进展，如严重哮喘、重症肺炎、张力性气胸、急性呼吸窘迫综合征（ARDS）等。与成人心跳呼吸骤停的主要原因为原发性心脏疾病不同，儿童心跳呼吸骤停的主要原因为进行性呼吸衰竭和休克。

（2）心血管系统的状态不稳定，如大量失血、严重心律失常、暴发性心肌炎、心包填塞、心力衰竭等。

（3）神经系统疾病急剧恶化，如严重颅内高压、脑疝等。

（4）严重水电解质平衡和代谢紊乱，如高钾血症、低钾血症、低血糖、低体温。

（5）临床一些操作对病情不稳定的患儿可诱发心跳呼吸骤停，如镇静、吸痰、气管插管、鼻饲、各种穿刺等。

（二）意外伤害

儿童的意外伤害包括外伤、溺水、交通事故、触电、雷击、食物中毒、婴儿猝死综合征、误服药品或毒品，甚至自杀。应加强儿童安全意识的普及教育，防止儿童意外的发生。

二、儿童心跳呼吸骤停的诊断

儿童心跳呼吸骤停的临床表现为突然昏迷，部分有一过性抽搐、呼吸停止、面色灰暗或发绀、瞳孔散大和对光反射消失，大动脉（颈、股动脉）搏动消失。心电图检查可见等电位线、心电机械分离或心室颤动等。

三、生存链

1992 年，美国心脏病协会主办的全美第五次心肺复苏会议提出生存链（chain of survival）的概念。生存链（图 19 –1）指提高心跳呼吸骤停院外抢救成功率的四个关键步骤：及早启动急救程序、及早 CPR、及早电击除颤和及早进行高级生命支持与复苏后处理。各个步骤一环扣一环，相互衔接，任何一个步骤的延误都可能导致抢救失败。其基本思想是强调争分夺秒地抢救生命。

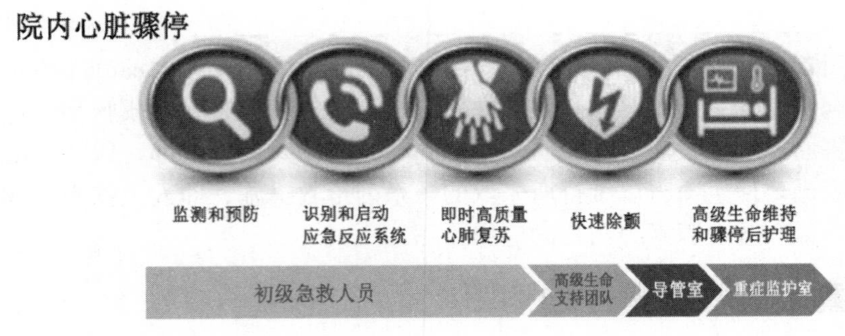

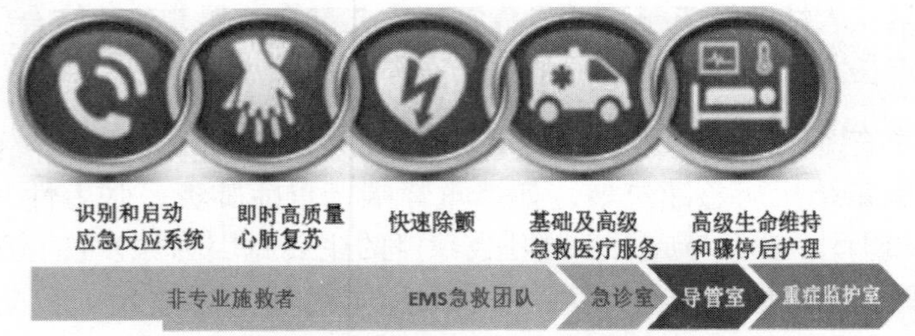

图 19 –1　院内心脏骤停与院外心脏骤停生存链

资料来源：美国心脏协会、心肺复苏及心血管急救指南（2015）.

（1）基础生命支持（basic life support，BLS）。基础生命支持指心搏骤停发生后的现场急救，包括快速判断和尽早实施心肺复苏，如开放气道（airway，A）、人工呼吸（breathing，B）和胸外按压（chest compressions/circulation，C），以及迅速启动应急反应系统。BLS 大多在没有任何设备的情况下进行，医务人员及受过训练的非医务人员均可实施，基本目的是在尽可能短的时间里进行有效的人工循环和人工呼吸，为心脑提供最低限度的血流灌注和氧供。

（2）高级生命支持（advanced life support，ALS）。高级生命支持指在 BLS 的基础上，由专业医务人员借助一些仪器设备和药品实施抢救，如进行电击除颤、建立人工气道和实施人工通气、开通静脉通路和应用复苏药物，进行心电监测等，以维持更有效的通气和循环，最大限度地改善预后。

（3）复苏后处理阶段，也称为延续生命支持（prolonged life support，PLS）。复苏后处理阶段指自主循环恢复后，在儿童重症监护病房（pediatric intensive care unit，PICU）等场所实施的进一步综合治疗措施，主要是保护脑功能，防止继发性器官损害，寻找并治疗病因，使患儿达到最好的存活状态。

四、心跳呼吸骤停的处理

对于心跳呼吸骤停，现场抢救要争分夺秒的进行。强调“黄金 4 分钟”，即在 4 分钟内进行 BLS，并在 8 分钟内进行 ALS。

（一）迅速评估及启动应急反应系统

首先评估周围环境对抢救者及患儿是否安全，若有危险，应立即转移至安全的环境。然后，迅速评估患儿的反应性和呼吸（5～10 秒内做出判断）、检查大血管的搏动（婴儿肱动脉，儿童颈动脉或股动脉，10 秒之内做出判断），迅速决定是否需要 CPR。对于无反应的儿童，即使偶有叹息样或不规则呼吸，或不能确定存在脉搏与否，均应立即进行 CPR。同时启动应急反应系统，寻求更进一步的支持。

（二）迅速实施 CPR

婴儿及儿童 CPR 程序为“C-A-B”方法，即胸外按压（C）－开放气道（A）－建立呼吸（B）。对于新生儿，心搏骤停主要为呼吸因素所致（已明确为心脏原因者除外），其 CPR 程序为 A-B-C 方法。

1. 胸外按压（C）

胸外按压通过提高胸腔内压力和直接压迫心脏产生血流。按压产生的血流可为心肌和脑组织提供一定水平的血流灌注，对恢复自主循环和减轻脑缺氧损害至关重要。高质量的胸外按压是复苏成功的关键。儿童胸外按压的指征：发现患儿无反应，无自主呼吸或只有无效的喘息样呼吸，无触及大动脉搏动或不能确定，新生儿心率小于 60 次/分，立即实行心外按压。

（1）婴儿胸外按压。婴儿胸外按压有两种方法，即双指按压法和双手环抱按压法。双指按压法适合于一位施救者操作，一手施行胸外按压的同时，另一只手可用于固定头部，或放在胸后轻轻抬起胸廓，使头部处于自然位置（图 19－2）。双手环抱按压法是两手拇指重叠或并列压迫胸骨下 1/2 处，双手围绕患儿胸部，适合于二位施救者同时操作，一位胸外按压，另一位人工呼吸（图 19 -3）。与双指按压法相比，双手环抱按压法可产生更高的动脉收缩压和冠状动脉灌注压。按压部位为紧贴两乳头连线下方胸骨处，按压深度至少为胸廓前后径的 1/3（2 ～ 3 cm）。

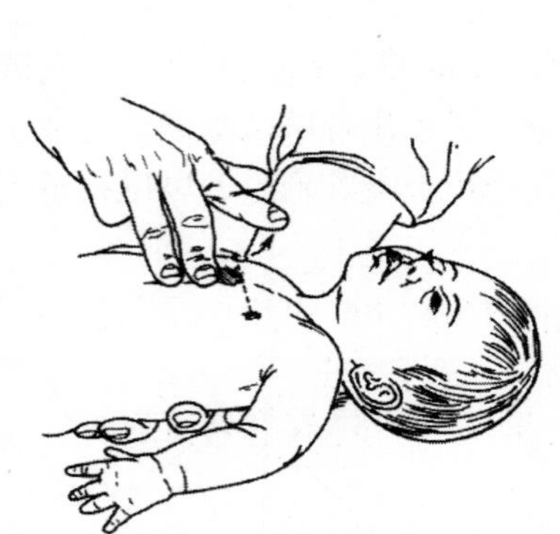

图 19 -2　双指按压法

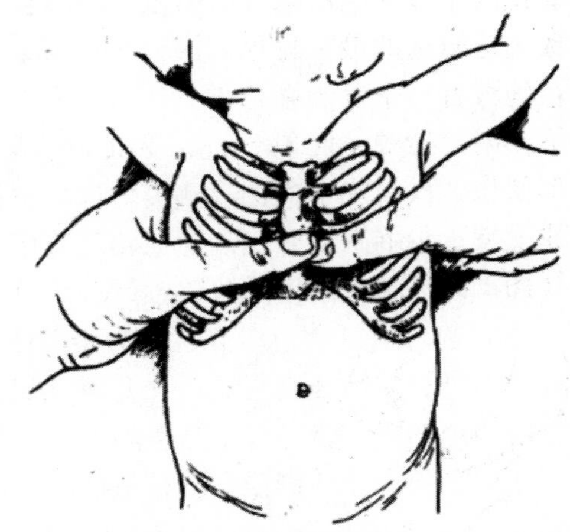

图 19 -3　双手环抱按压法

图 19 -2 至图 19 -9 资料来源：王卫平，孙锟，常立文．儿科学［M］．9 版．北京：人民卫生出版社，2018.

（2）儿童胸外按压。单掌按压法，适用于 1 ～ 8 岁儿童。将一手的掌跟部置于患儿两乳头连线胸骨上，注意不要压迫剑突，手指抬起离开肋骨，仅手掌根保持和胸骨接触。手臂伸直，凭借体重，垂直下压，使胸骨下陷至胸廓前后径的 1/3 ～ 1/2，3 ～4 cm（图 19 -4）。

（3）年长儿或体格较大儿童胸外按压。按压方法基本和成人相同，用双掌按压法。直接将手掌置于胸部中央相当于双乳头连线水平即可，一只手的掌根置于按压点，另一手掌重叠于其上，手指交叉并翘起，双肘关节与胸骨垂直，利用上身的重力快速下压胸壁，按压深度必须达到 4 ～ 6 cm（图 19 -5）。

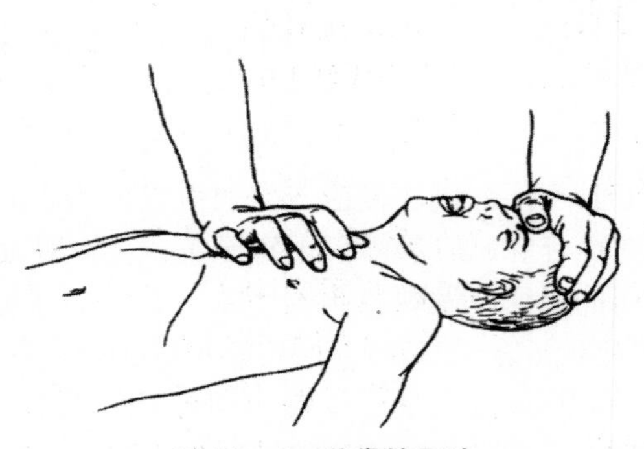

图 19 -4　单掌按压法

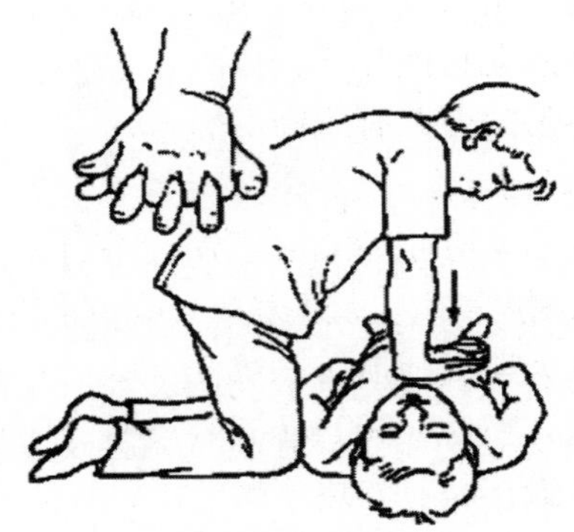

图 19 -5　双掌按压法

为使按压有效，应把儿童放在坚硬的平面上。按压后应放松使胸廓完全回弹，以利于静脉回流。放松时手掌不离开胸壁，按压和放松时间大致相当。按压的频率为 100 ～

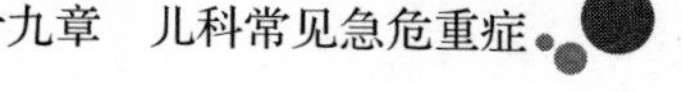

120 次/分，按压节律要均匀。

2. 开放气道（A）

气道通畅是有效心肺复苏的关键点，只有气道通畅才能保证有效地吸入氧气和排出二氧化碳。首先应清除气道内分泌物、异物或呕吐物。儿童在丧失意识后，舌根后坠是导致气道阻塞的最常见原因。对于意识丧失但无外伤者，可采用仰头提颏方法开放气道。施救者一手置于患者前额，用手掌把额头向后推，轻轻使头部后仰，另一手置于其颏下，向上抬颏，使颈部前伸（图 19 -6）。若怀疑存在颈椎损伤（如高处坠落伤、头颈部创伤、浅池跳水受伤等）的患儿，应避免头后仰，可采用托颌法。施救者的示指及其他手指置于下颌角后方，向上和向前托起下颌，若患儿紧闭双唇，可用拇指把口唇分开（图 19 -7）。也可放置口咽通气管，使口咽部处于开放状态。

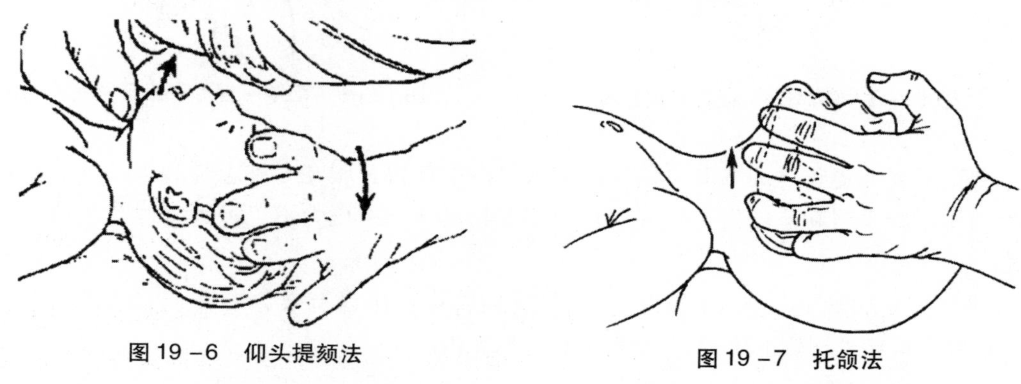

图 19 -6　仰头提颏法　　图 19 -7　托颌法

3. 人工呼吸（B）

气道通畅后，患儿如仍无自主呼吸时应立即进行人工呼吸，维持气体交换。

（1）口对口或口对口鼻人工呼吸法：此法适合于现场急救。施救者先深吸一口气，若患儿是 1 岁以下婴儿可采用口对口鼻方法，将嘴覆盖婴儿的鼻和嘴，对婴儿口鼻吹气使胸廓抬起（图 19 -8）。对较大的婴儿或儿童，采用口对口方法，经口吹气的同时，应保持气道通畅并用拇指与示指捏住鼻子。每次吹气持续 1 秒，停止吹气后，放开鼻孔。使患儿自然呼气，排出肺内气体。口对口呼吸由于吸入氧浓度较低（ $<18\%$ ），施救者容易疲劳并有感染疾病的可能，故应尽快地获取其他辅助呼吸的方法。

（2）面罩 - 复苏囊正压通气：复苏时首选自动充气复苏囊，不管是否有氧源，自动充气复苏囊均可充气，复苏囊接氧管提供的氧浓度为 30%～40%。接储氧袋可提供 60%～95% 高浓度氧气。复苏囊常配有压力限制活瓣装置，压力水平在 35～40 cmH_2O，可避免压力太大造成肺损伤。儿童所用复苏囊的容积，婴幼儿和低龄儿童为 450～500 mL，年长儿童容积为 1 000 mL。要选择适合患儿大小的面罩，从鼻梁到下颌盖住口鼻，但露出眼睛。操作时应注意开放气道，可采用“EC”钳方式保持面罩与患儿面部严密接触，施救者一只手用拇指和示指呈“C”字形扣压面罩，中指及其他手指呈“E”字形向面罩方向托起下颌，另一只手挤压复苏囊，提供合适的潮气量，直至胸廓抬起。面罩 - 复苏囊正压通气也可由二人实施，一人固定面罩并保持气道通畅，另一人挤压气囊。二人均应注意观察胸廓的起伏程度，双人操作更容易保障有效地开放气道和通气

（图 19－9）。

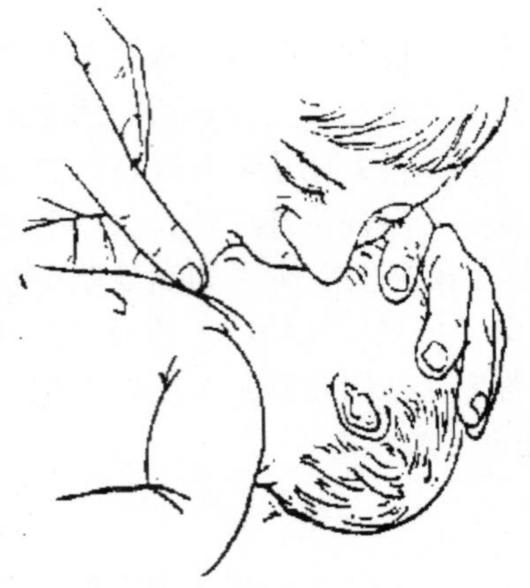

图 19－8　口对口鼻人工呼吸法

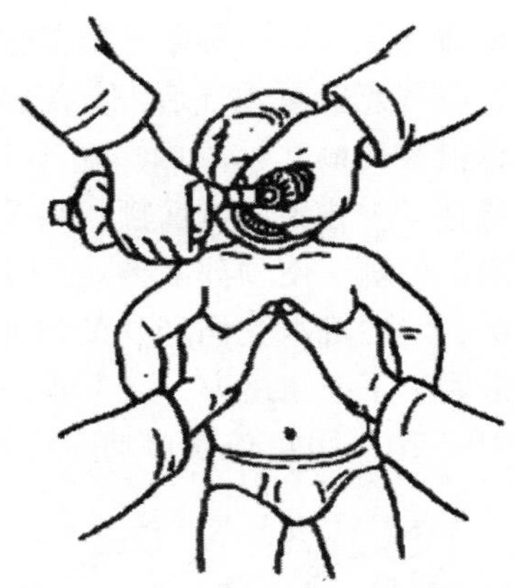

图 19－9　面罩－复苏囊正压通气

面罩－复苏囊正压通气时可使气体进入胃内引起胃膨胀，对神志不清患儿可于环状软骨加压以减少胃膨胀的发生，并防止胃内容物反流，但压力不可过大，以免气道受压阻塞。

（3）气管插管复苏囊正压通气。经气管插管可提供最有效、最安全的辅助通气方法。（详见本节“［附］儿童气管插管术”相关内容）

为了有效地对患儿各器官提供最基本的血流灌注和供氧，循环和呼吸支持必须保持协调，按固定比率交替进行。对婴儿及青春期前儿童，在仅有一位施救者时，胸外按压与人工通气比均为 30：2，当有两位施救者时，胸外按压与人工通气比为 15：2。新生儿复苏时，对氧合和通气的要求更高，胸外按压与人工通气比为 3：1，即每 3 次胸外按压后予以 1 次人工通气，每分钟进行 90 次的胸外按压和 30 次的呼吸。若已进行了气管插管，儿童胸外按压 100 次/分，人工呼吸 8 ～ 10 次/分，不用交替进行。若患儿有心跳、脉搏而无自主呼吸，则每分钟给予 12 ～ 20 次的人工呼吸，无须胸外按压。人工呼吸时通气量只需使胸廓隆起即可，避免过度通气。

4. 建立和维持输液通道

静脉通道是给药和补充液体最重要的途径，在心肺复苏时应选择最大和最容易穿刺的静脉，并且在穿刺时注意不要中断复苏措施。有经验的急救人员可以在股静脉、颈内静脉、颈外静脉或锁骨下静脉（在年长儿）放置中心静脉导管，外周静脉（如头皮静脉、手足静脉）穿刺成功后也可以作为给药的途径。对于需要紧急给药输液的重度休克或心搏骤停患儿，若静脉途径不能迅速建立，应采用骨髓内途径，用骨髓刺穿针或标准 18 号针在胫骨粗隆内侧以下 1.0 ～ 1.5 cm 处进行穿刺，也可以在股骨远端、内踝和髂前上棘穿刺，骨髓穿刺成功后，拔出针芯，连接输液管道。对已经有气管插管的患儿，心肺复苏时可暂经气管内通道给予复苏药物如肾上腺素，但任何血管途径给药都比气管内给药更好。

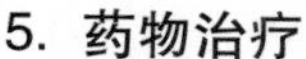

5. 药物治疗

药物治疗的主要作用包括抗心律失常、纠正休克、增加循环血容量、维持电解质和酸碱平衡等。

（1）肾上腺素。肾上腺素为心搏骤停的首选缩血管药。其 α 肾上腺素能受体效应使体循环血管收缩，提高冠状动脉和脑灌注压，增加心脑血流量，有利于自主循环恢复和保护脑功能。剂量是 0.01 mg/kg（1∶10 000 溶液 0.1 mL/kg，最大剂量 1 mg），静脉或骨髓腔内注射，每 3 ～ 5 分钟重复 1 次。若静脉通路未能及时建立，可通过气管导管使用肾上腺素，剂量为 0.1 mg/kg（1∶1 000 溶液 0.1 mL/kg，最大剂量 2.5 mg）。

（2）阿托品。阿托品为 M 型胆碱能受体拮抗剂，可阻断迷走神经对窦房结和房室结的作用，增加窦房结自主节律性，促进房室结传导。用于心室停顿及血流动力学不稳定的窦性、房性或交界性心动过缓。剂量为 0.02 mg/kg，静脉或骨髓腔内注射，每 5 分钟可重复 1 次。

（3）碳酸氢钠。心搏骤停后可出现混合性酸中毒，既有呼吸性因素，又有代谢性因素。较长时间心脏骤停患儿建立有效通气后可考虑使用碳酸氢钠，剂量为 1 mEq/kg，经静脉或骨髓腔给予。是否需要重复应用应根据血气分析的结果决定。

（4）胺碘酮。用于顽固性室颤和无脉性室速时，静脉/骨髓腔内推注 5 mg/kg；用于室上性心动过速时，剂量为 5 mg/kg，20 ～ 60 分钟，静脉输注，可重复，日最大剂量为 15 mg/kg。

（5）利多卡因。利多卡因用于复发性室性心动过速、室颤、频发性室性期前收缩，负荷剂量 1 mg/kg，维持剂量 20 ～ 50 μg/（kg · min）。

（6）葡萄糖。应进行床边快速血糖检测，若低血糖应立即给予葡萄糖。剂量为 10% 葡萄糖生理盐水溶液 0.5 ～ 1.0 g/kg，静脉注射。

（7）钙剂。不常规使用钙剂，仅在确诊低钙血症、高钾血症、高镁血症，以及钙通道阻滞剂过量使用时才给予钙剂。剂量：10% 葡萄糖酸钙 1 ～ 2 mL/kg，静脉滴注。

6. 电击除颤复律

体重小于 10 kg 的婴儿需用儿科电极板，10 kg 以上儿童可用直径为 8 ～ 10 cm 的成人电极板。建议儿童除颤的首次剂量为 2 J/kg，若室颤持续存在可增加至 4 J/kg。若除颤成功、节律恢复后又恶化变回室颤，这时使用药物（如胺碘酮、利多卡因）可以提高再次除颤的成功率并防止病情反复。

7. 其他治疗

对复苏效果不好的患儿，注意分析原因，纠正低血容量、低体温、低血氧、低血糖和张力性气胸等可逆性病因。对复苏后患儿出现的心律失常、低血压、颅内高压等应分别给予预防和处理，尤其要重视脑复苏和脑保护。对院内心脏骤停的患儿，有条件时可使用体外膜肺氧合（extracorporeal membrane oxygenation，ECMO）实施体外心肺复苏（extracorporeal cardiopulmonary resuscitation，ECPR）

[附] 儿童气管插管术

气管插管是儿童危重症救治中最常见、最紧急和最重要的临床操作技能之一，所有新生儿及儿童危重症专业的医师均必须掌握。

（一）气管插管的适应证

（1）上呼吸道梗阻。口鼻咽及喉部软组织损伤、异物、分泌物潴留引起的上呼吸道梗阻。

（2）气道保护机制受损。儿童呼吸心搏骤停、昏迷或需要麻醉的儿童，需要建立人工气道，防止误吸和分泌物潴留。

（3）实施机械通气。各种原因导致的严重呼吸衰竭，需要进行机械通气治疗时，应建立人工气道，实现患者与呼吸机的连接。

（4）呼吸系统疾病病因不明确时，通过气管插管进行气道内吸引或肺灌洗，帮助进行病因诊断和治疗。

（二）气管插管禁忌证

气管插管无绝对禁忌证。但患儿存在以下情况时，可能导致气管插管困难，应谨慎操作或选择其他方法建立人工气道。

（1）上呼吸道严重烧伤。

（2）口腔颌面外伤。

（3）喉、气管损伤。

（4）颈椎损伤。

（5）先天性颌面发育畸形，如小下颌综合征（Pierre Robin syndrome）。

（三）气管插管前评估

尽管紧急插管常只有很短的时间评估和准备，但选择性插管时应该对患者的临床状态、血管内容量水平、血流动力学和气道状况进行评估，气道评价包括口腔和声带暴露困难，可能甚至无法暴露有关的体格特征。这样的评估可以提示是否需要直接喉镜以外的备选技术手段（如纤支镜引导、手术气管切开），以及是否需要寻求更有经验的医生的帮助。

（四）插管所需器材

插管前需要准备好以下器材：手套、口罩、负压吸引器、适合年龄大小的复苏囊及面罩、喉镜柄及喉镜片（早产儿及新生儿选用 00 号或 0 号镜片，婴幼儿至大儿童选用 1、2、3 号镜片）、气管导管、管芯，供氧管、口腔通气管、合适大小的气管内吸痰管、Magill 插管钳、胶布、听诊器、呼气末二氧化碳检测仪、心电监护仪、急救药品。儿童气管导管型号选择可用如下方法推算：年龄 ÷ 4 + 4 = 插管型号。儿童的插管深度（cm） = 年龄/2 + 12。不同年龄儿童气管插管及吸痰管的选择与匹配见表 19 – 1。

表 19－1　不同年龄儿童气管插管及吸痰管的选择与匹配

年龄	气管插管内径/mm	吸痰管/Fr
早产儿	2.5	5
新生儿（＞2 500 g）	3.0	6
6 个月	3.5	8
18 个月	4.0	8
3 岁	4.5	10
5 岁	5.0	10
6 岁	5.5	10
8 岁	6.0	10
12 岁	6.5	10
16 岁	7.0	10

（五）插管前准备

（1）气管插管前，首先应准备好必需的器材并对器材进行检查，确保其处于正常使用状态。

（2）熟练的插管者，并有至少 1 名助手配合。

（3）把导管管芯插入气管导管，保持导管正常的曲度，切勿使管芯的末端露出导管，经鼻插管无须放置管芯。

（4）准备好吸痰器以备用。

（5）若非紧急插管，患儿连接好心电、血氧饱和度监护仪，开放静脉通道，留置胃管，抽出胃内容物，避免胃内容物反流引起误吸。

（6）无禁忌证时，患儿仰卧，把小枕头或折叠的毛巾置于患儿枕部使其呈吸气位，头后仰，颈部处于过伸位，使口腔、咽部、喉部成一直线，让声门充分暴露（图 19－10）。

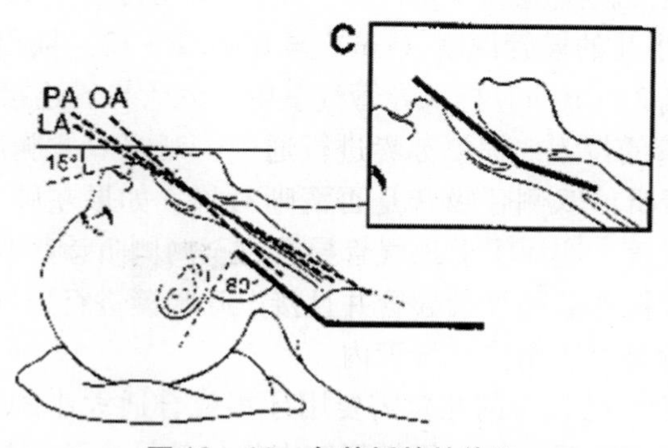

图 19－10　气管插管的体位

(7) 插管前，用面罩球囊辅助通气，让患儿吸入纯氧，提高缺氧耐受性。

(8) 药物准备。根据患儿的情况适当通过静脉给予抗胆碱类、镇静、镇痛和肌松药。

(六) 气管插管方法及步骤

常用气管插管方法包括经口气管插管、经鼻气管插管和经纤维支气管镜插管。

1. 经口气管插管

(1) 插入喉镜暴露声门。术者站在患儿头端，调整身体位置，双眼与患儿保持足够距离以便双目直视。左手握住喉镜，右手使患者口腔张开，把喉镜镜片插入患者右舌方。逐渐移动镜片到口中央，把舌压到左侧，缓慢插入镜片定位到会厌。如果用的是弯型镜片，则要把它放到会厌谷，即舌跟和会厌之间；如果用的是直型镜片，则要把它放到会厌下方。正确摆放镜片的位置后，喉镜向前上提 45°，就可以看到声带，以及暴露呈倒“V”形的声门（图 19－11、图 19－12）。

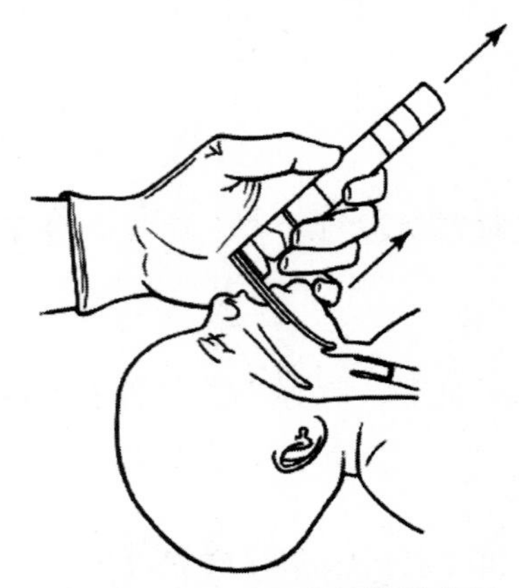

图 19－11 插入喉镜暴露声门

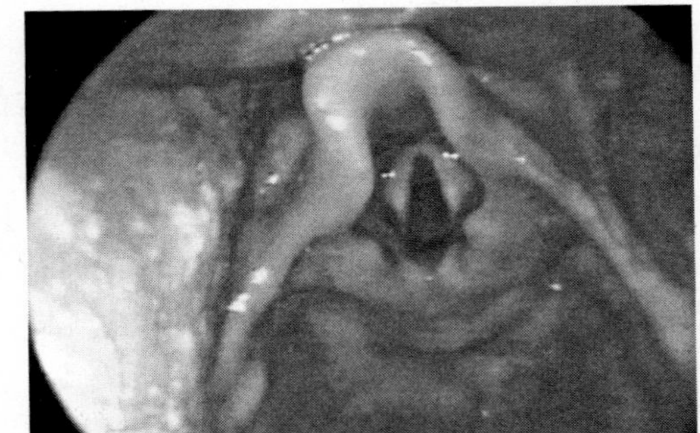

图 19－12 声门

(2) 插入气管导管，调整导管深度。右手握住已套入管芯的气管导管，维持声带视野，插入气管导管，通过声门进入气管直到气管导管的声门线或气囊，位于声门下方。一般插管深度：足月新生儿为 9 cm，0 ～ 1 岁婴儿为 9 ～ 10 cm，1 ～ 2 岁幼儿为 10 ～ 12 cm，2 岁以上小儿的插管深度（cm）＝年龄/2＋12。抽出管芯，根据导管型号不同，用注射器抽空气 2 ～ 10 mL 打入导管气囊中，气管导管连接复苏囊。

(3) 确定气管导管的位置。捏复苏囊进行通气，观察双侧胸廓呼吸运动是否对称，同时用听诊器放腋中线听诊双侧呼吸音是否清晰对称。如果左肺在插管后呼吸音降低，那么可能插入右主支气管，应缓慢退出气管导管直至两侧听诊呼吸音对称。有条件者可以连接呼吸末二氧化碳探测器与气管导管并且接上呼吸囊进行通气，观察呼出气二氧化碳波形，帮助判断导管是否正确位于气管内。

(4) 固定气管导管。已长牙的儿童需要用牙垫或合适大小的口腔通气管置入口腔，避免牙齿咬住气管导管而阻碍通气。用蝶形胶布把气管导管及牙垫或口腔通气管固定在面颊及下颌部。

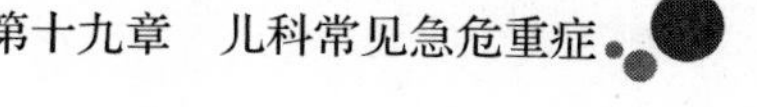

（5）拍摄 X 线胸片，进一步调整导管位置。使气管导管末端在气管隆嵴上方第一胸椎下缘至第三胸椎上缘之间较为合适。

2．经鼻气管插管

（1）插管前先用麻黄素滴鼻液滴鼻，使鼻黏膜血管收缩，减少鼻出血，还可湿润鼻腔。

（2）经鼻插管时气管导管型号选择比经口的小 0.5 号，而且无须放置管芯。

（3）用生理盐水湿润气管导管后，术者站在患儿头端，把导管插入鼻腔，并轻柔地往内下方推送导管直到咽部。

（4）同经口插管方法插入喉镜及暴露声门，此时在咽部应可以看到气管导管，右手拿麦氏（Magill）插管钳夹住气管导管距末端 2 ～ 3 cm 处，通过插管钳把气管导管送入声门，松开插管钳，继续推送气管导管直到气管导管的声门线或气囊位于声门下方。退出喉镜，用注射器抽空气 2 ～ 10 mL 打入导管气囊中，把气管导管连接复苏囊。

（5）确定气管导管的位置合适后用蝶形胶布把气管导管固定在上颌及颏面部。

（6）拍摄胸部 X 线片，进一步调整导管位置。

经鼻和经口气管插管的比较见表 19 – 2。

表 19 – 2　经鼻和经口气管插管的比较

	经口	经鼻
优点	（1）插入容易，适于急救场合； （2）相对管腔大，吸痰容易	（1）易耐受，留置时间长； （2）易固定； （3）便于口腔护理
缺点	（1）容易移位，脱管； （2）长期耐受性差； （3）口腔护理不便	（1）不易迅速插入，不适于紧急抢救插管； （2）管腔相对细，路径弯曲，不易吸痰； （3）易产生鼻腔损伤及感染

3．经纤维支气管镜插管

当已知或怀疑颈椎病变、头颈部占位、先天或后天性咽部狭窄畸形、口腔严重创伤等，预计存在困难插管时，可通过纤维支气管镜辅助进行气管插管。

（七）气管插管注意事项

（1）插管期间要密切监测血氧饱和度、心率。

（2）每次插管操作不应超过 30 ～ 40 秒。如果一次操作不成功，血氧饱和度低于 90%，应立即予面罩复苏囊人工正压给氧通气，待血氧饱和度上升后再重复上述插管步骤。

（3）插管动作应规范轻柔，避免粗暴插管。喉镜不要冲撞上门齿，以免发生口腔黏膜损伤出血、牙齿脱落、喉头水肿等并发症。

（4）避免导管误插入食管，必要时插管前放置胃管，吸尽胃内容物，避免误吸。

（麦友刚）

第二节　急性呼吸衰竭

呼吸衰竭是由呼吸系统原发或继发的病变引起通气和换气功能严重障碍，机体不能维持足够的气体交换，导致严重的缺氧或合并二氧化碳潴留，由此产生一系列生理功能和代谢紊乱的一种临床综合征。儿童一般以在正常大气压下，血气分析中动脉血氧分压（PaO_2）小于60 mmHg（8.0 kPa），和（或）动脉二氧化碳分压（$PaCO_2$）大于50 mmHg（6.5 kPa）作为儿童呼吸衰竭的诊断标准。呼吸衰竭是儿童临床常见的重症和急症，其发病率和病死率均较高，也是新生儿和婴幼儿的第一位死亡原因。

一、病因

呼吸衰竭的病因分为呼吸道梗阻、肺实质病变和呼吸泵异常三大类。

（一）呼吸道梗阻

喉气管支气管炎、急性喉炎、急性会厌炎、气道异物、先天性气道狭窄软化、咽后壁脓肿、毛细支气管炎、哮喘、严重肺部感染时产生的分泌物或坏死物阻塞细支气管均可导致呼吸道梗阻。

（二）肺实质病变

肺实质病变包括各种肺部感染、肺出血、肺水肿、吸入性肺炎、间质性肺病变、新生儿呼吸窘迫综合征（neonatal respiritory distress syndrome，NRDS）、急性呼吸窘迫综合征（ARDS）。

（三）呼吸泵异常

呼吸泵异常包括从中枢、脊髓到呼吸肌和胸廓各部位的病变。例如，脑炎、脑膜炎、颅脑出血、破伤风、急性感染性多发性神经炎、进行性肌营养不良、张力性气胸、血胸、胸膜炎。

由呼吸道及肺、胸廓病变引起的呼吸衰竭常称为周围性呼吸衰竭，而由中枢神经系统异常导致的呼吸衰竭称为中枢性呼吸衰竭。

二、病理生理

呼吸衰竭的发病机理主要是通气功能障碍和（或）换气功能障碍。

（一）通气功能障碍

通气功能障碍即肺泡与外界气体交换功能有障碍，包括吸气时肺泡扩张受限的限制性通气障碍及各种原因引起气道阻力增加的阻塞性通气障碍。前者多见于呼吸泵异常的各种疾病，后者多见于引起呼吸道梗阻的各种疾病。通气功能障碍导致的主要结果是$PaCO_2$升高，伴有不同程度低氧血症。

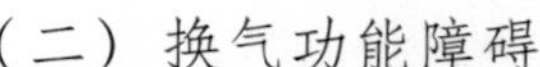

（二）换气功能障碍

换气功能障碍指肺泡内气体与流经肺泡的血液内气体的交换发生障碍。换气功能障碍导致的主要结果是 PaO_2降低。

（1）通气/血流（V/Q）比失衡。正常生理状态下，V/Q 为0.8。V/Q 增加，见于无效通气增加，即肺泡有通气，而血流不足，常见于肺栓塞、肺气肿。V/Q 下降，见于肺泡通气不足而血流正常，多见于局部通气异常（如肺不张、隔离肺等）。

（2）弥散功能障碍。指肺泡的氧通过肺泡毛细血管膜进行弥散时存在异常。弥散面积减少（如肺炎、肺不张）或肺泡毛细血管膜增厚均可导致弥散障碍。由于二氧化碳的弥散能力明显高于氧的弥散能力，因此，弥散功能障碍导致 PaO_2的降低更加明显。

（3）肺内解剖分流增加。生理情况下肺内存在少量右向左分流，占心排血量的2%～3%，即生理性解剖分流。当广泛肺不张、肺实变等导致病变肺泡无通气，而血流灌注仍良好时，流经该部分肺泡的静脉血不能进行气体交换，相当于解剖分流的增加。

三、临床表现

除原发病的临床表现外，主要是缺氧和二氧化碳潴留引起的多脏器功能紊乱。

（一）原发病临床表现

因原发病的不同而各异。

（二）呼吸系统的临床表现

周围性呼吸衰竭早期表现为呼吸困难及呼吸浅促、呼吸呻吟，之后出现呼吸缓慢无力，病情继续发展，出现中枢性呼吸衰竭，表现为呼吸节律不整，出现潮式呼吸、叹息样呼吸，直至呼吸停止。

（三）低氧血症临床表现

（1）发绀。婴幼儿以口周、甲周发绀明显，面色苍白，血氧饱和度一般小于80%。

（2）神经系统。早期烦躁、哭闹不安，之后出现精神疲乏、意识模糊，甚至昏迷、抽搐。

（3）循环系统。开始心率增快、心排血量增加、血压升高，之后心率减慢、心音低钝、血压下降、心律失常。

（4）消化系统。可出现胃纳差、腹胀、消化道出血、肝功能受损。

（5）肾脏。尿少或无尿、蛋白尿，严重缺氧可引起肾小管坏死导致肾功能衰竭。

（四）高碳酸血症临床表现

二氧化碳潴留的常见症状有多汗、烦躁、意识障碍、心率增快、血压上升、体表毛细血管扩张、皮肤潮红、肌肉震颤、球结膜充血、视神经水肿，乃至脑疝。

（五）水、电解质紊乱

缺氧会影响细胞膜泵功能，二氧化碳潴留导致呼吸性酸中毒及代偿性高碳酸血症，血钾多偏高，部分有低钠血症、低氯血症、水潴留。

四、诊断

根据存在引起儿童急性呼吸衰竭的病因、临床表现、动脉血气分析的结果可做出诊断，并明确其临床分型。

（1）Ⅰ型呼吸衰竭。$PaO_2 < 60$ mmHg（8.0 kPa），$PaCO_2$正常或降低，主要因肺实质病变引起的换气功能不足。

（2）Ⅱ型呼吸衰竭。$PaCO_2 > 50$ mmHg（6.5 kPa），同时有不同程度的低氧血症。主要因呼吸泵功能及气道梗阻引起的肺泡通气功能不足。

在小儿，许多急性呼吸衰竭常是两种类型混合存在。

五、治疗

呼吸衰竭治疗的目的在于改善呼吸功能，维持血气接近正常，争取时间渡过危机，以利于更好地对原发病进行治疗。治疗的基本原则是改善肺部氧合、纠正缺氧及促进二氧化碳的排出。早期轻症患者应用一般的内科治疗即可，危重者需要及时进行呼吸支持及机械通气，极少部分特别严重者甚至需要使用体外膜肺氧合进行治疗。

（一）一般治疗

（1）安置患儿于舒适体位，适当湿化、雾化，及时拍背、排痰，清除气道分泌物，保持呼吸道通畅。

（2）维持循环、大脑、肾脏等器官的功能稳定。

（3）维持液体和电解质和酸碱平衡，保证合适营养供给。

（二）原发病的治疗

应及时合理治疗引起呼吸衰竭的原发疾病。对于肺部感染，选用合适的抗感染治疗；对于哮喘持续状态，应用抗炎、解除气道痉挛等措施；对于气道异物，应及时清除气道异物，解除气道梗阻等。

（三）氧疗和呼吸支持治疗

（1）对于轻度气促、低氧血症的患儿，应早期给予吸氧，选择低或高流量鼻导管吸氧、面罩或头罩吸氧等方式。

（2）对于出现明显气促、呼吸困难、严重低氧血症或伴高碳酸血症的患儿，应及时给予无创或有创正压通气治疗。

A. 无创通气（noninvasive ventilation，NIV）。指通过鼻塞或面罩而不需要建立人工气道（气管插管或气管切开）进行的机械通气。由于鼻塞或面罩难以完全密闭，患儿哭闹张口时气体外泄，无创通气呼吸支持的压力较低，一般应用于存在自主呼吸、轻度呼吸困难、低氧血症及高碳酸血症未达危重阶段的患儿。儿童常用的 NIV 模式有：① 持续气道正压通气（continuous positive airway pressure，CPAP），在整个呼吸周期中，给气道维持一定的正压状态。② 双水平气道正压通气（bi-level positive airway pressure，BiPAP），在呼吸周期中，吸气相及呼气相提供 2 个不同水平的压力支持，使患者吸气时消耗的呼吸功更少，呼气时小气道及肺泡保持更好的开放状态。

B. 有创通气（invasive ventilation，IV）。指通过气管插管或气管切开建立人工气道，并连接呼吸机进行的机械通气。由于通气管道直达气管，并有充气囊封闭导管与气管之间的间隙，保证呼吸机按预设的压力或容量输送气体到达肺部，达到较好的通气效果，也有利于下呼吸道分泌物的清除。但气管插管属有创通气，容易使肺部发生与呼吸机相关的压力、容量损伤及感染。有创通气常用于各种危重的中枢性或周围性呼吸衰竭的患者。儿童经常使用的有创通气模式有常规通气频率的辅助/控制性通气（assist/control ventilation，A/C V）、同步间歇指令通气（synchronized intermittent mandatory ventilation，SIMV）、压力支持通气（pressure support ventilation，PSV）及通气频率为正常呼吸频率4倍以上但每次通气量明显少于生理潮气量的高频振荡通气（high frequency oscillatory ventilation，HFOV）等。

（3）体外膜肺氧合（ECMO）。ECMO的治疗原理就是将静脉血通过离心泵或滚轴泵从体内引流到体外，经人工膜肺氧合并排除二氧化碳后，再将氧合血灌注入体内，以维持机体各器官的供血和供氧，为严重的心肺功能衰竭患者提供较长时间心肺支持，使心肺得以充分的休息，为下一步治疗和恢复赢得宝贵的时间窗口。根据血液引流和膜肺氧合血回输体内的血管类型，ECMO分为两种类型：① V-V ECMO。将静脉血引出经氧合器氧合并排除二氧化碳后泵入另一静脉，仅支持肺脏功能，用于严重呼吸衰竭而心脏功能尚好的患儿。② V-A ECMO。将静脉血引出经氧合器氧合并排除二氧化碳后泵入动脉，可同时支持心脏和肺脏功能。

（麦友刚）

第三节　儿童休克

休克是指由多种强烈的致病因素作用于机体引起的急性循环功能衰竭，以生命器官缺血缺氧或组织缺氧及营养物质利用障碍的病理生理过程为特征，以微循环灌注不足和细胞功能代谢障碍为主要表现的临床综合征，是儿童常见的重症。

一、休克的分型

休克有多种分类方法，按病因分类儿童休克分为：①低血容量性休克，主要包括腹泻、严重呕吐、出血、创伤、烧伤等因体液丢失引起的休克。②分布性休克，主要包括脓毒性、神经源性、过敏性休克。③心源性休克，主要病因为急性心肌炎、先天性心脏病、心律失常，在前负荷正常状态下心脏泵功能减弱或衰竭引起的心排血量减少。④梗阻性休克，主要因心包填塞、张力性气胸引起心脏内外流出道梗阻所致的心排血量减少。多数休克病例非单一因素所致，常为多种因素同时存在。例如，感染导致的脓毒性休克，既存在微血管舒张及收缩异常的分布性因素，也存在毒素引起心脏功能受损的心源性因素或体液丢失的低容量性因素。脓毒性休克是儿童休克中最常见、发病机制最复杂、病情变化最凶险、死亡率最高的一类休克。本节主要介绍儿童脓毒性休克。

二、儿童脓毒性休克

脓毒性休克（septic shock）是指由严重感染导致的循环功能障碍，包括低血压或需要应用血管活性药物才能维持血压及微循环的损伤。感染（infection）是指病原微生物侵入体内，引起机体的炎症反应，出现体温、呼吸、心跳异常，白细胞计数改变，C 反应蛋白升高，降钙素原升高等表现。脓毒症（sepsis）是宿主对感染的反应失调，产生危及生命的器官功能损害。目前，序贯性器官衰竭评分（Sequential Organ Failure Assessment，SOFA）2 分或以上说明存在器官障碍（表 19－3）。

表 19－3　成人序贯性器官衰竭评分系统（SOFA）

系统	指标	评分				
		0	1	2	3	4
呼吸	$PaO_2/PaCO_2$ /mmHg（kPa）	≥400（53.3）	<400（53.3）	<300（40）	<200（26.7）并需要呼吸支持	<100（13.3）并需要呼吸支持
凝血	血小板/（$\times 10^3\ \mu L^{-1}$）	≥150	<150	<100	<50	<20
肝脏	胆红素/（mg/dL）（μmol/L）	<1.2（20）	1.2～1.9（20～32）	2.0～5.0（33～101）	6.0～11.9（102～204）	>12.0（204）
	心血管	MAP≥70 mmHg	MAP<70 mmHg	多巴胺水平<5.0 或多巴酚丁胺（任何剂量）[a]	多巴胺水平 5.0～15.0 或肾上腺素水平≤0.1 或去甲肾上腺素水平≤0.1[a]	多巴胺水平>15.0 或肾上腺素水平>0.1 或去甲肾上腺素>0.1[a]
中枢神经系统	Glasgow 评分[b]	15	13～14	10～12	6～9	<6
肾脏	肌酐/（mg/dL）（μmol/L）	<1.2（110）	1.2～1.9（110～170）	2.0～3.4（171～299）	3.5～4.9（300～440）	>5.0（440）
	尿量/（mL/d）	—	—	—	<500	<200

注：目前未有儿童评分标准。a：儿茶酚胺类药物剂量单位为 μg/（kg · min），至少维持 1 h；b：Glasgow 评分为 3～15 分，评分越高神经功能越好。

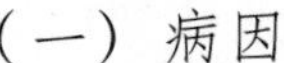

（一）病因

多种病原微生物的感染均可导致脓毒性休克，其中以革兰氏阴性细菌所致最多见，因革兰氏阴性细菌能分泌内毒素，故极易引起内毒素休克。革兰氏阳性细菌、病毒、真菌、支原体严重感染亦能引起脓毒性休克。引起新生儿脓毒性休克常见病原体为肠道革兰氏阴性菌、B组链球菌、葡萄球菌、肠道病毒感染等；婴儿6个月后因从母亲获得的免疫保护减弱，可因肺炎球菌、痢疾杆菌、脑膜炎奈瑟菌、葡萄球菌引起脓毒性休克。原发或继发免疫缺陷的患儿，应用免疫抑制药物、抗肿瘤药物、危重症病房中心静脉置管的患儿发生感染的机会更多，更容易出现脓毒性休克。

（二）发病机制

机体受感染后，病原微生物产生的毒素可释放入血或直接作用于单核巨噬细胞、中性粒细胞、内皮细胞等多种效应细胞，炎症细胞释放大量的炎症因子（TNF-α、IL-1、IL-6、IL-8、IL-11、IL-12）和炎症介质（血栓素、白三烯、血小板活化因子、前列腺素、补体等），造成全身剧烈的炎症反应。机体免疫反应是一种双相调节的免疫反应，炎症反应一旦启动，代偿性抗炎症反应也被激活来调节炎症反应，包括抗炎介质IL-4、IL-10、IL-13、糖皮质激素、转化生长因子等，抗炎介质大量释放使细胞炎症反应刺激性降低，持续性免疫抑制又会增加继发感染的发生，导致感染的进一步加重。致炎介质与抗炎介质之间不能保持平衡，致炎介质大量释放，产生过度炎症反应，造成宿主自身免疫损伤，出现微循环、凝血、纤溶系统功能异常，神经-体液失调，细胞代谢障碍，导致细胞功能损害，最后产生多器官功能障碍综合征（multiple organ dysfunction syndrome，MODS），甚至死亡。

1．微循环障碍

根据微循环改变的特点，一般将休克病程分为代偿期、失代偿期和难治期三期。

（1）休克代偿期。休克动因的刺激使机体儿茶酚胺、血管紧张素、加压素、血栓烷A2等体液因子大量释放，微循环末梢细小动脉、微动脉、毛细血管前括约肌、微静脉持续痉挛，使毛细血管前阻力增加。此时患儿血压大致正常或可出现升高，但脉压差减小。

（2）休克失代偿期。随着休克的进展，小血管持续收缩，组织明显缺氧，引起代谢性酸中毒，微动脉和毛细血管前括约肌舒张，而微静脉和毛细血管后括约肌仍呈持续收缩状态，大量血液进入毛细血管网，造成微循环淤血，微血管周围肥大细胞释放组胺，致毛细血管通透性增加，大量血浆外渗，造成循环血量锐减，回心血量及心排血量明显减少，血压下降，组织细胞缺氧及器官受损加重。

（3）休克难治期。体液外渗加剧血液浓缩和黏滞度增高，血管内皮损伤后使内皮下胶原暴露，血小板聚集，促发内凝及外凝系统，在微血管形成广泛的微血栓，以及大量凝血因子的消耗而出现DIC，使重要脏器发生严重损害甚至器官功能衰竭，成为难治性休克。

2．细胞损伤和代谢改变

（1）细胞损害。休克时组织细胞缺氧、酸中毒，使细胞膜离子泵功能障碍，膜离子运输功能紊乱，导致细胞肿胀，加重微循环障碍。细胞膜磷脂微环境的变化使细胞膜流动性下降，细胞膜上相关受体蛋白的功能受损，受体的浓度和亲和力发生变化。如糖皮质激素受体、肾上腺能受体、胰岛素受体均发现有下调反应。线粒体肿胀，线粒体内膜通透性增加，线粒体 ATP 酶活性下降，线粒体电子传递链功能损害，ATP 合成减少，进一步影响细胞功能。细胞缺氧使溶酶体中的蛋白溶解酶释放，造成细胞自溶，心肌抑制因子的生成增加，进入血液循环加重循环紊乱。

（2）代谢紊乱。休克时微循环障碍、氧供减少、儿茶酚胺释放增加，糖酵解加强、脂肪和蛋白分解增加，ATP 产生减少，使 Na^+-K^+ 泵运转障碍，致细胞水肿，出现高钾血症、乳酸增高、代谢性酸中毒、低钙血症、高血糖，游离脂肪酸、酮体增多，尿素氮增高。

（三）临床表现

脓毒性休克的本质是循环功能不能满足机体代谢的需要，其临床表现除有原发病的临床表现和感染中毒症状外，主要反映各组织器官氧的输送不足和循环系统的代偿反应状况。

（1）精神意识改变。患儿可因高热、低血压使脑细胞缺氧缺血而出现精神意识改变，早期表现为烦躁不安或精神萎靡、表情淡漠。晚期出现意识模糊、嗜睡，甚至昏迷和惊厥。

（2）心率加快、脉搏减弱。休克时有效循环血量减少，回心血量下降，每搏心排血量减少，心率代偿性加快，心音低钝，外周动脉搏动细弱。

（3）皮肤、四肢循环不良。患儿面色苍白或苍灰，皮肤湿冷，呈大理石样花纹，肢端凉，唇及指（趾）轻度发绀，毛细血管再充盈时间（capillary refill time，CRT）延长大于 3 秒，肛指温差加大。少数患儿休克早期可表现为面色暗红、四肢温暖、皮肤干燥。

（4）呼吸频率和节律改变。休克早期患儿呼吸多深而快，随着休克后肺损伤，肺泡炎症渗出，出现三凹征，肺部可闻及啰音等急性呼吸窘迫表现。伴发脑水肿时，出现中枢性呼吸衰竭，表现为呼吸节律及幅度的异常。

（5）尿量减少及无尿。休克时有效循环血流不足，肾血流量明显减少及缺氧缺血后肾小管坏死，因而出现少尿、无尿，低比重尿。

（6）血压改变。休克早期血压可正常，但脉压差减小。若血压降低则提示休克进入失代偿期。

（四）诊断

1. 脓毒性休克诊断

脓毒性休克是指严重感染导致的循环功能障碍。根据 2015 年国内制定的《儿童脓毒性休克（感染性休克）诊治专家共识（2015 版）》中推荐的诊断标准，脓毒症患儿出现组织灌注不足和心血管功能障碍即可诊断为脓毒性休克，表现为：

（1）低血压。血压小于该年龄组第 5 百分位，或收缩压小于该年龄组正常值 2 个标准差以下。

（2）需要用血管活性药物才能将血压维持在正常范围［多巴胺 $>5\ \mu g/(kg \cdot min)$］或任何剂量的多巴酚丁胺、去甲肾上腺素、肾上腺素。

（3）具备下列组织低灌注表现中的 3 条及以上：

A. 心率、脉搏变化：外周动脉搏动细弱，心率、脉搏增快（表 19－4）。

B. 皮肤改变：面色苍白或苍灰，湿冷，大理石样花纹。少数小儿早期休克可表现为四肢温暖、皮肤干燥。

C. CRT 延长（＞3 秒）（需除外环境温度影响）。

D. 意识改变：早期烦躁不安或萎靡，表情淡漠。晚期意识模糊，甚至昏迷、惊厥。

E. 液体复苏后尿量仍小于 0.5 mL/（kg·h），持续至少 2 小时。

F. 乳酸性酸中毒（除外其他缺血缺氧及代谢因素等），动脉血乳酸大于 2 mmol/L。

2. 脓毒性休克分期

（1）代偿期。儿童脓毒性休克的诊断不一定具备低血压。当患儿感染后出现上述 3 条或以上组织低灌注表现，此时如果血压正常则诊断为脓毒性休克代偿期。

（2）失代偿期。代偿期灌注不足表现加重伴血压下降，则进展为失代偿期。不同年龄低血压标准见表 19－5。

表 19－4　各年龄组儿童心率变量

年龄组	心率/（次/分）	
	心动过速	心动过缓
≤1 周	>180	<100
>1 周～1 个月	>180	<100
>1 个月～1 岁	>180	<90
>1～6 岁	>140	<60
>6～12 岁	>130	<60
>12～18 岁	>110	<60

表 19－5　不同年龄低血压标准

年龄	收缩压/mmHg
≤1 个月	<60
2 个月～1 岁	<70
1～9 岁	<70＋（2×岁）
≥10 岁	<90

注：取第 5 百分位；1 mmHg＝0.133 kPa。

（五）鉴别诊断

1. 低血容量性休克

低血容量性休克的基本机制为循环容量的丢失，如严重呕吐、腹泻、急性大出血、内脏破裂出血、烧伤、利尿等原因，使循环容量转移到体外，导致有效循环血量减少、中心静脉压降低、回心血量减少、心排血量下降。临床表现为严重脱水征象，胸部X线示心影常缩小。及时给予容量复苏后恢复较快。

2. 心源性休克

心源性休克的基本机制为泵功能衰竭，多见于心肌炎、严重心律失常、心包填塞及先天性心脏病患儿。由于心脏泵功能衰竭而导致心排血量下降，引起循环灌注不良，组织细胞缺血缺氧。临床上多无脱水征，但循环灌注差，心音低钝，脉搏减弱，肝大，胸部X线示心影增大，可有肺水肿征象。

3. 过敏性休克

过敏性休克因机体对某些物质产生强烈全身过敏反应所致。患儿多有明确的过敏原接触史，症状发生迅速，可有皮肤荨麻疹、红斑或血管神经性水肿等表现。

（六）治疗

尽早诊断并积极抢救是治疗儿童脓毒性休克的关键。因此，对表现为急性不适的患儿应实施系统筛查，及时发现儿童循环灌注不良的征象，积极给予心肺功能等各方面的支持，在最短时间内逆转休克，并开始多脏器功能障碍的防治。有条件时应转入PICU进行救治。

1. 液体复苏

通过液体复苏达到最佳心脏容量负荷。液体复苏时血管通路的建立尤为重要，应在诊断休克后尽早建立2条静脉通路，如果外周血管通路难以快速获得，尽快进行骨髓腔通路的建立，条件允许应放置中心静脉导管。脓毒性休克初期复苏治疗的目标在第1个6小时内达到：CRT≤2S，血压正常（同等年龄），脉搏正常且外周和中央搏动无差异，肢端温暖，尿量1 mL/（kg·h），意识状态正常。如果有条件，则进一步监测如下指标并使指标达到：中心静脉压（central venous pressure，CVP）8～12 mmHg（1 mmHg = 0.133 kPa），中心静脉血氧饱和度（$ScvO_2$）≥70%，心脏指数（cardiac index，CI）3.3～6.0 L/（$min \cdot m^2$），初始液体复苏时血乳酸增高者复查血乳酸至正常水平，血糖和离子钙浓度维持正常。

（1）第1小时快速输液。复苏液体首选等渗晶体液（常用0.9%氯化钠）20 mL/kg（若体重超重患儿，按理想体重计算），5～10分钟静脉输注。然后评估体循环灌注改善情况（意识、心率、脉搏、CRT、尿量、血压等）。若循环灌注改善不明显，则再予第2、第3次液体，可按10～20 mL/kg，并适当减慢输注速度，1小时内液体总量可达40～60 mL/kg。若仍无效或存在毛细血管渗漏或低蛋白血症可给予等量5%白蛋白。接近成人体重的患儿液体复苏量为：每次等渗晶体液500～1 000 mL或5%白蛋白300～500 mL，30分钟内输入。液体复苏期间严密监测患儿对容量的反应性，若出现肝大和肺部啰音（容量负荷过度）则停止液体复苏并利尿。也可采用被动抬腿试验评估患儿的容量反应。第1小时液体复苏不用含糖液，血糖应控制在正常范围，若有低血糖可用葡萄糖0.5～1 g/kg纠正；当血糖大于11.1 mmol/L（200 mg/dL）时，可用胰岛素0.05 U/（kg·h）静脉滴注。

（2）继续和维持输液。由于血液重新分配及毛细血管渗漏等，脓毒性休克的液体丢失和持续低血容量可能要持续数日，因此要继续和维持输液。继续输液可用 1/2 ～2/3 张液体，根据血电解质测定结果进行调整，6 ～ 8 小时内输液速度为 5 mL/（kg · h）。维持输液用 1/3 张液体，24 小时内输液速度 2 ～ 4 mL/（kg · h），24 小时后根据情况进行调整。在保证通气前提下，根据血气分析结果给予碳酸氢钠，使 pH >7. 15 即可。继续及维持输液阶段也要动态观察循环状态，评估液体量是否恰当，随时调整输液方案。若红细胞压积小于 30% 伴血流动力学不稳定，应酌情输红细胞悬液，使血红蛋白维持 100 g/L 以上。

2. 血管活性药物的应用

经液体复苏后仍然存在低血压和低灌注者，需要考虑应用血管活性药物提高和维持组织灌注压，改善氧输送。常用的血管活性药物如下：

（1）去甲肾上腺素。去甲肾上腺素作用在 α_1、β_1受体，具有较强的血管收缩及正性肌力作用，脓毒性休克时首选去甲肾上腺素，输注剂量 0. 05 ～ 1. 00 μg/（kg · min）。

（2）肾上腺素。肾上腺素作用在 α_1、β_1、β_2受体，具有较强的血管收缩作用，对心脏正性肌力作用大于去甲肾上腺素，输注剂量 0. 05 ～ 1. 00 μg/（kg · min）。

（3）多巴胺。多巴胺对心血管作用与剂量相关，中剂量［5 ～ 9 μg/（kg · min）］增加心肌收缩力，用于心排血量降低者。大剂量［10 ～ 20 μg/（kg · min）］使血管收缩压增加，最大不宜超过 20 μg/（kg · min）。

（4）多巴酚丁胺。多巴酚丁胺有正性肌力作用，用于心排血量降低者，剂量 5 ～ 20 μg/（kg · min）。

（5）米力农。米力农属磷酸二酯酶抑制剂，具有增加心肌收缩力和扩血管作用，可先予负荷量 25 μg/kg（静脉注射，大于 10 分钟），然后予维持量 0. 25 ～ 0. 75 μg/（kg · min）静脉输注。

（6）硝普钠。当血流动力学监测提示心排血量降低、外周血管阻力增加、血压尚正常时可给予正性肌力药物加用扩血管药物，以降低心室后负荷，有利于心室射血和心排血量增加。一般使用短效制剂，如硝普钠 0. 5 ～ 8. 0 μg/（kg · min），应从小剂量开始，避光使用。

血管活性药物剂量存在个体差异，需根据每个患儿对药物的反应逐渐调整输注速度，使血流动力学指标达治疗目标，病情改善后逐渐减量，切勿突然停药。血管活性药物输注应通过中心静脉通路或骨髓腔通路，未获得中心静脉通路前可采用外周静脉输注，避免为获得中心静脉通路而延迟血管活性药物的应用。

3. 控制感染和清除病灶

诊断脓毒性休克后的 1 小时内应静脉使用有效抗微生物制剂。需要依据流行病学和地方病原流行特点，选择覆盖所有疑似病原微生物的经验性药物治疗。尽可能在应用抗生素前获取血培养（外周、中央或深静脉置管处各 1 份）或其他感染源（如尿、脑脊液、呼吸道分泌物、伤口、其他体液等）培养，积极寻找感染源，尽快确定和去除感染灶，如采取清创术、引流、冲洗、修补、去除感染装置等措施。

4. 肾上腺皮质激素的应用

对液体复苏无效、儿茶酚胺（肾上腺素或去甲肾上腺素）抵抗型休克，或有暴发性紫癜、因慢性病接受肾上腺皮质激素治疗、垂体或肾上腺功能异常的脓毒性休克患儿应及时应用肾上腺皮质激素替代治疗，可用氢化可的松，应急剂量 50 mg/（m^2・d），维持剂量 3～5 mg/（kg・d），也可应用甲泼尼龙 1～2 mg/（kg・d），分 2～3 次给予。一旦升压药停止应用，肾上腺皮质激素应逐渐撤离。对无休克的脓毒症患儿或经足够液体复苏和升压药治疗后血流动力学稳定的脓毒性休克患儿，无须肾上腺皮质激素治疗。

5. 其他治疗

（1）确保气道畅通，保证有效的通气和氧合。对神志不清的患儿，应注意保持其头部位置，注意吸痰，保持患儿气道通畅。所有休克患儿均应给予供氧，可采用高流量鼻导管供氧或面罩氧疗。若鼻导管或面罩氧疗无效，则予以无创正压通气或尽早气管插管机械通气。对实施气管插管机械通气的患儿应采用肺保护性通气策略，以减轻肺损伤。

（2）纠正凝血障碍。凝血障碍存在于脓毒性休克的整个过程，应早期发现、及时治疗，早期可给予小剂量肝素 5～10 U/kg 皮下或静注，每 6 小时 1 次。若已明确有 DIC 时，则按 DIC 常规治疗。

（3）营养支持。对能耐受肠道喂养的严重脓毒症患儿及时给予肠内营养支持，若不耐受可予以肠外营养。

（4）丙种球蛋白。对严重脓毒症患儿可静脉输注丙种球蛋白。

（5）镇痛、镇静。对脓毒性休克机械通气患儿应给予适当镇痛镇静治疗，可降低氧耗且有利于器官功能保护。

（6）血液净化。脓毒性休克常因组织低灌注导致急性肾损伤或急性肾功能衰竭。对严重肾功能衰竭、持续高热等炎症反应剧烈、严重酸中毒及电解质紊乱、严重液体超负荷、常规治疗效果不佳的患儿，可使用血液净化治疗，包括血浆置换及持续肾脏替代治疗（continuous renal replacement therapy，CRRT）。

（7）体外膜肺治疗。对其他治疗无效的难治性休克，可使用动－静脉体外膜肺（vein-artery extracorporeal membrane oxygenation，V-A ECMO）作为脓毒性休克的挽救性治疗。

（麦友刚）

参 考 文 献

［1］曹雪涛. 医学免疫学［M］. 6 版. 北京：人民卫生出版社，2013.

［2］范娟，李茂军，吴青，等. 儿童感染性腹泻的诊断与管理：《2017 年美国感染病学会感染性腹泻诊治的临床实践指南》介绍［J］. 中华实用儿科临床杂志，2019，34（15）：1121－1126.

［3］方建培. 儿科学［M］. 4 版. 北京：人民卫生出版社，2018.

［4］葛立宏. 儿童口腔医学［M］. 4 版. 北京：人民卫生出版社，2019.

［5］胡亚美，江载芳，申昆玲，等. 诸福棠实用儿科学［M］. 8 版. 北京：人民卫生出版社，2015.

［6］胡亚美，江载芳. 诸福棠实用儿科学［M］. 7 版. 北京：人民卫生出版社，2002.

［7］黄东生，张谊. 儿童横纹肌肉瘤的诊断及治疗［J］. 临床儿科杂志，2012，30（5）：404－407.

［8］蒋金秋，唐茂芝，安云飞，等. 普通变异型免疫缺陷病研究进展［J］. 儿科药学杂志，2015，21（7）：49－55.

［9］赖日权，郜红艺，王凤华，等. 儿童肿瘤病理学诊断图谱［M］. 北京：科学出版社，2016.

［10］李丽，马琳. 儿童皮肤血管瘤分类和治疗［J］. 中国实用儿科杂志，2012，27（7）：542－547.

［11］刘传合，洪建国，尚云晓，等. 中国 16 城市儿童哮喘患病率 20 年对比研究［J］. 中国实用儿科杂志，2015，30（8）：596－600.

［12］罗双红，舒敏，温杨，等. 中国 0 至 5 岁儿童病因不明急性发热诊断和处理若干问题循证指南（标准版）［J］. 中国循证儿科杂志，2016，11（2）：81－96.

［13］全国儿科哮喘协作组. 第三次中国城市儿童哮喘流行病学调查［J］. 中华儿科杂志，2013，51（10）：729－735.

［14］邵肖梅，叶鸿瑁，丘小汕. 实用新生儿学［M］. 5 版. 北京：人民卫生出版社，2019.

［15］申昆玲，邓力，李云珠，等. 糖皮质激素雾化吸入疗法在儿科应用的专家共识（2018 年修订版）［J］. 临床儿科杂志，2018，36（2）：95－107.

［16］申昆玲，邓力，李云珠，等. 支气管舒张剂在儿童呼吸道常见疾病中应用的专家共识［J］. 临床儿科杂志，2015，33（4）：373－379.

[17] 沈晓明，王卫平. 儿科学 [M]. 7 版. 北京：人民卫生出版社，2008：282 - 315.
[18] 孙晓非，甄子俊. 儿童淋巴瘤诊断与治疗 [M]. 广东：广东科技出版社，2016.
[19] 孙玉环，车宗刚，郑家伟. ISSVA 2018 脉管异常新分类 [J]. 中国口腔颌面外科杂志，2019，17 (1)：13 - 19.
[20] 王雷，夏焙. 超声心动图在川崎病诊断、治疗及长期随访中的应用进展——2017 年 AHA 指南的解读 [J]. 中华医学超声杂志（电子版），2019，16 (3)：161 - 165.
[21] 王卫平，毛萌，李廷玉，等. 儿科学 [M]. 8 版. 北京：人民卫生出版社，2013：290 - 305.
[22] 王卫平，孙锟，常立文. 儿科学 [M]. 9 版. 北京：人民卫生出版社，2018.
[23] 王亚军，曹玲. 2018 年至 2019 年美国儿科学会流感指南解读 [J]. 中华实用儿科临床杂志，2019，34 (2)：83 - 86.
[24] 杨吉龙，杨蕴，王国文. 认识肉瘤 [M]. 天津：天津科技翻译出版有限公司，2016.
[25] 张清友，简佩君，杜军保. 风湿热、心内膜炎及川崎病委员会，美国心脏病学会及美国儿科学会川崎病的诊断、治疗及长期随访指南介绍 [J]. 实用儿科临床杂志，2012，27 (13)：1049 - 1056.
[26] 张志愿. 口腔科学 [M]. 9 版. 北京：人民卫生出版社，2018.
[27] 中国妇幼保健协会新生儿保健专业委员会，中国医师协会新生儿科医师分会. 新生儿期疫苗接种及相关问题建议 [J]. 中华新生儿科杂志（中英文），2017，32 (5)：161 - 164.
[28] 中国高血压防治指南修订委员会，高血压联盟（中国），中华医学会心血管病学分会，等. 中国高血压防治指南（2018 年修订版） [J]. 中国心血管杂志，2019，24 (1)：24 - 56.
[29] 中国疾病预防控制中心. 一图读懂国家免疫规划疫苗儿童免疫程序 [EB/OL]. (2019 - 04 - 26). http：//www. chinacdc. cn/kpyd2018/201904/t20190426_ 201664. html.
[30] 中国康复医学会儿童康复专业委员会，中国残疾人协会小儿脑性瘫痪康复专业委员会，《中国脑性瘫痪康复指南》编委会. 中国脑性瘫痪康复指南 [J]. 中国康复医学，2015，30 (7)：747 - 754.
[31] 中国新生儿复苏项目专家组. 国际新生儿复苏教程更新及中国实施意见 [J]. 中华围产医学杂志，2018，21 (2)：73 - 80.
[32] 中国医师协会儿科医师分会先天性心脏病专家委员会，中华医学会儿科学分会心血管学组，《中华儿科杂志》编辑委员会，等. 儿童常见先天性心脏病介入治疗专家共识 [J]. 中华儿科杂志，2015 (53)：17 - 24.
[33] 中华人民共和国国家卫生健康委员会. 儿童社区获得性肺炎诊疗规范（2019 年版） [J]，中国实用乡村医生杂志，2019，26 (4)：6 - 13.
[34] 中华医学会儿科学分会. 儿科血液系统疾病诊疗规范 [M]. 北京：人民卫生出版

社，2014.

［35］中华医学会儿科学分会呼吸学组，《中华儿科杂志》编辑委员会. 儿童支气管哮喘诊断与防治指南（2016 年版）［J］. 中华儿科杂志，2016，54（3）：167－181.

［36］中华医学会儿科学分会呼吸学组，《中华实用儿科临床杂志》编辑委员会. 儿童流感诊断与治疗专家共识（2015 版）［J］. 中华实用儿科临床杂志，2015，30（17）：1296－1303.

［37］中华医学会儿科学分会急救学组，中华医学会急诊医学分会儿科学组，中国医师协会儿童重症医师分会. 儿童脓毒性休克（感染性休克）诊治专家共识（2015 版）［J］. 中华儿科杂志，2015，53（8）：576－580.

［38］中华医学会儿科学分会康复学组. 脑性瘫痪的病因学诊断策略专家共识［J］. 中华儿科杂志，2019，57（10）：746－751.

［39］中华医学会儿科学分会临床检验学组. 儿童肺炎支原体呼吸道感染实验室诊断中国专家共识［J］. 中华检验医学杂志，2019，42（7）：507－513.

［40］中华医学会儿科学分会神经学组. 儿童社区获得性细菌性脑膜炎诊断与治疗专家共识［J］. 中华儿科杂志，2019，57（8）：584－591.

［41］中华医学会儿科学分会神经学组. 热性惊厥诊断治疗与管理专家共识（2017 实用版）［J］. 中华实用儿科临床杂志，2017，32（18）：1379－1382.

［42］中华医学会儿科学分会消化学组，《中华儿科杂志》编辑委员会. 中国儿童急性感染性腹泻病临床实践指南［J］. 中华儿科杂志，2016，54（7）：483－488.

［43］中华医学会儿科学分会心血管学组，《中华儿科杂志》编辑委员会. 儿童感染性心内膜炎诊断标准建议［J］. 中华儿科杂志，2010，48（12）：913－915.

［44］中华医学会儿科学分会心血管学组，《中华儿科杂志》编辑委员会. 小儿感染性心内膜炎的诊断标准（试行）［J］. 中华儿科杂志，2001，39（5）：310.

［45］中华医学会儿科学分会心血管学组，中华医学会儿科学分会心血管学组心肌炎协作组，《中华儿科杂志》编辑委员会，等. 儿童心肌炎诊断建议（2018 年版）［J］. 中华儿科杂志. 2019，57（2）：87－89.

［46］中华医学会儿科学分会新生儿学组，中国医师协会新生儿科医师分会，感染专业委员会. 新生儿败血症诊断及治疗专家共识（2019 年版）［J］. 中华儿科杂志，2019，57（4）：252－257.

［47］中华医学会儿科学分会新生儿学组，《中华儿科杂志》编辑委员会. 新生儿高胆红素血症诊断和治疗专家共识［J］. 中华儿科杂志，2014，52（10）：745－748.

［48］中华医学会儿科学分会血液学组，《中华儿科杂志》编辑委员会. 重型 β 地中海贫血的诊断和治疗指南（2017 年版）［J］. 中华儿科杂志，2018，56（10）：724－729.

［49］中华医学会感染病学分会艾滋病学组. 艾滋病诊疗指南第三版（2015 版）［J］. 中华临床感染病杂志，2015，8（5）：385－401.

［50］中华医学会眼科学分会眼底病学组. 中国早产儿视网膜病变筛查指南（2014 年）［J］. 中华眼科杂志，2014，50（12）：933－935.

[51] 中华医学会整形外科分会血管瘤和脉管畸形学组. 血管瘤和脉管畸形的诊断及治疗指南（2019 版）[J]. 组织工程与重建外科杂志，2019，15（5）：277 -317.

[52] 中华中医药学会，儿童肺炎联盟. 儿童肺炎支原体肺炎中西医结合诊治专家共识（2017 年制定）[J]. 中国实用儿科杂志，2017，32（12）：881 -885.

[53] 邹运，陈辉，林晓曦. ISSVA 血管瘤和脉管畸形新分类（2018 版）[J]. 中国美容整形外科杂志，2018，29（12）：711 -713，771 -780.

[54] ALLEN C E，MERAD M，MCCLAIN K L. Langerhans-Cell Histiocytosis [J]. N Engl J Med，2018，379（9）：856 -868.

[55] AVNER E D，HARMON W E，NIAUDET P，et al. Pediatric Nephrology [M/OL]，Berlin Heidelberg：Springer，2016. DOI：10.1007/978 -3 -662 -43596.

[56] BUONOCORE G，BRACCI R，WEINDLING M. Neonatology：A Practical Approach to Neonatal Diseases [M]. 2nd ed. Cham：Springer，2018.

[57] CASAMASSIMO P S，FLAITZ C M，HAMMERSMITH K，et al. Recognizing the Relationship Between Disorders in the Oral Cavity and Systemic Disease [J]. Pediatric Clinics of North America，2018，65（5）：1007 -1032.

[58] DANDA S，RAHDEN V A，JOHN D，et al. Evidence of Germline Mosaicism for a Novel BCOR Mutation in Two Indian Sisters with Oculo-Facio-Cardio-Dental Syndrome [J]. Molecular syndromology，2014，5：251 -256.

[59] DUFF J P，TOPJIAN A A，BERG M D，et al. 2019 American Heart Association focused update on pediatric basic life support：An update to the American Heart Association guidelines for cardiopulmonary resuscitation and emergency cardiovascular care [J/OL]. Circulation，2019，140（24）：e915 -e921. DOI：10.1161/CIR.0000000000000736.

[60] FINER G，LANDAU D. Clinical Approach to Proximal Renal Tubular Acidosis in Children [J]. Advances in chronic kidney disease，2018，25（4）：351 -357.

[61] GINA Executive and Science Committee. Global Strategy for asthma management and prevention [EB/OL]. 2020. 134 -135. http：//www. gina. com.

[62] KAPOOR R，KANCHERLA V，CAO Y，et al. Prevalence and descriptive epidemiology of infantile hypertrophic pyloric stenosis in the United States：A multistate，population-based retrospective study，1999 -2010 [J]. Birth defects research，2019，111（3）：159 -169.

[63] KLIEGMAN R M，STANTON B F，GEME J W，et al. Nelson textbook of pediatrics [M]. 20th ed. Saunders，2015.

[64] KLIEGMAN，R. Nelson Textbook of Pediatrics [M]. 21st ed. Saunders Ltd.

[65] KOU M，HWANG V，RAMKELLAWAN N. Bronchiolitis：From Practice Guideline to Clinical Practice [J]. Emergency medicine clinics of North America，2018，36（2）：275 -286.

[66] LAO P S. Consensus of timing of intervention for common congenital heart diseases：Part Ⅰ-cyanotic heart defects [J]. Indian journal of pediatrics，2013，80（8）：663 -674.

[67] LARENAS LINNEMANN D E S, FERNANDEZ V M, LUNA PECH J A, et al. Pediatric asthma treatment: What to do when international guideline recommendations do not agree [J]. Annals of allergy asthma & immunology, 2018, 121 (1): 7 – 13.

[68] LOPEZ-GARCIA C S, EMMA F, WALSH S et al. Treatment and long-term outcome in primary distal renal tubular acidosis [J]. Nephrology dialysis transplantation, 2019, 34 (6): 981 –991.

[69] MATHUR S, FUCHS A, BIELICKI J, et al. Antibiotic use for community-acquired pneumonia in neonates and children: WHO evidence review [J]. Paediatrics and international child health, 2018, 38 (1): 66 – 75.

[70] MATSUNO S, TSUJI M, HIKITA R, et. al. Clinical study of dentocraniofacial characteristics in patients with Williams syndrome [J]. Congenital anomalies, 2019, 59 (5): 162 – 168.

[71] MCCORD C, JOHNSON L. Oral Manifestations of Hematologic Disease [J]. Atlas of the oral and maxillofacial surgery clinics of North America, 2017, 25 (2): 149 – 162.

[72] OH S H, KANG J H, KANG J H, et al. Radiculomegaly of canines in oculofaciocardiodental syndrome [J]. Oral Radiology, 2019, 35 (3): 326 – 330.

[73] OSVALD E C, CLARKE J R. NICE clinical guideline: bronchiolitis in children [J]. Archives of disease in childhood'fetal and neonatal edition, 2016, 101 (1): 46 – 48.

[74] Peacock M E, Arce R M, Cutler C W. Periodontal and other oral manifestations of immunodeficiency diseases [J]. Oral diseases, 2017, 23 (7): 866 – 888.

[75] PICARD C, BOBBY G H, AL-HERZ W, et al. International Union of Immunological Societies: 2017 Primary Immunodeficiency Diseases Committee Report on Inborn Errors of Immunity [J]. Journal of clinical immunology, 2018, 38 (1): 96 – 128.

[76] POSTEN S, REED J. Pediatric Community Acquired Pneumonia [J]. Statistics in medicine, 2017, 70 (12): 557 –561.

[77] ROBERT S. F, CROSS J H, CAROL D S, et al. ILAE classification of the epilepsies: Position paper of the ILAE Commission for Classification and Terminology [J]. Epilepsia, 2017, 58 (4): 522 –530.

[78] SCOTT L W, MARK J P, et al. Surviving Sepsis Campaign International Guidelines for the Management of Septic Shock and Sepsis-Associated Organ Dysfunction in Children [J/OL]. Pediatric Critical Care Medicine, 2020, 21 (2) e52 – e106. DOI: 10.1097/PCC.0000000000002198.

[79] SEREBRISKY D, WIZNIA A. Pediatric Asthma: A Global Epidemic [J]. Annals of global health, 2019, 85 (1): 6.

[80] SIMONEAU T, CLOUTIER M M. Controversies in Pediatric Asthma [J]. Pediatric annals, 2019, 48 (3): 128 – 134.

[81] SINGER M, DEUTSCHMAN C S, SEYMOUR C W, et al, The Third International Consensus Definitions for Sepsis and Septic Shock (Sepsis – 3) [J]. JAMA, 2016,

315 (8): 801 -810. DOI: 10.1001/jama.2016.0287.

[82] STEELE L, ZBEIDY S, THOMSON J, et al. How is the term haemangioma used in the literature? An evaluation against the revised ISSVA classification [J]. Pediatric dermatology, 2019, 36 (5): 628 -633.

[83] SWART J F, DE ROOCK S, PRAKKEN B J. Understanding inflammation in juvenile idiopathic arthritis: How immune biomarkers guide clinical strategies in the systemic onset subtype [J]. European Journal of Immunology, 2016, 46 (9): 2068 -2077.

[84] WEISS S L, PETERS M J, ALHAZZANI M J, et al. Surviving Sepsis Campaign International Guidelines for the Management of Septic Shock and Sepsis-Associated Organ Dysfunction in Children [J/OL]. Pediatric Critical Care Medicine, 2020, 21 (2): e52 -e106. DOI: 10.1097/PCC.0000000000002198.

[85] ZRO P S. Consensus on timing of intervention for common congenital heart diseases: Part Ⅰ-acyanotic heart defects [J]. Indian Journal of pediatrics, 2013, 80 (1): 32 -38.